誰にでもわかる
神経筋疾患
119番

■監修／金澤　一郎　国立精神・神経センター総長

■編集／河原　仁志　独立行政法人国立病院機構松江病院医長(前)
　　　　月刊『難病と在宅ケア』編集部

日本プランニングセンター

監 修 者 の 言 葉

国立精神・神経センター総長　金澤　一郎

　『難病と在宅ケア』も発行以来13年を経過し、誠に慶賀に耐えません。この月刊誌を毎月心待ちにしているのは、私たちのような医療関係者だけではなく、むしろ難病に悩みながらも、果敢に病気と闘っている皆さんではないでしょうか。毎号何らかの新しいニュースに触れ、頑張っている患者さん達に出会い、明日に向けた新たな勇気が湧く、そんな雑誌だと思います。私は編集委員に名を連ねておりますが、お陰でずいぶんと勉強させていただいております。

　編集部では、これまでの成果を踏まえて、第一線の医療現場で開業医としてご活躍しておられる先生方に、すぐに役立つようにとの思いを込めて、書籍『誰にでもわかる神経筋疾患119番』を企画しました。119番とは、言うまでもなく救急車への呼び出し番号。つまり、いざと言う時に頼るものの意味です。

　確かに、本書に盛られた内容は神経難病の簡潔な解説、その臨床的特徴、代表的な神経難病に対する対処法、といったいわば総論に続いて、筋ジストロフィー、ALS，パーキンソン病、多発性筋炎、脊髄小脳変性症、重症筋無力症、多発性硬化症などの神経難病についての各論であり、神経難病のすべてが載っています。さらに、神経難病に対する福祉サービスの丁寧な解説、在宅療養のあり方と実状、病名告知に関する多くの関係者からのアドバイスなどもあり、これ一冊があれば例え神経内科専門医でなくとも一通りの神経難病診療ができる仕掛けになっています。

　神経難病の患者さんや家族の方々との長いお付き合いの中で、私は彼らの「願い」が少し分かるようになったように思います。その「願い」の第一は、自分の病気を専門とする医者に診てもらいたいということです。今の世の中はIT時代で、インターネットであらゆる情報が手に入ります。ですから病名が分かると、卒業したての新米の専門医よりも、彼らの方が知識・キャリアははるかに上ということがよくあります。本書は神経内科専門医でなくとも、こんなに良く診てもらえるのであることを実感してもらうために大いに役立つことでしょう。

　彼らの「願い」の第二は、例えば肺炎などで緊急事態が生じた時に、神経難病専門の病棟に入院させて欲しいということです。その第三は、(むしろこれが第一かも知れませんが)自分の病気に対する治療法を開発して欲しい、少なくともそれに向けた研究をして欲しい、という願いです。この第二、第三の「願い」については、私が属しております国立精神・神経センターで真剣に取り組んでいるところです。

　本書が開業の先生方のために役立ち、その結果として神経難病で悩む患者さん達のためになることを心から願っております。

2007年3月

目次

- ● 監修者の言葉 …………………………………………………… 金澤　一郎　3
- ● 執筆者一覧 …………………………………………………………………… 6
- ● 本書の使い方 ………………………………………………………………… 7

■ I　序　　論

| 第1章　神経筋疾患と神経難病 ……………………………… 福永　秀敏　11
| 第2章　診断と治療 …………………………………………… 福原　信義　17

■ II　神経筋疾患の特徴

第3章　進行性の経過をとることが多い ……………………… 河原　仁志　23
第4章　遺伝子変化による疾患が多い ………………………… 後藤　雄一　26
第5章　全身の医療的管理が求められる ……………………… 難波　玲子　31
第6章　呼吸障害が起きやすい ………………………………… 石川　悠加　38
第7章　心機能障害をきたす疾患群が存在する ……………… 石川　悠加　43
第8章　摂食・嚥下障害の対策が重要である ………………… 河原　仁志　47

■ III　神経筋疾患の代表的症候とその対処

第9章　運動障害と日常生活困難 ……………………………… 土井　晴夫／近藤　隆春／福原　信義　51
第10章　呼吸障害 ………………………………………………… 石川　悠加　61
第11章　摂食・嚥下障害 ………………………………………… 野﨑　園子　70
第12章　心不全・不整脈 ………………………………………… 尾形　仁子　80
第13章　褥　瘡 …………………………………………………… 亀井　啓史／福原　信義　85
第14章　排尿障害 ………………………………………………… 神田　武政　88

■IV　疾患各論

第15章	筋ジストロフィー総論	河原　仁志	99
第16章	デュシェンヌ型筋ジストロフィー	多田羅 勝義	101
第17章	先天性筋ジストロフィー（福山型を中心に）	村山　恵子	109
第18章	筋強直性ジストロフィー	小長谷 正明／久留　聡	123
第19章	肢帯型筋ジストロフィー	陣内　研二	133
第20章	脊髄性筋萎縮症	石川　幸辰／石川　悠加	139
第21章	筋萎縮性側索硬化症疾患の概略	今井　尚志／大隅　悦子	147
第22章	筋萎縮性側索硬化症症状への対処	近藤　清彦	149
第23章	パーキンソン病	長谷川 一子	156
第24章	多発性筋炎／皮膚筋炎	島　　功二	174
第25章	脊髄小脳変性症	和田　義明	181
第26章	重症筋無力症	吉川　弘明	194
第27章	多発性硬化症	山村　隆	205

■V　神経筋疾患をとりまく諸問題

第28章	「告知」に関するアドバイス	今井　尚志／大隅　悦子	215
第29章	告知についての私見	河原　仁志	217
第30章	ＡＬＳの人工呼吸	山本　真	218
第31章	神経筋疾患の在宅医療	川島　孝一郎	224
第32章	医療助成制度と福祉サービスを使う	神野　進／中山　優季	228

- ●索　引 ･･･ 239
- ●参考資料 ･･･ 243

執筆者一覧 (掲載順)

福永　秀敏	独立行政法人国立病院機構南九州病院院長
福原　信義	新潟県厚生農業協同組合連合会上越総合病院神経内科部長
河原　仁志	独立行政法人国立病院機構松江病院小児科医長(前)
後藤　雄一	国立精神・神経センター神経研究所疾病研究第二部部長
難波　玲子	岡山県都窪郡／神経内科クリニックなんば院長
石川　悠加	独立行政法人国立病院機構八雲病院小児科医長
土井　晴夫	独立行政法人国立病院機構新潟病院作業療法士長
近藤　隆春	独立行政法人国立病院機構長野病院理学療法士長
野﨑　園子	独立行政法人国立病院機構徳島病院臨床研究部長
尾形　仁子	KKR札幌医療センター斗南病院循環器内科科長
亀井　啓史	独立行政法人国立病院機構新潟病院神経内科医師
神田　武政	東京都立神経病院神経内科部長
多田羅勝義	独立行政法人国立病院機構徳島病院副院長
村山　恵子	静岡県浜松市／げんき こどもクリニック院長
小長谷正明	独立行政法人国立病院機構鈴鹿病院院長
久留　聡	独立行政法人国立病院機構鈴鹿病院神経内科部長
陣内　研二	独立行政法人国立病院機構兵庫中央病院副院長
石川　幸辰	独立行政法人国立病院機構八雲病院院長
今井　尚志	独立行政法人国立病院機構宮城病院診療部長
近藤　清彦	公立八鹿病院神経内科部長
大隅　悦子	独立行政法人国立病院機構宮城病院リハビリテーション科医長
長谷川一子	独立行政法人国立病院機構相模原病院神経内科医長
島　功二	独立行政法人国立病院機構札幌南病院副院長
和田　義明	日産厚生会玉川病院リハビリテーションセンター長兼部長
吉川　弘明	金沢大学保健管理センター教授
山村　隆	国立精神・神経センター神経研究所疾病研究第六部部長
山本　真	大分県勤労者医療生活協同組合大分協和病院副院長
川島孝一郎	仙台往診クリニック院長
中山　優季	東京都神経科学総合研究所難病ケア看護研究部門研究員
神野　進	独立行政法人国立病院機構刀根山病院院長

本書の使い方

1．神経難病・神経筋疾患の診療内容は呼吸不全治療、摂食・嚥下障害対策を含む栄養管理、心不全治療、理学・作業療法などの専門性の高い医療から、耳鼻科、眼科、皮膚科的診療、糖尿病、高血圧などの成人病対策、発熱などの一般診療など多岐に渡る。本書出版の目的は、こういったいわば全身病である神経難病・神経筋疾患患者が、この分野が専門でない医師の診療を受けるときに現場で役立つ資料となることにある。

2．いつでも、どこでも受けられる神経難病・神経筋疾患医療の確立・普及と、より専門性の高い医療への橋渡しを行うために「できるだけこうして欲しい」「こういったことはしないで欲しい」などのアドバイスを含め、診療現場ですぐ役立つよう、かゆいところに手が届くように配慮した。そのため、各分野の専門家にできるだけ分かりやすく執筆を依頼し、いわゆる秘伝を各所にちりばめている。現場での実践の際に役立つポイントがまとめられている。

3．この本は患者にとって『自分が受けることができる医療の権利書』的な性格を持つことを期待している。できれば、かかりつけ医と一緒に読んでいただき、適切な医療の施行のために役立ててもらいたい。またセカンドオピニオンを得るときにも十分活用してもらいたい。

4．患者を支える医療助成制度と福祉サービスも詳細に記している。平成18年度から施行される障害者自立支援法による変更で療養生活の変化を知ることができる。今後起きるであろう問題が予測でき、対処する準備に役立つと思われる。

　本書が多くの方に利用されることにより、いわゆる難病が少しでも『難しくない病気』になり、患者の人生がより輝くことを祈っています。　　（河原）

I 序 論

第1章　神経筋疾患と神経難病

福永　秀敏

1　神経筋疾患

1）神経疾患と神経筋疾患

「神経疾患」という言葉は、神経系に生じるさまざまな病気を総称しているが、筋肉の病気である筋ジストロフィーや多発性筋炎まで含めると「神経筋疾患」と呼ばれることもある。ただ一般的には、「神経疾患」という言葉で包含されることが多いが、本書では筋ジストロフィーが大きな位置を占めていることもあって、「神経筋疾患」とすることにする。

さて神経系の病気を「飯の種」にしている神経内科医や脳神経外科医、小児神経医など一部の医師を除けば、多くの医師にとって神経筋疾患という領域は難治性の疾患が多く、捉えがたく、できることなら「避けて通りたい領域」というのが本音ではないだろうか。事実、私が神経学を始めた昭和40年代から50年代前半までは、神経学への関心は薄く神経内科を志す医師も少なく「変わり者の学問」という認識も一部には存在した。神経学の理学的検査手技の定番ともいうべき12脳神経のチェック法やハンマーを使っての反射の検査、知覚検査などは複雑で根気の要る検査として敬遠された。ただ専門外の医師にとっては我慢のならない診察風景だったかも知れないが、慣れてくるとさほど煩わしさは感られず、それなりに面白さや興味がでてくるのも不思議である。詳細な病歴や遺伝歴などを参考にしながら、パズルでも解くような思いで障害の部位診断や症候学的診断を行い、最終診断に到達する過程はスリリングで神経筋疾患診療の極意ともいえる。

ところがCTやその後のMRIなど画像診断の進歩は、神経学的検査が基本であることに変わりはないにしても、診断の容易さや正確さにおいて神経学を一変させるものがあった。特に脳内病変や脊髄疾患などのように固い骨の中のブラックボックスともいうべき部位の病変を、一枚の写真で明らかにされた時の驚きは今も忘れられない。そして21世紀になり、診断と治療という点でもっとも困難な領域と考えられてきた神経筋疾患も、根本治療への道はまだ険しさも残っているが、画像診断や遺伝子診断などの分野では大きく進歩したと言えよう。

さらに高齢社会の到来や福祉施策の充実とも相俟って、脳血管障害や老年痴呆、パーキンソン病など、この神経領域の疾患が確実に増加している。多くの神経筋疾患は加齢とともに増加する病気であり、また福祉サービスの普及で完治はできないまでも延命が可能となり、長期の療養生活を送っている人も増えている。専門外の医師でも、外来治療や在宅ケアなどで、神経筋疾患の一般的な知識を必要とされる時代である。「好きこそものの上手なれ」の喩えどおり、神経筋疾患は難しいという先入観を捨て去ったら案外面白くなるかも知れない。神経系はシステム的には比較的単純な構造をしており、また画像診断の進歩により身近な疾患として「難しい病気からやさしい病気」へと変貌しつつあるといえる。まず「隗より始めよ」である。

2）神経系とその特徴

生物の進化の頂点に立つ人間は単細胞の集合体といえるが、長い進化の過程で複雑な環境の変化に迅速に対応できるように、神経系や内分泌系など細胞間の情報の伝達のための巧妙なシステムを作り上げてきた。神経系は情報の伝達経路が中枢と末梢に階層分化しており、末梢で環境からの情報を収集し中枢に送り、中枢では情報の統合を行ったり整理したりする。その上で判断を加えて結果を末梢に伝え、末梢が環境に対してどんな反応を行ったらよいか指令を出している[1]。いわゆるピラミッド型の上意下達の命令系統といえる。

この伝達経路をもう少し詳細に表すと、神経系は、大脳に始まり脳幹部、脊髄、末梢神経、神経筋接合部、筋肉に至る運動系（錐体路系）と、皮膚などの感覚器官で感じる暑さ、寒さなどの感覚情報を大脳に伝達する知覚系から成り立っている。その他にも、

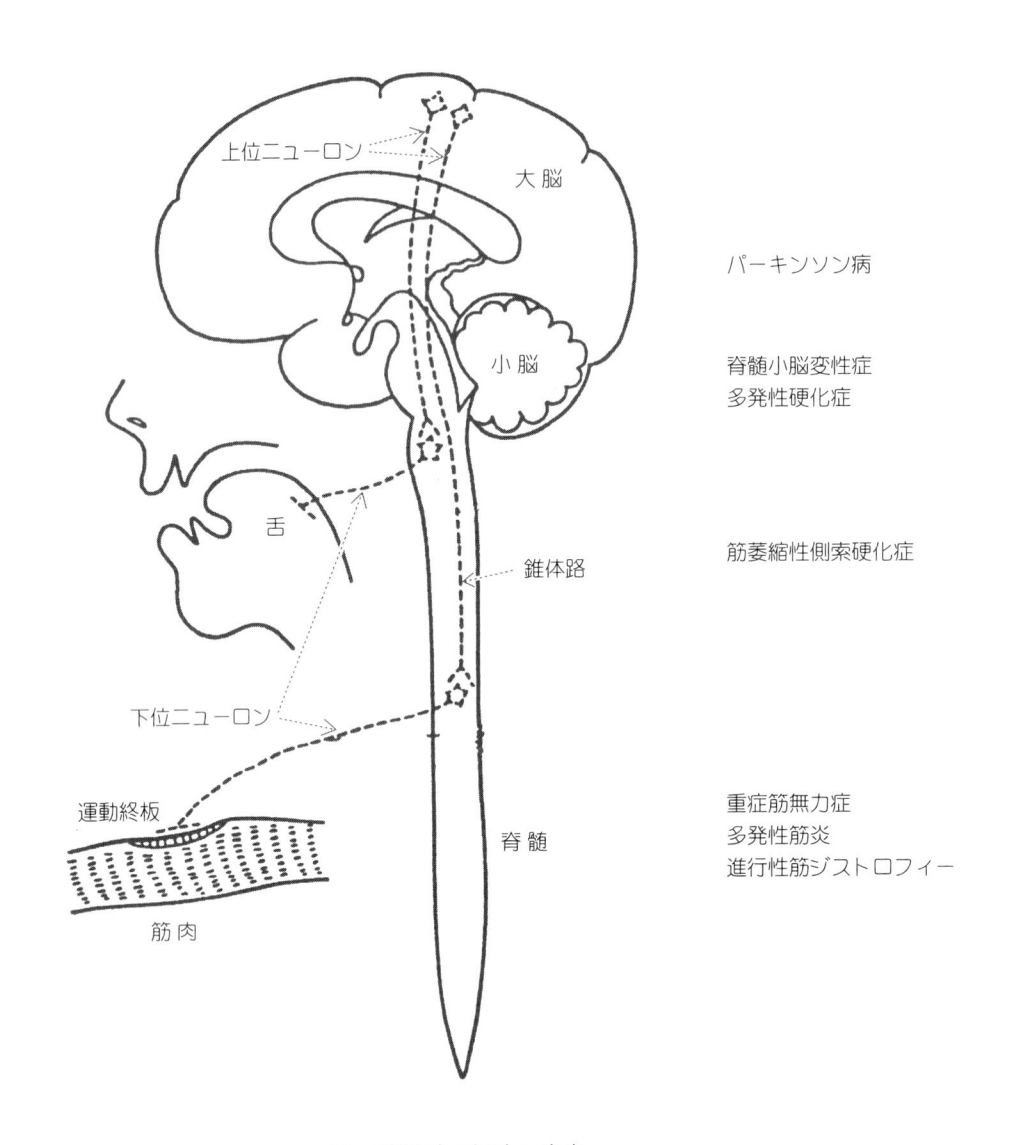

図　神経系の経路と疾患

巧妙な人間らしい動作ができるようにするために、小脳系や錐体外路系などが用意されている。

この本の主題とも言うべき神経筋疾患で特に問題になる運動系は、大脳からの命令が脊髄にある電線のような神経線維束の中（錐体路）を電気刺激が活動電位として伝導され（上位運動ニューロン、あるいは一次ニューロンと呼ばれる）、脊髄の前角細胞で線路を乗りかえ末梢の運動神経（下位運動ニューロン、あるいは二次ニューロン）となり、神経筋接合部から筋肉に命令が伝えられ（化学的伝達）、動くことを可能とする仕組みである（図）。

ところがこの経路で、大脳（例えば脳腫瘍や脳出血）や、錐体路（筋萎縮性側索硬化症や脊髄損傷）に障害が生じると、手が挙げられなくなったり、歩くことができなくなる。逆な言い方をすると、手が挙げられなくなる、歩けなくなるというような運動機能障害は、錐体路系のいかなる場所で障害が起ころうと同じ様な症状を呈することになる。神経内科医にとっては診断のために、どの部位にどのような障害が生じたかが大きな問題であるが、ヘルパーなど介護をする立場からは、脳血管障害による寝たきりとALSによる寝たきりとは大差はないともいえる。ともすると難しい病名に、訪問を前に腰の引けるヘルパーもいるが、介助という視点では同じ介助行為と考えることもできる。

また神経障害の困った特徴に、神経細胞は肝細胞などと異なり二度と再生しない、そのため後遺症が残ってしまうということがある。交通事故やラグビー事故でよく耳にすることであるが、頸髄損傷となると一瞬にして両下肢麻痺や四肢麻痺になってしまい、一生障害を抱えてしまうことになる。ただしリハビリテーションなどを根気強く続けることによ

表1　神経筋疾患（神経筋を侵す病気）の分類

1. （主に）中枢神経を侵すもの
   筋萎縮性側索硬化症（ALS）、パーキンソン病、進行性核上性麻痺、脊髄小脳変性症、多発性硬化症、アルツハイマー病、HAM、ハンチントン舞踏病、スモン、クロイツフェルト・ヤコブ病
2. 末梢神経を侵すもの
   アミロイドニューロパチー、脱髄性ニューロパチー
3. 神経筋接合部を侵すもの
   重症筋無力症
4. 筋肉を侵すもの
   筋ジストロフィー、多発性筋炎
5. 全身異常とともに神経筋を侵すもの．
   サルコイドーシス、ベーチェット病、多発動脈炎

り、今まで活動しなかった神経細胞の働きが活性化することにより、代償的な働きで機能が改善した例も耳にする。

3）神経筋疾患の分類

　神経系の経路から大胆に分類すると、まず中枢神経（脳と脊髄）を侵すもので本書で取り上げられている病気には、筋萎縮性側索硬化症（以下ALSと略）、パーキンソン病、脊髄小脳変性症、多発性硬化症、脊髄性進行性筋萎縮症などがある。末梢神経を侵すものには、アミロイドニューロパチーや種々の脱髄性ニューロパチーがあるが、本書では触れられていない。また神経筋接合部の病気には重症筋無力症、筋肉の病気には多発性筋炎や種々のタイプの筋ジストロフィーがある（表1）[2]。

　一方原因別では、いわゆる変性疾患としてALS、脊髄小脳変性症、自己免疫やアレルギー疾患として重症筋無力症、多発性硬化症、多発性筋炎、そして遺伝性疾患として筋ジストロフィーや遺伝性の脊髄小脳変性症がある。もっとも遺伝性と言われる病気でも、遺伝歴も明らかでなく遺伝子の欠失も認められず、弧発性と考えられる患者もいる。患者に遺伝性と告知する場合には、慎重な配慮も必要である。また神経難病では原因の明らかでない病気も多く、今後の医学の進歩によりドラスチックに原因分類が変わることも予想される。

2　神経難病

1）神経難病の特徴

　神経難病とは文字通り神経筋組織が侵される病気で、筋ジストロフィーや多発性筋炎などを含む時には神経筋難病という言い方が正確かもしれないが、一般的には神経難病と呼ばれている。難病の定義としては、原因がわからず治療法が未確立で、そのため慢性の経過をとることが多い。その結果として患者本人はもちろんのこと、家族にも精神的、経済的に極めて負担の大きい病気である。

　ところで難病という言葉の由来に関しては、歴史的には昭和30年代から40年代の前半にかけて日本全土で大きな社会問題ともなったスモンという病気が発端であると言われている。スモンは多くの医学者の懸命な努力で昭和45年、キノホルム中毒であることが判明し終焉したが、それまでは奇病として恐れられた。患者や家族の心労は想像を絶するものがあり、病因の解明や社会的な救済を求めた切実な運動の中から生まれた言葉が難病である。昭和47年には、その後の難病対策のバイブルとも言うべき世界にも類のない「難病対策要綱」が策定された。最初にベーチェット病、全身性エリテマトーデス、重症筋無力症、スモンの四疾患が特定疾患に認められ、その後毎年追加されて平成15年10月現在、45疾患となっている（表2）[3]。

　もちろん難病には特定疾患以外にも多数の難病があるわけで、国も121の難治性疾患を調査研究の対象としている。そのなかで診断基準が一応確立し、かつ難治度、重症度が高く、患者数が比較的少ないため、公費負担の方法をとらないと原因の究明や治療法の開発などに困難を来たす恐れのある疾患を難病医療費支援制度（特定疾患）の対象としている（表2）。ところが筋ジストロフィーや神経難病の一つであるHAM（HTLV-Ⅰ associated myelopathy）、

表2　特定疾患治療研究事業対象45疾患

血液系疾患
- 再生不良性貧血
- 特発性血小板減少性紫斑病
- 原発性免疫不全症候群

免疫系疾患
- ベーチェット病
- 全身性エリテマトーデス
- 皮膚筋炎及び多発性筋炎
- 結節性動脈周囲炎（結節性多発動脈炎）
- 大動脈炎症候群（高安動脈炎）
- ビュルガー病
- 悪性関節リウマチ
- ウェゲナー肉芽腫症

代謝系疾患
- アミロイドーシス

神経・筋疾患
- 多発性硬化症
- 重症筋無力症
- 筋萎縮性側索硬化症
- 脊髄小脳変性症
- パーキンソン病関連疾患
  - ①進行性核上性麻痺
  - ②大脳皮質基底核変性症
  - ③パーキンソン病

神経・筋疾患
- ハンチントン病
- モヤモヤ病（ウィリス動脈輪閉塞症）
- 多系統萎縮症
  - ①線条体黒質変性症
  - ②オリーブ橋小脳萎縮症
  - ③シャイ・ドレーガー症候群
- プリオン病
  - ①クロイツフェルト・ヤコブ病（CJD）
  - ②ゲルストマン・ストロイスラー・シャインカー病（GSS）
  - ③致死性家族性不眠症（FFI）
- 亜急性硬化性全脳炎（SSPE）
- ライソゾーム病（ファブリー病を除く）
- 副腎白質ジストロフィー

視覚系疾患
- 網膜色素変性症

循環器系疾患
- 特発性拡張型（うっ血型）心筋症
- ライソゾーム病（ファブリー病）

呼吸器系疾患
- サルコイドーシス
- 特発性間質性肺炎
- 原発性肺高血圧症

呼吸器系疾患
- 特発性慢性肺血栓塞栓症

消化器系疾患
- 潰瘍性大腸炎
- クローン病
- 難治性の肝炎のうち劇症肝炎
- 原発性胆汁性肝硬変
- 重症急性膵炎
- バット・キアリ症候群

皮膚・結合組織系疾患
- 強皮症
- 天疱瘡
- 表皮水疱症（接合部型及び栄養障害型）
- 膿疱性乾癬
- 混合性結合組織病
- 神経線維腫症

骨・関節系疾患
- 後縦靱帯骨化症
- 広範脊柱管狭窄症
- 特発性大腿骨頭壊死症

スモン
- スモン

　パーキンソニズムなど同じような病態の神経筋難病でも特定疾患の対象になっていない病気もある。

　そのため筋ジストロフィー患者では、筋ジストロフィー病棟に入院すると医療福祉面での支援があるが、在宅では重度心身障害児（者）医療費助成事業（身体障害者手帳の等級が1、2級）の範疇となり、手帳の等級が3度以下の軽度や中等度の患者はこの恩恵を受けられない。またパーキンソン病とパーキンソニズムは臨床的には同じ病態のようにみえても、入院すると一方は重症認定されると自己負担はなく、片方は高額の医療費の負担が生じるなどの矛盾もある。

　その他にもいわゆる難病は多岐にわたるわけで、特定疾患の対象となっている病気とそうでない病気との医療費の自己負担面での格差は今後大きな問題となる。　特定疾患を臓器別にみると、神経筋疾患、消化器疾患、血液疾患、免疫疾患、循環器疾患、代謝疾患、皮膚・結合織疾患、骨・関節疾患などに大別される。このなかで全国的に患者数の多い病気は潰瘍性大腸炎、全身性エリテマトーデス、パーキンソン病が挙げられる。

　確かに45の全てが難病であることに変わりはないが、パーキンソン病のように神経難病と呼ばれる一群は、介護という点では特異な立場にあるといえよう。それは神経難病は、先にも述べたように難治性で慢性の経過でかつ後遺症を残す病気が多く、いず

れも病初期から介助や介護を要することである。神経難病の主要な症状である運動機能障害、例えば歩行障害、手を挙げにくい、手が振るえるなどの症状や、しゃべりにくい、飲み込みにくい、呼吸がしにくいなど一つ一つの症状に対して人の手が必要となる。神経系以外の難病では、進行し臥床の状況になった場合を除き仕事をできる場合も多く、また介護なしに自分で病院を受診できるのである。神経難病こそ「難病中の難病」といわれるゆえんである。

2）ALS、されどALS

神経難病を「難病中の難病」と表現したが、とりわけALS患者の診療に直面するとその感を深くする。医療費の自己負担の軽減や福祉サービスなど徐々に改善された部分もあるが、それでもなお多くの難問を抱えている。この病気はある日、何となく四肢の力が入らなくなったり、言葉のもつれなどで発病することが多い。いくつかの病院を受診するうちに病気は進行し、歩行ができなくなり、構音障害や嚥下障害も加わってくる。

進行の早い人では一年も経つと発語不能となり、意志伝達すら困難になる。ところが多くの場合、頭脳は明晰そのものであるためその苦悩はなおさら深い。そして療養上最大の問題となる呼吸困難が出現したとき、人工呼吸器を装着すべきかどうかの選択を迫られる。本人の自己決定権を尊重しながらも家族の意向の調整（家族は呼吸器装着を望んでも、患者本人がこれ以上迷惑をかけたくないなどの理由でためらうことや、また逆の場合もある）、そしてその後の長期呼吸管理をどこでどのように行えばいいのか、患者・家族・主治医の悩みは尽きない。また日本の現行の法律では、人工呼吸器をいったん装着すると、患者自身の意志があっても呼吸器を外すことはできないとされている（安楽死や尊厳死の議論）。

確かに構音障害に対して意志伝達装置、嚥下障害に対して経管栄養や胃ろうの増設などの対症療法の進歩は著しいが、根本治療に関してはいまだ確固としたものはない。先日も回診していたら、65歳のALS男性患者から、「先生、どうにかしてください」と搾り出すような嗚咽の言葉を聞いたとき、返す言葉を失ってしまった。ALS患者と向き合うことになったとき、病名の告知や受容の問題、診療報酬面での長期入院病床確保の困難さ、在宅医療における介護者確保、吸引問題など的確な回答はまだ用意されていない。

3）国の難病対策

難病対策の概要は、大きく5つの事業から成り立っている。

(1) 調査研究の推進として特定疾患対策研究や精神・神経疾患研究があり、それぞれの疾患の研究班が組織され、調査研究が行われている。平成15年度から難治性疾患克服研究事業に24億円、特定疾患治療研究事業に213億円が予定されている。

(2) 医療施設等の整備として、重症心身障害児（者）や筋ジストロフィー児（者）の病棟、身体障害者医療施設におけるALS等の受け入れ体制整備事業などがある。例えば筋ジストロフィーでは、全国26カ所の独立行政法人国立病院機構の病院と精神・神経センター武蔵病院の27箇所に進行性筋萎縮症児（者）施設が整備されている。

(3) 医療費の自己負担の軽減として、特定疾患治療研究事業や小児慢性特定疾患治療研究事業、育成医療、更生医療などがある。このうち特定疾患治療研究事業は実施主体は都道府県で、厚生労働省から補助金が交付され、医療保険等の自己負担額の公費負担が行われる。認定には一般認定と重症認定（障害年金1級や身体障害者1、2級程度））があり、後者に認定されると医療保険の範囲内に限り全額公費負担になる。認定の手続きは保健所で書類をもらい、必要事項を記載して保健所に提出する。必要な書類には、認定申請書（老人医療の受給者は用紙が一部異なる）、治療意見書（各疾患ごとに異なり、主治医が書く。平成15年の改定により、意見書の記載が詳細になり特別な検査結果の記載を求められるようになった疾患もある。ただ身体障害者認定用の書類ほどは時間を要しない）、同意書、住民票、X線写真（後縦靱帯骨化症や潰瘍性大腸炎など）、その他（印鑑、保険証、老人医療受給者証）がある。そして認定されると、公費負担（医療費や介護保険の訪問看護や訪問リハビリ）となる。平成15年10月から低所得者への配慮と同時に所得や治療状況に応じて段階的な自己負担が導入された。ただ自己負担額が所得の階層区分によるため、高齢者では市町村民税が非課税になっている場合が多く自己負担がないのに比し、生計中心者の所得がある場合は、扶養

表3　自己負担限度額表

階層区分	生計中心者が患者本人以外の場合		生計中心者が患者本人の場合	
	入院	外来等	入院	外来等
A：生計中心者の市町村民税が非課税の場合	0	0	0	0
B：生計中心者の前年の所得税が非課税の場合	4,500	2,250	2,250	1,125
C：生計中心者の前年の所得税課税年額が1万円以下の場合	6,900	3,450	3,450	1,725
D：生計中心者の前年の所得税課税年額が1万1円以上3万円以下の場合	8,500	4,250	4,250	2,125
E：生計中心者の前年の所得税課税年額が3万1円以上8万円以下の場合	11,000	5,500	5,500	2,750
F：生計中心者の前年の所得税課税年額が8万1円以上14万円以下の場合	18,700	9,350	9,350	4,675
G：生計中心者の前年の所得税課税年額が14万1円以上の場合	23,100	11,550	11,550	5,775

(備考) ①「市町村民税が非課税の場合」とは、当該年度（7月1日から翌年の6月30日をいう。）において市町村民税が課税されていない（地方税法第323条により免除されている場合を含む。）場合をいう。
②10円未満の端数が生じた場合は、切り捨てるものとする。
③災害等により、前年度と当該年度との所得に著しい変動があった場合には、その状況等を勘案して実情に即した弾力性のある取扱いをして差し支えない。
④同一生計内に2人以上の対象患者がいる場合の2人目以降の者については、上記の表に定める額の1/10に該当する額をもって自己負担限度額とする。

平成18年12月末日現在（本稿中の表2・3）

者が患者のときの自己負担が増額されるなどの不公平感も生じている（表3）。

(4) 地域における保健医療福祉の充実・連携では、難病特別対策推進事業や特定疾患医療従事者研修事業、難病情報センター事業などがある。このうち難病特別対策推進事業では重症難病患者入院施設確保事業（ALS重症難病患者が身近な入院施設を確保できるようにするため、都道府県は概ね二次医療圏ごとに一箇所の協力病院を指定し、そのうちの一箇所を拠点病院として地域の医療機関の連携による難病医療体制の整備を図る）がある。その他に訪問指導事業、医療相談事業、訪問医療相談、在宅療養支援計画策定・評価事業などがあるが、さまざまな難病関係の情報を提供している難病情報センターホームページのアドレスは、http://www.nanbyou.or.jpである。個々では特定疾患に指定されている病気の説明、都道府県特定疾患窓口の案内、主な医療機関の案内、医療費の公費負担、難治性疾患克服研究事業などが紹介されている。

(5) QOLの向上を目指した福祉施策の推進では、難病患者等居宅生活支援事業がある。この事業は身体障害者福祉法（介護保険法）に基づく施策とも連携しながら、具体的にはホームヘルプサービス、短期入所事業、身体障害者デイサービス事業、日常生活用具給付事業、難病患者等ホームヘルプ研修事業などがある。

引用文献
1) 西山賢一：免疫ネットワークの時代、日本放送出版協会、1995
2) 岩下宏：神経難病の手引き、国立療養所筑後病院、1995
3) 福永秀敏：難病と生きる、春苑堂、1999

第2章 診断と治療

福原　信義

1. 診断の大切さと難しさ

　他の疾患でも同じことであるが、神経疾患は診断がどうであるかによって、治療法が全く異なる。例えば、同じ麻痺であってもその原因が脳にあるものならば最も頻度の高い脳血管障害を始めとして、鑑別診断を行い、その治療を行うことが重要であるが、末梢神経の障害によるものであるとすれば、通常は原因として血管障害は全く考えられない。神経疾患の診断には、病気の性質（nature）の診断（血管障害、炎症、変性疾患など）と局在診断（病変が解剖学的にどの部位にあるのか？）と分けて考えることが重要である。

　病気の性質を診断するには、発病からこれまでの臨床経過を詳細に分析することである。神経難病の特徴としては緩徐進行性にいろいろの症状が出そろってくる。緩徐進行性といっても、疾患によりそのスピードは3～4年から数十年までいろいろではあるが、症状の程度が増強するとともに症状の種類も増えてくる。脳血管障害のように短期間に症状がそろうことはない。局在診断も重要で、部位によっては生じやすい疾患もあれば、生じにくい疾患もある。例えば、延髄は脳腫瘍のでにくいところであるが、脳血管障害は生じやすい場所である。このことから病巣が延髄ということになれば、逆に脳血管障害ではなかろうかという観点から、脳血管障害として頻度の高い、「めまい」があったのか、どうか、ということを聴くなどである。

神経難病の診断という観点で重要な点

1）神経症候は老化現象や他の疾患でも見られるものであり、鑑別診断をきちんとする必要がある。

　高齢者で、動作が緩慢となり、歩行が不安定のためにパーキンソン病を疑われて紹介されてくる場合が間々あるが、このように筋力低下、敏捷性・自発性の低下、歩行時のバランスの障害、姿勢反射障害、排尿障害など神経難病でもしばしば見られる症状は老化によっても生じてくる。その際には、パーキンソン病の初期症状は振戦と筋強剛であり、姿勢反射障害だけが初期に生じてくることはないことに注目すべきである。一方、進行性核上性麻痺では、姿勢反射障害だけを生じている症例があり、神経難病の診断には、それぞれの病気の臨床症状だけではなく、臨床経過の特徴を理解しておく必要があり、専門医との連携が重要である。

2）臨床経過で判断せざるを得ないケースが少なくない。

　例えば、パーキンソン病と多系統萎縮症、びまん性レーヴィ小体病、進行性核上性麻痺、大脳皮質基底核変性症などは、初期症状が非常に類似し、鑑別の難しい症例が少なくない。実際、臨床的に進行性核上性麻痺が考えられたのに、剖検では大脳皮質基底核変性症であったという例もある。

(1) 多系統萎縮症：初期には抗パーキンソン剤（抗パ剤）の有効な症例があり、パーキンソン病と診断されている場合も少なくないが、何れ、抗パ剤の効果ははっきりしなくなり、自律神経症状（起立性低血圧、排尿障害など）が目立ってくる。そのころには脳MRI検査で、被殻の変性（T2強調画像での高信号域）、橋の横走線維の変性（T2強調画像での十字徴候）が目立ってくる。

(2) びまん性レーヴィ小体病：病初期には抗パ剤が有効で、パーキンソン病とされていることが多い。しかし、早いうちから幻覚、妄想などの精神症状が目立ち、痴呆が目立ってくる。

(3) 進行性核上性麻痺：眼球運動障害、姿勢反射障害などを特徴とするが、初期症状はいろいろで、眼球運動障害がなく、単にすくみ足や、姿勢反射障害の目立つ歩行障害しかないこともあり、パーキンソン病などとの鑑別が困難なことがある。

3）神経難病の鑑別診断では、根治可能な疾患を確実に除外することが重要である。

例えば、

(1) 脊髄小脳変性症と小脳腫瘍、中毒性疾患

　緩徐進行性に小脳性の運動失調を生じてくるという点で脊髄小脳変性症も、小脳腫瘍、中毒性の小脳失調症も非常に間違いやすい。だから、常に鑑別疾患を念頭に置いて、家族歴はないか、脳圧亢進症状はないか（小脳腫瘍は脳圧亢進をともないやすい）、常用している薬剤はないか、など病歴を注意深くとる必要がある。

(2) 筋萎縮性側索硬化症と頸椎症、脳底部腫瘍、甲状腺中毒性ミオパチー

　筋萎縮性側索硬化症は、上肢の筋力低下で始まることが多く、頸椎症など種々の疾患と誤りやすい。筋萎縮性側索硬化症は、現在のところ根治療法のない疾患なので、筋萎縮性側索硬化症を見逃すよりは、他の治せる疾患を筋萎縮性側索硬化症と誤診し、治らない疾患と片づけることを警戒しなければならないが、頸椎症と誤診されて手術を受けていることが間々みられる。また、高齢男性の甲状腺中毒性ミオパチーは、全身のるい痩、脱力が強く、四肢の反射が亢進しているために、筋萎縮性側索硬化症と誤りやすい。脳底部の腫瘍、特に大後頭孔付近の腫瘍は上下肢の筋力低下、反射の亢進という運動症状のみで、感覚症状を示さないものがあり、筋萎縮性側索硬化症と誤診されやすい。

4）それぞれの病気のポイントとなる特性をとらえておくと良い。

　向精神病薬によりパーキンソン症状（薬剤性のパーキンソニズム）を生じることはよく知られているが、一方、普通のパーキンソン病でも約1/3の患者には、うつ状態を伴うことある。薬剤性のパーキンソン症候群なのか、それとも、うつ病を伴ったパーキンソン病なのかを見分け、適切に薬物治療をすることがきわめて重要で、予後にも影響してくる。

5）脊髄小脳変性症、筋ジストロフィーでは病型により疾患像が異なる。

　脊髄小脳変性症は、単一の疾患ではなく、小脳性運動失調を主症状とする変性疾患の総称であり、遺伝性のものと、孤発性のものがあるが、遺伝性の脊髄小脳変性症のほとんどは常染色体性優性疾患であり、その地域によって分布が非常に異なる。例えば、北海道では、SCA1が多く、北陸ではマシャド・ジョセフ病が最も多い。歯状核赤核淡蒼球ルイ体萎縮症（DRPLA）は、新潟県と福岡県、佐賀県などに多い。また、SCA6は四国、九州の方に多いようである（図）。

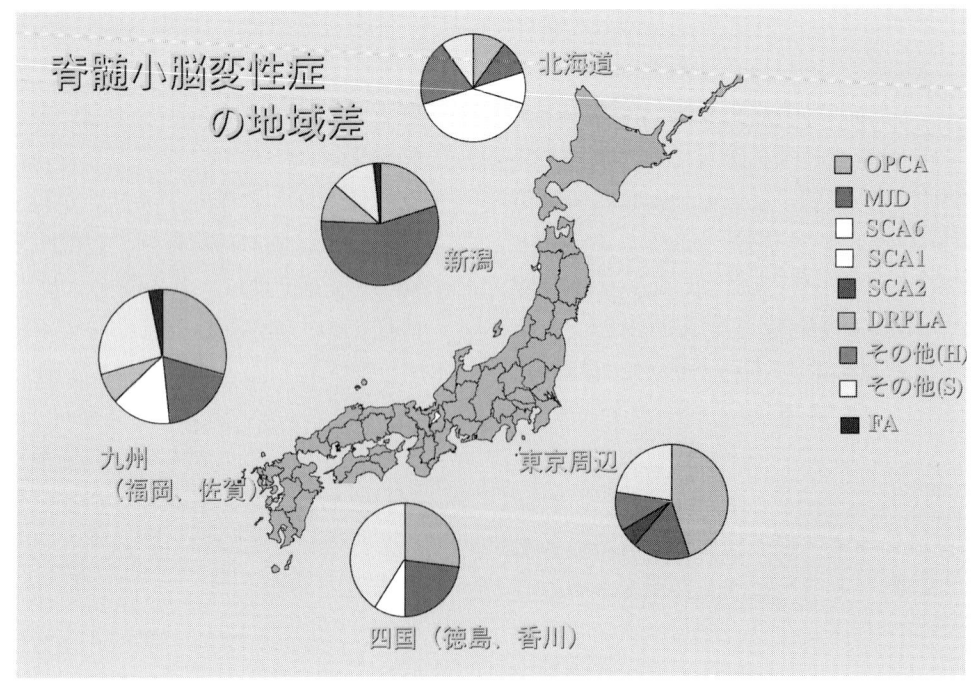

図　脊髄小脳変性症の地域差

Machado-Joseph病とDRPLAを比較すると、DRPLAの方が運動失調が軽いにもかかわらず、自立度が悪い。一方、SCA6はそれらよりも運動失調が強いにもかかわらず、高齢な割には日常生活の自立度の高い症例が多いようである。DRPLAは、不随意運動（舞踏運動）や、痴呆、痙攣発作を生じている例が多く、他の型の脊髄小脳変性症に比べると一段と介護に困難が伴う。

筋ジストロフィーも臨床型が色々あり、遺伝性が異なるだけではなく、筋障害の分布、病気の進行するスピードが非常に異なるが、詳細は筋ジストロフィーの項目を参照されたい。

2．治療法の選択とQOL

同じ疾患でも患者のおかれた環境で治療法の選択が異なることがある。たとえば、パーキンソン病を例に挙げると、L-DOPAは非常に効果的な薬剤であるが、パーキンソン病は生涯にわたり薬物治療の必要な非常に経過の長い疾患であること、L-DOPAの効果が臨床経過とともに次第に有効時間が短くなり、副作用が出やすくなるなどの点、一方、DOPA agonistに神経保護作用も考えられる、などのことから、初期治療としてL-DOPAを先ず用いるかどうかについては議論のあるところである。

しかし、この点については、患者の職業、年齢などを考慮すべきであって、一様にはいかない。高齢者では、アーテン®やシンメトレル®は幻覚などの精神症状を呈しやすく、出来れば使用を避けたい。40〜50歳の専業主婦であれば、身体の動きの悪い時間帯が多少はあっても1日の生活の中で、仕事を調節し家事をこなすことも可能であるが、職業によっては身体の動きが多少低下しただけで仕事を継続できなくなる場合があり、そのような場合には、始めからL-DOPAの十分量を与える必要がある。

また、L-DOPAの副作用は、治療開始後7〜8年目から目立ってくるが、高齢者では余命を考慮して将来のことよりも現在の身体機能をいかに良くし、QOLを高めるかと言うことが重要である。特に高齢者では、身体機能の低下が筋肉・関節の廃用を生じ、パーキンソン病による機能低下と相乗的に身体機能を低下させてしまうので、早期からL-DOPAをがっちりと用いて機能低下を防ぐことが重要となる。パーキンソン病の進行例で、抗パ剤を増量すると身体機能が改善する一方、幻覚・妄想などの副作用が目立つ場合がある。幻覚の程度が軽く、日常生活に支障をきたさない程度のものであれば、多少の幻覚があっても出来るだけ身体機能を良くすることの方が重要であるが、夜間不穏や嫉妬妄想など人間関係を悪化させるような場合には、たとえ機能低下が改善できなくてもそのような精神症状を解決することの方が重要である。

パーキンソン病で幻覚症状も絡んで、拒食、拒薬があり、ケアに難渋することがあるが、胃瘻を造り、拒食、拒薬時にも患者本人の意思とは関係なく、抗パ剤と水分の補給を確実にできるようにすることによって、パーキンソン症状を安定したものとすることができた例がある。

II 神経筋疾患の特徴

第3章　進行性の経過をとることが多い

河原　仁志

　神経筋疾患の多くは進行性の経過をとる。この「進行性」という言葉は、様々な立場の人に大きなインパクトを与えることを我々は知っておかねばならない。患者にとっては、「治らない病気に罹ってしまった」という事実上の宣告になる。医療者は、根治療法が無い＝症状の増悪が避けられない＝医療が困難であるという間違った考え方を持ちがちである。

1）進行性疾患こそ「医療」が不可欠

　医療者は、病気を治癒させることを念頭に置いて診療にあたってきた。確かにそれが理想だし究極の目的であるが、いわゆる慢性疾患を筆頭にその患者の生活を支えていく医療も切実に求められているのに、その技術の習熟にあまり熱心ではなかった。これは医学教育が疾患知識を偏重しすぎて、学び手が教科書の暗記に没頭していることが原因の一つかも知れないと考えている。

　我々は患者に病気を説明する場面で、病名、概念、頻度、症状、検査、治療法そして予後という教科書の記載を順序よく話す自分に気がつくことがある。もちろんこの方が短時間に効率的に説明はできるかもしれないが、残念ながら教科書には、予後についての詳しい記載は少ないことがほとんどである。つまり患者が一番知りたいことの記述が不十分なのである。

　神経筋疾患の場合には、時として根本的治療法は無い、予後不良とだけ書いてあるのが現実である。こういった状況において、患者への説明が不十分になり、患者が自分の状態を誤解し、傷つき、希望を失っているとしたら大きな問題である。まさに「誰のための医療か」と我々の存在価値が問われる事態に陥ってしまいかねない。

　進行性とは医学的には「病変の拡大がみられ、そのために症状の増悪が起こる」という意味である。確かに病変による症状の悪化を止めることは、難しいかも知れない。しかし、症状の悪化の原因は病変の拡大によるモノばかりではない。肺炎で入院中にベッド臥床が長すぎて歩けなくなってしまった、急性疾患の合併時に導入された経管栄養が無計画に行われたために、食べ物の経口摂取が不可能になってしまったなどの過度の安静の強要による機能低下の例はよく耳にする。こういった廃用性の二次的障害のみならず、慢性呼吸不全の発見が遅れたために右心不全の状態になってしまったり、排痰のための指導が不十分で、呼吸器感染症を重症化させてしまうなどの予防可能な「悪化」を見過ごしてしまう場合もある。

　逆に言えば、病変の拡大は止められないが、症状の悪化を防ぐために、それによる不自由・不快感を軽減するために「医療」を行う必要があることになる。決して「医療」が困難ではない。「医療」が不可欠なのである。

2）「病名告知」と「緩和ケア」

　「進行性」という言葉は患者には、自分の死を意識せざるをえない極めて厳しい宣告になる。したがって、進行性であることが周知されている疾病の場合には、「病名の告知」という問題が大きくクローズアップされるわけである。神経筋疾患の場合には「病名の告知」は我々専門医が行うことが多いが、やはりその実行には様々な困難をともない、日常的に悩み、専門医の集まりでもいつも議論の中心になる。

　こうやったら良いという普遍的な方法はもちろんないが、我々は臨床現場では病変は治せないが、症状の軽減をはかることができる、症状による日常生活の困難を少なくすることができる、患者が自分らしい人生を過ごすためのお手伝いができるかも知れないという考え方の提示とそのための方法＝医療を実行することにより、つまり患者に寄り添う医療者という立場で「病名の告知」を行っているのが実状

である。患者の質問には嘘をつかない、はぐらかさないことを原則として関係を維持していくようにする。

こういった行動は、点の告知ではなく、線の告知と言えるかも知れない。線の告知とは、その病気の予後についての知識があり、患者の状態変化に対応していく手段を持ち、患者の様々な要望に答えていける医師が行う「医療の中の行為」と考えるべきと思う。

神経難病の「緩和ケア」という概念が揺れている。中島は「緩和ケアが安楽死や尊厳死とは全く正反対の原理によって行われる生きるためのケアとして理解されることを願っています」と書いている[1]。極論すれば、根治不能な神経筋疾患患者には、その病気が診断された時点から「緩和ケア」が始まるとも言える。あるいは、それ以前でも患者が症状を訴えてこられ、医師が神経難病を疑った時点から「生きるためのケア」が行われていかねばならないのかも知れない。どう生きるのかという問いは、我々にとって重く大きな命題である。しかし、「進行性の疾患」による不自由や不快などのケアサポート可能な状態を放っておいて良いわけはない。

3）「快食・快便・快眠・快学・快遊・快働・快性」を保障する

ではその進行性の病気に寄り添っていくためにはどうしたらよいのだろうか。最近、慢性的な疾患患者の医療の目的として「患者のQOLの向上」という言葉がよく使われる。QOLとは、人生の質とも訳されその人の人生の満足度とも考えられる。どうしても抽象的になりがちなので、私はできるだけ具体的な行動を起こしやすくするために、「快食・快便・快眠・快学・快遊・快働・快性の保障」と言い換えている。

快食とは、おいしく、楽しく、必要量を安全に食べられることである。神経筋疾患では、機能障害の進行により食事が困難になることも多い。自分で手を動かして食べることが困難になるばかりではなく、嚥下機能の低下により上手に飲み込めなくなり、まちがって気管に食物や唾液を入れてしまう（誤嚥）ことが起こりやすい。そんな時には、食事の持つ本来の意味である人生の楽しいイベントとしての側面を確保しつつ、誤嚥による肺炎や窒息の危険を回避しながら活動に必要な栄養を十分に摂るためのサポート医療を行うことが求められる。もちろんこれにはチームワークが不可欠である。医師、歯科医師、看護師、言語聴覚士、理学療法士、作業療法士、栄養士、調理師、ヘルパーなどの職能の連携により支えて行かねばならない。

快便は言うまでもなく、規則的に、気持ちよく排便することである。神経筋疾患では、病気自体による自律神経や消化管の異常、身体運動量の減少、水分・食物繊維の摂取量の減少などにより便秘が起こることが多い。原因の除去や緩下剤の投与などが必要になる。また気管切開を行っている患者は「いきむ」ことが困難になる。口を開けていきんでみれば分かる。非常に難しい。

快眠はとても重要である。特に筋ジストロフィーでは、慢性的な呼吸不全が息切れなどの呼吸にまつわる自覚症状もなく、夜間の睡眠時から始まることが多いため、定期的にSpO_2モニターを行い治療のタイミングを誤らないことが大切である。呼吸不全により低酸素血症が起これば、正常な睡眠構築は失われ、睡眠不足が続くことになる。二酸化炭素の上昇は、起床時の頭痛や食欲不振などを引き起こす。最近は気管切開をしない非侵襲的人工呼吸療法（NPPV）の普及により、早期よりの呼吸サポートの重要性が認識されるようになってきた。

快学は、学校への通学のみならず「学ぶ」ことを保障しなければいけない。通学時に校内で医療的ケアというサポート手技を行う必要がある場合も多く、教師による施行の是非や看護師の配置についての議論が行われている。在宅患者では、気管内吸引などのケア手技をヘルパーなどが行うための法整備の議論が活発になってきた。

快遊は、文字通りに「遊び」を心地よく行えるようにすることである。これこそ患者の個性が発揮されやすい分野である。筋ジストロフィーでは電動車いすサッカーや水泳などのスポーツを楽しむ人も増えてきた。特に水泳は浮力により、身体が動かしやすくなり、陸上ではもはや不可能となった自発運動が再体験できるという感動を味わうことができる。

快働は、仕事を行えるようにすることである。ある重度の運動機能障害により臥床生活の患者から「自分が何か一つでも、仕事をしてその対価としてお金がもらいたい。それが僕の存在価値だ」と言われたことがある。最近のIT技術の進歩は多くの就労形態を可能にした。患者の持っている才能を認め、

それを活かすためのサポートが求められている。

快性は恋愛、結婚を含めた性を意識して、その自由を認めることである。患者は様々な困難により「あきらめる」「あきらめさせられる」ことを余儀なくされる。しかし、楽しい人生を送るために不可欠とも言える性の問題を、避けたりしてはいけない。いろんな事例がある。そういった事例から、学んでいく姿勢を忘れてはいけない。

4）「病人、障害者、個性人」と捉えてみる

神経筋疾患患者に寄り添うためのもう一つの考え方は、患者を「病人、障害者、個性人」と捉えることである。病人には、適切な医療が必要。当然、我々医療者の働きが中心になる。障害者には、社会の理解と福祉的サポートなどが不可欠である。これには行政だけではなく様々な人々の取り組みが必要。でも「個性的に生きたい」「○○がしたい」と患者が言ったときに、用意されている仕組み・メニューがあまりに少ないのに気がつく。

これは我々に課せられた待ったなしの大きな課題である。実現させるための取り組みを確実に遂行していく根気とアイディアが必要である。特に人工呼吸器を装着した患者の外出などの実現が可能となっている。しかし、未だ安全面での配慮が不十分で、こういった行動が冒険談として論じられている場合もある。冒険ではなく、日常にするための工夫と真摯な努力が求められる。そういった意味では、患者に多様な選択肢を用意し、実現していくことが、我々の行動目的になると言っても過言ではない。

神経筋疾患の患者に「快食・快便・快眠・快学・快遊・快働・快性の保障」と「病人、障害者、個性人と捉えること」を常に意識して寄り添っていくことは、患者の人生を輝かせ、たくさんの方々の笑顔が見られるようになると信じている。

引用文献
1）中島孝：総論：緩和ケアとは何か.難病と在宅ケア、9巻、8号：7-11、2003

第4章　遺伝子変化による疾患が多い

後藤　雄一

　遺伝子に関する情報とは、どのようなタンパク質を、どこに、どれくらい発現させるかを規定している情報のことである。多くの神経筋疾患は、そのような遺伝子の変化（変異という）がおき、タンパク質の質や量が変化することが原因でおきる。

　1953年のワトソン=クリックによるDNAの2重らせんモデルの提唱から丁度50年目に当たる2003年に、ヒトゲノムの解読完了が発表された。このDNAの情報は、どのようなタンパク質であるかという遺伝子の情報の最も根幹をなすデータをわれわれに示した。しかしながら、遺伝子情報としては、それだけではきわめて不十分であり、その遺伝子がどこでどれくらいどのように発現するかの情報が、病気を理解し、診断・治療を行うためには重要である。

　実際に病気に関連するこのような詳細な遺伝子情報を活用するのは主に研究分野であり、現在のところ臨床の現場では、タンパク質を作る情報である遺伝子の構造を調べる「遺伝子検査」や「遺伝子診断」として、これらの情報を利用するのが主体である。その際には、これら検査や診断の適用と問題点を十分理解しておく必要がある。一方、「遺伝子治療」は、未だ治療法として確立しておらず今後の課題が多いが、患者からの質問に答える必要があるので、ある程度の知識は必要になる。ここでは、「遺伝子検査（診断）」と「遺伝子治療」に関わる現状の問題点と患者に対する説明の根幹を解説する。

1．遺伝子に関わる患者からの質問にどう答えるか

1）遺伝子検査、遺伝子診断とは何か？

　遺伝子検査は、原因遺伝子が確定すれば、基本的にどの遺伝子であれ技術的に可能になる。しかし、その検査が臨床的に意義があるかないかの判断は容

表1　遺伝子検査に関わる不可欠な情報

A　遺伝子型の情報
　1．遺伝子型の種類（欠失か重複か点変異か）
　2．遺伝子変化の患者における頻度
　3．検出法（PCR法かサザン法かFISH法か）
B　表現型との相関に関する情報
　1．遺伝子型と表現型との関係
　2．遺伝子型で、重症度や予後はどこまでわかるか
　3．保因者診断、出生前診断への応用は可能か
C　他の診断法との比較についての情報
　1．診断の正確性
　2．費用
　3．患者への侵襲性

易ではない。診断のために遺伝子検査を行うかどうかの指標として、表1のような情報が必要になる。これらの情報を得るためには、それぞれの病気において相当数の臨床症例を対象とする研究が必要であり、「臨床研究」として世界の大学、試験研究機関で行われている。その結果、臨床的な意義と有用性が明らかになったもので採算が取れるものは、一般の検査会社が取り扱うことになる。そこではじめて一般の臨床医が検査を行える状況となる。神経筋疾患の遺伝子検査で検査会社が取り扱っているものは、技術的には検査対象とすることができる疾患の数が多いにもかかわらず、実際はきわめて少ない（表2）。

　一方で、検査会社は行っていないが、大学、試験研究機関が行っている臨床研究レベルで、その有用

表2　検査会社が行っている神経筋疾患の遺伝子検査

疾患名	遺伝子
筋強直性ジストロフィー	ミオトニンキナーゼ
DMD／BMD	ジストロフィン
ミトコンドリア病	ミトコンドリアDNA

性が確かめられている遺伝子検査がある。多くは研究の一環として外部からの検査依頼を受けている。しかし検査の費用がかかりすぎるとか、検査依頼をすべて引き受けられるマンパワーがないなどの理由で、一般の臨床医からの検査依頼を受けられない場合もある。また、研究の一環なので検査料を受け取っていないことがほとんどであり、検査の実施は担当している施設や研究者のボランティア精神に頼るところが大で、結局は検査の迅速性や継続性は後回しにされることになる。研究者が転勤したり研究費がなくなったりすると、検査自体の実施が不可能になる。

検査会社の行う検査と臨床研究として行われる検査の中間にあるものとして、高度先進医療という名で特定の大学病院等で遺伝子検査が行われているものがある（表3）。これは、先進医療として厚生労働省から承認を受け、被検者から検査料を徴取して行われる遺伝子検査であり、この場合は患者が実施病院を受診することが必要になる。

2）ジストロフィン遺伝子検査の実際

遺伝子検査の具体的な例として、DMD/BMDの原因遺伝子であるジストロフィン遺伝子検査について解説する。ジストロフィンは巨大な遺伝子であり検査は容易ではない。ジストロフィン遺伝子検査は、いくつものエキソンを特異的に同時に増幅させるマルチプレックスPCR法によって、方法論的に臨床応用が可能となった。この方法は、用いられるプライマーとその組み合わせにより、遺伝子変異の見つかる部位のほとんどをカバーすることができる。一方、方法としては確立しても、遺伝子検査が臨床診断に有効かどうかも、臨床応用の面では重要である。ジストロフィン遺伝子の変異としては、欠失や重複の頻度が全体の約2/3と高く、そのほとんどがこのマルチプレックスPCR法での検出が可能であり、現在では有用性と採算性がみたされて検査会社でも行われる検査となっている。

この遺伝子検査は血液（白血球）を用いて行うことができ、欠失や重複が証明されれば、侵襲的検査である筋生検を行わずとも診断が確定する。また、母の遺伝子検査を行えば、遺伝性なのか、突然変異によるものかの確定もできる。母が保因者とわかると、次子の発症の確率をほぼ正確に予想でき、場合によっては出生前診断も可能になる。また、母系親族や患者の同胞（姉や妹）の保因者診断も可能になる。このように、方法が容易でしかも診断率の高いという性質は遺伝子診断の大きな長所であるが、一方で必要のない対象に検査を行ったり、被検者に新たな不安やプレッシャーを抱かせたりするなど、同じ性質が短所にもなりうる。

遺伝子検査についての注意点は、関連10学会・研究会が「遺伝子検査に関するガイドライン」（平成15年8月）（http://www.kuhp.kyotou.ac.jp/idennet/idensoudan/guideline/guideline.html）として総論的に発表している。しかし、個々の遺伝子検査のもつ意味は異なるので、ここではジストロフィン遺伝子検査について、さらに細かな解説を試みる。他の遺伝子検査についても、同様な知識と情報が必要になることを銘記していただきたい。

①だれに、いつ遺伝子検査を行うのか？

ジストロフィン遺伝子検査を行う対象としては、臨床症状として筋力低下があり、血清CK値が高く、進行性筋ジストロフィーが疑われる患者であることは当然である。しかしながら、風邪などの理由で病院を訪れた時の偶然の採血で高CK血症を指摘され、臨床症状として筋力低下を認めないにもかかわらず筋生検、遺伝子検査を行い診断が確定する筋ジストロフィーのケースの多いことが精神・神経センターでの診断依頼例の調査で判明している。これは実質的な発症前診断であり、場合によっては発症前保因者診断となる場合もある。

いつ検査を行うかという点では、万が一遺伝子検査で欠失などが見つかる場合を考えると、診断できる疾患（デュシェンヌ型やベッカー型）の自然歴を把握した上で、高CK血症が乳児期に判明した場合と2〜3歳で判明した場合では、その対応が異なる

表3　高度先進医療として行われている遺伝子検査と実施施設

疾患名	病院名
進行性筋ジストロフィー	東京女子医科大学病院
	神戸大学医学部附属病院
	信州大学医学部附属病院
	国立精神・神経センター武蔵病院
筋強直性ジストロフィー	鳥取大学医学部附属病院
ミトコンドリア病	国立精神・神経センター武蔵病院

ことは当然である。また、もし8歳で高CK血症が判明した場合は、デュシェンヌ型の可能性は低くなり、ジストロフィン遺伝子検査をすること自体を再考する必要がある。他の病型の可能性を考えると、筋生検を優先すべきである。

このように、だれに、いつ遺伝子検査を行うかは、今後の患者（および検査を行う可能性のある親族）の診断、治療など医療全体の空間軸、時間軸に沿って行われるべきものである。したがって、遺伝子検査を行うには、だれに、いつ検査を行うのか、その理由と根拠を被検者（こどもの場合は、両親）に十分説明するとともに理解してもらわなければならない。拙速な遺伝子検査の実施は避けるべきである。

②どこで遺伝子検査を行うのか？

患者を対象にしたマルチプレックスPCR法によるジストロフィン遺伝子検査は、一般の検査会社でも実費を払うと行える。検査会社としても、検査を受託する際の指針（「ヒト遺伝子検査受託に関する倫理指針」平成13年4月10日、日本衛生検査所協会、http://www.jrcla.or.jp/210410.pdf）を作成して実施しており、一読すべきである。また、いくつかの医療機関（東京女子医科大学病院、神戸大学医学部附属病院、信州大学医学部附属病院、国立精神・神経センター武蔵病院）では、高度先進医療として、ジストロフィン遺伝子検査を行っている。それ以外にも、病院、研究室で検査を行っている施設もある。これらの施設に検査を行う場合には、それぞれの施設で受託のしかたが異なるので、前もって連絡して情報を得ておく必要がある。

③費用はどうするのか？

検査会社に依頼する場合と高度先進医療を行っている施設（特定承認保険医療機関）で行う場合は、数万円の費用がかかる。一方、それ以外の病院、研究室に依頼する場合は費用に関しては様々であり、研究として行っているという考え方で無料にしているところが多い。医療情報の取り扱いや検査結果の保存システムなどを考えて、単に費用がかからないという判断基準で選ぶのがよいのかどうかも検討すべき問題である。

④結果が陽性の時は、どう話すのか？

マルチプレックスPCR法で欠失や重複が判明した場合は、ジストロフィン異常症と診断できる。デュシェンヌ型かベッカー型かの判断は、欠失や重複しているエキソンの合計塩基数が3の倍数かどうかで大まかな判断は可能であるが、臨床経過が最大の判断の根拠になるのは当然である。また、この病型分類や予後の予測などの点では、生検筋を用いたジストロフィン免疫染色やウェスタンブロットの方が遺伝子検査の結果より情報量は多い。

特に筋力低下のない高CK血症の若年患者の遺伝子検査の場合は、発症予測や予後についてはあいまいにならざるを得ない。したがって、遡って、「ジストロフィン遺伝子に変異がみつかりましたが、デュシェンヌ型かベッカー型かの判断は確定的ではありません。したがって今後も経過をみてゆくことが重要です。」という説明で両親が納得するかどうかを、検査する前に知っておくことが必要になる。このように遺伝子検査で分かること分からないことを十分に前もって説明すべきである。

さらに、検査の結果、欠失や重複が存在したことを説明する事は、当然ながら確定した診断名を告知することになる。告知については、患者の年齢や家族環境に十分配慮することが必要である。臨床症状があきらかではない低年齢の患者本人に結果を話すことは当然無理であり、10歳頃の小学高学年以降になった時に病気の説明を行い、15歳頃に遺伝子や遺伝についての知識が理解できるようになったときに遺伝子検査やその結果をお話することになるであろう。両親が話をするか、遺伝カウンセラーが話をするかなど、それぞれの患者に応じたきめ細かい対応が必要である。

⑤結果が陰性の時は、どう話すのか？

マルチプレックスPCR法で陰性であるということは、ジストロフィン異常症の約2/3で見つかる欠失と重複を認めないということであり、この疾患を否定することにはならない。ジストロフィン遺伝子の点変異に対する検査が一般的となっていない現状では、次に筋生検が考慮されるべきであろう。

⑥保因者診断は、どのように行うのか？

遺伝子検査による保因者診断を行うには、発端者である患者でマルチプレックスPCR法やサザン法により欠失や重複の存在が確認できている場合が前提である。発端者で欠失や重複が確認できなかった場

合、通常の遺伝子検査だけで保因者かどうかの判断は困難なことがほとんどである。

発端者がすでに死亡しており、その患者が遺伝子検査を受けておらず欠失や重複の存在が不明であるが、妹である自分が保因者かどうかを検査して欲しいという相談を受ける場合がある。この場合は、一応マルチプレックスPCR法で欠失や重複の検査を行い、陽性の場合は保因者であると診断できるが、陰性の場合は保因者かどうかの判定は全くできない。

遺伝子検査による保因者診断は、検査会社では行っていない。保因者であることの心理的負担などを考えると、検査前カウンセリングが必須であり、専門施設へのコンサルトが必要である。

⑦出生前診断は、どのように行うのか？

出生前診断では、現実的にはマルチプレックスPCR法による遺伝子検査で発端者に欠失か重複の存在が確認できていることが必要である。説明する内容としては、遺伝子検査でわかることわからないこと、産科的な情報（絨毛検査、羊水検査の手順や危険性）などであり、そして陽性であった場合の対処の考え方や決断にまつわる心理的ストレスに関わるカウンセリングが必要になる。

出生前診断については、産科部門、遺伝子検査を実施する部門、カウンセリング部門の連携が重要であり、原則的に専門施設に紹介することが必要である。

3）この病気は遺伝するのか？

病気が遺伝するのかしないのかについての情報は、患者がもっとも知りたい情報の一つである。この説明を行う時に重要なことは、「遺伝子」と「遺伝」とを明確に区別して説明することである。「遺伝子」は、体の構成成分であるタンパク質の設計図、「遺伝」は親から子に伝わることであり、全く別の概念であるというところから話し始めるとよい。

われわれの体は体細胞と生殖細胞でできている。生殖細胞は簡単にいうと精子と卵子である。生殖細胞では特殊な分裂をすることで、それぞれの生殖細胞で遺伝子は異なるセットを持ち、精子と卵子が受精して新たな正常な数（2組）の遺伝子セットが誕生する。体細胞が分裂するとき、DNAは同じものが複製し、全く同じ2組の遺伝子のセットが娘細胞に伝わってゆく。遺伝子のセットをゲノムというが、受精卵は両親からそれぞれ別の遺伝子セット（ゲノム）を受け継ぎ、その受精卵からできる体細胞はすべて同じ遺伝子セット（2組）をもっていることになる。

「遺伝子のキズ」である遺伝子変異は、それが生物が生きてゆくために必要な細胞分裂の時に不可避的に起きることを説明し、起きた細胞が体細胞か生殖細胞かによって、「遺伝」するかしないかに関わることを説明する。「遺伝」するのはむろん生殖細胞の場合だけである。その後、遺伝形式の説明を行う。

ジストロフィン遺伝子変異の場合、X連鎖性遺伝形式である。しかも、今までの臨床研究で、欠失や重複の場合は、「遺伝」によるもの（母が保因者）が半分、「遺伝」でないもの（生殖細胞に突然変異が起きた）が半分ということが判明している。残りの点変異の場合は、大部分が「遺伝」であろうとされている。

このあたりの説明は、個々の疾患に沿ってわかりやすく説明し、理解してもらうことが必須である。場合によっては何度か時間をおいて説明することが必要になるし、逆に相談者に質問して理解度を確かめることも必要になる。専門用語を多用して話をしても、それは説明とは言えない。

4）遺伝子治療はいつ実現するのか？

病気の原因になっている遺伝子のキズを直せば病気は完治するはずである。「遺伝子治療」はそういうタンパク質の設計図自体を修正することを意味する。しかし、現実は多くの困難な問題が立ちふさがっている。

神経筋疾患の病気は、神経細胞や骨格筋細胞に必要なタンパク質に異常があることで起きるが、それは神経細胞や骨格筋細胞で発現する遺伝子にキズがあることを意味する。そのキズを治すためには、全身に存在する神経細胞や骨格筋細胞にどのように手を加えるかという点で技術的に大きなハードルがある。ウィルスを使って（ベクターという）正常な遺伝子をねらいを定めて細胞に入れるという試みなどが行われているが、まだまだ満足できるレベルに達していない。

正常に働く遺伝子を細胞に導入したり、キズを治すような装置そのものを細胞に導入したりする治療を行うには、そもそもその遺伝子が細胞のどこで、

どのように存在し、どのような役割を持っているかについての知識が必要である。また、どのような別のタンパク質と結合したり、互いに影響し合ったりしているかの情報も必要である。このような情報はモデル動物を用いた詳細な実験が必要である。幸いにもジストロフィンに関しては、マウスだけでなくヒトと類似した症状を示す筋ジストロフィー犬が存在し、詳細な治療実験が行われている。上記のような重要な情報を得たり、ヒトへの応用の有効性、安全性などが検討できる。しかし、まだまだ時間がかかると思われる。また他の疾患については、モデル動物の作製から始めなくてはならない。

2．遺伝カウンセリングの必要性

遺伝子検査を行うということは、本人だけでなく家族の遺伝子についても何らかの情報が得られることになる。しかも家族が詳細に遺伝子の情報を知りたいと思ったら、それを知る手段があるという事態を招く。眼前に知る手段があって、それを利用するか利用しないかを決めなくてはならず、知ることの意味と知らないでいることの意味を十分理解し、自らがそのどちらかを選択することになる。それ相当のストレスがかかるのは当然である。このような人生における重要な選択を行う際に、正しい情報とそれに基づく選択に至る過程の心理的な援助を行うのが遺伝カウンセリングである。またこのような内容は、一般外来の短い時間では医師が対応できないものである。これが遺伝子検査を行う際には遺伝カウンセリングが不可欠な理由である。

遺伝カウンセリングにおいては、正しい医学的情報を提供することが第一に必要なことであり、これは遺伝専門医の役割である。そして、その情報をどのようにとらえ相談者自身の選択に活用するかの過程においては、医師ばかりでなく看護師、臨床心理士などが必要に応じて関わっていくべきである。現在、日本人類遺伝学会と日本遺伝カウンセリング学会は、臨床遺伝専門医制度を制定し専門医師の育成を行っているが、さらに非医師の遺伝カウンセラー認定制度の早期実現を目指して活動を行っている。詳細は、それぞれの学会のホームページを参照していただきたい。

日本人類遺伝学会(http://jshg.jp/)
日本遺伝カウンセリング学会(http://www.jsgc.jp/)

3．遺伝子情報の取捨選択

インターネットの普及で様々な情報が容易に手に入るようになっている。神経筋疾患の遺伝子に関する情報もいろいろなサイトにあふれている状況である。患者や相談者は、病院に来る前にインターネットを使って情報を得ていることは間違いない。しかし、インターネット上の情報は、必ずしも正確でないものや誤解を招くようなものも少なくない。

医師による診療や遺伝カウンセリングにおいて、医師が種々の媒体を介した情報を取捨選択し、正しい情報のみを患者や相談者に提供することは当然であり、それにより専門性が保たれると考えられる。どのようにして正しく最新の情報を得るかについてはここで述べるまでもないが、なにより不断の勉強と努力が必要であることは強調してもしすぎることはない。

第 5 章　全身の医療的管理が求められる

難波　玲子

各診療科の連携の必要性
行政・家族と一緒になったサポートシステムの構築の大切さと方法

　神経筋疾患では、運動障害、摂食・嚥下障害、感覚障害、自律神経障害、呼吸障害、精神症状などの神経筋症状だけでなく、心障害、眼科的問題、糖尿病、内分泌障害などを伴うものもある。さらに進行するにつれて、肺炎・尿路感染症などの感染症、関節拘縮とこれに伴う痛み、褥創、閉眼障害による流涙や結膜炎、口腔内のケアが出来にくいために歯科的問題など各種問題を生じやすい。

　したがって、これらの問題に対して注意深い観察と評価を行い、各診療科の連携のもとに適切な医学的管理を行うことが求められる。なかでも呼吸障害や心障害は生命に関わる問題であり、特に注意を要する。

　また、多大な介助や医療的管理（経管栄養、膀胱留置カテーテル、気管切開、人工呼吸など）を要することも多く、患者・家族の自立を助けQOLの維持・向上のために、各種制度や社会資源を活用しサポートシステムを構築することが大切である。

1. 必要となる医学的管理と医療機関間の連携

1）疾患自体（詳細はⅢ部及びⅣ部参照）

　専門医はその病態を診断し、適切な治療法を選択し調整することが必要である。そして、症状が安定し維持療法になったときには、特に専門医療機関が遠くて受診が困難な患者の場合は、近くの家庭医や病院に依頼して経過観察及び一般的な身体管理を行ってもらい、症状の悪化や変化が見られたときには再び専門医に受診してもらい、適切な治療や薬物の再調整を行う体制を作ることが重要である。

　そのためには医療機関間の連携が重要で、医師は、症状経過・検査結果・治療内容・そのときの病態などを含む診療情報提供を相互に行うことが必須であり、患者側もこれを要望すべきである。特に、パーキンソン病での薬物の再調整、多発性硬化症や重症筋無力症の増悪時の治療は出来るだけ早く行う必要がある。

> **Point!**
> ○専門医の役割が大事
> ・患者・家族へ：疾患の理解と進行に応じた対処に関する情報提供
> ・家庭医や他の医療機関へ：専門的情報提供

2）呼吸障害（第10章参照）

　神経筋疾患による呼吸障害は換気障害であり、呼吸筋麻痺、声帯麻痺による末梢性低換気、中枢性低換気があり、潜在性に進行し呼吸困難などの自覚症状を欠くことが多い。注意しなければならないのは、不用意な酸素投与は高炭酸ガス血症を悪化させ[1]、睡眠薬や抗不安薬も呼吸抑制を招く可能性があり、特に睡眠中に悪化し呼吸停止を招く危険性がある。

神経筋疾患の症状上の問題

■神経系の障害によるもの
　・運動障害　　　　・摂食・嚥下障害
　・感覚障害　　　　・自律神経障害
　・呼吸障害　　　　・精神症状
■他臓器の障害
　・心障害　　　　　・眼科の問題
　・内分泌障害　　など
■運動障害による二次的問題
　　関節拘縮や痛み、褥創、流涙・結膜炎
　　口腔の不潔・歯科疾患　など
■感染症
　　肺炎、尿路感染症、胆道感染症　など
■その他
　　浸出性中耳炎、経管栄養中の肥満・電解質異常、偶発合併症

そのため症状を早く把握し、患者・家族に十分な情報提供を行い対処法を決めていく必要がある[2]。症状把握が遅れ、延命処置を希望する人がその時期を失したり、望まない人工呼吸器を装着されるといったりする事態を避けるためにも、専門医と家庭医や他の医療機関間の情報交換と連携が非常に重要となる。

治る見込みがなく進行性の疾患（特に筋萎縮性側索硬化症、筋ジストロフィー）の場合、気管切開や人工呼吸器装着などの延命処置を行うかどうかは非常に重大な問題である。自己決定能力のある場合は、患者自身が病気をよく理解し、延命処置を選択するかどうかを家族ともよく相談のうえで自己決定すべきである。そして、「生かされる」のではなく、「生きていく」こと、周囲はそれを支えていくことが大切であろう[2]。

人工呼吸器などの延命処置を選択するかどうかの決定に際しては、①在宅療養が基本となること（筋ジストロフィーを除き長期入院施設や病院はほとんどない、また患者のQOLにとっては在宅が最もよい）、②介護の主体は家族にならざるを得ないこと、③在宅療養に伴う身体的・精神的・経済的負担についてなどを患者・家族に十分に説明して納得してもらい、さらに、④合併症の治療のために入院が可能な病院を確保すること、⑤家族の介護疲労の軽減やレスパイトのためのショートステイや短期入院先を確保するなど具体的な支援体制について説明すべきである[2]。

呼吸筋麻痺が進行すると、咳の力が弱くなり分泌物や痰の喀出困難、無気肺、肺炎の合併などにより、急性呼吸不全をきたすこともある。このとき、挿管・人工呼吸器装着を行った場合、離脱できないことが多いことを知っておくべきである。

延命処置を選択しないときは、各種身体的・精神的苦痛（呼吸困難、痛み、不安・不眠など）をできるだけ緩和することが重要である[2]。

Point!
○ 神経筋疾患の呼吸障害の特性を理解
　・換気障害であること
　・安易な酸素投与は危険であること
　・呼吸困難を伴わないこともよくあること
○ 延命処置（人工呼吸器など）の選択の問題
　・病気をよく理解した上で自己決定すべき

○ 延命処置を選択しない場合：緩和ケア

3）心機能障害（第7章参照）

デュシェンヌ型/ベッカー型筋ジストロフィーでは心筋症、筋強直性ジストロフィーでは心伝導障害をきたすため、定期的なチェックと、症状の程度によっては専門的治療が必要であり、循環器専門医との連携を行うべきである。

Point!
○ 適切な時期から心機能の定期的チェックを行う

4）摂食・嚥下障害（第11章参照）

誤嚥による肺炎の合併や脱水・低栄養をきたす危険性があり、これらの問題が起こる前に経管栄養を考慮しなければならない。患者は経口摂取にこだわり経管栄養をできるだけ先に延ばしたいということが多く、経管栄養を行った後も、むせないものを口から飲食できることを説明することも重要である。

経管栄養の方法として胃瘻造設（PEG）が主流となり、この際消化器外科や内科医との連携が必要であるが、呼吸筋麻痺が進行している場合は要注意であることを知っておかなければならない（%FVC 30%以下は禁忌、50%以下は呼吸器を準備して行う[3]）。

また、誤嚥を起こすことなく経口的に食べる方法として、喉頭気管分離術、気管食道吻合術、喉頭摘出術などの手術的方法があるが、発声不能または困難になるという副作用があり、そのメリットとデメリットをよく説明して決めてもらう必要がある。この手術を行っている専門の耳鼻科医は限られているので、希望時には施行している医療機関に紹介する。

Point!
○ 経管栄養の時期の決定：脱水・栄養障害、肺炎などの問題が起こる前に行う
○ PEGは呼吸筋麻痺時には危険性がある

5）構音障害（第9章参照）

他者に自己の要望や意思を伝達したいのにできない、自己表現ができないということは患者にとっても介護者にも大きな心理的ストレスとなる。そして、

コミュニケーション手段の獲得は患者のQOLにも非常に寄与することが知られており、このへんの配慮は非常に重要である。

ゆっくり落ち着いて会話ができる雰囲気を作ること、各種コミュニケーション機器（トーキングエイド、ミニメッセージ、パソコン、コール機器など）を活用することが必要である。

> **Point!**
> ○新たなコミュニケーション手段の獲得

6）感覚障害

神経障害による異常感覚（しびれ感、ピリピリする、針で刺すように痛い、電気が走るような痛みなど）に対しては、抗痙攣薬（クロナゼパム、バルプロ酸、カルバマゼピンなど）、抗うつ薬、抗不安薬などが症状を軽減することがあるので試みる価値がある。また、楽しいことや何かに集中していると症状が和らぐことが多く、それらを患者自身が見出すことも大切である。

> **Point!**
> ○薬物療法を試みる
> ○患者自身が楽しみや集中できるものを見出せるように

7）自律神経障害

①排尿障害（神経因性膀胱）（第14章参照）

特に残尿がある場合は尿路感染を合併しやすくなり、泌尿器科的検査と対処が必要となる。排尿があってもoverflowによる場合があり、この場合に気付かないままでいると水腎症をきたし腎不全に陥る危険もあるため注意が必要である。

対策としては、間歇導尿または膀胱留置カテーテルの挿入である。感染症予防の観点からは前者のほうが望ましいが、自己導尿ができず他にも多くの介助を要する患者がほとんどであり、多くは膀胱留置カテーテルにならざるを得ない。この場合、感染の機会が増え尿路結石も生じやすくなるため注意が必要である。

> **Point!**
> ○残尿の有無に注意する
> ○尿路感染症や結石に注意する

②直腸障害：便秘の管理は重要であり、飲食物の内容と量に配慮し、緩下剤や座薬・浣腸を用いて、ちょうど良い硬さの便を十分に出すように心がける。週に2回程度十分に出ていれば問題がないことが多いが、患者によっては毎日あるいは隔日に排便を促す必要があることもある。

> **Point!**
> ○排便をコントロールする

③起立性低血圧、食餌性低血圧

パーキンソン病、多系統萎縮症などでみられることがあり、症状があることを認識することが重要である。昇圧薬の効果はほとんどなく、急に立たないで臥位→座位→立位とゆっくり段階的に立つことが大切である。弾性ストッキングの装用や両下肢に圧迫包帯を巻くとよいことがあるが、前者は着脱が容易でないため使用しにくい、後者は手間がかかるために実際的でないことが多い。薬剤によって誘発されることもあり、この場合はその薬剤を中止する。

経過が長くなると臥位での著しい高血圧（recumbent hypertension）をきたすことがあり、この場合、原則として降圧薬は使用すべきでなく、自覚障害がある場合のみ屯用で使用する。

> **Point!**
> ○症状があることを知る
> ○recumbent hypertensionは治療をしない

④体温調節障害

多くは他の自律神経障害を有しており、その多くは進行して寝たきりになった状態でみられる。感染症などの要因がないのに発熱（38℃以上のこともあり、時には発汗がみられないのが目安になる）、寒い時期に低体温になる（33～34℃台のことも）といった体温調節障害を呈する。発熱の場合は衣服や掛け物の調整と冷罨法を行う。低体温の場合は暖めて35℃以上に保持するが、暖めすぎると容易に体温が上昇することが多く、こまめに調整する必要がある。

> **Point!**
> ○症状があることを知る
> ○対処：掛け物や衣服・室温の調整、冷または温罨法

8）精神症状

パーキンソン病ではうつ状態や幻覚妄想、痴呆などの精神症状を伴うことがあり、脊髄小脳変性症のなかには痴呆・人格変化を伴う疾患があるなど、神経疾患では精神症状を随伴することがある。うつ状態や幻覚妄想・興奮状態は治療可能な精神症状であり、適切に薬物を使用すべきである。患者自身が症状に苦しむ、または周囲に迷惑を及ぼして周囲が困る場合には、治療を行う必要がある。

うつ状態には抗うつ薬が有効である。幻覚妄想状態や興奮状態にはチアプリド、スルピリド、非定型抗精神病薬、抗精神病薬などが有効であるが、いずれも副作用としてパーキンソン症状をきたす可能性があり（特に抗精神病薬が強い）、注意が必要である。副作用が出やすいため、幻覚妄想などの精神症状は完全に抑制するよりも日常生活に困らない程度にコントロールすることを治療目標とするとよい。

パーキンソン病の幻覚・妄想は抗パーキンソン薬の副作用によることも多く、薬の再調整をまず試みるべきである。場合によっては精神科医との連携も必要である。

Point!
○うつ症状と幻覚妄想・興奮などは有効な薬物療法がある
○対処：薬物の副作用の場合もあり、この場合は薬物の調整を行う

9）運動症状に伴う二次的問題

①関節拘縮や変形：関節拘縮や変形は不動により生じ、特に痙性や固縮など筋緊張が亢進する病態や拮抗筋間の筋力差が大きい場合に生じやすい。進行を少しでも遅らせるために他動的関節可動域運動や装具の使用をするが、限界がある。手の屈曲拘縮が著しいときに手掌に褥瘡ができた例もあり、また手や足の指が互いにくっついて隙間がなくなると白癬症をきたすこともある。くっつかないように間にクッションをおくなどの工夫が必要である。場合によっては腱の離断術が効果的なこともある。

デュシェンヌ型筋ジストロフィーでは脊柱と胸郭の著しい変形をきたすため、変形防止のための姿勢保持や姿勢保持装置の利用を早期から考慮する必要がある。

Point!
○変形を少しでも予防するため早くから方策を行う

②褥瘡（第13章参照）：上述したが、思いもよらない部位にできることもあり、圧迫される部位への注意と予防が第一である。重症の場合は皮膚科医や形成外科へのコンサルトが必要となる。

③骨粗鬆症：寝たきりの状態が長くなると必ず生じるため、転倒や骨折に注意する。

④口腔の不潔・歯科疾患：開口障害や自力での歯磨きが十分にできなくなるため、ケアの方法を介助者に習熟して行ってもらう、専門家にケアをしてもらうなどの方策をとる。

⑤皮膚の萎縮やトラブル：長期の不動により皮膚のトラブルを起こしやすくなるために、清潔を保つこと、入浴して循環をよくすることも大切である。

⑥流涙、結膜炎等：瞬目障害、開眼あるいは閉眼したままの状態になると、外側の目尻に涙がたまり皮膚が発赤する、結膜炎を起こすなどの問題を生ずる。涙はよく拭くこと、眼の乾燥には涙液成分の点眼薬や（眼科用）ゴーグル装着が有用である。

10）感染症

嚥下障害時に誤嚥性肺炎、長期の寝たきりで沈下性肺炎、排尿障害や膀胱留置カテーテル時尿路感染症や尿路結石の合併は比較的よくみられるものである。長期臥床で経管栄養を行っている人で胆嚢に胆砂がみられることがあり、時に胆嚢炎をきたすこともあり注意が必要である。

11）その他

①滲出性中耳炎：陽圧式の人工呼吸器を長期に使用していると聴力が低下してくる場合があり、そのときにはこの可能性があり、耳鼻科医にみてもらい治療をしてもらう必要がある。

②非経口摂取時の肥満・高脂血症、電解質異常：筋肉の萎縮する疾患では、消費エネルギーが少ないので、通常の量ではカロリー過多となり肥満や高脂血症を招くことがあり、摂取カロリーに注意しなければならない。例えば、筋萎縮性側索硬化症では全身の筋肉がほぼ完全に障害された状態になると700～900kcal／日でよいと報告されている[4]。また、流動食は塩分を抑えているために、流動食のみの投与が数ヵ月後続くと低ナトリウム血症をきたしてくる

ことも多く、時々検査を行い、不足してきたら食塩を補給する必要がある。セリン・亜鉛・銅などの微量元素の不足をきたすことが稀にあり、不足が疑われたら検査のうえ補充療法を行う。

高カロリー輸液（TPN）は神経筋疾患で長期の栄養管理として行うことはほとんどないが、この場合は上述の問題に加え、敗血症・高血糖などに注意を払う必要がある。

> **Point!**
> ○筋萎縮性疾患ではカロリー過多に注意
> ○流動食では低ナトリウム血症、時に微量元素の減少に注意

③偶発合併症：癌、脳血管障害、冠動脈疾患など他の偶発合併症をきたすことも当然ながらあり、状況に応じた対処が必要である。

2. 在宅療養のサポートと連携体制作り

神経筋疾患の患者と家族が安心して生活するために必要なことは、
(1)患者自身の精神的自立を、患者・家族両者への支援を
(2)サポートのための環境整備
　①医療面のサポート
　②ケア・リハビリ面のサポート
　③医療福祉機器選択の問題
　④緊急時の問題
(3)連携と体制作り
などがあげられる。

1）患者自身の精神的自立を、患者・家族両者への支援を

患者自身が（痴呆や意識障害がない限り）病気をよく理解し、自己の状況を受け入れ、精神的に自立すること、周囲はそれを支援することが大切である。また、障害が高度になるほど患者のみでなく、家族の精神的・身体的・経済的負担も大きくなるため、両者への支援の視点が必要である。サポートする側は様々なメニューを導入するよう'援助'するのではなく、患者・家族が安心して生活でき、ともに精神的に自立するような支援を目標とすべきである。

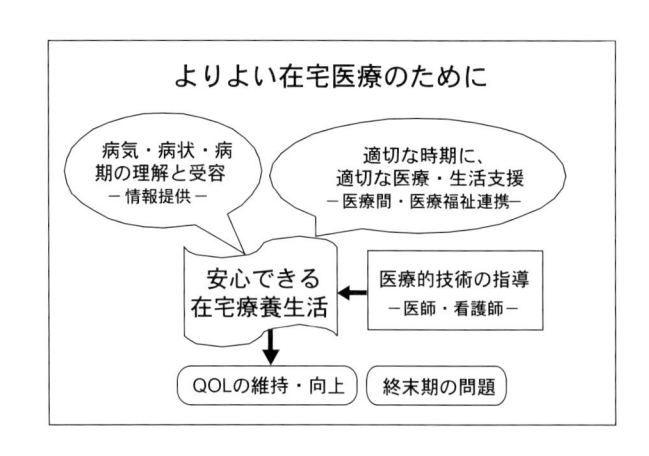

2）サポートのための環境整備

①医療面のサポート：患者・家族が安心して在宅療養生活を続けていくためには、医療者間の連携は非常に重要である。専門医は、病気の性質や経過を患者・家族によく理解できるように説明し、進行に応じて医学的問題点を把握し、諸問題への対処について助言を行う必要がある。病気が進行し専門医への受診が困難になることも多く、また専門医療機関が遠い患者もあり、近くの家庭医や医療機関と連携して患者に関わることが大切である。

呼吸や心臓など生命に関わる問題については特に情報提供を十分に行う必要がある。また、治療法がなく非常にゆっくり進行する病気の場合、専門医療機関から離れてしまい病態の評価や適切な対処がなされないまま経過し、非常に悪い状態になって医療機関を訪れ、よくわからないままに医療処置がなされてしまうということも少なくない。そのようなことを避けるために、長期的見通しと専門医に相談すべき時期について患者・家族によく説明しておくことも重要である。

家庭医は日常的に患者・家族に関わるので、症状変化や問題点に留意し、必要に応じて専門医療機関への紹介や近隣の医療機関（特に合併症などでの緊急入院病院）との橋渡しを行う役割を担う。緊急入院病院に専門医がいない場合、専門医や専門医療機関と相互に連絡をとり対処することも必要であろう。

前述したが、神経系以外の症状や合併症の場合、呼吸器科、循環器科、消化器科、整形外科、泌尿器科、精神科、耳鼻科、眼科、皮膚科、歯科などと協力することが必要である。

> 必要な医学的管理と連携
> ■ 疾患自体・・・・・・・・・・・・・・・・・・・専門医
> ・疾患の病態・経過・予後、治療及び対処法の説明
> ・家庭医、他の医療機関や医療福祉関係者などへの情報提供
> ■ 日常の医学的管理・・・・・・家庭医、主治医
> ・一般的身体管理
> ・専門医療機関との連携、地域医療機関や福祉関係者との橋渡し
> ■ 症状に応じて専門医と連携
> 呼吸器科、循環器科、消化器科、整形外科、泌尿器科、精神科、耳鼻科、眼科、皮膚科、歯科など
> ■ 医療機器に携わる人との連携
> 機器会社、訪問看護師、臨床工学士など

②ケア・リハビリ面のサポート：訪問看護師、PT・OT・STなどのリハビリ関係者、ホームヘルパー、訪問入浴サービスなど多職種が関わることが多い。各職種が共通の理解と方針のもとに関わっていくように努め、病気・病状・ケアについて不明な点があれば医師や他の関係職種へ問い合わせ、理解を深めることも重要である。

リハビリテーションでの注意点として、呼吸筋麻痺や筋力低下（MMTが重力に抗しないほどの筋力低下）がある場合には、筋力強化運動や積極的な運動負荷は避けなければならない。なぜなら運動負荷により呼吸筋疲労を悪化する危険性があり、また筋の崩壊を加速する可能性が指摘されているからである。

> **Point!**
> ○呼吸筋麻痺や高度の筋力低下時の運動負荷は避ける

③医療福祉機器選択の問題：日常生活用具や住宅改造を考慮する際には、病気の進行の早さ、患者の能力や意欲をよく吟味して、十分活用できるものを整備すべきである。

医療機器を選択する際には、外出や停電への備えを考慮すべきである。内臓バッテリー付きで携帯用の吸引器のほうがよく、BiPAP®は当初は断続的使用であっても病気が進行すると終日使用となるため、24時間使用を保障しているタイプを選択し、専用の外部バッテリーを準備しておくことも必要である。気管切開下で使用する携帯用人工呼吸器は内蔵バッテリー付きであるが、長時間の停電や外出に備えて外部バッテリーを備え、他の部屋でもアラームが聞こえるような装置をつけることも大切である。

④緊急時の問題：急性呼吸不全や心不全、窒息、重症感染症などが考えられる。呼吸障害に関しては、延命処置を選択することを決定している場合は、呼吸不全に陥る前に気管切開、人工呼吸器装着（非侵襲的あるいは侵襲的）などを行っておくことは言うまでもない。

問題となるのは、延命処置を希望しない場合の急性呼吸不全や急性心不全である。救急車で搬送された場合、挿管による人工呼吸器装着となり、人工呼吸器が外せないまま気管切開による人工呼吸、そして在宅療養を強いられるという事態となることがある。医師は、家族が動転しないように、急性呼吸不全や心不全に陥る危険性、その場合の症状をよく説明しておくことが重要であり、意思表示カードを作成しておくことも有用かもしれない。また、救急車を呼ぶことの適否も議論する必要があるのではないかと思う。今後、神経筋疾患においても在宅死、在宅ホスピスや緩和ケアの論議を深め、その体制をどう作っていくかを考えていくことも必要ではないだろうか。

3）連携体制作り

神経筋疾患では、医療・ケア・福祉など多職種が関わることが多いために、連携体制作りが重要な課題となる。また、患者・家族のQOLの向上のためにボランティアの参加が望まれる。

連携作りのキーパーソンは、①患者・家族自身、②介護支援専門員（ケアマネージャー）、特定疾患では③保健所保健師が考えられる。（難病医療専門員が医療機関間の調整を行っている県もある）。他職種と協力して検討する必要がある問題が生じたとき、気付いた人がキーパーソンに働きかけ、キーパーソンは問題解決のために情報交換を行う場を設定し、議論したうえで在宅療養支援計画（ケア・プラン）を練り直していく。すなわち、まず、個々の患者・家族を中心に地域でのケア体制を築いていくことが必要である。

保健所難病支援事業の一環として、在宅療養支援

在宅患者ケア・チーム

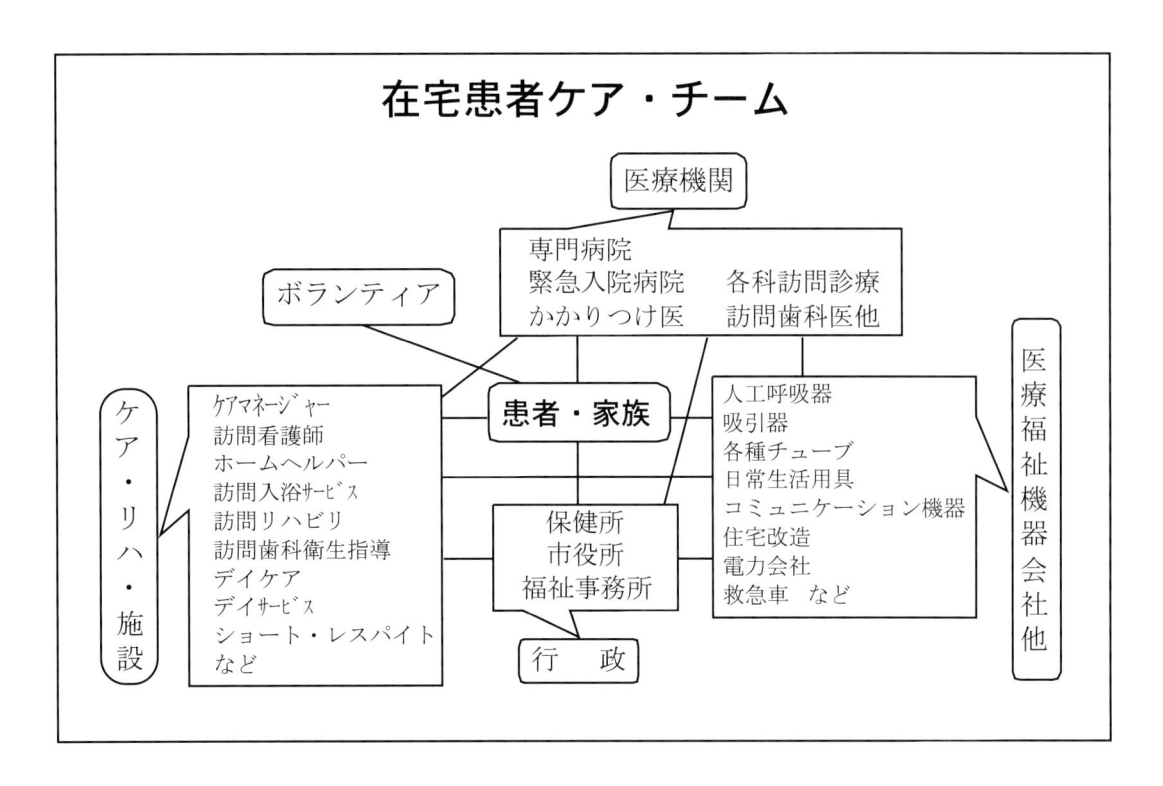

```
                    医療機関
                      │
         専門病院
         緊急入院病院   各科訪問診療
  ボランティア  かかりつけ医   訪問歯科医他
         │              │
ケアマネージャー            人工呼吸器
訪問看護師                吸引器
ケ ホームヘルパー  患者・家族  各種チューブ   医
ア 訪問入浴サービス         日常生活用具  療
・ 訪問リハビリ            コミュニケーション機器 福
リ 訪問歯科衛生指導          住宅改造     祉
ハ デイケア               電力会社     機
・ デイサービス            救急車 など   器
施 ショート・レスパイト                  会
設 など                              社
                    保健所             他
                    市役所
                    福祉事務所
                      │
                     行 政
```

計画策定・評価事業や事例検討会など関係者が集まって話し合う場がある。このような場を活用し、直接関わっていない地域スタッフも参加し事例を共有することにより知識や技術の向上に結びつけ、連携体制が点から面へと広がっていくことが望まれる。

引用文献
1) John R Bach：神経筋疾患の評価とマネジメント，診断と治療社，東京，1999年，100頁．
2) 日本神経学会治療ガイドラインALS治療ガイドライン2002，臨床神経学，42巻：678-719，2002年．
3) Miller RG, Rosenberg JA, Gelinas DF, Mitsumoto H et al：Practiceparameter: the care of the patient with amyotrophic lateral sclerosis (anevidenced review): report of the Quality Standards Subcommittee of the American Academy of Neurology, Neurology, Vol 52：1311-1323, 1999年．
4) 清水俊夫ら：呼吸補助・経管栄養下のALS患者の必要エネルギー量の検討，臨床神経学，31巻，255-259，1991年．
5) 難病対策研究会：平成15年度版難病対策提要，KK太陽美術，東京，2003年，188頁

第6章　呼吸障害が起きやすい

石川　悠加

神経筋疾患の定義

　欧米でNIV適応ガイドラインに、神経筋疾患または障害（Neuromuscular diseaseまたはdisorders＝NMD）という言葉が使われる。このNMDの定義は、The World Federation of Neurology Committee on Neuromuscular diseases（1968年、1988年の分類後、1994年に改訂）に基づいている。WFNによるNMDは、病変が、運動ニューロン（脊髄前角細胞や脳神経の運動神経核）、脊髄神経根、脳神経、末梢神経、神経筋接合部、筋肉のいずれかを主体とするものである（表1）[1)～3)]。

　本邦では、しばしば「神経・筋疾患」という場合に、中枢神経障害（CNS disorders）が機能障害の主体となっている疾患を含む。しかし、意思確認や予後予測がより困難な病態では、欧米でも倫理的問題もあり、まだ人工呼吸療法の治療ガイドラインは学会などで示せていない。従って、この章で紹介する神経筋疾患のノウハウは、欧米のNMDで培われてきたものを指す[4)～7)]。

　ただし、CNSが主体である疾患の呼吸障害の複雑な要因も、知っておくことが大切である。それは、脳性麻痺および重度知的障害の呼吸の問題から類推

表1　WFN分類による主な神経筋疾患

- 筋ジストロフィー
  　Duchenne型／Becker型筋ジストロフィー、
  　先天性筋ジストロフィー（福山型、非福山型：メロシン欠損型、メロシン陽性型）
  　肢帯型筋ジストロフィー、Emery-Dreifuss muscular dystrophy
  　顔面肩甲上腕型筋ジストロフィー
- 先天性及び代謝性ミオパチー、その他のミオパチー
  　セントラルコア病、ミニコア病、ネマリンミオパチー（Nemaline myopathy）、
  　Centronuclear myopathy（myotubular myopathy）、Desminopathies、Glycogenosis、Lipid disorders
  　（筋カルニチン欠損症、全身カルニチン欠損症、Carnitine palmitoyl transferase deficiency）
  　ミトコンドリアミオパチー
  　（Kearn Sayre syndrome＝KSS、Chronic progressive external ophthalmoplegia＝CPEO、MELAS、MERRF）
  　Distal myopathies、周期性四肢麻痺、Inclusion body myositis
- 筋強直症候群
  　筋強直性ジストロフィー（myotonic dystrophy）、先天性ミオトニー、先天性パラミオトニー
- 神経筋接合部疾患
  　重症筋無力症（Myasthenia gravis）
- 末梢ニューロパチー
  　シャルコー・マリー筋萎縮症（Charcot-Marie-Tooth disease）、Refsum disease、Dejerine-Sottas disease
- 脊髄前角細胞疾患（脊髄性筋萎縮症＝Spinal muscular atrophy：SMA）
  　SMA type Ⅰ（Werdnig-Hoffman disease）
  　SMA type Ⅱ（intermediate）
  　SMA type Ⅲ（Kugelberg-Welander disease）
  　Amyotrophic lateral sclerosis（ALS）
  　Post-polio muscle dysfunction

表2　神経筋疾患の呼吸異常

病理
　胸郭のコンプライアンスの低下
　肺気量の減少
　深呼吸とあくびの減弱
　筋力低下が正常の30％以下で高炭酸ガス血症

臨床症状や所見
　無気肺や微小無気肺（小児では肺や胸郭の発達障害を招く）
　誤嚥性肺炎（喉咽頭機能低下や咳の能力低下などによる）
　急性呼吸不全や術後の気管内挿管の抜管や人工呼吸器の離脱困難
　胸腹部の呼吸パターンの異常
　睡眠時閉塞性無呼吸や混合性無呼吸（最初は睡眠時のみの酸素飽和度低下と高炭酸ガス血症、進行すると覚醒時にも換気障害による血液ガスの異常）
　傾眠

できることもいくつかある。小児期からの疾患では、発達などへの影響も加わる。それぞれの疾患における呼吸障害の特徴と対処は、本書の各論をご覧いただきたい。

神経筋疾患の呼吸の異常

表2の通りである[4]。

神経筋疾患では、四肢の運動機能低下のため、運動負荷によって出現する早期症状を検出することは難しい[4]。そのため、軽度の呼吸機能障害が見過ごされがちになる。一方、不動化により、二次性に心肺耐容能の低下を招き易い[4]。そして、普段よりわずかな負荷がかかると、突然、呼吸困難が顕在化する[5]。風邪をひいた時の痰がらみや痰づまり、誤嚥、急性胃拡張による呼吸苦、腹部手術後の肺炎、無気肺などである[5]。

また、急性呼吸不全のエピソードが無く、徐々に慢性肺胞低換気が進行する場合、高炭酸ガス血症が主体のため、よく知られている低酸素血症の症状を呈することはほとんどない[5]。一般に、息切れを早期に訴えることができるのは、歩行できる患者だけである。CO_2が蓄積してくると、呼吸中枢はHCO_3^-の上昇によってリセットされ、症状が認識されない。そのため、睡眠時呼吸障害が重症化してから初めて特徴的な症状に気づかれたり、浅く速い呼吸や努力呼吸を認めたり、CO_2ナルコーシスに至ることもある[5]。普段から、慢性肺胞低換気症状（表3）に気をつけている必要がある[5]。

ALSのように急速進行性の神経筋疾患だけでなく、緩徐進行性の神経筋疾患でも、うっかりしていると、急性や慢性の呼吸不全の適切な診断や対処の時期が遅れることになりかねない。

このように呼吸状態を評価しにくいため、必要と考えられれば、血漿において、心房性Na利尿ペプチド（ANP）、脳性Na利尿ペプチド（BNP）を測定する。特に、ANP＞BNPとなる高値の場合は心エコーなど心機能の精査だけでなく、睡眠時呼吸不全や昼間の呼吸筋疲労の増大など慢性肺胞低換気によ

表3　慢性肺胞低換気症状

疲労
息苦しさ
朝または持続性頭痛
朝にボーっとしたり嘔気や食欲が無い
日中のうとうと状態と頻回の眠気
息苦しさや動悸で睡眠時に覚醒（睡眠時の体位交換頻回）
嚥下困難
集中力低下
頻回の悪夢
呼吸困難の悪夢
呼吸障害による心不全徴候や症状
下腿浮腫
イライラ感、不安
尿意による睡眠時に頻回の覚醒
学習障害
学業成績低下
性欲低下
過度の体重減少
筋肉痛
記憶障害
上気道分泌物の制御困難
肥満

る二次性心不全も疑い、呼吸についても精査する。睡眠時無呼吸症候群は、いびきが重要な症状である。しかし、神経筋疾患などでは、寝ていて上気道が閉塞していても、そこを通る空気の量や速さが少なくなり、いびきとして大きな音が聞こえないことがある。脊髄性筋萎縮症の小児では、％肺活量が50％以下になってきたら、睡眠時呼吸障害が起こりやすい。20％以下になると、高頻度に起こるとされている[8]。

小児の神経筋疾患の呼吸代償

小児神経筋疾患では、ぎりぎりのところまで呼吸機能障害を代償するが、ある時点で急激に代償不能に陥るので、注意する。予備力が極端に少ないことを認識すべきである（表4）[9]。急変という事態を回避するために、代償している間に原因を取り除いたり、換気補助手段を確保しておく。

重症筋無力症のクリーゼ

クリーゼが起こるかどうかを、事前に肺活量や動脈血液ガス分析値で予想することは困難である[10]。呼吸筋の筋力低下だけでなく、喉咽頭機能障害が起こり、誤嚥の危険がある[10]。上気道の確保が困難になるので、気管内挿管を要する。緊急時にはフェイスマスクと救急蘇生用バッグで換気補助することもあるが、なるべく早く気管内挿管する[10]。必要に応じて人工呼吸を行う。クリーゼから回復したら、少しずつ人工呼吸器からウィーニングして、気管内挿管チューブを抜去する[10]。

このように、病態により、気道確保（喉咽頭機能と咳の能力）と換気（呼吸筋力）が保たれないと考えられるときには、気管内挿管や換気補助をしないと窒息してしまう。クリーゼのように、特定の病状が改善すると元に戻れると考えられる疾患では、気管内挿管をためらうことはないであろう。しかし、神経筋疾患の中には、急性増悪が軽快しても気管内挿管の抜管困難になってしまう場合がある[10]。さらに、気管切開による長期人工呼吸療法を在宅で続けるかどうかの選択を余儀なくされることがある。ALSやSMAタイプⅠなどでは想定される事象である。このため、神経筋疾患で、呼吸機能障害の合併が予測される場合、事前に気管内挿管を望まれるかどうかを本人家族に確認しておくことも考えられる。

表4　呼吸器システムに異常がある小児の呼吸代償破綻の要因

呼吸仕事量の増大
　肺胞虚脱
　肺水腫
　気道閉塞
エネルギー補給の枯渇
　栄養不良
　筋血流量低下
　エネルギー変換障害
換気の効率悪化
　胸郭の変形
　横隔膜の伸展不良
　疲労

秘伝のオープン　専門医の工夫

神経筋疾患の呼吸機能障害は気道確保困難と換気低下によるものが主体である。本書の各論に記載されている疾患の中には、NMDの呼吸異常（表2）とCNSの呼吸障害要因（表5）が混在している可能性がある。身体機能の低下に伴い、軽度の呼吸不全症状に気づかれることはほとんどなくなる。そうしているうちに、心肺耐容能や予備力がないので、風邪や手術などちょっとした負荷をきっかけに呼吸不全の急性増悪や気管内挿管の抜管困難に陥る可能性がある。

咳が弱く喉咽頭機能の低下のため、誤嚥や痰づまりによる窒息が起こる危険も高い。疾患の進行性の速さと加齢（成長発達のこともあり）の影響を加味して、慢性肺胞低換気症状（表3）や所見を探る。本人家族と情報を共有し、意思確認を常日頃からしながら、第10章の呼吸障害の早期発見と対策をタイムリーに選択していく。

表5　脳性麻痺における呼吸障害の要因

上中気道
　狭窄（機能的、構造的）
　　変形や発達不良
　　筋緊張低下・亢進
　　舌根沈下
　　小額、下顎後退
　　アデノイド肥大
　　扁桃肥大
　　分泌物貯留
　　　分泌物量増加（抗けいれん剤、刺激に対する過敏性など）
　　　咳の機能低下による気道分泌物排出困難
　　　分泌物の粘稠化（うがいや必要時の水分摂取困難、口呼吸などによる）
　胃食道逆流
　誤　嚥
胸　郭
　呼吸筋活動の異常
　　筋緊張亢進による呼吸運動制限
　　呼吸筋（肋間筋、横隔膜）の活動低下
　　筋活動の協調不良（横隔膜と腹筋）
　　肋間の結合織増殖
　　呼吸筋血流低下
　　リラクセーションが困難なことから、疲労回復の不良
　変　形
　　発育不良
　　肋骨突出や走行異常、非対称など
　　脊柱側彎
　　便秘による腹部膨満により胸郭の圧迫
　消化管ヘルニア（胸腔内）
中枢性低換気
　睡眠時呼吸障害
　末梢（頸動脈受容体）および中枢性（脳幹部）換気調節異常
循環不全
　末梢血管抵抗増大（運動障害、変形、発育不良や筋緊張やけいれんなどにより）
　換気血流分布の異常（変形）
　肺性心
栄養不良や電解質異常
　摂食嚥下障害
　経鼻胃チューブや胃瘻からの経腸栄養剤注入のための自己調節や代償能の欠如
　消化管機能障害による吸収低下

中枢神経障害における呼吸機能障害

脳性麻痺では、北住らの報告のように、種々の要因が絡み合って、呼吸の問題を引き起こす（表5）[11]。中枢性、閉塞性、拘束性のあらゆる換気障害が複合してみられる。感染も悪化し易く、睡眠時呼吸障害も高率である。抗けいれん薬や筋弛緩剤も呼吸に影

響を与える。呼吸機能障害が、個々の病態と発達過程により、微妙なバランスを保って代償されている。このため、一旦それが破綻すると急激に重篤化したり、元に戻ることが困難になる。

引用文献

1) Michael Swash and Martin S. Schwartz ed. Neuromuscular diseases: a practical approach to diagnosis and management. Springer-Verlag, London, 1997, p85-87
2) Katirji B.: Clinical Assessment in Neuromuscular Disorders. Neuromuscular disorders in clinical practice, Katirji B. Butterworth-Heinemann, Woburn. 2002:p3-19
3) 石川悠加、三浦利彦，神経筋疾患．呼吸運動療法の理論と技術．本間生夫監修、田中一正、柿崎藤泰編集、メジカルビュー社、東京、2003：p237-260
4) Zaidat OO, Suarez JI, Hejal RB: Critical and respiratory care in neuromuscular diseases. Neuromuscular disorders in clinical practice, Katirji B. Butterworth-Heinemann, Woburn. 2002:p384-99
5) Bach JR, ed. Management of patient with neuromuscular disease、Hanley & Belfus Inc. Medical publishers、Philadelphia、2004
6) Mehta S, Hill NS: Noninvasive ventilation, Am J Respir Crit Care Med,2001;163: 540-77
7) Clinical indications for noninvasive positive pressure ventilation in chronic respiratory failure due to restrictive lung disease, COPD, and nocturnal hypoventilation － A consensus conference report. Chest 1999;116:521-34
8) Manzur AY, Muntoni F, Simonds A. Muscular dystrophy campaign sponsoredworkshop: recommendation for respiratory care of children with spinal muscular atrophy type Ⅱ and Ⅱ. 13th February 2002, London, UK. Neuromuscular disorders 2003;13:184-9
9) 石川悠加、三浦利彦、小児．呼吸運動療法の理論と技術．本間生夫監修、田中一正、柿崎藤泰編集、メジカルビュー社、東京、2003：p261-280
10) Myasthenia gravis and Lambert-Eaton myasthenic syndrome. in Neuromuscular disease: Expert clinicians」views. Rahman Pourmand ed. Butterworth-Heinemann, Woburn, 2001,p439-457
11) 北住映二．重度脳性麻痺児の療育の基盤としての医療－QOL改善のためのケアの進歩と課題．脳と発達30：207-214、1998

第7章 心機能障害をきたす疾患群が存在する

石川 悠加

神経筋疾患の心機能障害

本章では、WFN分類（The World Federation of Neurology Committee on Neuromuscular diseasesによる）に従ったNeuromuscular disease（＝NMD）としての神経筋疾患（第6章）の心機能障害について述べる（表1、表2、表3）[1)-5)]。他の疾患の心機能障害については、本書の各論または一般の循環器の本を参考にしていただきたい。緊急時の対応は、一般の救急救命法に準じる。

循環器合併症の症状

筋力低下のため、心不全症状が早期には出にくい。車いす使用の患者で、心不全症状が出現するのは、NYHA心機能分類のⅢ度～Ⅳ度と重症になってからである[6)]。食欲不振、集中力がない、学校や職場を遅刻・早退・欠席する、排便や入浴の後疲れる、体位交換要求の増加、不眠、落ち着きがないなどの症状は心不全の兆候である可能性もある。咳（特に夜間に気づかれる場合）、痰がからむ、動悸、息切れ、むくみなどの自覚症状の出現時には心機能はかなり悪化している恐れがある。早期に診断して心保護治療をすると、再生されない心筋のダメージの進行を遅らせる可能性がある[7)-11)]。

検　査

循環器合併症が知られている疾患では、年1回（進行性疾患では年2回など、特にDMDでは9歳から15歳まで年2回検査すべきといわれている）は外

表1　循環器合併症のある筋疾患

遺伝性筋疾患
　a．筋ジストロフィー
　　　Duchenne型（DMD）
　　　Becker型（BMD）
　　　Emery-Dreifuss型
　b．筋強直性ジストロフィー
　c．代謝性ミオパチー
　　　ミトコンドリア病
　　　糖原病
　　　周期性四肢麻痺
　　　悪性高熱
　d．小児のミオパチー
　　　ネマリンミオパチー
　　　ミオチュブラーミオパチー
　　　セントラルコア病
後天性筋疾患
　a．炎症性ミオパチー
　b．内分泌性ミオパチー
　c．薬剤性ミオパチー
　d．感染性

表2　神経疾患による心筋症

遺伝性ポリニューロパチー
　1．脊髄小脳変性症
　　　フリードライヒ失調症
　2．末梢ニューロパチー
　　　Refsum病
　　　家族性アミロイドポリニューロパチー
　　　急性間欠性ポルフィリア
　　　後天性ポリニューロパチー
　　　ギランバレー症候群
　　　ジフテリア
　　　糖尿病性ニューロパチー
　　　アルコール性ニューロパチー

表3　房室系の伝導ブロックを合併する神経筋疾患

筋強直性ジストロフィー
カーンズセイヤー症候群（KSS）
肩甲腓骨型筋症候群
肢帯型筋ジストロフィー
多発性筋炎

来で、胸部X-P、心電図、血漿における心房性ナトリウム利尿ペプチド（ANP）や脳性ナトリウム利尿ペプチド（BNP）測定、心エコー、ホルター心電図を検査する（表4）[6)7)]。ANPやBNPが正常値内でもわずかな上昇があれば、心エコーにより、潜在性心筋症といえるか確認し、2～3ヶ月毎に注意深いフォローアップをする[6)7)]。心筋症と診断されれば、適応により、心保護治療（アンジオテンシン変換酵素阻害剤、ジギタリス剤、ベータブロッカー剤、利尿剤）などを行う可能性があるため、症状出現以前に早期発見に努めるべきである[6)7)]。

デュシェンヌ型進行性筋ジストロフィー（DMD）やベッカー型筋ジストロフィー（BMD）、肢帯型筋ジストロフィー、Danon病では、心筋症および心不全の進行（二次性僧帽弁閉鎖不全）、頻脈性の不整脈や伝導障害に注意する[6)7)]。DMDでは18才までにはほぼ100％に心電図異常などの心合併症をきたすと報告されている[12)]。筋強直性ジストロフィーやEmery－Dreifuss型筋ジストロフィー、カーンズ・セイヤー症候群（KSS）などで、房室ブロックが高率にみられる[7)13)]。さらに、心内生理学的検査を考慮することがある[13)]。

治　療

心不全の治療としては、自己管理指導を行い、心身ともに十分に休息をとること、水分を過剰に摂取しないこと、風邪に気をつけることが大事である。心不全の悪化因子に注意する（表5）。また、高齢者の心不全でも指摘されているような治療やケアの問題点に配慮する（表6）。

薬物療法としてはジギタリス製剤、アンジオテンシン変換酵素阻害薬及びβ遮断薬、アルドステロン受容体拮抗薬を導入し、自覚症状や予後が改善している[6)7)]。尿量が減ると利尿剤（ラシックス®やダイアート®など）も使うことがある。DMDでは、症状が認められるか、心エコーで動きが低下していたら、ACE阻害剤、少量のβ遮断薬、利尿剤（フロセミドやスピロノラクトン）を始めると書かれている[14)-16)]。

表4　循環器系のリスクと介入

疾患	循環器系のリスク	循環器的管理
Duchenne型筋ジストロフィー	突然死、拡張型心筋症 心調律および心伝導障害	9歳以降で 年2回の心エコーかBNP 年1回のECG（24時間含め） 心保護治療、ペースメーカー
Becker型筋ジストロフィー	拡張型心筋症 頻脈性不整脈 RBBB	年1回の心エコーかBNP ECG、ホルターECG 心保護治療、ペースメーカー 高周波カテーテルアブレーション 埋込み徐細動器（ICD）、心臓移植
Emery－Dreifuss型筋ジストロフィー	突然死 房室ブロック	ホルターECGなど定期検査 ペースメーカー ICD、心臓移植
筋強直性ジストロフィー	アダムストーク失神 心室性不整脈	年1回のECGと心エコー 心内生理的検査 ペースメーカー
ミトコンドリア病	心伝導障害	年1回のECG ペースメーカー
多発筋炎	突然死 心不全	抗心不全薬 定期的検査 心臓移植
フリードライヒ失調症	心不全 心伝導障害	抗心不全薬
Refsum病	突然死 心不全	抗心不全薬
ギランバレー症候群	頻脈 低血圧や高血圧	人工呼吸器使用中の 循環器モニタリング

これらの薬剤は、DMDでコントロールスタディーをしたわけではないが、他の拡張型心筋症に効くことが良くわかっているので、DMDの心筋症に使うことは賢明であると考えられると述べている[14]。ジギタリスは基本的には不要と記載されている[14]。そして、不整脈ではKC1や徐細動器の使用を考慮、また、AFならジギタリスや抗凝固剤を使用するとしている[14]。血栓予防に小児用バファリン®を投与している場合、肝機能悪化に注意する[6)7)]。心不全の治療（特にβ遮断薬は、少量から始めて1週間ごとに少しずつ増量して適量にする）は専門性を要するので、循環器内科との連携が必要である。

これまでは、重症心不全になってから治療を開始して効果をみてきた[8]。今後は、心不全の増悪を抑制してQOLを維持すること、また心機能の悪化を抑制して心機能を維持することが、さらなる目標と考えられる[10)11)]。そのためには心筋障害が重くならないうちに心筋保護治療を始める必要もあると考えられる[10)11)]。しかし、いつから治療を開始すれば最も効果的でデメリットが少ないかは、まだ明らかではない[10)11)]。今後、治療をいつ始めるかを決める指標も検討されることが期待される[11]。

非侵襲的換気療法（NIV）は、心不全に対して、酸素投与より効果があるとされている[17]。また、NIVは、CPAPと同様に、心不全に対する効果が報告されている[18]。血漿ANP（心房性ナトリウム利尿ペプチド）濃度の上昇の程度がBNPに比して大きい場合、換気が不十分なことがある。そのような場合は、睡眠時のNIV条件変更や昼間のNIV追加も必要かもしれない[6)7)]。

筋強直性ジストロフィーやEmery－Dreifuss型筋ジストロフィー、カーンズ・セイヤー症候群（KSS）などで、伝導障害に対して、ペースメーカーの適応が考慮される[7)14)]。さらに、心内生理学的検査に基づき、種々の不整脈治療（埋込み徐細動器＝ICD、

秘伝のオープン　専門医の工夫

神経筋疾患では、心筋症、心不全、伝導障害、不整脈、突然死などの危険な循環器合併症が多くみられる。重症になるまで検出されにくい心不全症状、血圧、水分と尿量のバランスに注意し、心エコー、BNP、ECG（24時間含む）を定期的に行い、心保護治療やペースメーカーなどの治療適応を考慮する。診療にあたっては、主治医（神経内科、小児神経科、小児科、内科などが多い）は、循環器科専門医にコンサルトし、さらに急性期にはICUや救急部門の医師との連携を要することがある。

表5　心不全の悪化因子

感染症：特に風邪や呼吸器感染症
過労：過度の肉体活動、情動ストレス
下痢、嘔吐、食事摂取量や質の低下などの消化器障害、栄養障害
塩分、水分の過剰摂取
貧血
低蛋白血症

表6　神経筋疾患の心不全治療やケアの問題点

もともとの心肺耐容能が低い可能性がある
心不全兆候が非典型的である
呼吸不全、全身筋力低下、摂食嚥下障害、消化管障害、精神心理的問題による症状と紛らわしい
病態が他のいくつかの機能障害と連動して起こってくることがある（特に心肺不全）
多臓器不全を生じ易い（特に腎機能障害や肝機能障害）
慢性的な末梢循環不全などの増悪因子が持続
侵襲的検査が行いづらい
ちょっとしたきっかけでデコンディショニング（廃用性変化など）やADLの低下が起こりやすい
思春期などで治療に不従順な例もいる（安静度、塩分制限など）
治療薬の安全域が狭い（Kが低下しやすく、ジギタリス中毒や不整脈が起こりやすい）
神経筋疾患を対象とした心不全治療のエビデンスや経験が乏しい

高周波カテーテルアブレーションなど）、心臓移植を考慮することがある[14]。

引用文献

1) Michael Swash and Martin S. Schwartz ed. Neuromuscular diseases: a practical approach to diagnosis and management. Springer-Verlag, London, 1997, p85-87
2) Katirji B.: Clinical Assessment in Neuromuscular Disorders. Neuromuscular disorders in clinical practice, Katirji B. Butterworth-Heinemann, Woburn. 2002:p3-19
3) Michael Swash and Martin S. Schwartz ed. Cardiomyopathy in Neuromuscular disorders. in Neuromuscular diseases: a practical approach to diagnosis and management. Springer-Verlag, London, 1997, p85-87
4) Finsterer J, Stöllberger C. Review: The Heart in Human Dystrophinopathies. Cardiology 99:1-19;2003
5) Muntoni F, Cardiac complications of childhood myopathies. J Child Neurol 18; 191-202, 2003
6) 石川悠加編著．非侵襲的人工呼吸療法ケアマニュアル、日本プランニングセンター、2004
7) Ishikawa Y. Cardiac management. In Bach JR, ed. Management of patient with neuromuscular disease、Hanley＆Belfus Inc. Medical publishers、affiliated Elsevier, Philadelphia、2004
8) Ishikawa Y, Bach JR, Minami R: Cardioprotection for Duchenne's muscular dystrophy. Am Heart J 137:895-902,1999
9) Ishikawa Y, Bach JR, Sarma R, Tamura T, Marra SW, Ishikawa Y, Minami R. Cardiovascular considerations in the management of neuromuscular disease. Seminars in Neurology 15;93-110,1995
10) Giglio V, Pasceri V, Messano L, Mangiola F, Pasquini L, Russo AD, Damiani A, Mirabella M, Galluzzi G, Tonali P, Ricci E. Ultrasound tissue characterization detects preclinical myocardial structural changes in children affected by Duchenne muscular dystrophy. J Am Coll Cardiol 42:309-16,2003
11) Towbin JA. A noninvasive means of detecting preclinical cardiomyopathy in Duchenne muscular dystrophy? J Am Coll Cardiol 42:317-8,2003
12) Nigro G, Comi LL, Politano L, Bain RJI. The incidence and evolution of cardiomyopathy in Duchenne muscular dystrophy. Int J Cardiol 26:271-7,1990
13) Urtizberea JA, et al. Dilated cardiomyopathy and related cardiac disorders in muscular dystrophy. Emery AEH eds. The muscular dystrophies. Oxford university press.p202-222. 2001
14) Emery AEH, Muntoni F. Management, In Emery AEH, Muntoni F. ed. Duchenne muscular dystrophy Third edition, Oxford university press, New York, 2003, p207-246
15) Bushby K, Muntoni F, Bourke JP. 107th ENMC International Workshop:the management of cardiac involvement in muscular dystrophy and myotonic dystrophy. 7th-9th June 2002, Naarden, the Netherlands. Neuromuscular Disorders 13:166-172,2003
16) Scott WA, Iannaccone ST. Intensive care management, including cardiorespiratory care. In Jones HR Jr., De Vivo DC, Darras BT. ed. Neuromuscular disorders of infancy, childhood, and adolescence: A clinician's approach. Elsevier Science, Philadelphia, pp1237-1250, 2003
17) Masip J. Betbasé A, Pàez J. et al. Non-invasive pressure support ventilation versus conventional oxygen therapy in acute cardiogenic pulmonary oedema: a randomized trial. Lancet 356:2126-2132,2000
18) Rusterholtz T, Kempf J, Berton C, et al: Noninvasive pressure support ventilation (NIPSV) with face mask in patients with acute cardiogenic pulmonary edema(ACPE). Intensive Care Med.25:21-28,1999.

第8章　摂食・嚥下障害の対策が重要である

河原　仁志

　摂食・嚥下障害というのは「楽しく、おいしく、安全に、必要量食べられないこと」を意味する。では神経筋疾患患者ではなぜ摂食・嚥下障害が起こるのだろうか。

　我々が食事をする場面を思い起こしてみて欲しい。まず、食べ物を眼で見て、鼻で匂いをかぎ、時には鍋の中で食材が煮える音を楽しみ、食事を認識する。このとき、食卓を眺めるために眼球を動かしたり、首を傾けたり、匂いをかぐために口を閉じて湯気を吸い込んだり、耳を澄ませるために頭を音のする方向に近づけたりする動作は、脳からの指令を受けた運動神経と筋肉によって行われる。また、茶碗を持ったり、箸やスプーンを使う動作も必要である。そして、口の中に食べ物が入ってからは、舌を動かし、顎を上下させ、さらには咽頭、喉頭の筋肉を動かして食べ物を咀嚼し嚥下する。食べ物を送り込まれた食道は蠕動運動を行ない、胃や腸は消化吸収のために自動的な運動を行う。この間の食事をしやすい姿勢を保ったり、嚥下に呼吸を同調させたりするのにも、神経や筋肉の働きが必要である。つまり、食事をするという動作には多種多様な運動機能の協調が不可欠であり、患者ではそれを担当する神経と筋肉の機能が低下するために、摂食・嚥下障害が起こりやすいことがわかる。

　しかし、神経筋疾患患者の摂食・嚥下障害は、見過ごされる場合も多い。なぜなら、症状の進行が緩徐であり本人が自覚しにくかったり、繰り返す呼吸器感染の大きな原因として摂食・嚥下障害による誤嚥があることが知られていないことなどによる。

　ではなぜ、摂食・嚥下障害が大きな問題になるのだろうか。以下にその理由を挙げ、説明を加える。

1）人生の楽しみである食事が障害されることは、患者のQOLを損なう大きな原因となる

　食事は栄養補給のみならず、人生の重要なイベントとしての意味を持つ。例えば、鍋を囲しての家族の団欒は、誰もがあこがれ幸福感に浸る時間になる。また食材で季節を感じたり、食卓の照明やバックグランドミュージックを選んだり、食欲を満たすだけではない人生の大きな楽しみである。摂食・嚥下障害のある患者は、こういった毎日の楽しみを奪われることになる。また誤嚥の一症状である「むせ」により楽しい時間のはずの食事が、とても苦しい我慢の時間になってはたまらない。もちろん「好きな物を、好きなだけ、自分で食べる自由」を失っていくことも、QOLを大きく損なう。

2）栄養・水分不足は、病状の悪化を起こす

　人間が活動するためにエネルギーは必要であるのは言うまでもない。食事はまず、そのエネルギー補給として大きな意味がある。さらに、ビタミンや微量元素（亜鉛、銅、鉄、カルシウム、セレンなどが有名）は代謝を円滑にしたり、様々な器官の働きをスムースにする効果を持っている。もちろん子どもであれば、身体と脳の発達・発育に栄養は不可欠である。したがって栄養不足は、我々に深刻な影響を与えることは言うまでもない。神経筋疾患による病変の拡大にも、広い意味での栄養不足の関与が疑われる場合もある。水分不足も、血液が濃縮して血栓症などを起こしやすくしたり、発熱の原因となったり、痰の粘度を上げて排痰を困難にしたりする。

3）誤嚥は苦しく、非常に危険である

　食べ物や唾液が誤って気管などの呼吸路に入ることを誤嚥と言う。我々も食事中に時には経験するが、一般には咳が続き、顔を真っ赤にして苦しむことになる。これが、摂食・嚥下機能の低下した患者では、こういった「むせ」を食事毎に繰り返すことがある。その不快感はよく理解できる。しかし、気をつけなくてはいけないのは、「むせ」のない誤嚥が存在することである。つまり「むせ」が無いからといって、誤嚥をしていないことにはならない。「むせ」のな

い誤嚥は気がつかれることが遅れ、とても危険である。繰り返す呼吸器感染、食事に関係する気管支喘息様の発作や食事中の呼吸困難感・疲労感、食後の発熱などがある場合には、「むせ」が無くても誤嚥を疑うことが必要である。

神経筋疾患患者では、咳をする主要な筋肉である腹筋の麻痺・筋力低下により、排痰に必要なスピードのある呼気（咳）が不可能になっていることが多く、誤嚥した食べ物の排出のみならずその結果生じた喀痰の排出も困難になる。

4）嚥下と呼吸は密接な関係がある

我々は、食べ物は口から食道に送る。呼吸の際には鼻から空気を吸い込み、気管に入れる。つまり咽頭の部分は食べ物と空気の共通の経路になっている。嚥下の最中には、食べ物が気管に入らないように入り口である声帯を閉じることと吸い込まないように呼吸を一時止める必要がある。つまり、嚥下は呼吸と同調されたスムースな動きが必要なことが分かる。患者では、嚥下を行うプログラムの異常や直接嚥下を行う筋肉の麻痺・筋力低下のみならず、呼吸自体も弱くなっている。事実、食事中の血中酸素濃度の低下がみられることも多い。このため疲労感が強く、摂食量の減少などが起きやすくなる。

5）服薬の困難は大きな問題になる

パーキンソン病を中心に、神経難病では症状を軽くしたり、進行を抑制することが期待される薬の処方がされる。摂食・嚥下障害のある患者では、服薬が難しいために、処方箋通りに規則的な服薬が行われていないこともある。期待される効果が得られないときには、患者に服薬状況を尋ね、困難があれば専門医（摂食・嚥下障害に関心のある医師、あるいは歯科医師）に服薬時の工夫などのアドバイスを受ける。

摂食・嚥下障害はこういった様々な問題を引き起こす。さて、それではその対策はどう考えていけばいいのだろうか。詳細は各論に譲るとして、この項では対策の基になる考え方を示す。

それは文頭で述べたように、摂食・嚥下障害を「楽しく、おいしく、安全に、必要量食べられないこと」と定義することから始まる。なぜなら摂食・嚥下障害対策は多面的に行う必要があり、そのためには関わる多くの人々の工夫や協力が不可欠であり、しかも継続的に行わなければならないからである。

患者の生活をサポートする人々はチームを作り、それぞれの職能や各々が「できること」を自覚して、協力し合いながら支えていく。病院では、医師や栄養士は安全に必要量食べることを中心に取り組む。調理師はおいしい料理を作る主役だし、歯科医師は口腔のケアを中心に参加する。看護師は患者に一番近い職種であり、これらすべての職能の橋渡しをする役目が重要になる。家庭では、家族を中心に主治医や介護サービスなどの人々が、やはりチームを組まねばならない。

「摂食・嚥下障害の対策」という大きな題目にひるむことはない。なぜなら患者が楽しく、おいしく、安全に、必要量食べられるという四つの要素を援助することが求められているのだから、各々が自分が得意とするどれか一つの要素の援助をするだけでもいいのである。また食事は毎日の営みであるので、摂食・嚥下障害の対策は継続的に行わなければならない。援助される患者はもちろん、援助する側も疲れはててしまっては長続きしない。無理は禁物である。

また、チームを組んで行うためには、取り組みの目的が「患者の人生の輝き」であることを意識し続けなければならない。具体的には安全な食事摂取のみにとらわれて、患者の嗜好や希望を軽視してはいけないし、援助する人の無知のため、実態にそぐわない食事で患者を誤嚥の危険や苦痛の増悪にさらしてはならない。たとえ経管栄養のみになっても、市販の流動食だけを注入するのではなく家族と同じ食事をミキサーにかけて、漉して注入されている在宅患者を知っている。

患者は市販の流動食だけでは不足する恐れのある亜鉛、銅、セレンなどの微量元素の補充のみならず、家族の愛情の注入で満腹感を感じられていると思っている。

III 神経筋疾患の代表的症候とその対処

第9章　運動障害と日常生活困難

土井晴夫, 近藤隆春, 福原信義

1. 意思伝達の障害とその対策

　神経筋疾患の患者の大きな障害のひとつはコミュニケーション障害である。例えば、パーキンソン病の人は表情筋の筋強剛、寡動のため、言葉は小声で単調かつ早口になり、聴き取りにくくなる。重度の場合は声が全く聞き取れなくなる。また、字を書かせると次第に字が小さくなる小字症がみられたり、手指に特有な拘縮（パーキンソンフィンガーという；MP関節屈曲、PIP関節過進展、DIP関節屈曲）がみられ、ペンが持ちにくくなる。

　脊髄小脳変性症の人は言葉が爆発的になったり、不明瞭または緩慢（失調性言語）になったり、とぎれとぎれ（断綴言語）になる。また、失調症状のために字を書くとだんだん大きくなる大字症がみられる。

　筋萎縮性側索硬化症の人は病気の進行と供に上肢の動きが悪くなり、進行に合わせた自助具の導入が必要になってくる。また早いうちからパソコン等の導入を勧め、しゃべれなくなった時のための準備をする。

1）書字によるコミュニケーション

　言葉がうまくしゃべれないが手指の動きが比較的良い人には書字による意思伝達を勧める。

　小字症や大字症の人には市販のグリッパーやフォームラバーで持つところを太くして鉛筆やペンを持ちやすくする。失調症状の強い場合には鉛を巻いて重くして握りを安定させ手のぶれを防ぐ。

　パーキンソン病の指変形に対してはグリッパーや持つところを三角形にして拇指と示指をつまみやすくした「パーキンペン」がある。その他のものとしては各種書字用自助具があり、練習用ゴルフボールの穴にペンを通して握りやすくしたり、軽くつかむだけで字が書けるものや指の力が無くてもカフを使って手の甲に取り付けて書けるものなどがある。

2）機器によるコミュニケーション

a）文字盤

　書字による意思伝達も困難になるとまず一番手っ取り早いのは文字盤（図1）による意思表示が便利である。これは透明アクリル盤に五十音が表になっており、患者は目を動かして表示したい字のところに視線を持っていき、その文字を読み取り、つなげて言葉を表現する。

b）携帯型会話装置

　指でキーボードの文字を選び言葉や文章を作成すると機械が代わりにしゃべってくれる（トーキングエイド®図2）。また、スイッチを押して画面上の文字盤を使い言葉や文章を作ることにより、機械が発声をしてくれるものもある（レッツ・チャット®図3）。これらのものは、重度のパーキンソン病の人で声が小さく聞き取りにくい人や、脊髄小脳変性症の人で言葉が不明瞭の人には適している。また、筋萎縮性側索硬化症の人のパソコン使用前の導入機器としての使用や、どうしてもパソコンが苦手という人に適している。

c）パソコン

　会話装置では表現したい文字数が足りなかったり、長い文章で表現したいと思っている人や、機能的にその機器では不十分と思っている人たちにはパソコンを使って意思を伝達する方法がある。パソコンを使えば身近な人以外にインターネットを使ってメールをしたり、ホームページの閲覧や検索が可能になる。

　通常マウスを使ってパソコンを操作するが、マウスを使う時に、クリックは行えるが大きな動きができない状態の人にはウインドウズ®のIMEパッドの中にあるソフトキーボードを使うと便利である。これは少しの動きでキーボードの操作ができるようになっている。

さらに手の動きが悪くなってくると、キーボードを使うのが困難になってくる。そういう人にはワンスイッチで、つまり、オンオフの入力だけでパソコンが操作することができる。ワンスイッチを使うことによってパソコンから専用のコミュニケーション機器さらに環境制御装置まで操作することができる。そういう意味でスイッチは意思を伝える重要な架け橋になってくる。

d）入力装置（スイッチ）

患者の機能低下に伴い、スイッチの操作部位の筋力が低下するため、残存能力を活かせる身体部位の発見と適正なスイッチの選択を行うことが重要になってくる。スイッチには、それぞれの筋力にあったものや操作部位が異なる様々なものが市販されている。

　A．接点式入力装置（スイッチ）

　　物理的な力によって接点をくっつけたり離したりしてスイッチを作動させる

（1）押すスイッチ
　　1．ビッグスイッチ（図4）
　　2．ジェリービーンスイッチ（図5）
　　3．スペックスイッチ
　　4．押しボタンスイッチ
　　5．マイクロスイッチ（図6）
　　6．簡易スイッチ（図7）

（2）引くスイッチ
　　7．ストリングスイッチ（図8）

（3）握るスイッチ
　　8．グラスプスイッチ（図9）

（4）接触スイッチ
　　体の表面につけた金属片や接触部分を軽く触れることによってスイッチが入る
　　9．金属片スイッチ（図10）

　B．帯電式入力装置（スイッチ）

　　触れる操作でセンサーを通して電気的に信号を送

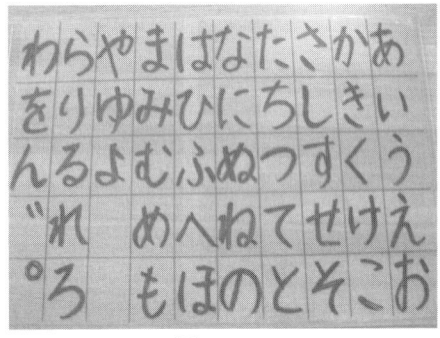

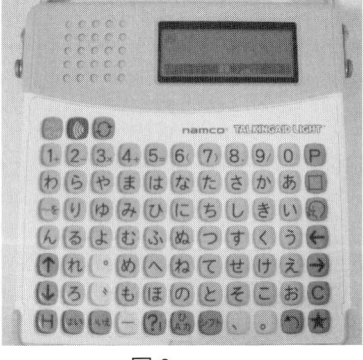

図1

図2

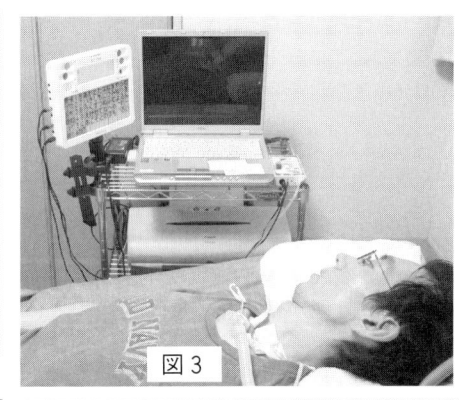

図3

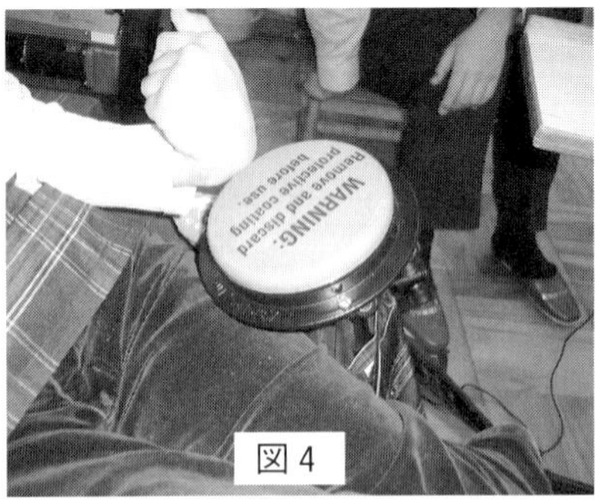

図4

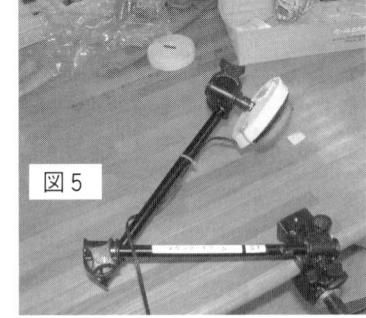

図5

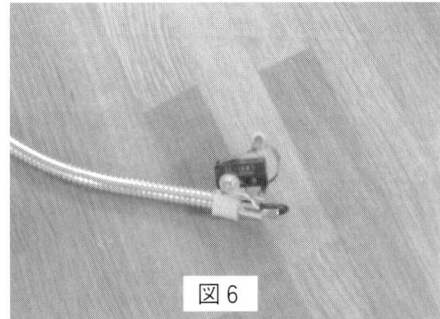

図6

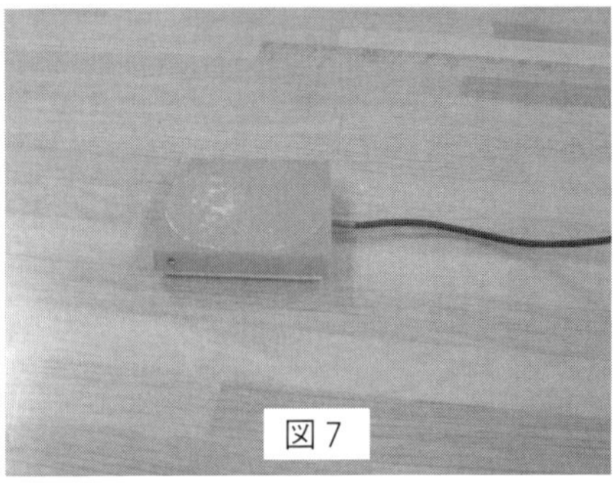

図7

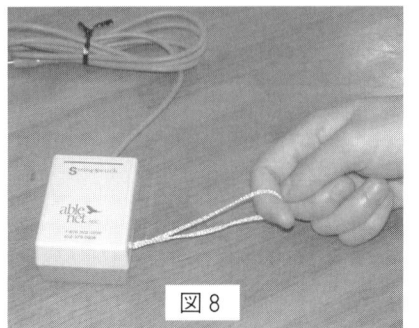

図8

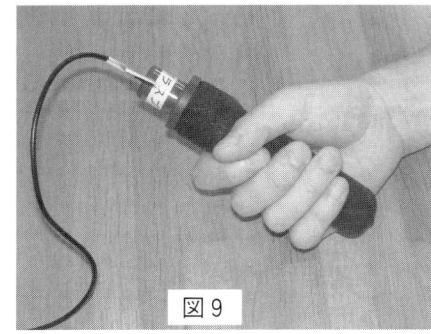

図9

ることによりスイッチを入れる
　　10．ポイントタッチスイッチ
　　11．ピンタッチスイッチ（図11）
　C．筋電式入力装置（スイッチ）
　まぶたや身体の一部の筋肉の動きから発生する筋電や脳波などの生体信号を利用してスイッチを入れる
　　12．エモス（眼電、筋電スイッチ）
　　13．マクトス（脳波スイッチ）
　　14．EOGセンサースイッチ
　D．光電式入力装置（スイッチ）
　赤外線の光に触れることによってスイッチが入ったり切れたりする
　　15．光電タッチスイッチ（図12）
　　16．光ファイバースイッチ（図13）
　E．呼気式入力装置（スイッチ）
　息を吹くことによってスイッチが入る
　　17．ブレスマイクスイッチ
　F．圧電式入力装置（スイッチ）
　身体のわずかな動きを圧電素子の歪みや圧力センサーによる圧力変化によって検知し、スイッチを入れる
　　18．ピエゾニューマティックセンサースイッチ（図14）

e）ワンスイッチ専用ソフト
　普通のパソコンに専用ソフトをインストールすることによってワンスイッチを使えるようになる。そのようなソフトにはキネックス®、オペレートナビ®、ウイビック®などがある。ただし、これらのソフトは習得するのに時間がかかりパソコンに慣れている人にはよいが、お年寄りや初心者の人にはなかなか使いこなせない場合もある。また、USBプラグを差し込むだけでワンスイッチが使える便利なものもある。「ワンキーマウス®」（図15）

f）コミュニケーション専用機器
　いよいよ手の動きも悪くなり筆記も出来なくなり話せなくなるとコミュニケーション専用機器を使う。入力用スイッチに関しては状態や障害の程度により上述の各種のスイッチとの接続が可能である。この機器はコミュニケーションを行うためのパソコンとソフトが一体になっている。
　これらの機器には、「伝の心®」（図16）、「パソパルマルチ®」などがある。これらの機器は文字入力がしやすいように一行ごとのスキャン方式を使い、文字が見やすいように大きくなっており、これ一台で会話や文章作成、インターネットまでできるようになっている。さらに、すばやいコミュニケーションを実現するために、事前の登録会話を1,000文章まで可能とし、環境制御機能も1,000チャンネル以上搭載した「みてらCS®（(Communi-cation

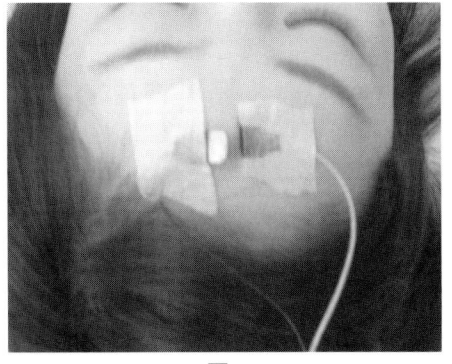

図10

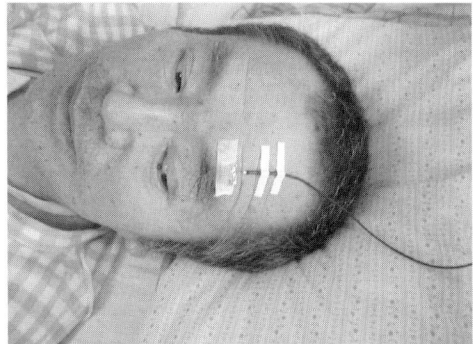

図11

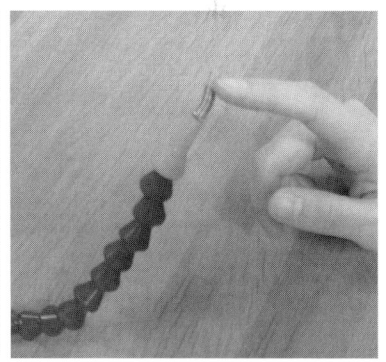

図12

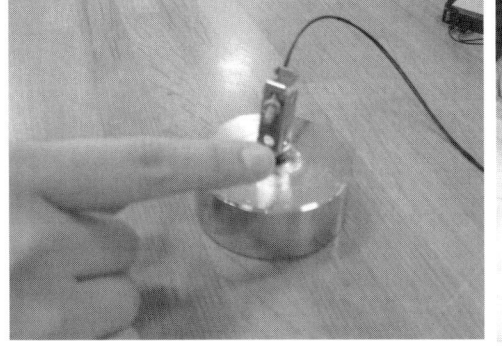

図13

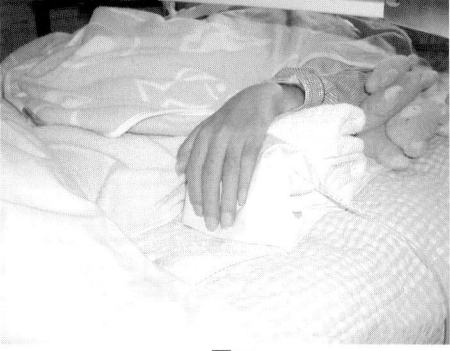

図14

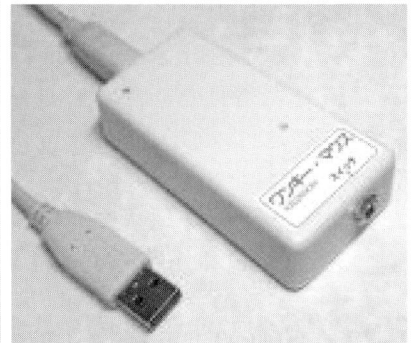

図15

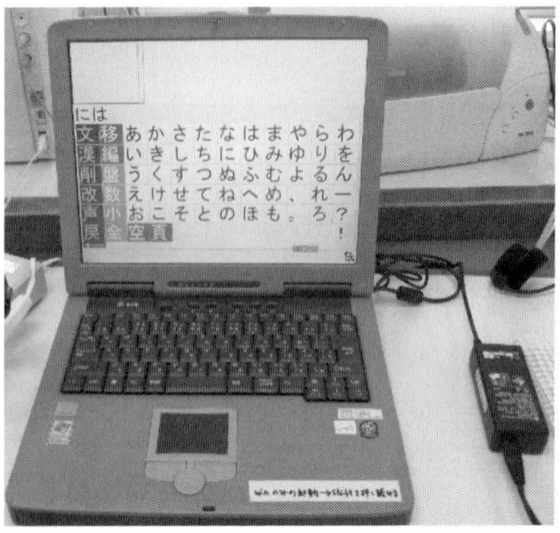

図16 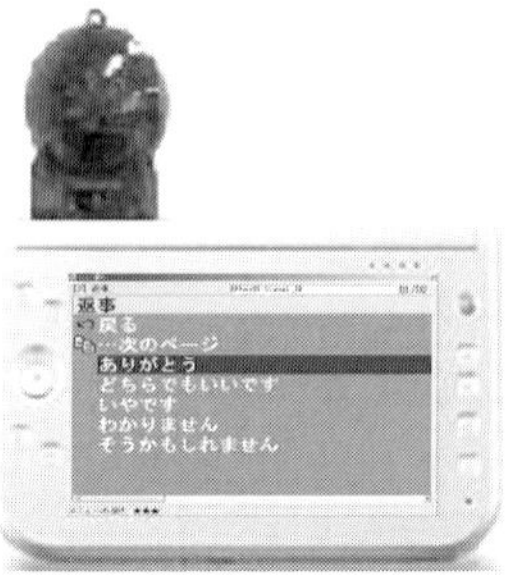　　　　　　　　　図17 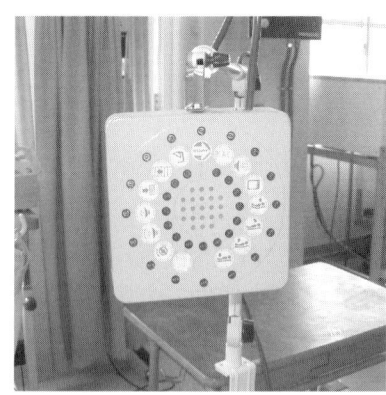　　　　　　　　　図18

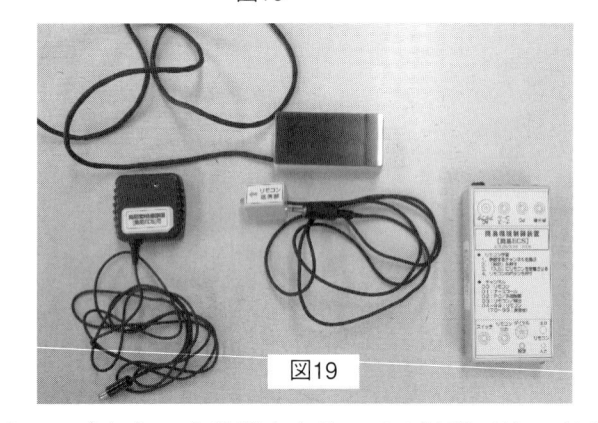

図19

System)」という装置もある。この装置では、広く人とのコミュニケーションと物とのコミュニケーションを可能とし、また、この組み合わせにより、例えば音声読上げと携帯電話操作を利用して遠方の人との意思伝達も可能とした。(図17)

g) 視線入力意思伝達装置

いよいよ手の動きも不可能になり、首や他の体の部分も動かなくなると最後に視線を使った入力方法がある。これらの装置は視線の動きのパターンをカメラでパソコンに認識させ、その動きを読み取ることによって入力をする。この機能によってパソコンやインターネットまで可能になる。このような機器は市販されているものの、設定が難しく、高額であることから、普及しているとは言い難く、今後の改良が期待される。

h) 環境制御装置

ECSと呼ばれ、寝たきりになってもワンスイッチで身の回りの生活環境をコントロールできる装置。この装置を使うことによってテレビ、ビデオ、エアコン、電話、電気、インターホン、ドアーを自由に操作することができる。これらには赤外線を使ってテレビ、ビデオの操作だけというような簡単なもの(リラックスⅡ®、シーケアパイロットⅡ®)から、赤外線やリレースイッチを使って65チャンネルの制御ができるECS-65®(図18)、90数チャンネルも使えるもの(簡易環境制御装置®図19)や、1000チャンネル以上まで制御ができるみてら®まで様々な機器が開発されている。

2. 筋力低下と運動麻痺の進行と対策

神経難病の多くは、原因不明で、慢性進行性の経過を辿り、未だ根本的な治療法は確立されていない、いわゆる"難儀な病気"である。分子生物学の発展により、遺伝子レベルでの解明が行われつつあるも、まだまだ対症療法の域を脱し得ない現況にある。リハビリテーション医療もその中の1つではあるが、疾病の進行過程をある程度予測し、一次性機能障害(primary impairment)よりも二次性機能障害(secondary impairment)に対する運動療法や能力障害(disability)、社会的不利(handicap)に対する生活指導をきちんと位置づけることにより、病勢の遅延化や日常生活活動(Activity of daily living；ADL)の維持・改善、生活の質(quality of life；QOL)の維持・向上、などが図られる場合が多い。

ここでは、病院、地域、介護保険施設などで比較的関わることの多い、パーキンソン病(parkinson disease)と脊髄小脳変性症(spinocerebeller degeneration；SCD)について、その疾病の進行状況に応じた運動療法と生活指導について述べてみたい。

1) パーキンソン病の運動療法と生活指導

a) 運動療法

臨床上、パーキンソン病の重症度を判定する指標

表1　Hohen&Yahrの重症度分類

Stage I	片側だけの障害で、軽度。
Stage II	症状が両側性で、日常生活がやや不便。
Stage III	姿勢反射障害・突進現象があり、起立・歩行に介助を要する。
Stage IV	起立や歩行など、日常生活の低下が著しく、労働能力は失われる。
Stage V	車椅子移動または寝たきりで全介助状態。

として、Hohen Yahrの重症度分類（表1）が使用されている。各ステージに対応した運動療法について紹介する。

stage I・II：

臨床上、stage IIIからのリハ処方が多くみられるが、この時点ですでに異常姿勢、異常動作パターン、関節拘縮（特に胸郭の可動性の低下）を形成していることから、早期からの運動習慣、姿勢を含めた生活基本動作を意識づけることが非常に重要である。

運動として、立位、座位、臥位で行うパーキンソン体操[1]（体幹伸展、回旋、側屈、伸展・回旋、伸展・側屈運動の強調）（図20）、ストレッチング（頚部伸展筋群、体幹筋群、四肢屈筋群、大胸筋、股内転筋群、下腿三頭筋など）、筋力増強運動（抗重力伸展筋群）、バランス運動、日常生活での全身調節的な運動（散歩、軽スポーツ、レクリェーションなど）、応用歩行練習（坂道、階段、悪路、方向転換、狭い空間移動など）、起居動作指導（体幹回旋要素、重心移動を伴う動作パターンの学習）、などが挙げられる。自主練習で良いが、受診時には必ず実施状況、運動内容を再確認する。

また、呼吸運動（深呼吸、発声練習、カラオケなど）や不顕性誤嚥（silent aspiration）を予防するための嚥下練習[2]（食事姿勢への注意、顔面・舌の運動、顎関節、頚部のROM運動、嚥下体操、食後・就寝前の口腔ケア）も早期から実施されることが望ましい。

stage III・IV：

パーキンソン症状（振戦、固縮、無動・寡動・動作緩慢、姿勢反射障害など）の進行により、運動、動作遂行が不完全で不安定となりやすい。また、体幹前屈前傾姿勢、側屈姿勢（斜め徴候）による腰痛の出現、姿勢反射障害による転倒、薬剤反応性の低下（wearing off、on-off現象）、精神症状、ADL障害、などより二次性機能障害が生じやすい病期でもあるため、本人・家族を含めた専門家のチームアプローチが必要となる。

運動として、基本的には、stage I・IIで述べた運動を進行状況に応じて継続するが、この病期においては前屈、側屈に対する姿勢矯正運動、ROM運動（関節へのアプローチ）、歩行練習（すくみ足対策[3]）など）、腰痛体操（コルセットの検討）、起居動作練習、ADL指導（住環境整備、福祉用具・機器の検討、介助指導など）を考慮に入れた取り組みが必要となる。運動、ADL指導に際しては、目印、目標物を見るなどの視覚刺激や号令、声かけ、リズミカルな音刺激などの聴覚刺激（外発性随意運動；外界の手がかり情報を利用した運動）を用いると運動、動作が行いやすい。

stage V：

この病期への移行は、疾病による一次性機能障害よりもstage III・IVにおける二次性機能障害（例えば、骨折後の不要な長期臥床、精神症状の増悪による活動制限、医療者の運動機能回復へのあきらめなどにより生じる廃用症候群（disuse syndrome））へのアプローチ不足が大きな要因として考えられる。

運動として、可能な限りの動作練習、生活リズム維持のためのADL指導（住環境整備、福祉用具・機器の検討、介助指導など）、生活意欲、運動への動機付けなどの心理的サポート、呼吸運動、嚥下練習、全身的なROM運動、筋力増強運動、などが挙げられる。そして、何よりも根気強いケアが必要である。

b）生活指導

stage I・II：

ADL上、特に大きな問題はみられないため運動が軽視されやすい。疾患の予後特性を考えると、早めに個人の症状にあった運動指導や姿勢を含む生活動作習慣を身につけさせたい。そのためには、確定診

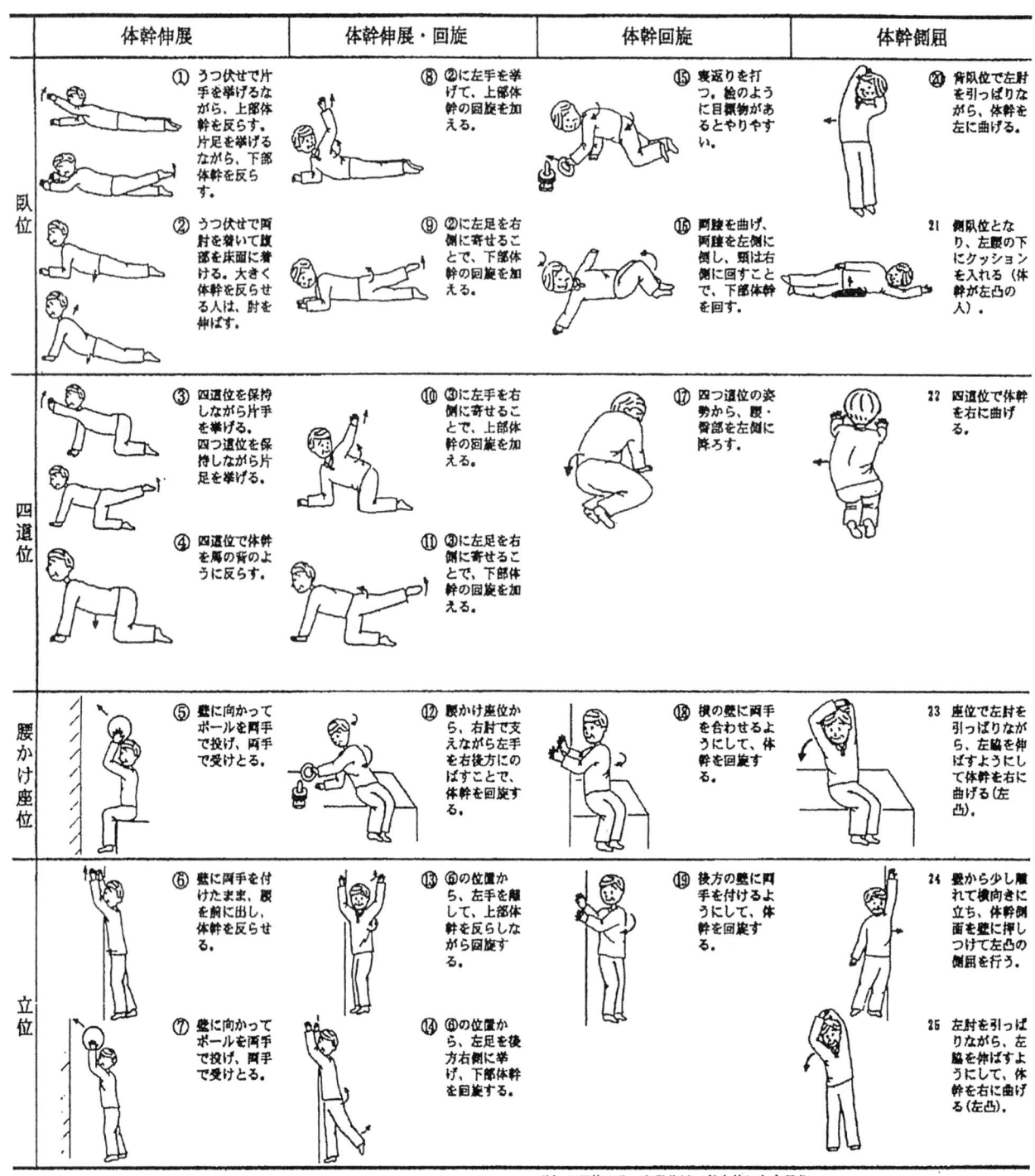

図20　パーキンソン病患者の家庭で行う運動（文献1）より引用）

断後より積極的なリハビリテーションへの関わりが必要であり、また医師はその点に留意すべきである。

stage Ⅲ・Ⅳ：

いかに廃用症候群を予防し、生活の質を維持・向上していくかが目的となる。運動機能、精神機能の低下を可能な限り防止するには、

(1)外出頻度を多くする工夫：趣味など社会的交流の場への参加、外来通院リハビリ頻度の増加、ディケア・通所リハビリ・機能訓練事業への参加、ディサービス・ホームヘルプサービスの利用、など送迎方法も含め検討する。

(2)家庭内活動への工夫：動作を含めた運動練習、薬効の反応時間、趣味、家庭内役割などを考慮した生活リズムの確立やコミュニケーションを含めた生活の活性化を図る。

(1)、(2)において、「受動的な、させられ体験」ではなく、「能動的な、する体験」へつながるよう指導する。

(3)危険防止・できづらい動作への工夫：歩行補助具（L字杖、歩行器など）の利用、頭部保護帽、骨折予防パンツ（商品名：転ばぬ先のパンツ（パシフィックサプライ社））の着用、住宅改修、動作指導などを行う。

(4)積極的な短期入院：薬剤調整を含めたリハビリテーションの強化入院は、身体的・精神的にも有益で、効果的である。

(5)住宅改修：転倒場所は、居間が多く、約3割は骨折を伴なうと言われている[4]。物を整理して広い空間を作る、家具やカーペット端を固定する、照明を明るくする、方向転換時の転倒を防止するために床にマーキングをする、などの工夫や段差除去（あるいはマーキング）、トイレ、廊下、浴室などへの手すりの設置、飛沫防止シールをガラス戸に貼る、滑りにくい床材、外開きドアのノブ位置（進行方向に対して手前に）、方向転換を少なくするような便器位置（出入り口が便器に対して正面より側面がよい）、などを指導する。

(6)動作指導：ADL動作の中でも起居動作が障害されやすい。寝返り動作の工夫として、マットは身体が沈み込まない程度の固さ、掛け布団は軽くする、殿部の滑りをよくするためにベッド中央にダンボールやござを敷く、ひもやベッド柵を利用する。起き上がり動作の工夫として、軽度のギャッチアップを行う、などの工夫をして自立を促す。安易な動作介助は、その動作能力だけではなく精神機能をも低下させるため、できない部分への最小限の介助にとどめるよう指導する。

住宅改修および動作指導は、必ず現場を訪問し、指導することが重要である。

stageⅤ：

stage Ⅲ・Ⅳの(1)、(2)に準ずるが、昼夜逆転しないよう生活リズムを崩させない、臥床は避け座位時間を多くし、できる動作は行うよう指導する。また、寝返り動作、起き上がり動作、車いすへの移乗動作への介助指導やリフターなどの介護用福祉機器の導入を検討する。

2）脊髄小脳変性症の運動療法と生活指導

a）運動療法

脊髄小脳変性症は運動失調を主症状とする、多彩な神経徴候を有する原因不明の慢性進行性神経変性疾患群の総称であり、幾つかの病型が存在する。従って、各々の病態や進行速度が異なるために標準化された重症度分類がない。ここでは、平山らの重症度分類[5]（表2）に基づき、脊髄小脳変性症の運動療法、とりわけ共通症状である「運動失調」を中心とした運動療法について紹介する。

Ⅰ度・Ⅱ度・Ⅲ度（歩行可能期）：

可能な限り立位・歩行能力の安定性の改善に努める。小脳症状として、筋力低下、低筋緊張による筋収縮反応速度の遅延、同時収縮能の低下、協調運動障害、バランス能力の低下、反復運動障害、などが挙げられる。運動療法はこれらに対してアプローチすることになる。

運動として、小脳症状に対して、体幹筋、下肢・上肢近位筋群を中心とした筋力増強運動（腹筋群、背筋群、大殿筋、股外転筋、ハムストリングス）、固有受容器・表在感覚（圧覚）刺激を利用した固有受容性神経筋促通法(proprioceptive neuromuscular facilitation; PNF法[6]rhythmic stabilization手技など)、装具療法（軟性コルセット、スタビラックス[7]、靴型装具、重り負荷など（図21）、視覚入力を利用し動作の反復練習を行うフレンケル体操[8]、股、膝関

表2　脊髄小脳変性症（SCD）の重症度分類（文献[5]より引用）

Ⅰ度(微度)	「独歩自立」	歩行障害があっても、独り歩きは可能である。補助具や他人の介助を必要としない。
Ⅱ度(軽度)	「随時補助・介助」	独り歩きはできないが、立ち上がり、方向転換、階段の昇降などの要所要所で、壁や手摺りなどの支持補助具、または他人の介助を必要とする。
Ⅲ度(中等度)	「常時補助・介助」	歩行できるが、ほとんど常に杖や歩行器などの補助具、または他人の介助を必要とし、それらのないときは伝い歩きが主体をなす。
Ⅳ度(重度)	「歩行不能‐車椅子移動」	起立していられるが、他人に介助されてもほとんど歩行できない。移動は車椅子によるか、四つ這い、またはいざる。
Ⅴ度(極度)	「臥床状態」	支えられても起立不能で、上肢の動きも著しく障害され、臥床したままの状態で、日常生活動作はすべて他人に依存する。

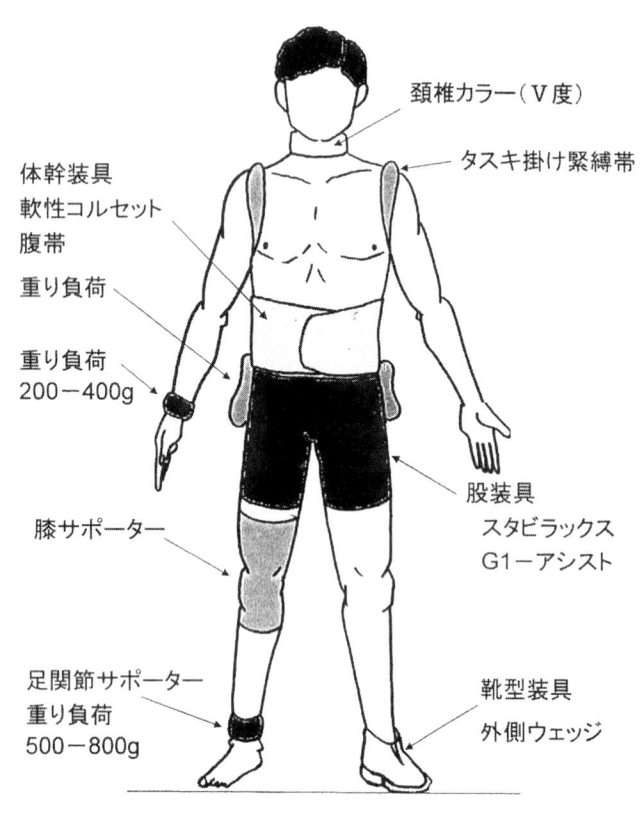

図21 運動失調に対する種々の工夫

（図中ラベル）
頚椎カラー（V度）
タスキ掛け緊縛帯
体幹装具
軟性コルセット
腹帯
重り負荷
重り負荷 200－400g
股装具
スタビラックス
G1－アシスト
膝サポーター
足関節サポーター
重り負荷 500－800g
靴型装具
外側ウェッジ

節軽度屈曲位での同時収縮の促通（四股踏み、Monkey-walkなど）、静的バランス運動（重心移動練習）・動的バランス運動、応用歩行練習（階段昇降、スラローム、継ぎ足歩行など）、などが挙げられる。

この他に、胸郭可動域運動、呼吸運動、嚥下練習、ADL指導（住環境整備、福祉用具・機器の検討）を早期より考慮する。

Ⅳ度（歩行不能期）：

ADLは車いす、四つ這い移動が中心となる。このレベルであっても比較的最低限のADLは確保できると言われている[9]。

運動として、背臥位から立位までの起居動作の反復練習、四つ這い、膝立ち、片膝立ち、立位における静的・動的バランス運動が主体となる。また、四肢・胸郭のROM運動、呼吸運動、嚥下練習、介助指導を含めたADL指導は、当然ながら疾病の進行とともにその必要性が高まる。

Ⅴ度：

パーキンソン病stageⅤに準ずる。

b）生活指導

基本的には、パーキンソン病で述べた生活指導に準ずるが、相違点のみ述べる。

発症年齢が若年から中年以降と幅広い、遺伝性素因が多い、有効な薬剤がない、頻発する自律神経障害（起立性低血圧、めまい、排尿・排便障害など）、転倒への恐怖、など抱えている身体的・心理的諸問題が非常に大きい。社会的資源の利用時や生活指導、住宅改修時などには、充分に患者・家族の心理状態を考慮し、対応していくことが大切である。

歩行補助具は、T字杖の場合、通常より長め（肘屈曲約60°）とし握り部下に200～500gの重りを負荷すると歩きやすくなることもある。また、進行とともに交互型四脚歩行器、老人車、制動付き歩行車（荷物かごに2～3kgの重りを入れる。）などを利用する。

住宅改修は、手すりの設置がkey pointである。高さは、腰付近がよい。また、家具などを利用し常につかまれるよう空間を狭くする。トイレでは、頭部あるいは肩を支持するような工夫を行うと両手が使用できズボンの上げ下げが行いやすくなる。

3．日常生活能力の低下に対する対策

神経筋疾患では、病状の進行に伴って運動機能や精神機能が低下し、そのために日常生活が制限される。食事の時、うまく箸が持てなくなったり、服の脱ぎ着に時間がかかったりするようになる。

さらに、外出の時に杖が必要になったり、小さな段差につまずいたりするようになる。やがて、室内からベッド中心の生活へと生活空間が限定されてくる。そこで、患者の病状に合わせて生活をできるように、最大限の援助が必要になってくるために、各種の福祉機器や自助具が開発されている。それらを利用することによってQOLの向上を図ることが可能になる。

1）身の回り動作の維持、向上

a）起居動作

病気が進行するとベッド上での寝起きや寝返りが困難になる。自力で起きられる場合はベッド柵につかまり起き上がる。自力で起きることが難しい場合は電動ギャッジベッドを用いるようにする。

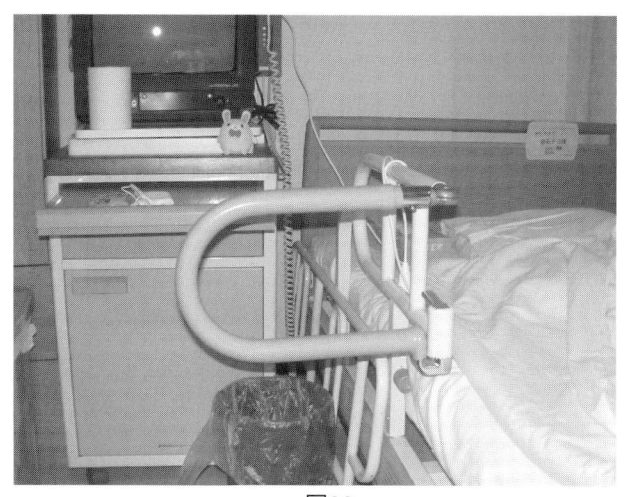

図22

b）移動動作

ベッドから車いすの乗り移りにはベッドの高さを立ち上がりやすいように45～50cm程度にする。立ち上がりの補助にはベッド用縦手すりや介助バー（図22）を使うようにする。歩行が不安定な人は歩行器、歩行車を使い、家の中では廊下に手すりをつけたり、段差解消スロープを使い段差を無くして歩きやすいようにする。

歩行が困難な人や転倒の恐れがある人には車いすが必要になる。上肢の筋力が無い人には電動車いすが必要である。ベッドから車いす、車いすからトイレ、浴槽などへの移動が困難な人にはリフトを使う場合もある。リフトには天井走行式のものと床上式のものがある。前者は電動ボタンで操作をするので介護者だけでなく患者自身が操作することも可能である。ただし、取付け工事が必要なことと値段が高い。後者は油圧式や電動式で値段が安く工事が不要であるが介護専用になる。

c）食事動作

食事時間は快適に過ごしたいものである。そのた

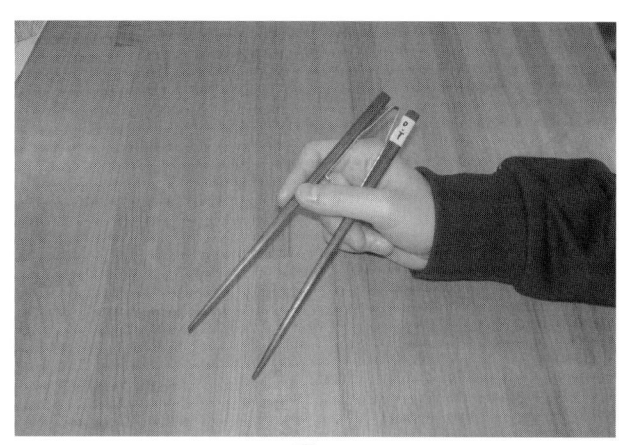

図23

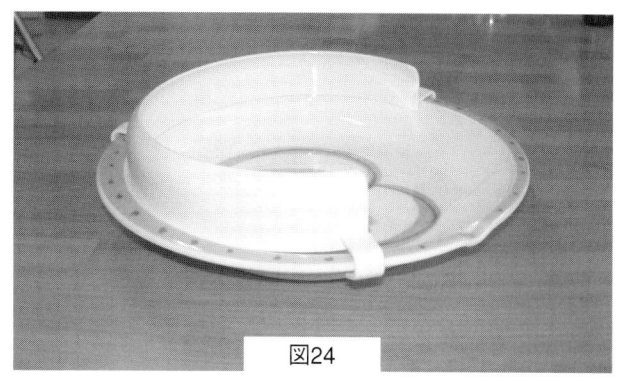

図24

めにはなるべく楽な動作で出来るだけ自分で食べることが前提となり、そのために各種自助具が開発されている。箸でつまむことが困難な人にはいろいろな自助箸がある。箸にスプリングをつけてつまみやすくしたピンセット箸（図23）や指のつまみの型をとりやすくした箸もある。

箸が困難な人にはスプーンやフォークを使う。柄の部分が太くなったものや自由に角度を変えることの出来るもの、形状記憶素材のものが各種販売されている。

テーブルの上の食器が滑らないようにするためにはゴムで出来た滑り止めマットがあるので使用すると便利である。また食器にも底にゴムがついていて滑りにくくなっているものがあり、多少の振るえでも動かないようになっている。皿にフードガード（図24）をつけることによって食べ物をすくいやすくしたりすることもできる。

肩の筋力が弱くなったらバランス式前腕装具（BFO（ボール・ベアリング・フィーダー）、PSB（ポータブルスプリングバランサー））やオーバーヘッドスリングを用いて上肢を支持して食事をしやすくするようにする。どうしても食べ物をこぼしてしまう場合にはこぼれても床に落ちないようなポケットのついた食事用エプロンを使用すると良い。

d）整容動作

振るえや失調のある人には電気髭剃り器を勧める。握りが弱い人にはカフつき髭剃り器が便利である。歯磨きには電動歯ブラシが便利であり、最近では安価なものが販売されている。化粧動作では持つところを太くした口紅がある。整髪では握りを太くしたブラシを使用し、ドライヤーは据え置き型を使うと便利である。

e）更衣動作

衣服の着替えではなるべく単純な手順で行い、負

担のかからない動作を行うことが重要である。そのためには簡単な着替えの仕方と衣服の形態や素材の選択が重要になる。着替えの仕方では、パーキンソン病では体を前屈する動作を伴うかぶり式より袖通し式のほうが便利である。運動失調症の人には体重移動の少ないかぶり式の方がよい。

衣服の形態については、襟首がなるべく広いもの、袖口が大きめのもの、肩幅がゆったりしたラグラン袖のもの、ボタンは大きめで数が少ないもの等が適している。小さいボタンが止めにくい場合はボタンエイドがある。ネクタイは結び目ができていて首回りをファスナーで締められるようなものを使うと便利である。

衣服の素材については、伸縮性のあるもの、まとわりつかず滑る素材、保温性があって湿気を外にだすサーモ繊維等が適している。衣服の改良としては、開口部を合わせにしたり、ボタンの代わりにマジックテープを取付ける。どうしても必要な場合はテープの上に飾りボタンをつける。ファスナーにはループをつけ指でひっかけやすくする。ベルトの代わりにゴムひもをつけるか、フリーサイズのゴムベルトのズボンにするとよい。

f）排泄動作

排泄動作には便器への移乗動作と便器での後始末動作の二つが考えられる。下肢筋力が弱くなってくると車いすから便器への移乗がしにくくなる。その場合各種手すりを取り付け、つかまって移乗しやすくする。補高便座を使い便器の座面を高くして乗り移りしやすくする方法もある。さらに立ち上がりが困難な時は立ち上がり補助装置を使うとよい。

介助している場合にはトイレ兼用のシャワーキャリー®という車いすを使うと便利である。前述した天井走行用リフトが設置してあれば、それを使うと楽にできる。

後始末動作では手の振るえや失調のために始末が困難になった場合は自動洗浄装置付き便器（ウオッシュレット®、シャワートイレ®）を用いる。これは軽い障害の時にも便利なので早いうちからの導入が勧められる。

g）入浴動作

入浴動作には浴槽への出入り動作と体を洗う動作に大きく分けられる。自力で浴槽へ出入りできる場合には、浴槽の縁はベッドと同じ高さか高めにする。浴槽の周りに腰をかけられるスペースを確保し、スペースが無い場合は、浴槽の上にスノコか板を乗せて腰をかけられるようにする。市販のバスボードを用いてもかまわない。壁に手すりをつけて出入りをしやすくする。浴槽の縁に簡易手すりをつけてつかまりやすくする。浴槽の出入りが困難な場合には、入浴補助装置を用いる。また、入浴用リフトを使うこともできる。

洗体動作では、筋力低下により体の隅（特に背中）に手が届きにくくなった場合には長柄ブラシを使う。握力が落ちてきてスポンジなどが握りにくくなった時には、ミトン型の垢すり、吸盤付きブラシ、吸盤付きスポンジ、ループ付きタオルを使うとよい。

h）調理動作

調理動作では、握りやすく腕や手首に負担のかからない握りタイプの包丁やナイフを使用する。細かい調理では料理用ハサミの使用が便利である。まな板は、すべらないように下に滑り止めマットを敷く。また、まな板にコーナーをつけたり、裏から釘を刺しておき、その釘で食材が動かないように固定するとよい。

皮むきはテーブルや台に固定できるものを使う。果物では自動皮むき器が便利である。みじん切り等の細かいものはフードプロセッサーの使用が勧められる。

実際の動作では調理台の近くに椅子を用意して座って安定できる姿勢で行う。また、疲れたら座って休めるようにマイペースで行い、無理をしないようにすることが肝要である。

参考文献

1) 小林量作・近藤隆春：パーキンソン病患者の生活指導。難病と在宅ケア 8(1):36-40,2002
2) 藤島一郎：脳卒中の摂食・嚥下障害,医歯薬出版,東京,1994,p75-107
3) 小林量作・近藤隆春：パーキンソン病患者が家庭で行う運動。難病と在宅ケア 8(1):56-59,2002
4) 中馬孝容・眞野行生：パーキンソン病。総合リハ 28(9):805-810,2000
5) 平山惠造：脊髄小脳変性症の診断基準・重症度分類。内科 55:1334-1336,1985
6) 福屋靖子ら（分担訳）：神経筋促通手技。協同医書出版,東京,1976,p97-130
7) 福本和仁：失調症患者に対する装具と理学療法。PTジャーナル 36(9):658-666, 2002
8) 服部一郎：リハビリテーション技術全書。医学書院,東京,1975,p511-523
9) 望月久：脊髄小脳変性症患者障害像の臨床経過。理学療法学 21:315-319,1994

第10章　呼吸障害

石川　悠加

神経筋疾患の呼吸管理の変遷

近年、神経筋疾患では、患者と介助者にとってQOLが維持され易い非侵襲的換気療法（NIV）を活用し、より快適に過すことができるようになってきた[1]。原疾患の経過をフォローしながら、定期や必要時に呼吸機能評価を行い、本人と家族の希望に応じてタイムリーな呼吸ケアを行う[1]。

早期発見のための外来診察

第6章で述べたように、呼吸機能障害が起こりやすいが、気をつけていないと症状が見逃され、適切な介入ができなくなってしまう。そうならないように、外来で定期的に、症状、上気道炎や急性呼吸不全の病歴を確認し、身体計測、理学所見、胸部X-P、呼吸機能検査を行う[1]。

自発呼吸がうまくいっているかどうかは、慢性肺胞低換気症状や所見、呼吸数（通常成人で1分間に12～20回）、呼吸パターン（呼吸補助筋使用による努力性呼吸、開口呼吸、鼻翼呼吸、下顎呼吸や、胸郭と腹壁の奇異性呼吸が無いか）、呼吸音（清明か）、精神状態（意識低下や不穏は無いか）、その他外見（皮膚・粘膜・爪のチアノーゼや蒼白・冷感・湿潤が無いか）、循環動態（血圧、脈拍、尿量の異常）をみる。

また、呼吸機能検査として、肺活量、咳の最大呼気流速（PCF：自力と介助の）、最大強制吸気量（MIC）、日中と睡眠時の動脈血ガス分析値や非侵襲的モニター（SpO_2、$EtCO_2$や$TcPCO_2$）により総合判断する[1,2]。

慢性肺胞低換気症状

これは、第6章の表3にあるように、初期には、睡眠呼吸障害の症状とも似ている[1,2]。急性呼吸器感染症のために呼吸不全に陥りそうな車いす使用者は、息切れより不安や不眠を訴える。アレルギー、気管支喘息、喫煙、呼吸の問題による入院、気管内挿管、気管支ファイバーの既往歴も参考になる[1,2]。

非侵襲的な呼吸機能検査

定期検査は、年1回くらいの割合で行う。ただし、％肺活量（VC）が60％以下の場合は、4～6ヵ月毎に検査する。疾患によって、進行度が急速な時期には、1～3ヵ月毎に行う。緊急時でなければ、動脈血ガス分析を行う必要は無い[1,2]。

呼吸機能評価の項目

・肺活量（VC）：

スパイロメーターにより、坐位、仰臥位、側臥位、および体幹装具を付けてVCを測定する[1,2]。適切な装具はVCを高め、フィッティング不良の装具は胸の動きを妨げ、VCを低下させる。しばしば、VCは仰臥位で横隔膜の働きが弱められると、低くなる。COPDの合併が疑われれば、$FEV_{1.0}$を測る。

・最大強制吸気量（maximum insufflation capacity＝MIC）：

VCが正常値以下の場合、MICを測り、息溜め（air stacking＝エア・スタッキング）を指導する[1,2]。MICは肺に他動的に送られる空気を声門を閉じて保持し、スパイロメーターで測定する。まず自力で深呼吸し、声門を閉じる（これは省略しても良い）。それからマウスピースかマスクを通して救急蘇生用バッグか携帯型従量式人工呼吸器による送気をair stackingで最大に肺に溜める。舌咽頭呼吸（Glossopharyngeal breathing：GPB）でもMICを得られる[1,2]。

- 咳の最大呼気流速（peak cough flow＝PCF）：

ピークフローメーターで、自力のPCF、MIC後のPCF、MIC後に呼気時に徒手で胸部下部か上腹部をタイミング良く圧迫してのPCF（assisted PCF）を測る[1)3)]。

- 呼気終末炭酸ガス（end-tidal carbon dioxide＝$EtCO_2$）：

一回の呼気ガスにおける最後の少量の二酸化炭素（CO_2）分圧や濃度。カプノグラフメーター（携帯型もあり）を使って、鼻カニュラや呼吸器回路の呼気から測定する[1)2)]。神経筋疾患では酸素飽和度が正常でも$EtCO_2$が上昇（45mmHg以上は異常値）することがある。症状があって日中や夜間に$EtCO_2$が45mmHg以上になるなら、何らかの介入が必要である[1)2)]。最近では、経皮CO_2ガス分圧（$TcPCO_2$）測定が行われることもある[1)]。

- 睡眠時呼吸モニター：

この睡眠モニターは、一般に、呼吸症状、昼間の高炭酸ガス血症、％VCが40％以下などで行う[1)2)]。パルスオキシメーターや経皮または呼気終末炭酸ガスモニターなど非侵襲的な呼吸モニターで治療適応を判断できる[2)]。

呼吸機能検査ができない小児の評価

一般的な呼吸機能検査ができるためには、6歳程度の理解度が必要と言われる。呼吸機能検査がうまくできない神経筋疾患の乳幼児では、普段の動脈血ガス分析値が正常でも、急性呼吸不全や無気肺のエピソード、繰返す呼吸器感染、風邪の時などの痰がらみや喘鳴の出現、体重増加不良や食欲低下、むせ、発汗、頻脈、多呼吸や努力呼吸、胸郭の変形や発達不良、肋間の硬さ、酸素飽和度低下（SpO_2＜94％は神経筋疾患では異常）や経皮または呼気終末炭酸ガス濃度の上昇（特に睡眠時）があれば、慢性肺胞低換気を疑う。

呼吸不全対策の基本

一般に、呼吸障害への対応としては、姿勢管理、リラクゼーションや換気介助を目的とした呼吸理学療法（ストレスや緊張を誘発しないでするには技が必要）、去痰剤内服、吸入、吸引（口腔、鼻腔、気管内）、経鼻咽頭エアウェイ法、持続気道陽圧（CPAP）、非侵襲的換気療法（感染時のみ、睡眠時のみ、～24時間）、誤嚥対策、食道胃逆流（GER）への対応、アデノイド摘出手術、気管切開や気管内挿管による人工呼吸などが行われる。

酸素化障害ではなく換気障害

肺（気道）疾患では、酸素化障害が主体のため、一般的な治療法は、酸素投与や気管支拡張剤の投与（吸入、内服、経静脈的）、従来よりの肺理学療法である[2)]。しかし、神経筋疾患では、換気障害が主体で、換気を補助せずに酸素を鼻カニュラやマスクに単に付加すると、脳の呼吸ドライブが停止し、高炭酸ガス血症が悪化し、換気不全を増大、または呼吸停止に至ることすらある[2)]。このため、神経筋疾患では、酸素だけを鼻カニュラや吸入用マスクで投与する事は避けるべきである[2)]。どうしても酸素を要する場合は、必ず、救急蘇生用バッグや人工呼吸などで換気補助をしながら、酸素を付加する[2)]。

気管支拡張剤も、喘息を合併していない限り、神経筋疾患では有用でなく、心筋障害のある患者では、心拍数が増し、心臓に負担がかかることすらある[2)]。神経筋疾患では、呼吸筋や喉咽頭機能低下に伴う気道分泌物の排出困難に対して、適切な補助を行い、気道確保に努める[2)]。呼吸理学療法も換気を妨げることが無いよう、慎重に行う[2)3)]。

咳介助

痰を出しやすくして、窒息や肺炎を予防するいろいろな介助方法がある[1)3)]。大きく分けて呼気介助と吸気介助がある。どちらかだけでも良い時と、両方を組み合わせて、より強い咳を要する時もある。専門医からのアドバイスを参考にする。

- 徒手による呼気介助：

咳の時に、介助者の両手（または片手）で、胸部下部や腹部上部を圧迫する[1)3)]。どのような手のあて方、押す方向にするかは、いろいろなやり方があるので、専門の理学療法士やナースとも相談する。

・吸気介助：

前述のMICを得るためのあらゆるやり方が使える[1)3)]。

・器械による咳介助（MAC＝Mechanical assisted coughing）：

カフマシーン（cough machine®、エマーソン社製）か、最近ではモデルチェンジされたカフ・アシスト（Cough assist®）が、医療機器として輸入認可されている[1)3)]。吸気と呼気の両方の咳介助を一気に行う。原理は、気道に陽圧を加えた後急速に（0.1～0.2秒）陰圧にシフトすることにより、患者の気管支・肺に貯留した分泌物を除去するのを助ける。この＋40cmH$_2$Oから－40cmH$_2$Oへのシフトが、肺から高い呼気流速を生じ、自然の咳を補強するか、咳の代用になる。

呼吸ケアビデオ

「筋ジストロフィーの呼吸ケア」のビデオを、日本筋ジストロフィー協会が2001年末に作成した。国立病院機構筋ジス病棟か、日本筋ジストロフィー協会各支部かフジ・レスピロニクス社を通じて閲覧・入手できる。ダビングも自由である。

人工呼吸療法

急性や慢性に呼吸が不充分になった時には器械を使って換気補助する[1)2)]。人工呼吸療法は、本人と家族が選択して主治医の処方で行うものである。近年、急性及び慢性呼吸不全に対する治療に対して、適応により、非侵襲的換気療法（noninvasive ventilation＝NIV）が、第一選択となっている[1)4)5)]。

侵襲的人工呼吸と非侵襲的換気療法

現在、NIVとは、気管内挿管や気管切開のように身体の中にチューブ留置せずに、インターフェイスによって、人と人工呼吸器を接続して、人工呼吸療法を行うものである[1)]。インターフェイスは、陽圧式では、鼻マスク、鼻プラグ、マウスピース、リップシール、フェイスマスクなどを用いて、上気道から肺に空気を送る[1)]。また、二相式（陰圧陽圧＝Biphasic）人工呼吸（RTXベンチレーター、英国Medivent社製）も、NIVである[1)]。これには、キュイラス（胸当て）を使う。

用語や略語は、まだ、欧米でも統一されていない。これまでに、①NIPPV=noninvasive (nasal：鼻マスクの意味、やnocturnal：夜間の意味) intermittent positive pressure ventilation、②NPPV= noninvasive positive pressure ventilation（1997年米国呼吸療法学会推奨）、③NIV=noninvasive ventilation（2000年フランスの国際在宅人工呼吸学会で通常使用、ヨーロッパ呼吸療法学会誌などで多く使用）などが、用いられている。本章では、非侵襲的換気療法（NIV）を用いた。

非侵襲的換気療法の普及

2001年6月に10,400人の在宅人工呼吸療法患者のうち、7,900人（約8割）がNIVである[6)]。

急性期の呼吸管理においても、気管内挿管を回避したり、抜管を促進したり、再挿管を防ぎ、ICU滞在日数を減らすことができる。しかし、EU（欧州連合）のICU42施設でNIVを利用しての気管内挿管回避率は0～67％（平均35％）と報告されているように[7)]、本邦でも施設間較差が大きいのが特徴である[8)]。

非侵襲的換気療法の適応疾患

多くの神経筋疾患が対象となる（表1）[9)10)]。

非侵襲的換気療法の導入基準

これまで、欧米の学会で、NIV適応ガイドライン[9)-11)]やNIVの著書[12)13)]も出ている。

本邦でも、欧米の指針を参考にしながら、2003年に「慢性呼吸不全に対するNIVガイドライン（案）」が作られた。神経筋疾患のNIV適応の現状案としては、欧米の長期のガイドライン（Mehtaら、表2）[9)]にBachらの呼吸リハビリテーションにおける使用[14)15)]を加えた総合判断を提示した（表3）[16)]。これ以外に、ALSについては、日本神経学会から治療ガイドラインが2002年に出されている。

表1　NPPVの適応となる神経筋疾患や神経筋障害

胸郭変形：脊柱側彎や後彎
緩徐進行性の神経筋疾患や障害　　：ポリオ後症候群（ポストポリオ症候群）
　　　　　　　　　　　　　　　　　高位脊髄損傷
　　　　　　　　　　　　　　　　　脊髄性筋萎縮症（SMA）
　　　　　　　　　　　　　　　　　緩徐進行性の筋ジストロフィー
　　　　　　　　　　　　　　　　　ミオパチー
　　　　　　　　　　　　　　　　　多発性硬化症、両側性の横隔膜麻痺
　　　　　　　　　　　　　　　　　遺伝性感覚運動ニューロパチー
やや進行の早い神経筋疾患や障害：デュシェンヌ型筋ジストロフィー
筋萎縮性側索硬化症（ALS）
進行の早い神経筋疾患や障害　　　：ギラン・バレー症候群
　　　　　　　　　　　　　　　　　重症筋無力症
　　　　　　　　　　　　　　　　　多発性筋炎
　　　　　　　　　　　　　　　　　悪液質

表2　拘束性肺疾患（神経筋疾患など）や中枢性低換気に対する長期NIVの適応ガイドライン

適　応
1．症　状
　　　疲労、呼吸困難、朝に多い頭痛、日中の傾眠、頻回の悪夢、集中力低下、
　　　イライラ、学習障害、学業成績低下、過度の体重減少、筋肉痛、上気道分泌物の
　　　制御困難、嚥下困難、など、または、
2．所　見
　　　肺性心、および
3．ガス交換の基準
　　　Pa CO$_2$＞45mmHg、または
　　　睡眠時酸素飽和度低下（SaO$_2$＜90％が5分以上続くか、全モニター時間の10％以上）
4．上記以外で適応の可能性
　　　急性呼吸不全からの回復過程で、CO$_2$の蓄積が持続
　　　急性呼吸不全で入院を繰返す
　　　閉塞性睡眠時無呼吸症候群であるが持続的気道内陽圧（CPAP＝continuous positive airway pressure）で
　　　改善しない
相対的禁忌
1．気道確保困難：
　　　咳が不充分
　　　嚥下機能低下や慢性的な誤嚥
2．多量の気道分泌物
3．24時間持続しての人工呼吸が必要
4．マスクフィットを妨げるような顔面の解剖学的異常
5．患者や家族にやる気が希薄
6．非協力や理解不能
7．経済面や介護者の不充分さ

表3　神経筋疾患のNPPV適応ガイドライン

1. 肺活量，咳の最大流速（PCF: peak cough flow），SpO_2，$EtCO_2$を定期的に測定する。進行性疾患や肺活量低下例では定期的に（年1回程度）睡眠時呼吸モニター（SpO_2，可能なら$EtCO_2$も）を行う。
2. 肺活量が2000 mL以下（または％肺活量＜50％）になったら，救急蘇生用バッグとマウスピースや鼻マスク・口マスクを用いて強制吸気による息溜め（エア・スタック）を行い，最大強制吸気量を測定する。
3. PCFが270 L/min以下に低下したら，徒手による介助咳（吸気筋と呼気筋の）を習得する。風邪をひいたときには，パルスオキシメータを用意し，SpO_2＜95％になるときはNPPVと徒手や器械による介助咳を行って，SpO_2を95％以上に維持する。酸素を付加しないとSpO_2が95％以上にならないときは，肺炎や無気肺の可能性を考慮する。
4. 気管内挿管を要した場合は，酸素を付加しなくてもSpO_2が正常化し高二酸化炭素血症を認めなくなってから，抜管する。抜管の際に一時的にNPPVへ移行する必要が生じることがある。抜管後に睡眠時NPPVを中止してしばらくすると症状や高二酸化炭素血症が増悪する例や，肺炎や急性呼吸不全増悪を繰り返す例では，長期NPPVの適応を考慮する。
5. 慢性肺胞低換気症状を認める場合や，定期的な昼間や睡眠時の呼吸モニターにより$PaCO_2$（または呼気の$EtCO_2$か経皮の$TcPCO_2$）≧45 mmHg，あるいはSpO_2＜90％が5分以上続くか全モニター時間の10％以上であれば，夜間のNPPVを行う。必要に応じて昼間にもNPPVを徐々に追加する。
6. 介助によりPCF＜160 L/min（エア・スタックを併用しても）になったり，気道確保が困難（咳が不十分，嚥下機能低下や慢性的な誤嚥，分泌物過多）である場合は，風邪のときや気管切開を考慮するときにインフォームドコンセントを行って気管内挿管する。

導入方法

- 携帯型の従量式人工呼吸器と従圧式人工呼吸器の利点と欠点を考慮して、患者に適した機種を選ぶ。従量式人工呼吸器は、エアスタックが可能で、アラーム機能が充実し、自発呼吸が弱い重症の呼吸機能低下例で特に利点が大きい。一方、従圧式人工呼吸器は、リーク代償機能があり、導入が容易で、快適に使用できるといわれる。また、軽く、メンテナンスが簡便で、低コストでもある。通常は、エアスタックができる従量式人工呼吸器のメリットが高い。しかし、小児、筋力低下が重度でない呼吸機能障害例、従量式人工呼吸器を快適に使用できない例（ALSの一部など）では、従圧式人工呼吸器が選択される。
- assist／control（または、spontaneous／timed＝S/T）モード，control（またはtimed＝T）モードが、よく使われる。control（またはT）モードでは、呼吸数は15〜20回／分程度、吸気と呼気の比（I/E比）は1：1〜2程度に設定されることが勧められる。バックアップ換気は、神経筋疾患では、本人の自発呼吸回数よりやや少ない程度の十分な回数（10〜23／分程度）とする。
- 神経筋疾患では十分な換気を得るために、閉塞性肺疾患に比べて高い吸気の気道内圧を使用することが多い（快適であれば吸気時気道内圧設定12〜20 cmH_2O，一回換気量設定15〜20 mL/kg程度）。重症の肺病変を合併していなければ、PEEPは呼気の仕事量を増すので不要である（呼気弁の無い携帯型従圧式人工呼吸器を使用する場合は、呼出したCO_2の再呼吸を避ける最小値とする）。

非侵襲的換気療法の条件設定の基本

　神経筋疾患では、ウィーニングをするのでなければ、現状の携帯型人工呼吸器ではかなりの呼吸仕事量を要する吸気トリガーを利用する自発（spontaneous）モードでは消耗し易い[1]。よく合わせたコントロール（ControlやTimed）モードが有用である（表3）[1]。

非侵襲的換気療法における加湿器や酸素

　加温加湿器は基本的には不要である[1]。臨床研究

報告の中には、NIVの加湿器使用は、呼吸負荷を増大するというものもある。ただし、どうしても鼻や口の乾きを訴えれば、加湿器（加温は不要のことが多い）を使用する[1]。また、風邪をひいた時に、痰が粘稠になったり多かったりする場合、加温加湿器を使うことがある[1]。

酸素は、肺病変を合併していなければ原則的には不要である[2]。ただし、心不全や肺病変合併により、SpO_2モニターしながら、過剰にならないように酸素付加をする[1,2]。

非侵襲的換気療法における人工呼吸器選択

気管切開でも非侵襲的人工呼吸療法でも、あらゆる陽圧式人工呼吸器が使用可能であるが、個人の病態や環境に合わせて選択、条件設定する[1]。外出を含めて在宅には携帯型人工呼吸器が便利である。

乳幼児やALSや睡眠時無呼吸症候群のみの例では、従圧式人工呼吸器の方が導入しやすい利点がある[2]。しかし、5歳以上の理解度があれば、息溜めを自分でできる従量式人工呼吸器の方がメリットが高いことがある（表3）[2]。

緊急搬送時や、風邪で24時間使用中の停電時に備えるべき例では、内部バッテリーや外部バッテリー、自動車用ライターケーブルを用いた使用方法も準備しておく。主治医と臨床工学技士（ME）、呼吸器業者などとも良く確認する[1]。どんな不測の事態でもバックアップとして使えるのが、救急蘇生用バッグなので、NIVでも必ずそばにおいておく。

気管切開人工呼吸療法のケアの実際については、数多くの本や雑誌や文献があるので[17]、ここでは詳細を省く。

非侵襲的換気療法の副作用対策

副作用と合併症の対応を知っておく（表4）[9]。

風邪をひいた時の呼吸ケア

PCFが低下し、自力の咳が弱くなった患者は、風邪をひいた時に痰づまり、肺炎、無気肺、急性呼吸不全になる危険がある[1,2]。特に6歳未満の児では、咳がうまくできないため、風邪をひいた時に呼吸筋など全身の疲労と痰の多さや粘稠度が増し、排痰困難になる可能性が高くなる。このような患者には、徒手による呼気時の胸腹部圧迫、深吸気、両者の併用などの咳介助を指導しておく[1,3]。発熱や発汗、痰により失われ易い水分、蛋白や植物性脂肪を含めた総エネルギーを十分に補給し、感染で不足する鉄分、カリウムを摂る。体位交換を行って肺炎や無気肺を防ぐ。内服薬を使う際、抗ヒスタミン剤は、眠気や、気道の乾きを伴い、感染の悪化や排痰不十分になることもあるので注意する。必要なら点滴で水分、電解質、蛋白、脂肪、鉄、エネルギーを補給する。インフルエンザ罹患は特に重篤になり易いので、ワクチンを毎年接種し予防に努める。

さらに、必要と考えられる例では、NIVやMACを習得させ、必要時に使えるように入手ルートを確認しておく。風邪の時にパルスオキシメーターでモニターし、SpO_2が95％未満に低下したり、痰がからんだら、徒手かMACによる介助咳で排痰する[1]。そして、呼吸筋休息と十分な換気を保つために、NIVをなるべく24時間使用し、酸素を付加せずにSpO_2を95％以上に保つ。もし、酸素を付加しなければSpO_2を95％以上に保つことができなかったり、呼吸苦、脱水、高熱、眠気が続くなら、病院で、血液検査や胸部X-P、内服薬、点滴などを迅速に行う。場合によっては、胸部CTにより、肺炎や無気肺の部位を確認する。

本邦での神経筋疾患の長期人工呼吸におけるリスク

表5は、気管切開でも、NIVでも、共通している事項と考えられる。ただ、NIVでは、舌咽頭呼吸ができるので、24時間人工呼吸器使用者でも、人工呼吸器の故障や回路はずれの際に、数分から30分（1時間以上可能という方も）は自力で換気ができる。このため、低酸素性脳症や窒息のリスクを軽減できる。

体　制：

各職種で必要な人工呼吸管理の知識と技術を持つチーム作り（特に米国のRT＝Respiratory therapist、呼吸療法士に相当する資格は存在しないため、三学会合同呼吸療法認定士などが設けられている）とレベル維持・向上の必要性がまだまだある。

表4　非侵襲的換気療法の副作用と合併症の頻度と解決策

副作用と合併症	頻度（%）	解決策
マスクに関すること		
不快感	30-50	フィットをチェック、ストラップを調整、別の種類のマスクを使用
顔面皮膚発赤	20-34	ストラップをゆるめる、褥瘡用ドレッシング剤（デュオアクティブ®など）、あぶらとり紙用高級和紙をマスク装着部にあてる
閉所恐怖症	5-10	小さいマスク、鎮静剤
鼻根部潰瘍	5-10	別の種類のマスクを使用、消毒や軟膏
マスク周囲湿疹	5-10	清潔、ステロイドや抗生物質の軟膏塗布
圧や流量に関すること		
鼻詰まり、鼻閉	20-50	ステロイドや抗ヒスタミン剤などの鼻詰まりを軽減する点鼻薬
副鼻腔や耳の痛み	10-30	えられなければ設定圧を下げる
鼻や口の乾燥	10-20	生理的食塩水や緩和剤の点鼻、加湿器使用（加温しない場合もある）、エアリークを減らす
目の違和感や充血	10-20	マスクの密着度の改善、ストラップの変更や調整、点眼
胃への空気流入	5-10	安心させる、ガスコン®服用、耐えられなければ設定圧を下げる、流入したら腹部圧迫や坐位で排気
エアリーク（空気もれ）に関すること		
	80-100	口を閉じることを奨励、チンストラップ（下顎バンド）使用、別の種類の鼻マスクや口鼻マスクや顔マスクの使用、設定圧を少し下げる、乳児ではおしゃぶり使用
主な合併症		
誤嚥性肺炎	<5	適応患者を慎重に選定する
低血圧	<5	吸気圧を下げる
気胸	<5	可能なら人工呼吸を中止するか、中止できなければ気道内圧を下げる、適応により胸腔ドレナージ

〔文献5）より一部改変〕

長期の非侵襲的換気療法

2002年、イギリスから出た「SMA Ⅱ型とⅢ型の子供達に対する呼吸ケア勧告」[18]では、窒息や気管切開にならないように、最小限で確実な効果が期待できるものだけを紹介しているという。この中で、「長期人工呼吸を行うために、過去には、気管切開を要していたが、喉咽頭機能が著しく低下していなければ、鼻マスクや鼻ピローでNIVを行うことができる」と書かれている。ただし、「病的肺や慢性呼吸不全の予防に努め、異常があれば、NIVのエキスパートにより治療を行う」ことが勧められている。ALSに関しては、倫理的議論が絶えないが、熟練したNIVと徒手や器械による咳介助により、気管切開を回避して平均1年以上生命予後を改善できると報告された[19]。最近、欧米各国から、ALSにおけるNIVについて、QOLを含めた有効性の報告が続いている[20)-23)]。

気管内挿管の抜管

風邪や誤嚥から、急性呼吸不全になり、気管内挿管を要した時は、肺炎や無気肺など呼吸不全を悪化させている病態を治療し、MACも用いて十分に換気・排痰する[2)24)25)26)]。抜管の際にNIVへの移行を一時的にでも要することがある[1)2)27)]。

気管切開の考慮

気管切開は、喉咽頭機能障害が、話せて食べられる程度に保たれていれば、不要である[1)2)15)]。気道確保の手段があれば、NIVの活用が可能で、福山型先天性筋ジストロフィーでは、話すことができず、唾

表5　本邦での神経筋疾患の長期人工呼吸におけるリスク

機器：機種が多様で更新による変化も多い、輸入機種が多い
　　　　機種により呼吸器回路も異なる
　　　　破損・加熱・燃焼もある
　　　　携帯型では移動や院外使用の機会が増加
　　　　別の操作で条件設定ダイヤルやパネルに触れてしまうことがある

患者：四肢機能低下のため、人工呼吸器、回路、マスク、気切チューブの異常に自分で対処できない、危険を知らせるために大声を出せなかったり、ナースコールにも改良が必要なことがある
　　　　24時間人工呼吸器依存患者では、異常の察知と対処が速やかにできなければ、窒息や低酸素性脳症の危険が高い

環境：重症患者室以外でも人工呼吸器が多く使われている
　　　　生活音や他の処置による音で、アラームやナースコールが聞こえにくいことがある

液の流延や誤嚥があっても、パルスオキシメーターを指標としたMACとの併用により、NIV長期使用が可能である[28]。

気道確保ができないような喉咽頭機能障害が出現すれば、生命維持のために気管内挿管や気管切開を選択するかどうかを考えることになる[1,2,15]。最近、長期気管切開人工呼吸管理についてQOL評価が行われ、疾患の種類、進行の速さ、周囲の環境によって差があり、治療のオプションとして適応を考慮する際に参考になる[29]。

秘伝のオープン　専門医の工夫

神経筋疾患の呼吸機能障害対策で主力となるのは、吸気筋と呼気筋の補助と喉咽頭機能障害の管理（気道確保）である。慢性肺胞低換気症状に注意し、非侵襲的な酸素飽和度と炭酸ガスチェックと、咳の強さ、肺と胸郭のコンプライアンスの維持をモニターする。急性や慢性の呼吸不全に対し、非侵襲的換気療法（NIV）と徒手や器械（MAC）による咳介助をタイムリーに導入し、病的肺の進行、気管内挿管、気管切開、窒息を回避する。

引用文献

1) 石川悠加編著．非侵襲的人工呼吸療法ケアマニュアル、日本プランニングセンター．2004
2) Bach J R著、大澤真木子監訳：神経筋疾患の評価とマネジメントガイド．診断と治療社、東京、1999.
3) 石川悠加、三浦利彦：神経筋疾患．本間生夫、田中一正、柿崎藤泰編．呼吸運動療法の理論と技術．メジカルビュー社、2003
4) 石川　悠加：呼吸ケア．SMAハンドブック作成委員会；SMA（脊髄性筋萎縮症）ってなに？　SMA（脊髄性筋萎縮症）家族の会、2002、pp34-54.
5) 石川悠加、ジョン　ロバート　バック．総説　ポストポリオ症候群としての呼吸障害、呼吸と循環51：1121-1127、2003
6) 石原英樹、木村謙太郎、縣俊彦．在宅呼吸ケアの現状と課題―平成13年度全国アンケート調査報告―．厚生省特定疾患呼吸不全調査研究班平成13年度研究報告書、p68－71、2002
7) Carlucci A, Richard J-C, Wysocki M, Lepage E, Brochard L and the SRLF Collaborative Group on Mechanical Ventilation. Noninvasive versus conventional mechanical ventilation. An epidemiologic survey. Am J Respir Crit Care Med 163:874-880,2001
8) 小川龍監修、坂本篤裕、竹田晋浩編集．最近の人工呼吸法のながれ：人工呼吸法の変遷からNon－Invasive Ventilatiomまで．真興交易、東京、2003
9) Mehta S, Hill NS: Noninvasive ventilation, Am J Respir Crit Care Med,2001;163: 540-77
10) Clinical indications for noninvasive positive pressure ventilation in chronic respiratory failure due to restrictive lung disease, COPD, and nocturnal hypoventilation－ A consensus conference report. Chest 1999;116:521-34
11) British Thoracic Society Standards of Care Committee. BTS Guideline. Non-invasive ventilation in acute respiratory failure.Thorax 57:192-211,2002
12) Bach JR, ed. Noninvasive mechanical ventiation、Hanley＆Belfus Inc. Medical publishers、Philadelphia、2002
13) Simonds AK, ed. Noninvasive respiratory support. A practical handbook (second edition), Arnold, A member of the Hodder Headline group, London,2001
14) Chen AC, Bach JR. Prevention of pulmonary morbidity for patients with neuromuscular disease. Chest 2000;118:1390-1396
15) Bach　JR, ed. Management of patient with neuromuscular

disease、Hanley&Belfus Inc. Medical publishers、affiliated Elsevier, Philadelphia、2004
16) 石川悠加、多田羅勝義、石原傳幸、神野進．慢性呼吸不全に対する非侵襲的換気療法ガイドライン．神経筋疾患．Therapeutic Research 25:37-40,2004
17) 川村佐和子編著：筋・神経系難病の在宅看護－医療依存度が高い人々に対する看護－．日本プランニングセンター、1994
18) Manzur AY, Muntoni F, Simonds A. Muscular dystrophy campaign sponsoredworkshop: recommendation for respiratory care of children with spinal muscular atrophy type Ⅱ and Ⅲ. 13th February 2002, London, UK. Neuromuscular disorders 2003;13:184-9
19) Bach JR. Amyotrophic lateral sclerosis. Prolongation of life by noninvasive respiratory aids. Chest 2002；122：92-98
20) Butz M, Wollinsky KH, Wiedemuth-Catrinescu U, Sperfeld A, Winter S, Mehrkens HH, Ludolph AC, Schreiber H: Longitudinal Effects of Noninvasive positive-pressure ventilation in patients with amyotrophic lateral sclerosis.Am J Phys Med Rehabil 2003;82:597-604
21) Servera E, Sancho J, Gómez-Marino E, Briones ML, Vergara P, Peréz D, Marin J. Non-invasive management of an acute chest infection for a patient with ALS. Journal of the Neurological Sciences 2003;209:111-113
22) Oppenheimer EA. Editorial.Treating respiratory failure in ALS: the details are becoming clearer. Journal of the Neurological Sciences 2003;209:1-4
23) Bourke SC, Bullock RE, Williams TL, Shaw PJ, Gibson GJ.Noninvasive ventilation in ALS. Indications and effect on quality of life.Neurology 2003;61:171-177
24) Giuseppe A. Marraro: Innovative practices of ventilatory support with pediatric patients. Pediatr Crit Care Med 2003;4:8-20.
25) Zaidat OO, Suarez JI, Hejal RB: Critical and respiratory care in neuromuscular diseases. Neuromuscular disorders in clinical practice, Katirji B. Butterworth-Heinemann, Woburn. 2002:p384-99
26) 長門五城、三浦利彦、石川悠加ら．呼吸理学療法により抜管できた、急性呼吸不全を呈したDuchenne型筋ジストロフィーの1例．日本小児呼吸器疾患学会雑誌 12：24-30、2001
27) Pope JF, Birnkrant DJ: Noninvasive ventilation to facilitate extubation in a pediatric intensive care unit. J Intensive Care Med 15:99-103, 2000
28) 佐藤圭右、石川悠加、石川幸辰、泉達郎、岡部稔、南良二．福山型先天性筋ジストロフィー年長患者における臨床経過と各種人工呼吸療法の臨床効果と評価．脳と発達．2002；34：12-23
29) 佐々木征行、須貝研司、花岡繁、他：小児進行性中枢神経疾患の慢性呼吸障害に対する人工呼吸管理について．脳と発達 33：253-258，2001

第11章 摂食・嚥下障害

野﨑 園子

　摂食・嚥下障害は肺炎や脱水・栄養障害などの合併症を引き起こし、生命予後に直結するとともに、食べるという基本的欲求を脅かす病態である。神経筋疾患では病状の進行とともに摂食・嚥下障害が顕性化してくる。これまでの医療では、重症化した摂食・嚥下障害患者への経管栄養・気管切開などの対応・肺炎治療などが行われてきたが、摂食・嚥下障害の早期からの体系づけた対策は不十分であった。摂食・嚥下障害対策は近年注目されてきたが、EBMの面からは不十分な点も多い。本稿では現時点で共通理解が得られている内容について神経疾患医療の視点から述べる。

I. 摂食・嚥下障害の治療の目標[1]

1) 摂食・嚥下機能に見合った、2) 医学的に安定した、3) 最良の摂食状態をつくることである。

1) 摂食・嚥下機能とは

　身体所見・嚥下造影検査・嚥下内視鏡検査により客観的に評価される機能である。

2) 医学的安定性とは

　設定された摂食環境において、2～4週の経過で、発熱や炎症反応など誤嚥性肺炎の徴候がないこと、窒息の事故がないこと、脱水や低栄養の徴候がないことである。

3) 摂食状態とは

　実際の摂取状況であり、経口摂取のみ（食物調整不要）、経口摂取のみ（食物調整要）、経口を主として経管栄養併用、楽しみとしての経口摂取と主栄養の経管栄養、経管栄養のみの段階がある。患者の病識や食への欲求も反映される。臨床の現場では摂食・嚥下機能に適さない摂食状態であることが多く、例えば誤嚥のリスクが高いのに普通食を食べている場合がある。このために誤嚥性肺炎や脱水・低栄養を引き起こす症例が多い。特に神経筋疾患は徐々に進行することがあるために病識がなく、この傾向が強い。

　また、むせない誤嚥（不顕性誤嚥：silent aspiration）はしばしばみられ、誤嚥患者の3～5割といわれている。

　摂食・嚥下障害対策は摂食・嚥下機能を評価し、治療計画を立て、ゴール予測を行い、治療環境を設定し、対策を実践し継続するとともに、一定期間をおいて再評価することが柱となる。

II. 評　価

1) 問　診

　診察室では摂食状態は観察できないため、摂食・嚥下障害を疑うには、患者ないし介護者からの症状の有無を聞き出すことが重要となる。主な問診項目を表に示す（表1）。

2) スクリーニングテスト（表2）

反復唾液嚥下テスト (repetitive saliva swallowing test：RSST)[2]

改訂水飲みテスト (modified water swallowing test：MWST)

表1　問診項目

- むせ
- 食事に関連した咳・痰
- 声の変化（痰がからんだ声など）
- 咽頭異和感
- 食欲低下・食事中の疲労・食事時間の延長
- 食事内容の変化
　　汁物をさける　パサパサしたものをさける
- 食べ方の変化
　　のみこむ時に上を向く　食物が口からこぼれる
　　食物の口腔内残留
- 嚥下後の呼吸促拍（不顕性誤嚥を疑う）
- 体重減少
- 鼻への逆流、口臭、嚥下時の窒息感、肺炎の既往など

表2-1　反復唾液嚥下テスト
・被検者は座位
・検者は被検者の喉頭隆起および舌骨に指腹をあて、唾液嚥下を繰り返させる
・嚥下運動は指腹を越えた上下運動・下降時点を嚥下完了時点とする
・30秒で触診で確認した嚥下回数を測定値とする
30秒で3回がスクリーニングのカットオフ値
口腔内乾燥が強いときは人工唾液または1ccの水を舌背に滴下

表2-2　改訂水飲みテスト
冷水3mlを口腔前庭に注ぎ、嚥下を命じる。
・最も悪い嚥下活動を評価する。
もし、評価基準が4点以上なら最大2試行（計3試行）を繰り返し、最も悪い場合を評価として記載する。
判定基準
1.嚥下なし　むせる　and/or　呼吸切迫
2.嚥下あり　呼吸切迫　（Silent aspirationの疑い）
3.嚥下あり　呼吸良好　むせる　and/or　湿性嗄声
4.嚥下あり　呼吸良好　むせない
5.4に加え追加嚥下運動が30秒以内に2回可能

食物の咽頭への残留や不顕性誤嚥などの病的所見を外から判断するのは困難であり、スクリーニングテストで摂食・嚥下障害を疑ったのち、臨床検査を行う。

3）身体所見の評価項目

①意識状態・呼吸状態

意識障害：傾眠傾向での摂食は、誤嚥のリスクが極めて高い。

呼吸状態：咳が弱いと誤嚥物の喀出ができない、痰が常にある（不顕性誤嚥の疑い）、また、呼吸と嚥下のリズムが協調していない場合は要注意

②ADLと知的状態

セルフケアが自立していない場合、誤嚥性肺炎を起こしやすい。

③口腔状態

齲歯、歯肉炎、歯石、口腔内残渣、舌苔、濃厚な唾液、流涎などは誤嚥性肺炎のリスクファクターとなる。義歯の管理は口腔衛生状態に影響する。

④下部脳神経　三叉、顔面、舌咽、迷走、舌下神経の所見

⑤嚥下関連筋の筋力、可動域など

4）臨床検査

嚥下造影（VF）の具体的方法については、日本摂食・嚥下リハビリテーション学会のホームページ[3]に標準的手順が掲載されている。最近では嚥下内視鏡（VE）も標準的検査となりつつある[4]。いずれも胃透視・耳鼻科内視鏡の装置で可能であり、地域医療で徐々に行われてきている（図1）。

また、頸部に聴診器をあて、嚥下音や嚥下後の呼気音を聴診する方法（頸部聴診法）はベッドサイドで誤嚥や喉頭侵入、咽頭残留を感知する有用な方法である[5]（図1）。

Ⅲ．摂食・嚥下障害の重症度分類[1]
（表3）

平成11年度長寿科学総合研究事業"摂食・嚥下障害の治療・対応に対する総合的研究"にて提唱された重症度分類を紹介する。この重症度判定は摂食場

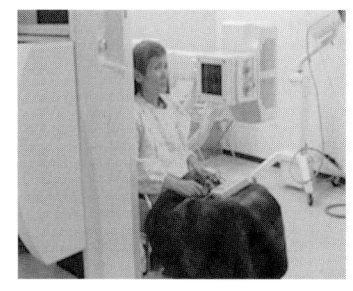

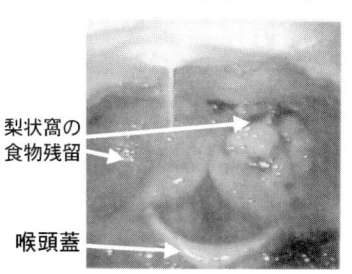

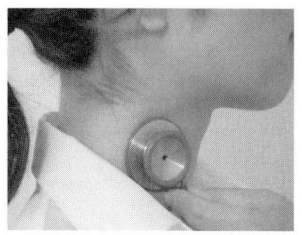

図1　嚥下機能検査

表3 摂食・嚥下障害 臨床的重症度

分類			定義	解説
誤嚥なし	7	正常範囲	臨床的に問題なし	治療の必要なし
	6	軽度問題	主観的問題を含め何らかの軽度の問題がある。	主訴を含め、臨床的な何らかの原因により摂食・嚥下が困難である。
	5	口腔問題	誤嚥はないが、主として口腔障害により摂食に問題がある。	先行期、準備期も含め、口腔期中心に問題があり、脱水や低栄養の危険を有する。
誤嚥あり	4	機会誤嚥	時々誤嚥する。もしくは咽頭残留が著明で臨床上誤嚥が疑われる。	通常のVFにおいて咽頭残留著明、もしくは、時に誤嚥を認める。また、食事場面で誤嚥が疑われる。
	3	水分誤嚥	水分は誤嚥するが、工夫した食物は誤嚥しない。	水分で誤嚥を認め、誤嚥・咽頭残留防止手段の効果は不十分だが、調整食など食物形態効果を十分認める。
	2	食物誤嚥	あらゆるものを誤嚥し嚥下できないが、呼吸状態は安定。	水分、半固形、固形食で誤嚥を認め、食物形態効果が不十分である。
	1	唾液誤嚥	唾液を含めすべてを誤嚥し、呼吸状態が不良。あるいは、嚥下反射が全く惹起されず、呼吸状態が不良。	常に唾液も誤嚥していると考えられる状態で、医学的な安定が保てない。

文献1)より改変

面における観察、身体所見と臨床検査を総合して判断されなければならない。前述のように、摂食・嚥下機能と摂食状態とは乖離していることも多いので注意が必要である。またこれは、摂食・嚥下障害の進行過程を示すものではなく、神経筋疾患の中には、口腔期は重度であるが咽頭期が極めて軽症である症例がある。

Ⅳ. 対 策

1．摂食・嚥下障害の発見

神経筋疾患では、VF上喉頭流入や誤嚥、咽頭残留などの所見がみられていても、患者・家族ともに摂食・嚥下障害の自覚に乏しいことが多く、医療者や介助者の注意深い観察が必要である。前述の問診やスクリーニングを駆使して発見する努力をする。特に筋萎縮性側索硬化症（ALS）では初期より体重・栄養指標・呼吸機能の定期的モニタリングを行う必要がある。

2．口腔ケア[6]

摂食・嚥下障害対策の大前提である。

口腔ケアが誤嚥性肺炎の発症率を低下させることは、周知のことである。また、口腔ケアは摂食・嚥下機能改善や味覚などの口腔内感覚の活性化、覚醒レベルの改善にも有用である。特にADLの自立していない患者や経管栄養患者の口腔ケアは不良であることが多い。

秘伝のオープン 口腔ケアは物理的清掃である。つまり、うがいだけではなく歯ブラシなどでこすり取ることであり、かつ、ケア後の残渣を吸引などで確実に除去することではじめて完結する。

専門医の工夫 一見口腔ケアが自立している患者でも、不十分であることが多く、介助者によるチェック、口腔ケアの専門家である歯科医や歯科衛生士による定期検診が必要である。

以下臨床的重症度に従って対策を述べる。

3．臨床的重症度6・5の対策

1）食物形態の調整が最重要である（図2）

一般にサラサラした液体・口の中でバラバラになるもの・粘度のありすぎるもの・水分と固形物に分かれるもの・吸って食べるもの・酸味の強いものは嚥下しにくい。しかし、筋ジストロフィーの中には口腔期障害は重症だが、咽頭反射が良好に保たれていることも多く、この場合は水分の方が嚥下しやすいこともある。

嚥下しやすい食形態とは密度が均一・適当な粘度でばらばらになりにくい・口腔咽頭の通過時に変形

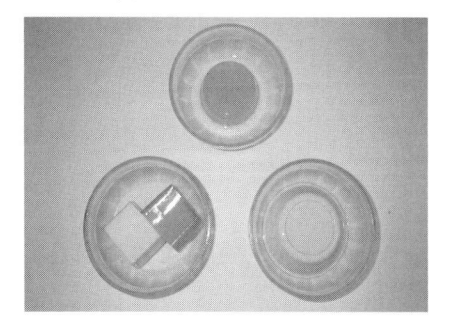

ゼリー食　　　　　　　　　　つぶし状食

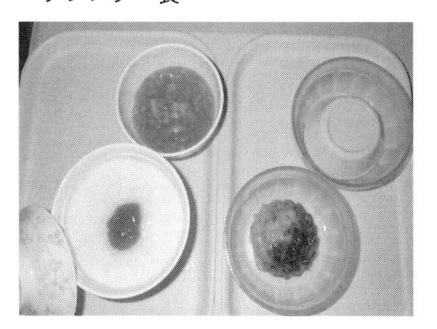

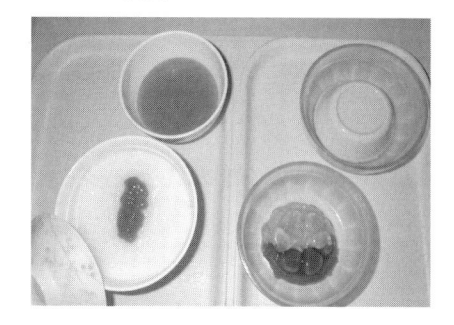

ブレンダー食　　　　　　　　スライス・カット食

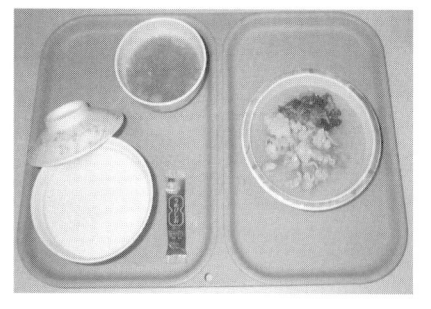

刀根山病院

図2　嚥下困難食

しやすい・べたつかず粘膜にくっつきにくいものである。つまり、きざみ食のように口の中でばらばらになるものや重湯の多いお粥などは嚥下しにくく、口の中でまとまりやすい形態にしたり、とろみをつけたりして工夫するよう指導する。

香辛料や温冷のアクセントをつけると嚥下反射を促進するのに効果的である。

嚥下補助食品

水分にとろみをつけるための増粘剤、栄養補充用のゼリー・プリン、水分補給ゼリー、機能性補助食品（食物繊維・ビタミン・微量元素）などがある。重要！！軽症の摂食・嚥下障害は適切な食形態を提供するだけで改善する。

2）口腔ケア

前述のごとく、大前提である。介護者への指導、歯科医・歯科衛生士による定期的チェックが必要である。

3）訓　練

訓練には、食物を用いる直接訓練と用いない間接訓練がある。

軽症の場合、直接訓練は最も効果的な方法である。体位や嚥下法などを摂食場面で調整していく。代償的テクニックを表に示す（表4）。

間接訓練としての嚥下関連筋の可動域訓練や寒冷刺激による嚥下反射の促通、嚥下筋のリラクセーションは廃用性症候群対策として有効であり、患者の理解が得られればすぐ効果の得られる方法である（表5）。

可能ならばこの時期からの言語聴覚士（ST）の介入が望ましい。在宅STまたは通院先のSTに評価と訓練メニューの指導を依頼する。

> **専門医の工夫**
>
> 咀嚼しやすい食形態と嚥下しやすい食形態は異なることを十分説明する。また、患者の好みを尊重するメニューを心がけるよう指導する。嚥下困難食を毎食つくるのは介護者の負担が大きいので、最近市場に多く出てきている調理済み嚥下困難食を積極的に利用することを勧める。
>
> 秘伝のオープン
>
> とろみの濃さは口頭では伝わりにくい。在宅では、増粘剤で作るとろみが強すぎてかえって嚥下しにくい状態になっていることもある。食事を作る介護者にとろみを実感してもらうことが重要である。

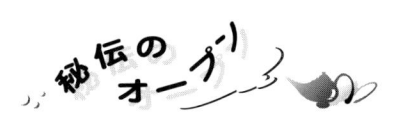

表4 直接訓練：一般的な代償的手法

嚥下の障害	代償的手段・体位
準備期障害による食塊形成不良	刻みからゼリーへの変更 液体はとろみつきに
舌機能障害による送り込み遅延	あごをあげる or リクライニング 流動物に変更
咽頭期嚥下の遅延	あごを引く とろみをつける・ゼリーにする
舌基部の後方への動きの障害	あごを引く
片側性咽頭麻痺	患側に頸部を回旋する
舌と咽頭の片側性筋力低下	健側に傾ける
両側性咽頭筋力低下	身体の側傾または後傾
喉頭閉鎖障害	あごを引いて患側に頸部を回旋
喉頭挙上の障害	あごを引く、身体の側傾または後傾
食道の狭窄	液体に変更
輪状咽頭筋弛緩不全	頸部突出法（頸部ROMに問題のない症例）
咽頭への残留(不顕性誤嚥の予防)	二度飲み込み 交互嚥下 うなづき嚥下（頸部ROMに問題のない症例） 嚥下パターン指導（直後の咳）

文献4) p 109-128より

頸部突出法（右）

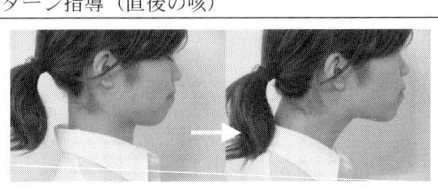

表5 間接的訓練の手法

適応となる障害	訓練
すべての症例に	頸部のリラクセーション　呼吸訓練・発声構音訓練
口唇の閉鎖障害	口唇・頬・顎の運動訓練　マッサージ　ブラッシング 口唇音の訓練
頬の緊張低下	頬部・顎のモビリゼーション　口すぼめ呼吸　ストロー訓練
口腔（全体）運動障害	舌・口腔周囲筋の可動域・筋力増強 筋再教育・筋刺激訓練法　構音訓練
嚥下反射惹起の低下	寒冷刺激　チューブのみ訓練
鼻咽腔閉鎖障害	発声訓練
咽頭閉鎖の低下	pushing exercise（声帯の内転運動）咳漱訓練 呼吸・発声訓練　嚥下パターン訓練
輪状咽頭筋弛緩障害	Mendelsohn maneuver　間欠的バルン拡張法　おくび訓練
喉頭挙上障害	Mendelsohn maneuver
口腔期・咽頭期の協調	嚥下パターン訓練　チューブのみ訓練
誤嚥防止・誤嚥物喀出	呼吸・排痰訓練

pushing exercise:両手で何かを押す動作とともに息こらえをする
Mendelsohn maneuver：喉頭が最大に前上方に挙上した位置で用手保持する

文献4)より

専門医の工夫　神経筋疾患では訓練による筋疲労が起こりやすく、加重にならないように分割して少しずつ行うよう心がける必要がある。

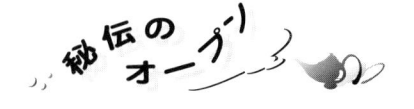

秘伝のオープン　訓練のマンパワー不足は常に悩むところである。訓練メニューを組み立てるだけのSTの介入でも、患者側が継続すれば十分効果が得られる。実行できているかを訓練日記などでチェックすることが重要である。

4．臨床的重症度4・3の対策

上記の方法に加え、主に水分の誤嚥対策と水分・栄養の確保、咽頭残留物除去対策、STの専門的訓練が必要である。

1）水分誤嚥の対策

食事における煮汁や服薬時の水分など全ての水分に気を配り、とろみまたはゼリー状となるよう指導する。症状に応じてゼリー・ペースト・ブレンダー・柔らかく煮たカット食などできめ細かく対応する。神経筋疾患では多剤処方とならざるを得ない場合があり、服薬の仕方に注意する。一度に多くの薬を口に入れ、咽頭に残留していることがあるので、服薬場面の観察が必要である。

秘伝のオープン 重湯が上澄となっているお粥は水分誤嚥のもとである。米粒を適度につぶし、水分を含ませたお粥が嚥下しやすい。

専門医の工夫 食形態を受け入れられない患者にはまず何が食べたいかを聞き、そのメニューを摂食・嚥下機能に適した形態にする方法を指導する。とろみが必要だが、増粘剤の感触を嫌う患者も少なくない。最近はにおいや味を工夫した増粘剤やゲル化剤、ゼリーが数多く市場に出回っている。好みの補助食品を根気よくみつけるよう家族に指導する。

2）水分・栄養確保

間欠的経口経管栄養法（後述）を補助栄養として用いて、摂食量の不足を補う。VF上誤嚥がない症例でも、食事時間が延長すると疲労により誤嚥しやすくなる。45分を目安として食事を切り上げ、不足分は補助栄養で補う。

むせなどで食べづらいのに必死で全量摂取しようとして、疲れ果てている患者・家族がある。補助栄養を上手に利用して、楽しく食事をする事を勧める。

3）咽頭残留物除去対策（咽頭ケア）

咽頭残留物は食後気道に流入して肺炎の原因となる。交互嚥下（性状の違う食品を交互に嚥下する：たとえば固形物とゼリーなど）や複数嚥下、頸部突出法（表4下）、うなずき嚥下を指導する。嚥下後の咳で喀出できることもある。

秘伝のオープン 進行期になると喀出力が弱くなるため、食後に咽頭蓋谷や梨状窩の咽頭残留物を吸引するように指導する。

専門医の工夫 吸引指導は早期から行う。気道吸引や咽頭吸引はリスク管理の第一歩である。早期に患者または家人に指導することが重要である。

4）STの介入

この時期にはSTによる専門的訓練が効果的である。特に誤嚥のある患者の直接訓練はSTの管理下に行うべきである。新しい嚥下運動を形成させるスキル学習は効果的な場合がある。大きく吸気して保持し、嚥下し、その直後に咳をするsupraglottic swallowなどがある。代償的手法と間接訓練を（表4・表5）に示す。

5）理学療法士・作業療法士の介入

頸部筋や呼吸筋のリラクセーションを担当する。特に神経筋疾患では呼吸不全を合併する例が多く、呼吸訓練は重要である。また、痰喀出は誤嚥性肺炎の予防に有効であり、排痰法の指導を依頼する。

肺炎などでしばらく臥床していると、頸部拘縮がおきやすく、誤嚥しやすい体位となる。臥床時期より頸部リラクセーションを行い、頸部から後屈するのを予防する注意が必要である。

作業療法士には姿勢調整、上肢補助具の調整や食器、テーブルの調整を依頼する。経口摂取可能だが上肢機能の低下があるALS患者は、上肢装具を使うことで自立して摂食できる。在宅療養では訪問し、実際の摂食場面を観察し、調整することが必要である。

6）歯科的介入

急性期にも義歯誤嚥のリスクがなければ、義歯使用を中止する必要はない。中止していても、変形予防のため水中に保存し、口腔機能訓練を開始する場合には義歯を可及的に装着することが望ましい。義歯装着は固有口腔形態の回復、弛緩した口腔周囲組織の支持、舌運動の活性化、咬合支持の回復、嚥下時の下顎安定化、口腔内容積の維持などに有効である。一方、不適合な義歯は口腔機能の低下を招き、

表6　経管栄養法の比較

方法	一般的な注入速度	手技	不快感	患者負担	抜去のリスク	胃食道逆流	下痢	嚥下への影響	管理	コスト	備考
IOG	5-20ml/分	易	まれ	軽	少	まれ	多い	良	易	安価	逆流がなければ最適な方法
CNG	5-20ml/分	中	多い	大	大	中	最多	悪	易	安価	嚥下運動を」妨げないよう細い管が望ましい
PEG	3-4ml/分	外科的侵襲	少	大	少	少なくない	多い	少	中	高価	造設に伴うリスクも少なくない・患者家族の心理的負担

IOE：間欠的経口食道経管栄養法、IOG：間欠的経口胃経管栄養法、CNG：持続的経鼻経管栄養法・PEG：経皮的胃瘻

文献4）　p178-185　一部改変

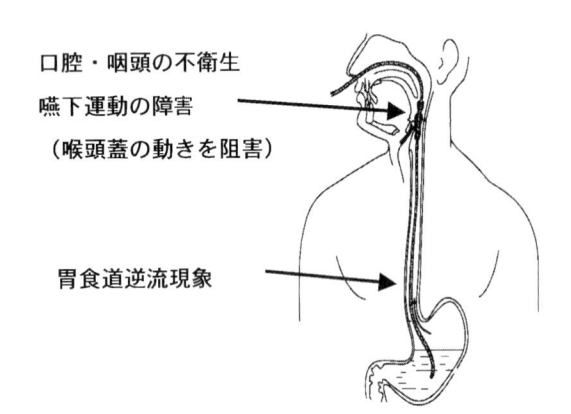

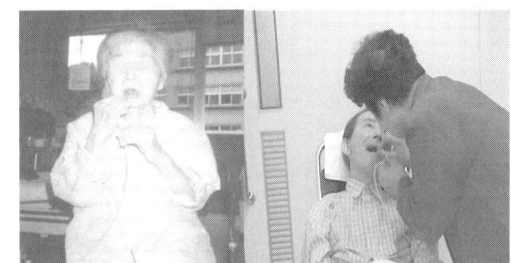

- 口腔・咽頭の不衛生
- 嚥下運動の障害（喉頭蓋の動きを阻害）
- 胃食道逆流現象

IOC（自己挿入と介護者による挿入）

口腔組織を傷つける。したがって常に義歯の調整が必要である。

また、義歯の不衛生は口腔内微生物のリザーバーとなる。一日一回の清掃を指導する。

秘伝のオープン　義歯の損傷を避けるため、清掃には固いブラシや歯磨剤を使わないよう指導する。

口腔ケアは前述のように大変重要であり、歯科医・歯科衛生士の存在が欠かせない。特に意識障害患者や呼吸不全患者には熟練した歯科医による定期的な口腔ケアが必要である。

5．臨床的重症度2・1の対策

1）経口摂取中止

誤嚥のリスクが高くなれば経口摂取は中止し、経

表7　PEGの合併症
ALSの摂食・嚥下障害に関する全国調査

1) 造設時の合併症
- 内視鏡挿入時の呼吸困難
- 鎮静剤による呼吸筋麻痺の顕性化による呼吸不全

2) 経過中の中等度以上の合併症
- 胃液や胆汁の漏出による腹膜炎、腹壁内膿瘍
- 腹膜炎などの痛みによる呼吸の浅薄化
- 腹壁と胃壁の乖離、PEG交換時に腹腔内挿入
- 脱落

3) 瘻孔周辺の炎症や痛み

文献8）より

管栄養のみとする。摂食・嚥下障害の受容が得られないこともあり、中止を指示しても摂食を継続して窒息や誤嚥性肺炎を併発し、呼吸不全を悪化させることもある。また、経口摂取の中止だけでは唾液誤嚥は予防できない。

専門医の工夫　味覚を楽しむため、食物を口で味わうだけでのみこまず、吸引するなどの工夫を指導する配慮が必要である。また、義歯は唾液嚥下を助けるので、極力装着する。肺炎を予防するために十分な口腔ケアと咽頭ケアが必要である。

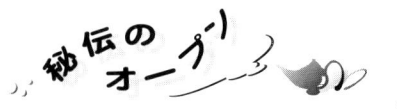

秘伝のオープン　摂食意欲の強い誤嚥患者では、喉頭摘出術などの誤嚥防止術（後述）が、経口摂取できる期間の延長に寄与する。

表8　経腸栄養剤の種類と特性

	天然濃厚流動食	半消化態栄養剤	消化態栄養剤 （成分栄養剤）
窒素源	各種蛋白質	カゼイン・大豆蛋白など	アミノ酸・低分子ペプチド
糖質	多糖類（でんぷん）など	デキストリン・二糖類	デキストリン
脂質	多い	やや少ない	きわめて少ない
三大栄養素以外	十分	不十分	不十分
線維	あり	一部あり	なし
味・香り	良好	比較的良好	不良
消化	必要	多少必要	ほとんど不要
粘稠性	高い	やや低い	低い
小腸粘膜の萎縮	なし	多くない	あり
残渣	比較的多い	少量	ごく少量
コスト	食品として購入	医薬品としての薬価　食品として購入	医薬品としての薬価

文献4）より　p 178-185 一部改変

2）経管栄養について

誤嚥が重度の場合だけではなく、摂食・嚥下障害時間の延長・摂食による疲労・摂食量減少による体重減少・家人の疲労も、経管栄養への移行の適応となる。進行性神経筋疾患の場合、栄養管理面からも、まだ経口摂取可能な時期からの併用が望ましい。現在一般的に使われている持続的経鼻経管栄養法（CNC）・胃瘻（PEG）・間欠的経口経管栄養法（IOC）について特徴を表に示した（表6）。

持続的経鼻経管栄養法（CNC）

喉頭蓋の動きを妨げないために、10Fr以下のチューブを使用し、チューブがのどの奥を斜めに通らないように工夫する[7]。胃食道逆流を予防するために、流動食注入後1時間は座位かリクライニング位とする。

胃瘻（PEG）

胃瘻造設に伴う合併症として、造設時の急性呼吸不全や腹膜炎など重篤なものや、誤挿入、脱落例などがある（表7）[8]。造設や管理上の合併症発症率は10％以上と決して少なくなく、施設入所目的のPEGの社会的造設は避けるべきである。また、ALSで安全にPEG造設を行うためには%FVC＞50％が必要とされており、経口摂取可能な時期から十分な情報提供を行い、PEG造設の安全な時期を逸しないよう指導する。

間欠的経口経管栄養法（IOC）

口からチューブを胃内まで挿入、濃厚流動食を注入し、注入終了後チューブを抜去する方法で、摂食・嚥下障害リハビリテーションの分野でよく使われているが、神経筋難病の長期栄養管理でも有用である。介護者が挿入方法を練習する必要があるが、容易に習得でき、準備にかかる時間などは他の経管法とほぼ同様である（表6右下）。

3）経腸栄養剤

長期の経管栄養管理における、経腸栄養剤の問題点について述べる。経腸栄養剤は天然濃厚流動食、消化態栄養剤、半消化態栄養剤に分類される。各経腸栄養剤の特徴を（表8）に示す。半消化態栄養剤は、最近では第6次国民栄養所要量に準拠して、電解質・ビタミン・微量元素・必須脂肪酸なども調整された栄養剤が増加している。

消化態栄養剤は、すべての栄養成分が、化学的に組成の明らかな物から構成され、薬品扱いであるため患者の費用負担の面から処方されていることも多い。経管栄養剤の合併症としては急性感染性胃腸炎、腹部膨満、悪心、嘔吐、下痢、偽膜性腸炎、感染性下痢、便秘、水分過剰投与、高張性脱水、高血糖、低血糖、必須脂肪酸欠乏症、高窒素血症、高アンモニア血症、肝機能障害、高カリウム血症、低カリウム血症、低ナトリウム血症、低リン血症、高リン血症、ビタミン・微量元素欠乏症などがある。

代謝合併症や電解質異常は時に見逃される事がある。在宅医による定期的な検査を欠かさないことが、早期発見、早期治療につながる。

中心静脈栄養法は、腸管を使わないため、腸管内細菌や有害物質の侵入を防ぐバリアーの役割をしている腸管粘膜が萎縮するという問題点がある。患者

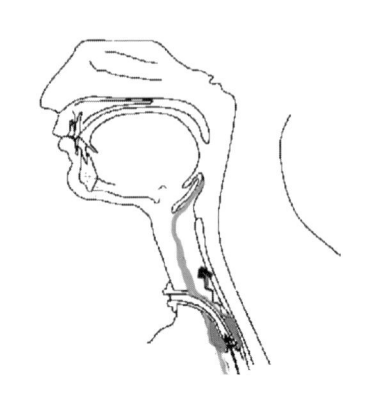

気管切開下では誤嚥物を喀出しようとしても、息が喉頭へは流れずカフの上に貯留する。誤嚥した液はカフと気管壁のすきまをたどって下部気管へ流入する

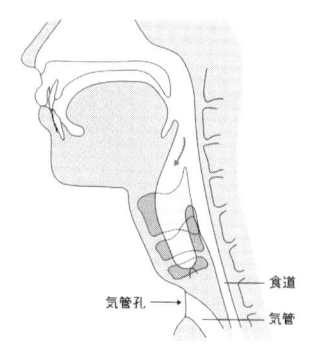

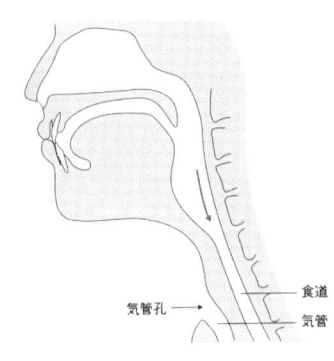

喉頭閉鎖術　　　喉頭全摘術

文献2)　（田山より引用）

図3　気管切開下の誤嚥と誤嚥防止術

の精神症状などで管理上問題となる場合や、消化器の機能に問題がある場合を除き、長期の栄養管理には経管栄養が原則である。

4）再評価の重要性

ALSの呼吸不全悪化やパーキンソン病の悪性症候群の時期には、嚥下機能が急に低下して絶食が必要となるが、病状が安定すれば経口摂取を再開できることもある。肺炎や呼吸不全、悪性症候群がコントロールできる安定期に入れば、経管栄養から経口摂取への移行が可能かどうか、再評価が必要である。漫然と経管栄養を続けることは避けなければならない。

5）気管切開術

経口摂取を中止して全面的な経管栄養としても、唾液誤嚥は防止することはできない。痰が増加したり、痰粘稠のために吸引が困難になった場合は、痰吸引の目的で気管切開を行う。

気管カニューレや回路の重みで、嚥下運動時の喉頭挙上が制限されることもある。また、気管切開下では誤嚥物を喀出しようとしても、カフのために息が喉頭へは流れずに喀出できず、カフの上に貯留する。また、誤嚥した液体はカフと気管壁のすきまをたどって下部気管へ流入する（図3）。気管切開で誤嚥を防止できると過信するのではなく、十分な吸引を心がける。

6）誤嚥防止術

誤嚥を完全に防止するためには、咽頭から気管への道を完全に閉鎖する誤嚥防止術（喉頭閉鎖術や喉頭摘出など）を考慮する必要がある（図3）。誤嚥防止術では気管切開は不可避であり、発声が困難となることを十分に説明する。進行期ではこのような誤嚥防止術を考慮することで、楽しみのための経口摂取がより永く可能となる。

6．その他

1）流涎対策

流涎は口唇閉鎖が不十分であったり、頸部の下垂、唾液嚥下が極めて困難である場合におこる。姿勢調整や口腔周囲筋の体操を指導し、抗コリン剤や三環系抗うつ剤などの薬剤で痰や唾液の減量をはかる。この場合は痰が粘稠になることがあり、窒息に注意が必要である。

低圧吸引器により口腔内の唾液を持続吸引することも有効である。

2）呼吸不全との関連（ALSや筋ジストロフィー）

呼吸筋の中には嚥下関連筋も多く、呼吸不全が存在すれば摂食・嚥下障害は必発であり、呼吸不全悪化により摂食・嚥下障害はさらに進行する[9]。呼吸不全初期では鼻マスクによる間欠的陽圧式人工呼吸（NIV）を夜間のみ装着し、摂食時に呼吸器を装着しないことが多いが、呼吸筋と嚥下筋の双方に負担となり、嚥下障害を増強させることがある。モニター上摂食時のSpO_2の低下が3％以上見られるようであれば、むしろ摂食中NIVをすべきである。呼吸器を装着することにより呼吸が安定し、摂食・嚥

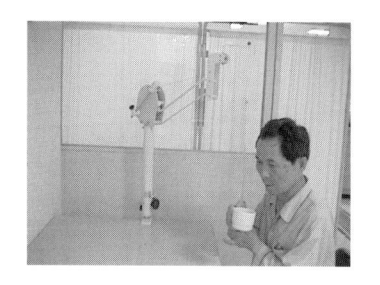

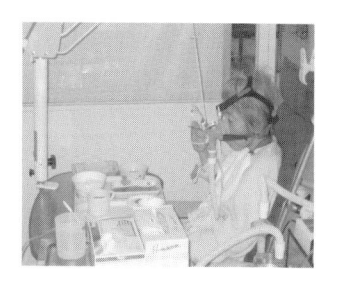

上肢装具　　　　　NIV装着下の摂食

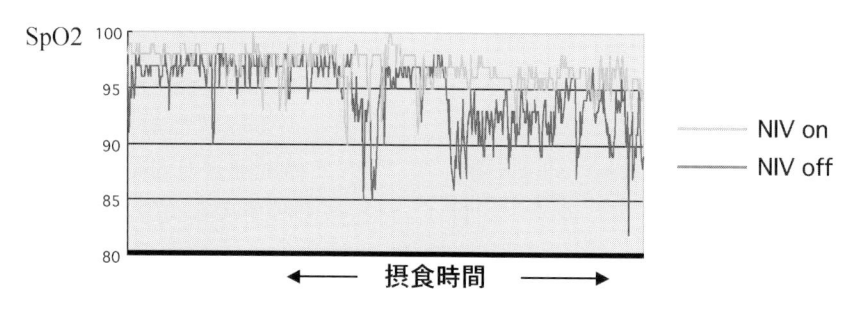

図4　摂食の工夫

下障害が軽減される（図4）。気管切開下の摂食は"気管切開の項"参照。

3）上肢機能障害

上肢筋力低下が進行すると摂食動作がつらくなり、疲労感により食欲や摂食機能も低下する。上肢挙上のためのリフトを補助具として導入するなど、疲労で摂食量が減らないように工夫する（図3）。

パーキンソン病では強剛や振戦のため、また、筋ジストロフィーやALSでは上肢筋力低下のため摂食時間が長くなる。自力ですべてを摂食するのではなく、満足感を残しつつ、一部食事介助をして疲労感の軽減に努めることも重要である。

7．訓練でどの程度改善するか

慢性の神経筋疾患の訓練では、脳血管障害の急性期と異なり重症度が著明に改善するわけではない（肺炎や悪性症候群の回復期はこの限りではない）。しかし、廃用性嚥下障害はかなり改善する。機能固定後1ヵ月で改善がみられない場合はほぼゴールと考え、療養環境に見合った摂食環境を設定する必要がある。つまり、在宅か施設か、嚥下食が提供できるか、経管栄養の管理ができるか、吸引が可能かを考慮した治療プランを立てることが必要である。

V：チーム医療

摂食・嚥下障害対策は医師の力だけで対応することはできない。特に在宅では、歯科医師、訪問看護師、歯科衛生士、言語聴覚士、理学療法士、作業療法士、栄養士、保健師の協力を必要とするため、主治医が摂食・嚥下対策のチーム医療をコーディネイトする役割を担っていかなければならない。

本稿に御助言いただきました藤田保健衛生大学リハビリテーション講座才藤栄一教授に深謝いたします。

引用文献：
1）才藤栄一：摂食・嚥下障害の治療戦略．神経内科．58：295-302，2003．
2）金子芳洋ら：摂食・嚥下リハビリテーション．医歯薬出版，1998，pp110-111．
3．日本摂食・嚥下リハビリテーション学会：嚥下造影の標準的手順（http://www.fujita-hu.ac.jp/~rehabmed/jsdr/ennge_zouei/index_engezouei.html）
4）本多知行ら：医師・歯科医師のための摂食・嚥下障害ハンドブック．医歯薬出版，2001，pp83-85．
5）高橋浩二：頸部聴診による嚥下障害診断法．（ビデオ）医歯薬出版．
6）藤島一郎ら：嚥下リハビリテーションと口腔ケア．メヂカルフレンド社，2006，pp258-269．
7）藤島一郎：よくわかる嚥下障害．永井書店，2001，p212-220．
8）野﨑園子ら：筋萎縮性側索硬化症の摂食・嚥下障害対策．医療．10：615-619，2003．
9）野﨑園子：ALSにおける嚥下障害の問題点と対策．神経内科．58：277-284，2003．

第12章　心不全・不整脈

尾形　仁子

　本章で述べる神経筋疾患はWFN分類に従っている。他の疾患については本書の各論及び循環器疾患の専門書を参照して頂きたい。

　神経筋疾患においてはしばしば心疾患を合併することが知られている。特に問題となるのは心不全（デュシェンヌ及びベッカー型筋ジストロフィー等）及び不整脈（筋強直性ジストロフィー、エメリー型ジストロフィー等）である。

　心不全の合併は神経筋疾患において大きな問題である。心筋障害により心筋の収縮力が低下すると、心臓は様々な機序を介して収縮力の低下を補おうとする。心臓が拡大したり、脈が速くなったりすることも心機能の低下を補う仕組みによるものである。しかしこの仕組みも限界に達した時、心機能の低下に基づく症状が現れるようになってくる。この状態が心不全である。

　心不全が特に問題となるのはデュシェンヌ及びベッカー型筋ジストロフィーである。デュシェンヌ型筋ジストロフィーでは18歳までにはほぼ100％心電図異常も含めた心合併症を有すると報告されている。中には9歳頃から異常が顕在化してくる例もある。最も問題となるのは拡張型心筋症様の心病変である。時に重症心不全を合併し、短い期間に急速に進行することもある。また心不全の進行に伴い心室性不整脈や上室性不整脈など多彩な不整脈を生じ生命予後を左右する。末期心不全では心室性不整脈による突然死も多い。

　ベッカー型筋ジストロフィーでは骨格筋障害が軽微な場合心不全が初発症状になることもあり、拡張型心筋症の原因疾患の一つとされている。

　また筋強直性ジストロフィーやエメリー型ジストロフィーでは極端に脈が遅くなる房室ブロックや重篤な心室頻拍を認めることがある。不整脈が原因と考えられる突然死も大きな問題である。

　石川らは、神経筋疾患における心疾患は基礎疾患を背景として発症するため、その治療や管理には以下の問題点を考慮する必要があると述べている。(1)もともとの心肺耐容能が低い可能性がある、(2)心不全兆候が非典型的である、(3)呼吸不全、全身筋力低下、摂食嚥下障害、消化管障害、精神心理的問題による症状と紛らわしい、(4)病態が他のいくつかの機能障害と連動して起こってくることがある（特に心肺不全）、(5)多臓器の障害を合併しやすい、(6)慢性的な末梢循環不全などの増悪因子が持続している、(7)侵襲的検査が行いづらい、(8)神経筋疾患を対象とした心疾患治療のエビデンスや経験が乏しい、(9)些細なことでデコンディショニング（廃用性変化）やADLの低下が起こりやすい、(10)思春期などで治療に不従順な例もある（安静度、塩分制限など）、(11)治療薬の安全域が狭い（カリウムが低下しやすく、ジギタリス中毒や不整脈が起こりやすい）。

症　状

　車いす使用のため心負荷が軽減されているので症状は出にくく、また心不全の症状はなかなか自覚されない。

　食欲不振、嘔気、唾液分泌亢進、集中力がない、学校を遅刻・早退・欠席する、排便や入浴の後疲れる、頭痛、体位交換要求の増加、不眠、多弁、落ち着きがないなどの症状は心不全の兆候である可能性がある。全身倦怠感、胸部圧迫感、腹部膨満感、喘鳴、発汗過多、夜間の咳、痰がからむ、動悸（脈の乱れ、結滞、速くなる等）、息切れ、呼吸が速い、顔色不良、チアノーゼ、むくみなどの自覚症状の出現時には心機能はかなり悪化している恐れがある。

　心不全の増悪因子としては(1)感染症（特に風邪や呼吸器感染症）、(2)過労（過度の肉体活動、情動ストレス）、(3)下痢、嘔吐、低栄養、(4)塩分、水分の過剰摂取、(5)貧血、等である。特に呼吸器感染症、夏場の水分の過剰摂取、精神的ストレスは重要である。

不整脈では動悸（どきどきする、どきんとするなど）や胸部不快感、胸部圧迫感という訴えがあるが、症状を表現できずに泣き出したり、落ち着きなくそわそわしたりすることもある。進行した徐脈性不整脈の場合意識消失したり、心不全症状が出現することがある。

検　査

心筋障害の評価のための検査は多岐にわたっている。しかし特に神経筋疾患においては非侵襲的であること、簡便であること、繰り返し行うことができること、情報量が多いことが大切である。それらを考慮すると心電図、心エコー図、血漿BNP（脳性ナトリウム利尿ペプチド）濃度、胸部X線写真、が有用である。また不整脈が特に問題となる場合は携帯型で長時間心電図をモニターするホルター心電図を定期的におこなう必要がある。

1）心エコー図

心エコーは超音波を利用して非侵襲的に心臓の動きや大きさを診たり、心機能を評価する装置である。最近は小型化、軽量化した携帯型の機種も普及し、ベッドサイドで行うこともできる。循環器疾患においては不可欠の検査で現在その有用性は計り知れない。非侵襲的であり繰り返し施行することができ、リアルタイムに多くの情報を得ることができる。心筋障害が進行した場合では心エコー図で左室内腔の拡大、収縮力の低下、僧帽弁逆流などの所見が認められる（図1）。

しかし神経筋疾患の患者の心エコー図検査では(1)胸郭や脊椎の変形及びそれに伴う心臓の偏位、(2)検査中に息止めをしていただくのが困難、などの理由により至適なエコーウィンドウを得がたく、鮮明な画像を記録することが困難な場合がある。また同一の体位を長時間維持することが患者に苦痛を与えるので、短時間で検査を終了させる必要がある。

このため神経筋疾患で十分な心エコー検査を行うにはある程度の技術的な熟練と経験を要するものと考える。このため心エコー図検査は循環器専門の医師や熟練した超音波検査師が行うのが望ましい。検査の際にはよりよい画像を得るために毛布や傾斜のついた台などを利用し、可能な限り左側臥位を維持していただくように努めている。

実際の検査ではまず胸骨左縁や心尖部からのアプローチによる断層像で心臓全体の動きや大きさ、心室壁の厚さなどを評価する。さらに胸骨左縁左室短軸像よりMモード法で心臓の大きさ（左室拡張末期径、左室収縮末期径、左房径など）、収縮能（左室駆出率、左室内径短縮率など）、壁の厚さ（心室中隔拡張末期厚及び収縮末期厚、左室後壁拡張末期厚及び収縮末期厚など）のパラメーターを計測する。

さらにカラードプラー法で弁逆流の有無の評価、パルスドプラー法で求めた僧帽弁流入血流速波形より左室拡張能（拡張早期波、心房収縮期波、等容性拡張時間、拡張早期波の減速時間）の評価を行う。ただし神経筋疾患の場合前述のような条件のためパラメーターの計測が困難な場合もある。

2）心電図

心電図は簡便で安価でありながら心疾患の診断や経過観察に極めて有用なすぐれた検査である。波形

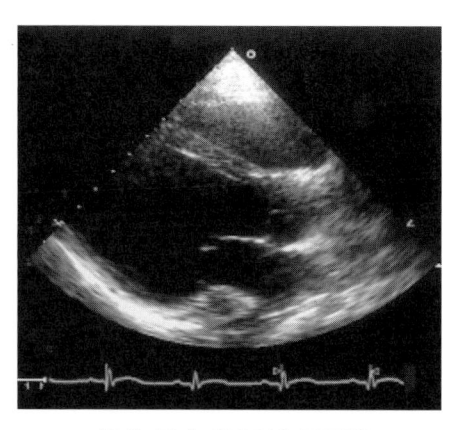

傍胸骨左室長軸断層像 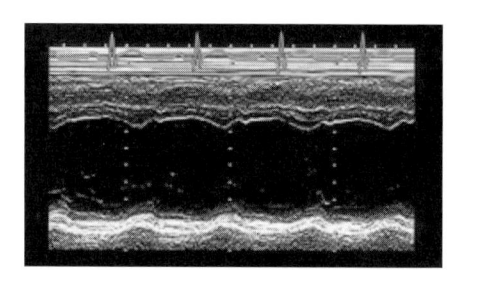　　**Mモード心エコー図**

図1：Duchenne型筋ジストロフィーの心エコー図所見
左室内腔の拡大、左室壁運動の著しい低下がみられる。

の変化から心筋障害の存在を推定したり不整脈の評価をすることができる。徐脈性不整脈が問題となる神経筋疾患では房室ブロックや他の伝導障害の経過観察を行う上で欠くことのできない検査である。

3）BNP（脳性ナトリウム利尿ペプチド）

BNPは主として心室で生合成、分泌されるナトリウム利尿ペプチドで、利尿作用、血管拡張作用などを有する。心不全発症時、心負荷増大時に血中濃度が上昇する。EDTA2Na入りの試験管で血液1ml（血漿0.3ml）で測定できる。正常値は20pg/ml以下とされている。心機能低下がありながらも無症状の人を識別するのに有用である可能性があるため、心筋障害のスクリーニング検査としての意義が期待され実用化されつつある。

神経筋疾患患者のうち筋ジストロフィーのように日常生活をほとんど床上で過ごしていたり車いすを使用している場合は運動による心負荷が軽減されているため心機能がかなり低下していてもBNPは正常値である場合がある。このような時はBNPをスクリーニング検査として用いることは困難である。またBNPが正常範囲を超えて上昇した場合はかなり心機能が低下し心不全が進行している恐れがあると判断し、すぐに心エコー図検査で心機能の評価をする必要がある。BNPの測定は心不全発症後の経過観察や治療効果の判定に有用である。

4）ホルター心電図

24時間心電図をモニターできる携帯用の心電図記録装置で外来でも可能である。不整脈の診断には極めて有用であり原因不明の胸部症状の鑑別にも役立つ。

5）心臓核医学検査

心筋障害の程度や心機能評価に有用である。ただし高価な検査であるため頻回に行うことは難しい。心筋に集積するラジオアイソトープ製剤を注射してガンマカメラで心筋集積像を撮影する。使用する核種によって心筋の血流、線維化、脂肪酸代謝、心臓交感神経活性等の状態や心機能を評価できる。心筋障害が進行している場合は核種の集積低下を認める。

Emeryらの著書でも、DMDは9歳から年1回の心電図と心エコー図、さらに急速に進行する心筋障害を見落とさないために13～14歳は年2回の心電図、心エコー図を施行することを薦めている。また心合併症が特に問題となる疾患では、初診時から保護者（可能であれば本人にも）に心合併症併発の可能性、今後の経過観察、治療の必要性について説明し、日常生活の管理や心合併症の重症化の予防のための生活習慣を身に着けてもらうようにしていただくことが大切と思われる。

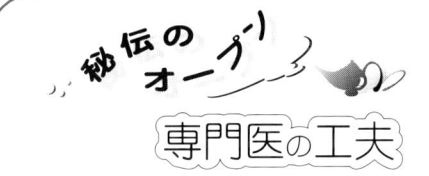

> **秘伝のオープン 専門医の工夫**
>
> 心臓の合併症が特に問題となる神経筋疾患では初診時から（または診断確定時から）心臓の精査を開始するのが望ましい。特に心電図、心エコー、血中BNP濃度測定は初診時に必ず施行するのがよいと思われる。さらに不整脈が問題となる疾患ではホルター心電図を施行して重篤な不整脈の存在の有無を確認することも必要である。

治　療

心合併症がみられた場合は、まず心身ともに十分に休息をとること、その日の疲れを翌日まで持ち越さないようにする、十分に睡眠をとる、夜更かししないこと、水分、塩分を過剰に摂取しないこと、便秘に気をつける、禁煙する、コーヒー等を飲み過ぎない、風邪に気をつけることが必要である。インフルエンザなどの予防接種は早めに必ず受けることが大切である。症状が落ち着いているときはデコンディショニング（廃用性変化）やADLの低下を極力防ぐためにも適度な活動を行うようにする。

1）心不全

近年心不全における薬物療法は飛躍的に進歩している。従来の利尿剤、ジギタリス製剤のみならずアンジオテンシン変換酵素（ACE）阻害薬（エナラプリル、ラミプリル等）及びβ遮断薬（カルベジロール、メトプロロール、ビソプロロール等）による血管拡張療法の導入により予後の著明な改善がみられることが多くの大規模臨床試験で明らかとなっ

た。特にβ遮断薬はその心機能抑制効果のためこれまで心不全には禁忌とされていたにもかかわらず、心不全患者の予後や死亡率を著しく改善させ、さらに心機能改善効果も有することが明らかとなった。このため現在心不全治療には不可欠の薬剤となっている。さらにアルドステロン受容体拮抗薬（スピロノラクトン）、アンジオテンシンⅡ受容体拮抗薬（ARB）（バルサルタン、カンデサルタン、ロサルタン）を導入することにより自覚症状や予後に改善がみられると報告されている。神経筋疾患でも同じことが当てはまる可能性が高く、その有効性が報告されてきている。心不全の治療（特にβ遮断薬を用いた治療）は専門性を要するので循環器内科との連携が必要であり、薬物の開始、増量及び減量については専門医による判断が大切である。

β遮断薬は副作用として心機能の低下を招くことがあるので少量から慎重に開始し徐々に増量していく必要がある。特に治療開始後約一ヵ月で心不全の増悪がみられる場合があるので、特に注意を要する。経験がない場合は必ず循環器専門医を受診していただくのが望ましい。心機能の低下がみられれば症状がなくともACE阻害薬を開始する。ACE阻害薬使用時血圧低下のため腎機能障害を併発することがあるので注意を要する。

ACE阻害薬の重大な副作用である乾性咳嗽がみられる場合はアンジオテンシンⅡ受容体拮抗薬（ARB）に変更する。その後β遮断薬を開始、うっ血の兆候や体液量の過剰が懸念される場合は利尿剤の追加（血清カリウム値に注意しながらアルドステロン受容体拮抗薬とフロセミドを併用）。心不全患者に対しACE阻害薬やβ遮断薬を使用する場合、時に循環動態の変動がみられることがあるので必ず循環器専門医にコンサルトすることが大切である。

ACE阻害薬やβ遮断薬を使用した心不全治療に関する大規模臨床試験では概ね左室駆出率が40％以下ないしは35％以下の症例を対象としている。よって神経筋疾患でも左室駆出率が40％以下になっている場合はACE阻害薬及びβ遮断薬を開始する必要がある。

また大規模臨床試験の結果より心不全に伴う症状がない（NYHA Ⅰ）場合でもACE阻害薬さらにはβ遮断薬を用いることの有用性が報告されている。基本的な方針としては自覚症状の有無に関わらず左室駆出率が40％以下の場合はまずACE阻害薬を開始することであろう。近年では一般的な心不全患者においても安静時にも強い自覚症状があり肺うっ血を伴う重症心不全となってからβ遮断薬による治療を開始することにより、延命効果がみられている。

デュシェンヌ型筋ジストロフィーでも同様のことが期待される。今後は心不全の悪化を抑制してQOLを維持すること、また心機能の悪化を抑制して心機能を維持することが治療の目標として重要なものとなると考えられる。そのためには心筋障害が重篤でない時から心筋保護的な治療を開始していく必要もあると思われる。

特にデュシェンヌ型筋ジストロフィーに合併する心筋障害は10歳代の早期から発症し急速に重症な心不全に陥る場合がある。このため早期からの心筋保護的な治療開始は必須であると思われる。しかしいつから治療を開始すれば（左室駆出率の問題等）最も効果的でデメリットが少ないかについてはまだ明らかではない。今後早期治療開始時期の指標に関する検討も必要であると思われる。

2）不整脈

期外収縮の多発、上室性頻拍症、心房細動、心室頻拍などの不整脈を生じた場合は抗不整脈薬を使用する。一般的に心房性期外収縮、心房細動、心房粗動にはジギタリス製剤、Vaughan Williams分類のⅠa群（ジソピラミド、シベンゾリンなど）及びⅠc群（フレカイニド、ピルジカイニドなど）、心室性不整脈ではb群（キシロカイン、メキシレチンなど）が使用される。

上室性頻拍症では上記のVaughan Williams分類のⅠa群及びⅠc群に加えカルシウム拮抗剤であるベラパミルが有効である。抗不整脈薬を使用した場合心不全の増悪を引き起こしたり、逆に不整脈を起こしやすくしたり（催不整脈作用）することもあり、時に生命に関わることもある。

重症不整脈の合併時には必ず循環器専門医に抗不整脈の使用や管理について相談するのが望ましい。また抗不整脈薬の使用中には特に血清カリウム値に注意し、低カリウム血症にならないようにしておく（特に利尿剤を併用している場合、スピロノラクトンの併用が効果的）ことが大切である。

徐脈性の不整脈の場合はペースメーカー治療の適応の決定が必要となる。特に筋強直性ジストロフィーではペースメーカーの植え込みの適応を念頭

において治療方針を検討する必要がある。本症では時に突然死する症例があり、注意を要する。

頻拍性不整脈（心房細動、心房粗動、心室頻拍、心室細動）で血圧低下、意識消失など循環動態の悪化がみられた場合はすみやかに直流除細動を施行する。

また呼吸不全を合併している場合、効果的な心不全の治療には適切な呼吸管理がおこなわれていることが非常に大切ある。血漿ANP（心房性ナトリウム利尿ペプチド）濃度の上昇の程度がBNPに比して大きい時には換気が不十分である可能性が高く、そのような場合は呼吸管理の見直しも必要になる。

3）心不全の急性増悪時

呼吸苦の増強、頻脈、乏尿、浮腫、不穏等の症状が出現し心不全が急激に悪化した場合は基本的には入院治療となる。重症心不全を管理できる機関病院を受診するのが望ましい。心不全の増悪時には酸素飽和度が低下する。

この場合通常心不全では過換気となり二酸化炭素分圧が低下するが、神経筋疾患では筋力低下のため換気不全を合併している可能性もあるので、酸素飽和度が低下している場合でも二酸化炭素が蓄積している恐れがある。

この時高濃度の酸素を投与することによりCO_2ナルコーシスになる可能性もある。よって搬送時に酸素を必要とする場合最初は低濃度で使用し、血液ガス分析で二酸化炭素分圧を確認してから酸素濃度を上げるのが無難である。

神経筋疾患に合併する心疾患は時に重篤であり治療や管理には循環器疾患の専門的な知識を要する。神経筋疾患は総合的な疾患であるので、診療に当たっては主治医、呼吸器科、循環器科、さらに急性期にはICUや救急部門の医師との連携が必要であると思われる。

引用文献
1) 石川悠加編著：非侵襲的人工呼吸療法ケアマニュアル，日本プラニングセンター, 2004
2) Urtizberea JA, et al.: Dilated cardiomyopathy and related cardiac disorders in muscular dystrophy. Emery AEH eds. The muscular dystrophies. Oxford university press. Oxford, 2001, p202-222.
3) 林　同文ら：大規模臨床トライアル結果を活かす. 特集：うっ血性心不全の治療—新世紀への展開. Heart View 5：94-105, 2001.

第13章　褥瘡

亀井　啓史，福原　信義

褥瘡とは

　褥瘡とは外的要因（ベッド、車いす、副子等）による骨隆起部の継続的な圧迫により生じる組織の虚血壊死や潰瘍である。脳卒中や脊髄障害のために麻痺や感覚障害があったり、パーキンソン病のような錐体外路系疾患により無動や姿勢反射障害、筋強剛があって自力で体動が困難であると、同じ場所に圧力がかかり、圧迫された組織の循環が悪くなる。自力で体動が困難な患者では、3時間以内に局所的な循環障害が起き、組織の無酸素状態をもたらし、改善されないときは皮膚と皮下組織の壊死を引き起こす。重症化し、感染を引き起こすと難治性になり、生命に関わることもある。後発部位は、仙骨、座骨、大転子、くるぶし、踵上であるが、他の部位も患者の体位によっては含まれる。

　内因性の増悪因子としては、病的骨突出（骨隆起の脂肪と筋肉の厚みの減少）、低栄養状態、免疫不全状態がある。発汗や失禁などの湿気も増悪因子となる。

褥瘡を起こさないための対策

1）体位変換：

　褥瘡予防の最大のポイントは、褥瘡になりやすい部位の圧の緩和である。自力で体位変換が出来ない患者の場合、最低でも2時間おきに体位を変えることが望ましい。その際、体位変換シーツ（大きなタオル）を下に敷いて寝返りをさせると良い。通常、2人で行うのが望ましいが、1人で行う場合でも決して引きずらないようにすることが重要である。

2）体圧分散マットレスの使用：

　圧に対する最大限の緩和が必要な場合、エアマット、ソフトナース®などの体圧分散マットレスが有効である。自力で体位変換が可能な患者は固めのウレタンフォームなどの寝具が適切である。

3）車いす上の姿勢：

　車いす患者はベット上の患者よりも褥瘡を作りやすい。車いす上の姿勢観察に十分に注意を払う必要がある。通常使用されている車いすは、患者の体型に合わない。車いすが古い、クッションが無いなど車いす姿勢への配慮が、ベット上姿勢よりも軽視されていることが多い。褥瘡発生のリスクが高い車いす姿勢として、仙骨座りや、非対称姿勢があげられる。原因としては、身体面として運動機能の低下、車いす側として奥行きが長い、シートがのびている、などの形状の問題が考えられる。また、骨盤ベルトなどの身体拘束も褥瘡の一因となるために注意が必要である。10分〜15分おきに体位を自分で変えるか、変えてもらうようにする。椅子に座る姿勢は臀部、膝、足首を出来るだけ90°に近い状態にして深く腰掛けるようにする。臀部には厚いクッションを敷くことで圧が分散される。

4）スキンケア：

　更衣の時、おむつを交換するとき、入浴するときなどに皮膚を観察すると良い。身体の清潔と乾燥、綿密なスキンケアが浸軟と二次感染を防ぐために必要である。皮膚が湿った状態となる原因は排泄物と

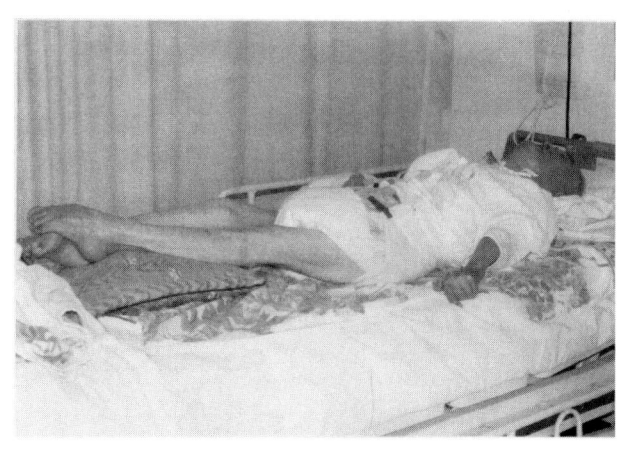

図1　進行性核上性麻痺患者の姿勢

汗である。失禁状態の患者には特別な配慮が必要で、便が皮膚についたら、ぬるま湯で洗い流す。強くこすらないようにする、などの対処が必要でクリームやスプレー式の皮膚保護材を用い、皮膚を尿・便の汚染から守る必要がある。

5）リハビリテーション：

特別な理由がない限り、過度の安静は避けるべきで、運動が勧められる。可能なら、理学療法も受動的、能動的エクササイズの手段として用いる。

6）栄　養：

バランスのとれた食事で高蛋白であることが大事である。補助的ビタミン（A, B_1, B_2, C）と微量元素（亜鉛、銅、カルシウム、鉄）が創傷の治癒を促進することが明らかになっている。栄養状態の指標として血清アルブミン値は 3.0 g/dl 以上を保つようにする。嚥下障害のある患者には胃瘻や経鼻チューブなどによる経管栄養法が有効である。

褥瘡が起きた後の治療

治療方針を決定するには、創面の状態を適切に評価することが重要である。体表では、小さく見えてもより広範な不明基部をもち、表面的な観察のみでは組織の損傷の程度が明らかでないことがある。急性期には壊死を防ぐため、前述の全ての予防的手段を積極的に行うようにする。浅い潰瘍は、圧が取り除かれれば、自発的に治癒する。ドレッシング剤の使用は治癒を早める。

壊死組織は生体にとって異物であり、壊死組織を足場に細菌感染が頻発するようになるため、壊死組織の除去が必要となる。壊死組織には、血流がなく、抗生剤も到達しないため、外科的・化学的に除去する。ポケットを形成した褥瘡は難治化しやすいので、ポケットを切開し、下床の不良肉芽をデブリードマンする。創洗浄は基本であり、可能であれば人肌に暖めた生理食塩水を使用し、なければ水道水を温めて使用する。

治療剤の選択にあたっては、感染の有無（悪臭、発赤、熱感）、壊死組織の有無、創の深さ、ポケットの有無、浸出液の量を考慮する。適応があれば、外科的処置を積極的に行い、感染期にはカデックス®、ユーパスタ®、ゲーベンクリーム®などの抗菌

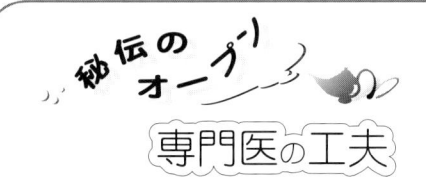

> **秘伝のオープン 専門医の工夫**
>
> なかなか肉芽が増殖しない、上皮が形成されない難治性の褥瘡患者を時に経験する。本邦において開発されたトラフェルミン製剤（フイブラストスプレー®）は、新しい肉芽形成促進作用があり、保険適用となっている。フイブラストスプレー®は、塩基性線維芽細胞増殖因子(bFGF)であり、bFGFは主にマクロファージや上皮細胞、内皮細胞などに由来し、線維芽細胞の遊走、増殖、分化促進、強い血管新生作用を有する。肉芽増殖期に1日1回スプレーするが、スプレータイプで使用しやすく、受容体に速やかに結合し作用するので他の抗菌薬との併用も可能であり、ドレッシング剤の工夫次第で浸出液の量、創の深さにかかわらず幅広く使用できる。

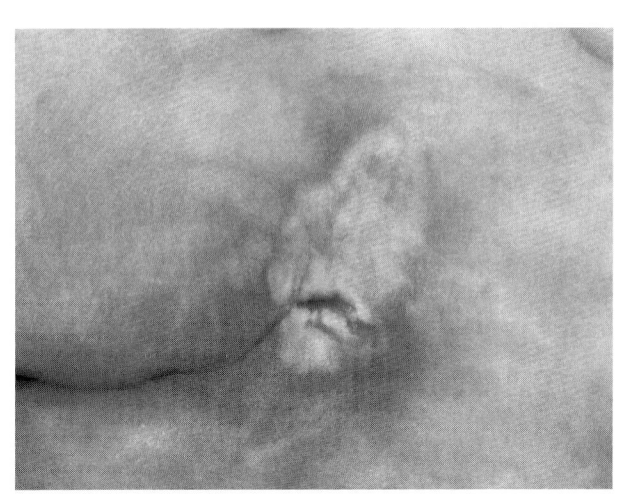

図2　図1患者の仙骨部の褥瘡

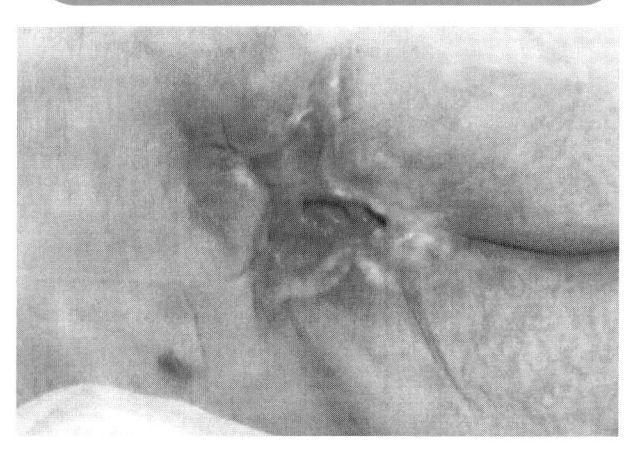

図3　パーキンソン病患者の難治性褥瘡

剤を使用し、肉芽増殖期にはアクトシン®、オルセノン軟膏®などの肉芽形成促進剤を用いる。

　なかなか改善しない場合、もう一度、増悪因子が取り除かれているか、再検討する必要がある。適切に徐圧が行われているか、感染症がコントロールされているか、低栄養状態が改善されているかを検討する。徐圧が適切に行われているのか評価する際に体圧測定用具が有用である。神経難病の中でも、パーキンソン病や多系統萎縮症の患者は、自律神経障害を伴い、しばしば、難治性褥瘡を合併する。自力で体位変換が困難であるために、出来るだけ頻繁な体位変換をして褥瘡の予防、早期発見に努め、見つけたら、早めに主治医に報告するようにする。嚥下障害も合併するため、経口摂取量、体重をチェックし、問題があれば早めに胃瘻を作るようにする。運動機能維持、関節拘縮予防のため、リハビリテーションは非常に有効である。入院以外でも、介護保険を利用して通所リハビリ、訪問リハビリを積極的に利用した方がよい。

　我々の病院でも2002年に褥瘡対策委員会が発足し、活動しているが、職員の褥瘡に対する関心が高まり、2003年にはほとんど新規発生者は見られていない。このことからもいかに褥瘡は発生させないように予防することが大事かが判る。リスクの高い患者に対しては家族への教育が重要となる。我々の病院では褥瘡予防のパンフレットを作成し、介護者に配布している。

第14章　排尿障害

神田　武政

神経疾患による排尿障害の特徴

排尿障害は患者からは訴えない。特に、神経疾患はそうである。羞恥心のためばかりでなく、排尿症状が緩徐に出現するために、年齢のせいや、歩行障害など手足の運動障害のためにトイレに間に合わないためと思うからである。そして、患者の家族は痴呆など他の神経症状によると思っている場合もある。

従って、医師は患者や家族に「以前に比べて尿が出づらいか」、「一日の排尿回数が以前よりも増えたか」、「夜間の排尿回数は何回か」、「以前よりも排尿後の残尿感が残るか」、そして、「現在の排尿の状態が一生続くとしても満足か」と排尿のQOLとして問診するのがよい。

コツ❶　排尿症状の問診は以前の状態と比較して具体的にきく。

排尿機能と神経因性膀胱

排尿機能には、蓄尿機能と排出機能がある。蓄尿時は無意識に行われ、その間、膀胱は弛緩し、尿道括約筋は収縮している。尿排出開始は意識的に行われるが、膀胱は自動的に収縮し、尿道括約筋は弛緩する。排尿機能は副交感神経と交感神経、および体神経で支配されている。すなわち、膀胱の収縮は骨盤神経の副交感神経で支配されて、その中枢は仙髄の中間外側核にあるので仙髄排尿中枢とよばれる。

尿道は内尿道括約筋（平滑筋）と外尿道括約筋（横紋筋）からなる。内尿道括約筋の収縮は胸腰髄の中間外側核から起始する下腹神経（交感神経）で支配され、外尿道括約筋は仙髄のオヌフ核とよばれる仙髄前核から出る陰部神経に支配される。膀胱、尿道への下行路は、脊髄側索にあり、錐体路の内側を通るとされている。

尿意は膀胱壁より骨盤神経を通り、脊髄の前側索にある脊髄視床路を上行するとされる。また、排尿が今にも始まるという尿意は、近位尿道から陰部神経、脊髄後索を伝わる。脊髄より上位には橋（脳幹）排尿中枢と前頭葉排尿中枢がある。どの部位に病変があっても種々の排尿障害が生じ、これを神経因性膀胱という。

コツ❷　神経因性膀胱による排尿障害は蓄尿障害や排出障害単独でなく、蓄尿障害と排出障害が合併することが多い。

正常な排尿機能の理解

排尿機能は蓄尿期と排出期に分ける。

排尿障害を診断するには

患者に負担なく、神経因性膀胱を診断するには①24時間の排尿回数、②残尿測定、③尿流測定（Uroflowmetory）が必要である。

排尿障害が疑われる場合は排尿した時間を24時間記録した排尿日誌を書いてもらう。神経疾患で覚醒時の排尿回数が8回、夜間排尿回数が3回を超えるときには神経因性膀胱による頻尿を疑う。そして、排尿困難でなく、頻尿や尿失禁でも必ず、1度は残尿測定する。

健康者の残尿量は原則的には0mlであり50ml以上であれば異常として扱う。残尿が存在すれば、排尿障害は明らかである。引き続き、我慢ができる最大の1回尿量を測定する。正常は300ml〜400mlである。可能であれば、患者が呼吸を止め腹圧をかけながら排尿しているか観察する。この場合は尿線がくりかえし中断している。以上の観察で神経因性膀胱はほぼ診断できるし、治療効果の判定にも必要である。

表1　排尿症状と自覚症状

蓄尿時症状	頻尿、夜間頻尿、尿意切迫感、切迫性尿失禁
排出時症状	排尿困難，排尿開始遅延，排尿時間延長，間欠性排尿，排尿時のいきみ，尿閉

頻尿患者の日常観察について

入院中の患者がリハビリ訓練中に何度もトイレに行く患者や、脳波やMRIなど検査前になると、必ずトイレに行く患者、そして外来では待合室で頻回にトイレに行く患者から発見できる。これを「待合室頻尿」と名付けて注意することにしている。パーキンソン病外来では特に多い。

神経疾患にみられる頻尿や尿失禁は無抑制収縮をともなった過活動型膀胱ばかりでなく、常時多量の残尿が存在するために有効な膀胱容量が減少し、頻尿にみえることが多い。健康人では排尿後2時間以上過ぎてから尿意を感じ、更に2時間以上排尿は我慢できる。心理的緊張で尿意は強まるとしても、排尿後4時間は自制できるので問診の際の目安になる。

排尿困難は一般に中年期以降の男性では前立腺肥大症などの下部尿路狭窄症で生じるが、肛門からの指による触診か腹部エコーで診断する。神経疾患の排尿困難は排尿筋外括約筋協調不全（DSD）によることが多いので、区別する。多くの場合、前立腺肥大症として、手術を受けてしまうことが多い。また、神経疾患の排尿障害は性器能障害、排便障害、起立性低血圧などの自律神経障害が合併するので注意する。

表2　尿失禁の分類

分類	特徴
腹圧性尿失禁	腹圧の上昇に伴い生じる
切迫性尿失禁	尿意の切迫に伴い膀胱が異常収縮して生じる
溢流性尿失禁	残尿が多くなると、生じる
反射性尿失禁	尿意はなく、排尿筋が不随意に収縮して生じる
全尿失禁	蓄尿不全で尿が常に外尿道口から漏れ出る状態
機能性尿失禁	膀胱尿道機能以外が原因。痴呆などADLが障害
夜尿症	
尿道外尿失禁	尿管が異所開口したもの。奇形や外傷性
混合性尿失禁	腹圧性尿失禁と切迫性尿失禁の合併したもの

頻尿は睡眠時間中に3回以上をいい、治療の対象となる。

尿失禁には表2にかかげるものがあるが、このうち、神経疾患では尿失禁は切迫性尿失禁、溢流性尿失禁そして、混合性尿失禁が主体である。

痴呆症（認知症）による機能性尿失禁は痴呆が高度にならないと生じない。しかし、アルツハイマー型痴呆症、多発脳梗塞性痴呆、パーキンソン病、正常圧水頭症などは痴呆が軽度であっても過活動型膀胱を合併し、尿意を感じるとすぐに膀胱収縮が生じ、頻尿や尿失禁を呈するので、痴呆のためとして治療を放棄してはならない。

> **コツ❸** 神経疾患の排尿障害は性機能障害、排便障害、起立性低血圧などの自律神経障害が合併することが多いので同時に聞きただす。

> **コツ❹** 尿失禁は痴呆のせいにしてはいけない。

〔神経疾患による排尿症状と自覚症状〕

排尿症状には蓄尿症状と排出時症状がある（表1）。患者には自覚されないことも多いが蓄尿症状として刺激症状、排出症状として閉塞症状がある。神経疾患による排尿障害の症状の中で、頻尿、残尿、腹圧排尿が特に重要である。頻尿は1日8回以上、夜間

〔排尿症状のとらえ方〕

神経因性膀胱の症状理解するために国際尿禁制学会(international Continence Society ICS)の分類（表3）を掲げる。排尿機能は膀胱機能と尿道機能に分け判定する。最終的に診断するためには尿流動態検査が必要である。

神経疾患の排尿障害は排尿筋低活動や排尿筋無収

縮が非常に多い。神経因性膀胱の排尿症状を複雑にしているのは両者の混合型や排尿筋外尿道括約筋強調不全（DSD）を合併している場合が多いからである。

コツ5 神経疾患の排尿障害の症状は複雑である。

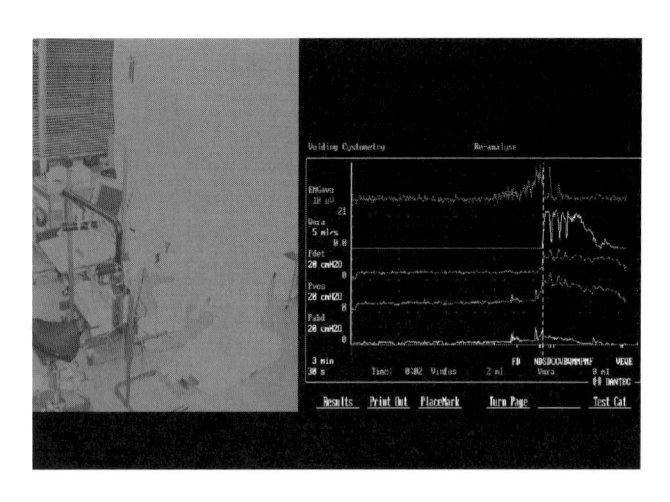

図1 排尿機能検査室と記録波形

〔排尿機能検査〕

神経因性膀胱を診断するためには排尿機能検査を行う。別名これを尿流動態検査（UDS）という。図1に我々の排尿機能検査室と記録波形を示す。
検査の手順について解説する。

1）尿流測定（ウロフロメトリー）

患者に排尿させ、尿の流れを尿流計で曲線として描かせる装置である。正常では中断なく一気排尿されるので一峰性の紡錘形を示す。排出障害は排尿開始の遅れ、排尿時間の延び、尿勢の低下、排尿の途切れなどが記録できる。腹圧排尿は腹圧に一致して鋸歯状を呈するので、容易に判定できる。

2）残尿測定

患者に排尿させた直後にカテーテル導尿か超音波検査で測定する。超音波残尿測定器は導尿せずに測定できるが多少誤差がある。正常者の残尿は限りなく0mlであるが一般に30ml未満を正常値として扱われている。常時50ml以上の残尿は異常として、経過を追う。

残尿測定の簡便法：排尿直後に導尿ができない場合は排尿時刻から導尿時刻までの間を1時間の尿産生を約60mlとして残尿量を求めることができる。そして、残尿が50ml以下であれば、異常な残尿はないと判断する。残尿量が少なくても神経因性膀胱の病初期は腹圧で排尿していることが多いので注意する。尿流測定と併せると診断しやすい。

緩徐に進行した排出障害では残尿が500mlを超えても残尿感を訴えない。そして、有効な膀胱容量が減少するために頻尿や尿失禁を呈するので注意する。従って、残尿測定は排尿障害が疑われる患者には必ず施行すべきである。

3）尿道内圧測定（UPP）

14Fr程度の側孔のあるシリコンカテーテルを膀胱に挿入し、一定圧の水を注入しながら定速で引き抜き、膀胱から尿道口にかけての内圧変化を記録する。外尿道括約筋部で最高圧となる。尿道内圧の高値は排出障害の原因となり、低値は腹圧性尿失禁などの蓄尿障害の原因となる。健康人でも男性は高く、女

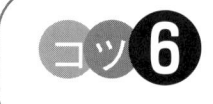

コツ6 排尿障害を疑われる患者には残尿測定を一度は施行する。

表3　国際尿禁制学会(international Continence Society ICS)の分類

膀胱機能	蓄尿時	正常	内圧の異常な上昇を伴わずに膀胱容量が増加し、不随意の収縮がない。
		過活動	不随意の排尿筋の収縮があるもの。
	排出時	正常	随意的に収縮が開始でき、収縮が持続的する。随意的に中止できる。
		低活動	収縮の程度や持続が不十分なもの。
		無収縮	尿流動態検査時に排尿筋の収縮が認められないもの。
尿道機能	蓄尿時	正常	腹圧上昇時においても正常の尿道閉鎖圧が維持される。
		不全	排尿筋の収縮がないにもかかわらず尿が漏れる。
	排出時	正常	尿道がよく開大するもの。
		過活動	過活動による閉塞は排尿筋の収縮に対抗して尿道が収縮するか、排出意図時に開大しないもの。
		物理的	解剖学的狭窄など。

性は低く、男女とも加齢とともに低下する。

4）膀胱内圧測定（チストメトリー）

導尿で膀胱を空にした後、7Fr程度の細い2連のシリコンカテーテルを膀胱内に挿入し、一方で滅菌水を定速で注入しながらもう一方で内圧を記録する。膀胱内圧は咳、力みなどの腹圧の影響を受けるので、肛門から直腸圧カテーテルを挿入して腹圧を同時に測定する。腹圧モニターは神経因性膀胱の診断には必要である。

膀胱内圧から腹圧を引いた排尿筋圧曲線で膀胱のみの収縮力を計測する。正常では蓄尿期において、最大尿意に達するまで内圧はほとんど上昇しない。排尿を意図すると急速に膀胱圧は上昇し、残尿がなくなるまで一気に排出される。

5）外尿道括約筋筋電図

膀胱内圧測定と同時に外尿道括約筋または同じ神経支配である外肛門括約筋へ針電極を刺し、筋電図を記録する。正常では蓄尿している間は筋電図活動が持続し、排尿を我慢すると徐々に筋電図活動は増加する。排尿時には排尿筋の収縮に先立って外尿道括約筋は弛緩するために筋電図活動が完全に消失する。外括約筋が十分に弛緩しないものは排尿筋外尿道括約筋協調不全 detrusor-external sphincter dyssynergia（DSD）と呼び、神経因性膀胱の排出障害の主たる原因になる。

〔健康人の排尿機能〕

参考までに当院の尿流動態検査で求めた健康人39名における測定値（表4）を示す。排尿機能には男女差と加齢による変化がみられる。

〔排尿障害をきたす主な神経疾患〕

排尿障害のために尿流動態検査を行った当院の神経疾患3400例の疾患分布をしめす（図2）。排尿障害は脊髄小脳変性症、中でも多系統萎縮症が多いが、多くの神経疾患にみられる。しかし、排尿障害の程度や障害パターンは経過と疾患により異なっていた。

排尿障害をきたす主な神経疾患を（表5）に掲げる。

表4　健常者参考値

	男性	女性	年令別
最大尿道閉鎖圧(cm水柱)	94±11	90±12	（30歳以下）
	64±11	56±18	（60歳以上）
初発尿意量(ml)	159±55	149±41	
最大膀胱容量(ml)	450±54	419±81	
最大排尿筋圧(cm水柱)	37±13	27±12	
排尿筋括約筋協調不全(DSD)	陰性	陰性	
最大尿流速(ml/秒)	27±7	34±4	（30歳以下）
（300ml排出時で換算）	14±6	24±8	（60歳以上）

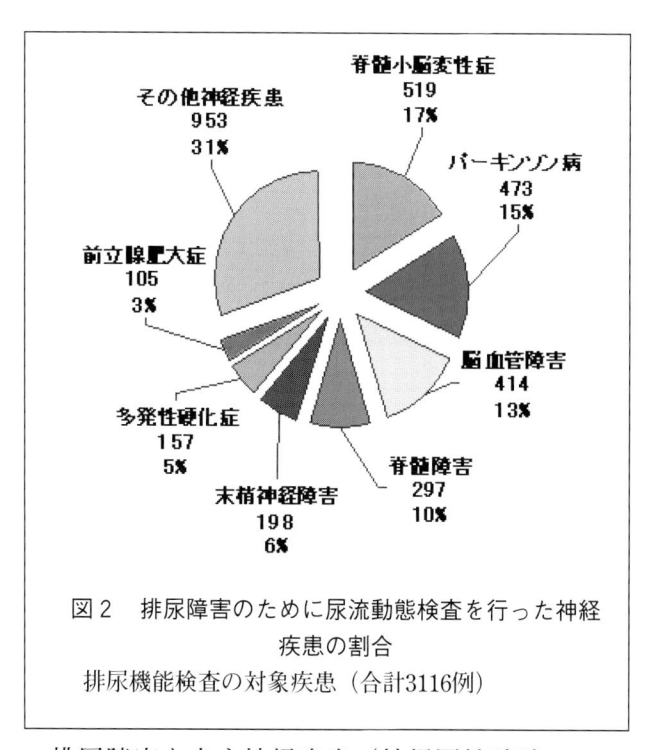

図2　排尿障害のために尿流動態検査を行った神経疾患の割合
排尿機能検査の対象疾患（合計3116例）

- 脊髄小脳変性症 519 17%
- パーキンソン病 473 15%
- 脳血管障害 414 13%
- 脊髄障害 297 10%
- 末梢神経障害 198 6%
- 多発性硬化症 157 5%
- 前立腺肥大症 105 3%
- その他神経疾患 953 31%

・排尿障害を来す神経疾患（神経因性膀胱 neurogenic bladder：NB）は程度の差はあるが多くの神経疾患に生じる可能性がある。

〔神経疾患の排尿症状は複雑である〕

我々が行った主な神経疾患の尿流動態検査を平均値で比較すると、おおむね次のようであった。対象は表6に示すように罹病期間の長い症例が多い。

残尿は多系統萎縮症、遺伝性脊髄小脳変性症、脊椎症性脊髄障害、多発性硬化症の順で多い。最大尿流速度は多系統萎縮症、パーキンソン病が低い。最高尿道閉鎖圧は多系統萎縮症が低い。初発尿意量は脊椎症性脊髄障害で大きく、パーキンソン病、脳血管障害で小さい。

最大膀胱容量はパーキンソン病、進行性核上麻痺は小さく、家族性痙性対麻痺、遺伝性脊髄小脳変性症、脊椎症性脊髄障害は大きいものが多い。最大膀

表5 排尿障害をきたす主な神経疾患

脳疾患	脳血管障害、パーキンソン病、多発性硬化症、脊髄小脳変性症、正常圧水頭症など
脊髄疾患	脊髄損傷、脊髄腫瘍、頚椎症性、脊椎管狭窄症、頚椎後靱帯骨化症（OPLL）、痙性対麻痺、種々の脊髄炎・脊髄症（多発性硬化症やHAM）、二分脊椎、脊髄係留症候群、種々の腰椎疾患、脊髄血管障害（脊髄梗塞、前脊髄症候群）など
末梢神経疾患	栄養障害や代謝疾患、糖尿病性、ビタミン欠乏症、アルコール症、ギランバレー症候群など。腰部椎間板ヘルニア、腰椎症、腰部脊椎管狭窄、腰椎腫瘍などの脊髄円錐、神経根障害、二分脊椎、脊髄係留症候群など
薬剤性	抗コリン剤、パーキンソン病薬、精神薬など自律神経系に作用する薬剤
その他	心因性（ヒステリーなど）、夜尿症など

胱収縮圧は家族性痙性対麻痺、遺伝性脊髄小脳変性症で高くなる。

蓄尿期では脳血管障害、パーキンソン病、進行性核上麻痺、多系統萎縮症、多発性硬化症に過活動型を示す症例が多くあり、排出期では多系統萎縮症、遺伝性脊髄小脳変性症、多発性硬化症、筋萎縮性側索硬化症、脊椎症性脊髄障害に低活動型が多い。排尿筋尿道括約筋協調不全（DSD）は遺伝性脊髄小脳変性症、多系統萎縮症、多発性硬化症に多くみられる。このように神経疾患の排尿障害のパターンは疾患によりある程度の特徴がある。（第42回日本神経学会2001年発表）

表6 〔対象〕

検査対象	例数	平均年齢	罹病期間
多系統萎縮症	399例	60歳	5.2年
遺伝性脊髄小脳変性症	105例	54歳	12.9年
パーキンソン病	350例	69歳	8.6年
脳血管障害	297例	69歳	4.0年
多発性硬化症	152例	44歳	5.8年
頚椎症性脊髄障害	98例	61歳	4.6年
筋萎縮性側索硬化症	52例	60歳	3.4年
家族性痙性対麻痺	52例	49歳	11.8年
進行性核上性麻痺	50例	69歳	4.7年
健康人	39例	38歳	

〔神経疾患の排尿障害の特徴―経過とともに変化する〕

蓄尿障害は無抑性収縮としてとらえられる頻尿が脳血管障害、パーキンソン病、大脳に病変をもつ多発性硬化症などに多いが、パーキンソン病や多発性硬化症は蓄尿障害と排出障害の両者を呈することも多い。そして、経過とともに排尿のパターンは変化する。

例えば、多系統萎縮症は初期には過活動型膀胱であっても、進行とともに排尿筋外尿道筋括約不全（DSD）が加わり、低緊張型膀胱になり、残尿が増えてくる。筋疾患においても、女性の重症筋無力症は病状が悪化すると尿道圧が低下し、腹圧性尿失禁を訴えることがある。残尿が多くなると有効膀胱容量が減少するために、二次的に尿意切迫や溢流性の頻尿などの蓄尿障害がみられる。臨床症状が頻尿であっても薬物治療法は全く異なるので注意する。

〔神経疾患の排尿障害の治療方針〕

〔薬物療法〕

神経疾患による排尿障害に対する薬物治療はあくまでも対症療法であり、原疾患の治療が優先する。しかし、神経疾患の多くは治療法がなく進行性であるので排尿症状と尿流動態機能および治療薬の薬理作用を理解して治療する。また、患者の多くは中高年者であり、男性では前立腺肥大症など、女性では腹圧性尿失禁等の下部尿路障害の合併を考慮に入れておく。

表7

排尿障害の薬物療法		一般名	商品名	一般的用量と用法
尿道の圧を下げる	αブロッカー	塩酸タムスロシン	ハルナール	0.2～0.4mg/日、分1～2
		naftopidil	フリバス、アビショット	
		塩酸urapidil	エブランチル	
		塩酸プラゾシン	ミニプレス	1～6mg/日、分2～4
		シロドシン	ユリーフ	
膀胱排尿筋の収縮力を上げる	コリン作動薬	塩化ベタネコール	ベサコリン	30～60mg/日、分2～4
		臭化distigmine	ウブレチド	5mg/日～
膀胱の異常収縮を減弱させる	抗コリン薬	塩酸プロベリン	バップフォー	20mg/日、分1
		塩酸オキシブチニン	ポラキス	6～15mg/日、分3
		臭化プロパンテリン	プロバンサイン	15～60mg/日、分1～4
		酒石酸トルテロジン	デシルシトール	
		コハク酸ソリフェナシン	ベシケア	
尿道の圧を上げる	β刺激薬	clenbuterol	スピロペント	
	抗うつ薬	imipramine	トフラニール	30～75mg/日、分2～3

（使用にあったっては保険適応病名に注意する。）

また、神経疾患による排尿障害は程度の差はあっても蓄尿障害と排出障害の両者が伴う場合が多い。従って、薬物療法は排尿障害を膀胱の収縮と弛緩および尿道の収縮と弛緩の4つの組み合わせの異常と考え、排出障害に対する薬剤と蓄尿障害に対する薬剤に分け、排尿筋の異常収縮を増強または減弱する薬剤、尿道抵抗を増強または減弱する薬剤を選択する。

治療は表7を参考し、残尿量の増加に注意しながら行う。蓄尿障害よりも排出障害を優先する。効果と副作用をみながら選択し、漸増する。一定期間使用しても効果がなければ他剤に変更するか薬物療法を中止する。残尿を減らすために尿道内圧を下げる目的で使用するαブロッカーは起立性低血圧を増強するので、十分量の投与ができない場合が多い。

〔薬物療法以外の治療〕

1)排出障害の治療

薬物療法の他に患者または介護者に間欠自己導尿（CIC）を指導する。中枢性の排出障害では会陰部をウオシュレット®で刺激したり、下腹部を叩いたりすると排尿反射が誘発されることがある。末梢性の排出障害では下腹部を用手的に圧迫（クレーデ法）で対応するが、膀胱圧が異常に高くならない程度に行う。

また、尿路感染症のある場合は腎盂炎になりやすいので行わない。薬物に反応しにくい場合はボツリヌス毒素の外尿道括約筋部注入、埋め込み式仙髄根電気刺激、経尿道的膀胱頸部切開術および同切除術なども行われる。臀部の褥瘡治療のために清潔維持が必要の場合には膀胱瘻造設を検討する。

2)蓄尿障害の治療

頻尿や尿意切迫の場合、薬物療法と平行して、可能な患者にはトイレに行く前に我慢する膀胱訓練を指導する。また外括約筋・会陰筋群の随意的に収縮を繰り返す（括約筋訓練）や筋電図によるbiofeedback法も行われる。残尿量が少ない尿失禁患者には紙おむつで対応するが、患者のQOL維持のためや、不眠を来すほどの高度の頻尿の場合にはバルーンカテーテルの留置を行う。

〔神経疾患の留置カテーテルの使用状況〕

神経難病医療を中心にしている当院では206床の入院患者のうちバルーン使用患者は約20%であり、また、当院の神経難病の在宅訪問患者84名のうちバルーンを使用している患者は約7割程度となっている。バルーン留置は進行した神経疾患の排尿障害の中心的処置であることがわかる。

バルーン留置を行っている疾患別割合は脊髄小脳変性症（多系統萎縮症）が過半数でもっとも多く、ついでパーキンソン病、多発性硬化症、人工呼吸器管理の筋萎縮性側索硬化症と続いている。神経難病疾患の進行例の多くは、全介助となるが、気管切開と胃瘻造設と同様、留置カテーテル使用例が多くなっている。

> **秘伝のオープリ　専門医の工夫**
>
> 〔救急対応〕
>
> 〔突然の尿閉に対して〕
> 　急性発症の神経疾患でなければ、神経疾患で尿閉が突然来すことはまれであり、以前から排尿困難を自覚していることが多い。そのような状態に尿路感染、前立腺肥大症、排尿障害を来しうる種々の薬剤によって尿閉が生じることが多い。従って、尿閉を来す前から、診断治療が大切である。尿閉に気づいた時には早急に導尿する。自尿があった後も残尿の有無を確認する。
>
> 〔尿カテーテル挿入が困難なとき〕
> 　男性の場合は前立腺肥大などの下部尿路狭窄のためにカテーテルが挿入困難である場合がある。カテーテル挿入を繰り返すと、尿道損傷や粘膜の浮腫をきたし、さらに挿入が困難になる。このような場合は20mlの注射器に10ml程度のキシロカインゼリーを入れ、外尿道口から強く注入する。その直後に尿道の生理的走行に沿って、腰の強い導尿カテーテルを一気に挿入する。これで挿入が困難である場合は泌尿器科専門医に依頼するのがよい。
>
> 〔バルーンカテーテルが詰まったとき〕
> 　尿路感染による発熱や留置カテーテルのつまりのために、救急コールがある。深夜帯は家族には前もってカテーテルの構造を教えておき、ハサミで切断し抜去してもらう。腹痛や発熱がなければ、カテーテルが詰まっても急がなくてもよい。高度のDSDや下部尿路狭窄がなければ多くの場合、外尿道口から尿は漏れ出る。
>
> 〔バルーンカテーテルが抜けたとき〕
> バルーンが破れたり、水が漏れて自然に抜けるときがあるが、緊急を要しない。日中対応が可能と思われる。

〔バルーン留置カテーテルを使用する時期〕

　残尿が50～100mlは経過観察とする。100ml以上の時には尿流動態検査を施行して結果に応じた薬物療法を行う。

　そして、薬物療法を行っても残尿が常に200ml以上の場合は留置カテーテルの適応としている。留置尿カテーテルはケアがよければ大きな尿路感染症もなく10年以上の長期排尿管理が可能であり、患者のQOLが保たれ、良好な療養生活が維持できる。

　残尿が多い場合には尿路感染が起きやすいが、著者の経験では神経因性膀胱では、膀胱内圧が極端に上昇する脊髄障害を中心とする特別な神経疾患をのぞいて、逆流性水腎症は生じにくい。以上の理由から過度な用手圧迫は行わない。

　残尿が多いときには間歇導尿を行うが、排尿障害を伴うほとんどの神経疾患では上肢の運動障害があり、家族の介助がなければ、間歇導尿はできないので、留置カテーテルを使用する。どの程度の残尿量で留置カテーテルを開始するかは、意見の分かれるところであるが、多く神経難病疾患は残尿が増えても膀胱圧は極端に高値にならないので、逆流性水腎症は生じにくいと考えられる。

　従って、バルーン留置時期は患者のQOLや家族の介護のしやすさで決めてよい。多系統萎縮症では頻尿や溢流性尿失禁がみられる残尿量が、200-300ml程度と考えられる。逆流性水腎症はDSDを伴い、膀胱圧が非常に高値になる多発性硬化症や脊髄性血管障害、外傷性脊髄障害（横断性脊損）等の数少ない疾患を除けば腎障害は生じない。いずれにしても、尿路感染症、腎機能障害には注意する。
陰部の清潔や長期ケアのためには泌尿器科医との相談の上、膀胱瘻の造設も検討したい。

専門医の工夫 〜秘伝のオープリ〜

〔排尿に影響を与える薬物〕

排尿機能が限界に近い状態で維持されている神経疾患の場合は健康人よりも種々の影響で排尿障害が来たしやすい。従って、一般患者のようには扱わず、常に患者や患者家族の訴えには十分注意が必要である。器質的尿路疾患や新しく投与された薬剤の影響に注意を向ける。男性では前立腺肥大症などの下部尿路疾患に排尿に影響する薬剤を投与するとさらに影響が出ることが多い。

〔バルーン留置カテーテル維持法〕

ゴムカテーテルでは2週に1回、シリコンカテーテルでは月1回の交換ですましている。必要に応じて間隔を短くし、尿混濁や尿路感染による発熱がなければ、膀胱洗浄は行わない。これにより10年以上の在宅療養を可能にしている症例が多数いる。

〔バルーンカテのトラブル119番〕

：日常的な対処と尿閉などの救急時の対処

〔今後の治療〕

残尿が多く、薬物療法が無効な症例には外尿道括約筋に対してボツリヌス（ボトックス®）局所注射治療が試みられている。

頻尿や尿失禁に対してカプサイシン（赤唐辛子の主成分）の膀胱注入や局所の電気刺激療法を行う施設もある。また、夜間頻尿に対して就眠前の抗利尿ホルモン（デスモプレシン尿崩症治療薬）の点鼻投与などが検討されている。

〔治療で使われる薬剤の副作用が疑われる時〕

表8に排尿に影響を与える薬剤を掲げる。日常使用されている非常に多岐にわたる薬剤が含まれているので注意する。

〔さいごに〕

神経因性膀胱は神経疾患の治療が先行するが、その病態に応じた治療が可能であることから、排尿障害を有する患者に対して積極的な治療を試みる。排尿障害の中で尿路感染症、薬物性排尿障害、前立腺肥大症などの下部尿路器質性疾患など神経因性膀胱以外の原因についても十分注意する。

神経疾患の排尿障害を客観的評価し、病巣部位との比較は予後推定に役立つ。排尿障害は、社会生活ならびに日常生活上において大きな問題であり、患者のADLの向上ならびに患者の家族の立場も考慮した治療を選択する。

表8 排尿に影響を与える薬剤

排出に影響する薬剤は
麻薬、　　　　　　　中枢性・末梢性筋弛緩薬、
頻尿治療薬、　　　　鎮痙薬、抗潰瘍薬、
パーキンソン病薬、　抗ヒスタミン薬、
抗不整脈薬、　　　　三環系抗うつ薬、
各種の精神病薬、　　抗てんかん薬、
βアドレナリン遮断薬、気管支拡張薬、
風邪薬、抗結核薬、　昇圧薬　などがある。

蓄尿に影響する薬剤は
副交感神経刺激薬、　抗コリンエステラーゼ剤、
平滑筋刺激薬、　　　α遮断薬、　などである。
これらには排尿障害の治療にも用いられるものがある。

引用文献
1) 土田正義、西沢　理：神経因性膀胱、排尿の生理．"新臨床泌尿科全書（第4巻　B）"1986、p1、金原出版．
2) 服部孝道、安田耕作、平山恵造：神経因性膀胱の鑑別診断．神経進歩28(3):449、1984．
3) 白岩康夫、山口　脩：目で見る排尿障害—排出障害から蓄尿障害まで—：メジカルビュー社、15、1995．
4) 服部孝道、安田耕作：神経因性膀胱の診断と治療第2版:p179、1990、医学書院．
5) 服部孝道ら：神経疾患による排尿障害ハンドブック2版:p179、1990、三輪書店．
6) 安田耕作ら：排尿障害の薬物治療、2000、三輪書店
7) 武田正之：薬剤性・医原性排尿障害、298-301新図説泌尿器科学講座第6巻、2000、メジカルビュー社．

IV 疾患各論

第15章　筋ジストロフィー総論

河原　仁志

　筋ジストロフィーは、全身の筋肉の萎縮、筋力の低下が進行性に起こる疾患である。原因は遺伝子の変化によるものと考えられている。「遺伝子の異常」ではなく「遺伝子の変化」という言葉が望ましいことは、ヒトはだれでも数個の遺伝子の変化を持っているという事実があり、患者への配慮としても大切な意味を持つ。したがって、この疾患は全身の筋の機能低下が進む慢性の疾患であり、遺伝子の変化による診断・分類と「遺伝」という患者家族にとっていろんな意味で深刻な問題を抱えているといった特徴がある。

　起こりうる症状は全身の筋の機能低下によるものであり、歩行障害、日常生活動作困難などの運動能力の低下のみならず、呼吸筋の機能低下による呼吸不全、心筋の障害による心不全、姿勢保持困難、身体変形、摂食・嚥下障害、消化管障害など多岐にわたる。さらにこれらの障害による廃用性の機能低下が加わり、患者の困難は増大する。

　機能的には「喪失の連続」といった人生を余儀なくされるとも考えられ、根本治療が実用化されるまで患者が「あきらめない」「あきらめさせない」「自分らしい人生を送る」のをサポートする医療が重要になる。筋ジストロフィーは、冒されやすい筋肉の部位、機能低下の進行の速さにより特徴づけられる病型があり、遺伝子の変化の確認やそれによる蛋白の量的・質的異常により診断される。

　したがって診療にあたり病型の確定診断は不可欠であり、正確な診断により展望を持った診療が可能になるといって過言ではない。もし診断について相談を受けたら「できるだけ正確な診断を受けるよう」にアドバイスして欲しい。しかし、現実は正確な診断がなされていない場合もあり、診療にあたり困ることもある（表1）。

　根本治療として遺伝子治療が試みられているが未だ研究段階である。その他、フテロイドホルモン、グリチロン、クレアチン内服なども症状の軽減に役立つこともあるが、副作用の心配もあり専門医に任せた方が安心である。

　病型により特徴的な症状を示すものがある。そしてその症状が生命を脅かす危険性が高いものがある。性染色体劣性遺伝形式をとるEmery-Dreifuss型筋ジストロフィーは、失神や心不全症状などをみずに不整脈により突然死をするおそれがあり、心ペースメーカー装着などの不整脈治療が必要になる。関節拘縮による頸部の前屈・肘関節進展制限やつま先歩行が早期からみられるが、筋力低下は明らかでない場合もあるので注意が必要である。

　筋強直性ジストロフィーは、上述の筋疾患の特徴と糖尿病などの内分泌異常、知的障害の出現など多彩な症状が起こり、また患者毎にその症状の重症度が異なり、臨床上は筋ジストロフィーを合併する全身病と考えた方が対応がしやすいように思う。

　こういった各病型に対する診療は各論で記載するので、ここでは筋ジストロフィーの診療で特に留意すべきことを述べる。

(1)患者は症状の進行による生活困難の増加に苦しみ、時には進行を否定することで自分のアイデンティティを保とうとしている。困難に関しては「違う方法で可能にする」といった未来志向のアドバイスが必要になる。

(2)患者は「遺伝」という言葉に対して困惑、「遺伝子（治療）」という言葉に対して大きすぎる期待を持っていることが多い。これらを含めた疾患の正しい理解により診療が始まることを我々は常に念頭に置く必要がある。

(3)呼吸不全は、慢性呼吸不全と急性呼吸不全に分かれ、急性呼吸不全は腹筋の筋力低下による「咳」の不足による排痰困難が原因となることが多い特徴がある。またこれは予防的治療が可能であり、手動人工呼吸器（アンビューバック®など）やカフアシスト®を用いた呼吸ケアは筋ジストロフィー医療に

表　主な筋ジストロフィー

		遺伝形式	遺伝子座	遺伝子産物
性染色体劣性				
	Duchenne 型		Xp21.2	dystrophin
	Becker 型		Xp21.2	dystrophin
	Emery-Dreifuss型		Xq28	emerin
常染色体劣性				
	肢帯型	LGMD2A	15q15.1	calpain-3
		LGMD2B	2p13	dysferlin
		LGMD2C	13q12	γ-sarcoglycan
		LGMD2D	17q12-q21.33	α-sarcoglycan
		LGMD2E	4q12	β-sarcoglycan
		LGMD2F	5q33-q34	δ-sarcoglycan
		LGMD2G	17q11-q12	telethonin
		LGMD2H	9q31-q34	E3-ubiquitine ligase
		LGMD2I	19q13.3	Fukutin related protein
		LGMD2J	2q31	titin
	先天型			
		福山型	9q31-q33	fukutin
		メロシン欠損型	6q2	Laminin α2 chain of merosin
		インテグリン欠損型	12q13	integrin α7
		筋肉-脳-眼病	1p3	O-mannose β-1,2-N-acetylglucosaminyltransferase
		Walker-Warburg 症候群	9q34	O-mannosyltransferase 1
		Rigid spine 症候群	1p36	selenoprotein N1
		Ullich 症候群	21q22.3	colagen type VI subunit α2
		Ullich 症候群	2q37	colagen type VI subunit α3
常染色体優性				
	顔面肩甲上腕型		4q35	
	肢帯型	LGMD1A	5q31	myotilin
		LGMD1B	1q11-q21	lamin A/C
		LGMD1C	3p25	caveolin-3
		LGMD1D	6q23	
		LGMD1E	7q	
筋強直性			19q13	myotonin-proteinkinase

不可欠である。

(4)慢性呼吸不全は睡眠時から出現してくるため「呼吸困難感」などの訴えが少なく、呼吸不全による低酸素は右心不全などの障害を起こし、睡眠時の持続酸素飽和度測定の定期的な検査が必要になる。呼吸不全が明らかになれば、換気障害を是正するために人工呼吸療法を行う。

(5)肢体不自由による日常生活困難には、進行性の疾患であることを考慮して「克服的訓練的対応（練習を繰り返してもう一度可能にするように頑張らせる）」は意味が無く、工夫された別なやり方で「困難」を可能にするといった対応が必要である。様々な工夫は積極的に専門医に尋ねていただきたい。

(6)腹筋の萎縮は、虫垂炎などの急性腺症時に診察上デファンスなどの腹壁の硬くなるサインなどが起きにくく、注意が必要である。「お腹が固くないから」という腹部疾患の否定は根拠がないことになる。

(7)血中クレアチニンは非常に低く、腎機能検査などを行うときに尿中クレアチニン補正では正確な測定値を出せない。

(8)筋ジストロフィーでは検査上ALT（GPT）、AST（GOT）の上昇が起こり、筋力低下の目立たない時期には慢性肝疾患と誤診されることもある。デュシェンヌ型筋ジストロフィーでは教科書的な記載（筋疾患ではALTの上昇はほとんどない）と異なり、ALT>AST（いわゆるGPT有意の上昇）がみられるので、持続的にこれらの酵素異常がある場合にはCK（CPK）の検査を行うことにより筋ジストロフィーを疑うことができる。逆にセット検査により偶然に高CK血症を見つかることがあるが、専門医療機関に相談し、その後の診療を計画した方が良い。

第16章　デュシェンヌ筋ジストロフィー

尋田羅 勝義

1．疾患の概略

　一般に筋ジストロフィーといえばデュシェンヌ型（以下DMD）を指すことが多い。同疾患は性染色体劣性遺伝することが知られているが、同時に全患者の3分の1が突然変異によるということも忘れてはならない。その責任遺伝子が発見されて以来、患者診断や出生前診断等に使われている。

　DMDでは、処女歩行の遅れで発見されることもあるが、小学校入学前後にほぼ確実に気づかれる。一方、乳児期に血液検査で偶然発見されることもあり、AST、ALT高値から肝機能障害としてフォローされていることもまれではない。

　現時点ではまだ遺伝子治療等根治療法は確立されていない。したがって、患者・家族と向き合う際にはその点を充分考慮して対応する必要がある。また症状が進行性であることはさらに対応を複雑にする。診断のみに目を向けるような態度は論外であるが、主治医には、両親・兄弟等家族に対する配慮も要求される。

2．症状への対処

1）運動障害

　DMDの運動障害としてのターニングポイントは歩行不能となった時点であろう。歩行不能になるのは通常7～11歳頃である。子どもたちへのアプローチ法はこのターニングポイントを境に大きく変わってくる。

　歩行がおぼつかなくなると車いすの導入を考慮しなければならないが、この時期は一律には決められない。通常、本人・家族は車いすの勧めに抵抗を感じる。そのような場合、まず遠足時、教室移動時等に限定して使用してみると受け入れ易い。上肢筋力低下に伴う電動車いす導入においても同じことがえる。

　この時期の子どもたちに接する際もっとも注意すべきは「がんばれ」という声かけである。子どもたちはすでに充分がんばっている。またいくらがんばっても筋力低下は進行する。したがって安易な励ましは過酷な重圧を押し付けることにもなりかねない。

（1）副腎ステロイドホルモン療法

　副腎皮質ステロイドは筋力を一時的に増強させることが認められている。歩行が不安定になった時期に歩行可能期間を延長する目的で処方することがある。処方例としては、prednisolone（0.75mg/kg/day）を毎月初め10日間投与するといった方法が報告[1]されている。副作用が少ないといわれているdeflazacortは日本では認可されていない。

（2）訓練に対する考え方

　訓練は、重力に抗して動かせるような筋肉に対して有効と言われている。したがって筋力トレーニングは、時期を充分考慮して実施されなければならない。一方、過剰な運動は逆に筋の損傷、機能低下を招きかねない。運動翌日にまだ筋肉の痛みを訴えるようであれば過度の運動と判断すべきである。

　筋力低下と同様に、関節拘縮対策は重要な問題である。関節可動域制限は、筋力低下とともに歩行能力喪失につながる大きな要因である。さらに、胸郭の可動域減少はコンプライアンス低下による呼吸不全をも助長する。そこでストレッチが大切となってくるが、DMDの場合、スポーツ選手のように自分でストレッチすることができない。他者に依頼することになるが、この場合力の入れ加減が難しい。ベテラン理学療法士が実施してもやり過ぎることもあり、特に家族・教師等が実施する場合には控えめの方が無難である。

　脊椎変形は、歩行不能となった時点で急激に進行する。側彎、前彎はそれぞれ気管支、気管狭窄の原因となり後々呼吸管理上非常に重要な問題となって

くる。従来日本では体幹装具等を用いた保存的療法が主流であったが、それらはまったく無効との意見もある。一方手術療法は、わが国では症例数も少なく充分評価できていない。さらに現状では手術実施可能な施設も限られる。脊椎変形防止のための今後の積極的取り組み、その評価が待たれる。

(3) 福祉機器導入

避けて通ることのできない運動障害に対し、子どもたちのADL、QOL向上を図るには各種福祉機器の導入が重要となってくる。特に、コンピュータはコミュニケーション手段をはじめとして、DMDの日常生活維持に欠かせない。作業療法士の筋ジストロフィー医療へ積極的に関与が望まれる。

具体的に重要なポイントは、コンピュータと患者を結ぶインターフェイスの最終段階、すなわち入力スイッチである。重症例では当然on、offのみで操作することになるが、既製品にも様々な工夫をこらしたものが数多く販売されている。しかし、患者毎に少しずつ違った残存機能を最大限に活用するために個々に対応しなければならないケースも多い。著者の経験では、DMDの場合はほぼ100％対応可能であるが、問題は対応に応じてくれる作業療法士・施設等をいかに探すかであろう。

2) 呼吸障害

DMDの寿命がこの1990年代の10年で平均7～8年延びていることが判明している。筋ジストロフィー専門部門を持つ全国27施設には現在900名弱のDMDが入院療養中であるが、これらの患者さんたちのデータは毎年10月1日時点で集計されている。その結果、前述のような事実が明らかになった。従来DMDの死因は大部分が呼吸不全であった。しかし人工呼吸療法の導入で、現状は大きく変わった。

DMDの人工呼吸には重要なキーワードがある。それはNoninvasive Positive Pressure Ventilation（以下NPPV）である。NPPVに関してはすでに教科書[2]、[3]も出版されている。現在、DMD人工呼吸の第一選択肢がNPPVとなったことはだれも否定できない[4]。以下にDMDのNPPVについて、手技を中心に述べる。

(1) DMDにおけるNPPV適応基準

当然の事ながら適応基準は様々な変遷を経てきた。その詳細は、Bachの教科書[3]にくわしい。筆者は、起床時動脈血ガス分析で二酸化炭素分圧50mmHg以上を適応基準としている。また在宅人工呼吸の場合はさらに早めに導入している。この適応基準を導入以降緊急挿管といった事態は激減した。

(2) 人工呼吸器

DMDの人工呼吸には原則として離脱がない。したがって使用する人工呼吸器がポータブル型という条件は重視すべきである。ポータブル型人工呼吸器はふたつに大別できる。いわゆるバイパップタイプと従量式である。慢性閉塞性肺疾患等ではNPPVと言えばバイパップタイプと決まっているが、DMDではむしろ従量式が主流である。各々の人工呼吸器の特徴については他書[5]に譲るが、2、3付け加えておく。

電源についていえば、バイパップタイプにバッテリーを内蔵している機種はない。DMDでは当初睡眠時人工呼吸で充分であるが、やがて病状の進行とともに終日使用となる。したがって、緊急時電源対策の面からバッテリー内蔵型が望ましい。

また、終日使用となった場合、鼻マスクに加えマウスピースをインターフェイスとして使用できるか否かは使用者のQOLに大きく影響する。原則として定常流方式のバイパップタイプではマウスピース使用は不可能である。

結論を言えば、導入初期はともかく病状が進行した状態では従量式ということになる。一方、バイパップタイプは緊急導入が容易である。患者に優しい、受け入れ易い機種といえる。従量式はトリガー感度、さらに追従性の面でバイパップタイプにかなわない。しかし近年、フロートリガー、PCV・PSVが可能なポータブル型従量式人工呼吸器が出現し、この様相がやや変わってきた。

(3) モード

ポータブル型従量式人工呼吸器の場合使用可能なモードは従来コントロール、アシストコントロール、SIMVであった。

コントロールモードは、睡眠中はともかく覚醒時には使いづらい。昼間は人工呼吸下での食事、会話を考慮しなければならない。その際にはバックアッププレートを減らしできるだけpatient triggerとする必要があるが、コントロールモードでは不可能

である。

呼吸筋力が弱いDMDではSIMVモードを使用すると、かえって呼吸仕事量を増加させる危険性がある。クリティカルベンチレータのSIMVとは別のものと考えるべきである。もしSIMVモードを使うのであれば必ずPSVを併用しなければならない。しかしNPPVでリークがあるような場合は吸気時間が延長してしまいPSVも使えない。（吸気時間延長には上限が設けられているが、患者にはとうてい耐えられない。）

DMDでの使用モードはまずアシストコントロールということになる。同モードは、吸気努力を感知し設定した一回換気量を送るモードである。そのため患者が不穏等で頻回に吸気努力を行うと容易に過換気になる危険性もあり、注意を要する。

NPPV最大の欠点のひとつは睡眠時口腔からのリークである。顎ベルトを使用する等の対策があるが、コントロール困難なことが多い。このリーク対策にPCVモードが非常に有用である。ただ当然コンプライアンスや気道抵抗に変化がある場合には、低換気となる危険性がある。もちろんリークに対する代償能には限界がある。

バイパップタイプのTモードはコントロールモードに相当する。自発トリガーが無視され、一見使い勝手が悪そうなモードであるが、緊急導入時等には重宝するモードである。

(4) トリガー

トリガーとは、人工呼吸器が患者の吸気を感知し、空気を送り出す「引き金」を意味する。不適切な感度設定は、呼吸仕事量を増やすことになる。

吸気努力を回路内圧の低下で感知するタイプ（圧トリガー）と吸気を流量変化で感知するタイプ（フロートリガー）があるが、フロートリガーの方が鋭敏である。圧トリガー方式では、一般的に－1～-3cmH$_2$O程度のレベルで設定される。しかしDMDでこのような設定でトリガーがかかることは稀で、ゼロに近い感度が必要なことも多い。そのためちょっとした振動等でも誤作動を起こしてしまう危険性がある。

(5) 呼吸回数

一般的に人工呼吸器の初期設定として、成人ならば12～15回、小児では15～20回が推奨されている。しかしDMDの人工呼吸では必ずしもこのような呼吸回数にこだわらなくてもよい。導入に時間的余裕があるならば、呼吸回数を減らし、patient triggerとするのもひとつの方法である。食事・会話時にはこの方法が重宝する。なぜならば、嚥下時に人工呼吸器に送気されると誤嚥の危険性があるし、吸気時に声を出すとファイティングを起こしてしまう。まずバックアップレートを5、6で試してみる。もちろん感度調節は慎重に行う。

一方、睡眠時は充分なバックアップレートを確保しておかなければならない。覚醒時には充分なトリガー感度でも睡眠時にはトリガーしないことが多く、特に圧トリガーの場合は注意が必要である。

(6) 吸気時間

吸気時間の設定は、一般に0.8～1.2秒とするが、患者の希望も参考にする。腹部膨満に悩む場合、吸気時間を延ばすと解決することがある。ただし、IE比逆転（吸気時間の方が呼気時間より長くなる）に注意しなければならない。

(7) 一回換気量

ポータブル型人工呼吸器の場合、換気量の精度は±10％程度の機種が多い。すなわち設定値が500mlであれば実測値が450から550までは許容とされる。重要なことは実測値のバラツキである。疑わしい場合はライトレスピロメーター等を用いた換気量の実測を行う。

NPPVでは換気量が送気量の1/3～1/2といったこともまれではない。あまり細かい数字にこだわっても意味が無い。またNPPVの場合、睡眠中の口腔からのエアーリークがNPPVの成否の鍵を握る。Bach[5]は、リーク量を見込んで、一回換気量を1500ml程度にするよう提唱しているが、実施困難なことが多い。さらに不必要な気道内圧上昇の懸念がつきまとう。エアーリーク対策はまずPCVモードである。

(8) PEEP

通常DMDの人工呼吸ではPEEPは必要ない。しかし肺炎併発時等酸素化目的で使う場合もある。その際にはトリガー設定に注意する必要がある。対応は機種によって違ってくるので確認しなくてはならない。ある機種では、PEEPを4cmH$_2$Oかけたとする

と4をベースラインとしてトリガーを設定する。したがって、数字がプラスになることもあり得る。一方ではPEEP値を自動補正してくれているため数字をそのまま入力すればよい機種もある。

(9) 低圧アラーム

低圧アラームの原因としては、呼吸回路からのリーク（呼吸回路の誤接続、緩み、破損、亀裂、呼気弁不良）、カニューレのカフ漏れ、供給圧力不足、換気量の設定不足等がある。リークは即低換気に結びつくため、低圧アラーム設定は適切に行わなければならない。通常は最高気道内圧の70％位が推奨されており、挿管・気管切開の場合にはこの基準が役立つ。

しかしリークを許容するNPPVの場合は簡単にはいかない。睡眠時の口腔からのエアーリークは直ちに対応しなければならないとは限らない。さらに、アラームを厳格にしすぎると睡眠障害となる。また、マウスピースを使用しての会話時の低圧アラームもぜひ回避したい。NPPVでは危険を承知で低圧アラーム設定を最低にすることもまれではない。今のところこのジレンマに決定的解決策はない。

(10) 換気量モニター

前述のように、従量式人工呼吸器によるNPPVでは送気量と換気量は同じではない。リークのある場合はもちろんであるが、狭窄により気道内圧が高圧アラーム設定を超えた場合にもそれ以上の送気は止まる。

このような状況を把握するためには換気量モニターが有用である。また圧モニターよりも数段リークに対し鋭敏である。従来ポータブル型人工呼吸器には装備されていなかった換気量モニターであるが、最近装備された機種が登場してきた。安全管理のためには考慮すべきモニターである。

(11) 呼吸リハビリテーション

DMDのような神経筋疾患では胸郭の可動域制限が起こる。したがって胸郭コンプライアンス維持のための呼吸リハビリテーションが重要になってくる。またNPPVの継続が困難となる原因のひとつは排痰困難があるが、その対策として呼吸リハビリテーションは欠かせない。そこで排痰法について次にまとめる。

3．徒手的排痰介助

周知の通り、咳のメカニズムの第1段階は深吸気である。しかし筋力の低下したDMDでは自力で充分な吸気ができない。そこで、アンビューバッグ®等を用いて他動的に吸気を補助する必要がある。ただ一回の送気で充分な量を得ることはできないため、最初の送気の後声門を閉じさせ息溜め（air stacking）をさせ二回目の送気を行う。このようにして充分な空気を肺に送り込む。この時の空気量を最大強制吸気量;Maximum insufflation capacityと呼び、これは排痰能を表す重要な指標のひとつである。

第2段階は強力な呼気である。この指標は最大呼気流速（peak cough flow:PCF）と呼ばれる。通常では咳嗽時のPCFは360〜960 L/minである。これが270 L/minを切ると呼吸器感染時に喀痰排出が困難になり、160 L/min以下では日常的に排痰困難に陥ると報告[6]されている。そこでまず徒手による介助を行う。胸郭下部に両手を広げて置き、呼気のタイミングに合わせて圧迫し呼気流速を高める。Assisted coughと呼ばれる方法であるが、これによって強い咳嗽が可能となる。

4．機械的咳嗽介助

Mechanical Insufflation-Exsufflation:MI-E、通称カフマシーンはDMDの排痰障害に対し非常に有力な武器である。原理は気道に陽圧を加えた後急激に陰圧をかけ気道分泌物を排除しようというものである。陰圧をかけるときAssisted coughを併用するとさらに効果的である。ただし同器は患者の協力がない場合は使用できない。吸気、呼気等をマニュアルでやるかオートマチックで行うかについてはいろいろ意見があるが、著者はマニュアルで実施している。患者の様子を観察しながら、そして声かけしながら行う。圧は当初±10cmH$_2$O位で開始し、±40cmH$_2$O位まで適宜増加させる。さらにカフマシーンは気管切開患者の排痰にも充分考慮すべき方法であることを付け加えておきたい。

また、排痰効果をより有効にするために体位ドレナージ、squeezing等を併用すべきは言うまでもない。

呼吸リハビリテーション実施時には、体位変換時

の低酸素血症、カフマシーン使用による気胸の危険性等に注意が必要である。さらに、カフマシーン使用時、患者のペースにあわせると往々にして過換気となる。また、痰が気管支から気管に移動した時には一時的に気道閉塞（狭窄）状態になる。このようなことを考慮すると、少なくとも最初は医師が付き添うべきであろう。

呼吸リハビリテーションの第一歩は主治医の的確な病態評価、それに基づく処方でなければならない。小手先のテクニックのみで暴走するようなことは厳に慎むべきだ。

5．心不全

前述データベースによれば、現在DMD死因第1位は心不全であり、死亡例の約50％を占める。二次性拡張型心筋症による心不全対策は、今やDMD医療に於ける最も重大な課題となった。

徳島病院小児科での心不全対策を参考として下記に示す。もちろん当科においても確定したものではない。従来当科ではBNPを指標として重視してきたが、われわれの経験[7]でもBNP上昇は心エコー検査でshortning fractionが15％以下に落ちて初めて上昇する。さらに早期に開始することを検討すべきと考えている。

くり返すが、DMDの心不全対策にしっかりしたエビデンスに基づいた方法はない。しかし、今病棟で苦しむ子どもたちを傍観することはできない。拡張型心筋症等の経験を参考に直ちに開始するべきである。

DMDの心不全については次のような特徴がある。まず左室への容量負荷が少ないため臨床症状をきたしにくく、気がついた時には高度に心機能が低下していることが多い。左房左室とも通常の拡張型心筋症よりも小さいのが心エコー検査上の特徴である。

また、治療に対する評価上での注意点は、高度の心不全では、しばしばshortning fraction等の収縮能が改善しなくてもBNPや種々のデータが改善する点である。これは拡張能の改善によるもので、収縮能の変化に比して鋭敏である。拡張能評価は僧帽弁血流、組織ドプラ法で計測する。くり返すが、shortning fractionはもっとも汎用される心機能指標であるが、必ずしも病態を鋭敏には反映しないことを忘れてはならない。

（1）心不全進行予防のためのプロトコール

A．アンジオテンシン変換酵素阻害剤

BNPを指標とし、20 pg/ml以上でエナラプリルを0.1 mg/kg/日（分2）で開始、経時的に血圧をチェックし、問題がなければ0.3 mg/kg/日で維持量とする。通常、5 mg/日で開始、10〜20 mg/日で維持する事が多い。エナラプリルの場合、当科では低血圧等の副作用は経験がない。

また、アンギオテンシンII受容体拮抗剤を併用する場合もある。

B．βブロッカー

エナラプリルを投与してもBNPが減少せず、さらに70 pg/mlを超えるようであればカルベジロールを開始する。1.25 mg/日を分2で開始し、増量していく。増量は2週間単位で、2.5 mg/日、5 mg/日と増量していく。10 mg/日を目標とするが、さらにBNPの上昇を認める場合には20 mg/日まで増量する場合もある。カルベジロール投与中血圧低下（最高血圧；80 mmHg以下）をきたす場合、あるいは尿量の減少を認める時にはカルベジロールの減量を考慮する。維持量を5 mg/日、またさらに少量とする場合もある。ただ完全に中止した例はない。

どうしても導入困難な場合は、ピモベンダンの内服を併用する。通常、1カプセル（=1.25 mg）/日（カプセルを二分割することも可能）とする。ピモベンダンにはPDEIII阻害作用とCa感受性増強の2つの働きがある。

（2）心不全急性憎悪時のプロトコール

A．塩酸ドパミン、ミルリノン

塩酸ドパミンは、収縮期圧低下が著明な場合には5〜6γ/kg/分、血圧に問題がなく利尿目的の場合は2〜3γ/kg/分で投与開始する。

ミルリノンは、塩酸ドパミンと同時に、0.3γ〜0.5γ/kg/分の範囲で点滴静注。他剤との混注は要注意で単独投与が原則である。したがって、ダブルルーメンあるいはトリプルルーメンのCV lineが必要である。また、このような病態の患者管理には循環血液量モニターが欠かせない。中心静脈圧測定、心エコー検査による下大静脈径測定をくり返し評価する。下大静脈径の正常値は、体表面積の値に等しい。（例えば成人なら1.5 m^{2}なので、1.5 cmが正常。）この径が極度に小さい場合にはミルリノンの投与は控えるべきである。

これらの薬剤は病態改善により減量するが、塩酸ドパミン、ミルリノンの順で中止していく。その際、エナラプリル、カルベジロールの量を再調整することになる。また、血圧維持が困難な場合はピモベンダン、ドカルパミンを併用している。

B. 利尿剤

低Na血症が著しい場合にはマンニトール＋フロセミドを4：1の容量比として0.25～0.4 ml/kg/時で投与する。ただし、利尿剤自体が低ナトリウムを惹起するので、注意を要する。

利尿に伴う循環血液量の変化を中心静脈圧等を参考にしながら、減量を行い、以降フロセミドの持続点滴に切り替える。投与量はまず、0.2 mg/kg/時とし、病態を観察しながら加減する。ついで経口に移行するが、スピロノラクトン（最大量150 mg/日）併用も考慮する。スピロノラクトンはフロセミドを点滴中に併用することもある。

C. 食事・水分

できる限り経口摂取は禁止しない。減塩は重要であるが、むしろ心不全が問題になる以前からの食事指導が重要である。また、低アルブミン血症、貧血は心不全の独立した予後不良因子であり、その補正は不可欠である。

水分管理も欠かせない。飲水尿測を厳格に行う。固形物の水分は食事量g×0.8として計算する。急性期にはマイナスバランスもやむを得ない。点滴量が過剰になることを防ぐためにシリンジポンプによる微量注入が必要である。

6. 摂食・嚥下障害

全国データベースにより、DMD死亡例の60％は死亡時でも経口摂取していたことが判明した。もちろんこれはDMDで何の障害もなく摂食が可能ということではない。障害を克服して、いかに長く食事を楽しんでもらうかは関連スタッフの力量にかかっている。

DMDでは高校生頃から、なだらかに体重減少をきたす例がみられる。上肢の筋力低下さらに呼吸不全の進行により食事が過剰な負荷となり、摂食量が減少し体重減少が起こる。通常この変化は徐々に進行するため本人・家族は無自覚のことも多い。定期的な体重測定が役に立つ。

(1) 食事環境の整備

自分で食事をしたいという希望にはできるだけ配慮したい。そのために環境の整備が不可欠となる。食物を口に運ぶための手の移動距離を少なくするために机の上にさらに台を置くといった工夫、食器の配列、箸・スプーン（様々な工夫を凝らしたものが販売されている）にも気を配る。さらに進行した場合には介助を考慮する。食事介助ロボットも開発されているが、DMDに全面的に推奨できるといった段階ではない。

(2) 摂食・嚥下障害部位の把握、評価

DMDの摂食・嚥下障害には様々な要因が関与しているが、主なものを次に記し、その対策を述べる。

A. 咬合不全

前歯が咬み合わず臼歯のみを使用することになる。この咬合不全に対し当科では入れ歯を処方してもらった例がある。ただ、進行する下顎の発育不全をどのように評価するかが難しいところである。

B. 喉頭蓋谷、梨状窩への食物残留

誤嚥の既往のある患者にビデオ嚥下造影を実施すると、たいてい喉頭蓋谷、梨状窩への食物残留が認められる。このような場合、臥位での食事は残留食物残渣の気道への流入を助長することになり好ましくない。一方、口腔内で食塊移送が困難な患者にはリクライニング姿勢が好まれる。そこで一般的には、体幹30度仰臥位頸部前屈の姿勢が推奨される。

さらに重症例になると食物残渣だけでなく唾液等も残留するため、吸引等口腔内ケアが重要となる。特に臥床時には持続吸引が欠かせなくなる場合がある。

C. 誤　嚥

むせのない、自覚症状の乏しい誤嚥が多いことを主治医はまず認識しておく必要がある。このような誤嚥は肺炎等呼吸器感染症を引き起こす確率が高い。発熱をくり返すような例では胸部CT等による精査が必要となる。知らずに気管支拡張症になっている場合もある。このような例では呼吸理学療法を積極的に実施していく。

誤嚥防止のための外科的アプローチには気管切開、喉頭気管分離術、喉頭摘出術等があるが、DMDにおいてはその適応を充分に検討する必要がある。著者は誤嚥防止目的のみで安易に気管切開をすべきでないと考えている。

（3）食形態の変更

　食事は単なる栄養補給ではない。したがって、楽しく食べるということを常に念頭に置き対応しなければならない。

　咀嚼障害に対しては、まず細かくカットする。学校での食事は特に時間が限られていることもあり、おにぎりを一口大にする等の工夫が役立つ。さらに進行した段階では避けるべき食物が増えてくる。のり、わかめ等は咽頭部に張り付いてしまう危険性があり注意しなければならない。同じ麺類でもうどんは太すぎ、素麺は細すぎ、ラーメンがもっともいいということもある。この場合、さらに油が嚥下を容易にしている可能性もある。から揚げが好まれる原因も同じかもしれない。

　「筋ジストロフィー患者さんのための楽しい食事」[8]にはレシピ集が掲載されており、非常に重宝する。

7．生活の充実

（1）学　校

　「普通の学校へ通わせたい。」中学進学を考える会で、ある父親がもらした言葉である。もちろん父親の言う普通とは地元の学校という意味である。一見何でもないこの「普通」という言葉が筋ジストロフィーの子どもたちの学校を考える上で非常に重要なキーワードとなってくる。

　普通の学校の対極にあるのが養護学校である。一般的に養護学校の持つイメージはきわめて悪い。両親が養護学校にマイナスイメージを持つことは致し方ないところであろう。

　「養護学校か地元の学校か」、家族ならずとも悩む問題である。しかし結論は案外簡単に出せる。子どもたちをのばすにはどちらが有利かという視点から答えを出せばいいのである。しかし、両親にこのような考え方を受け入れてもらうには、まず養護学校に対する極端なマイナスイメージを払拭する必要がある。関係者自身の意識改革から始めなくてはならない。臨床心理士の関谷氏は、「筋ジストロフィーの子どもたちのための普通が必要」と述べているが、まさにその通りと言えよう。

　筋ジストロフィーの子どもたちの学校生活を考える場合、エレベーターなど設備面での配慮が欠かせないが、近年このようなハード面からの対応は急速に進んだ。

　筋ジストロフィーの子どもたちの学校生活においてハード面同様あるいはそれ以上に重要なことはソフト面の対応である。一番問題になるのは特別扱いである。配慮と甘やかしを混同してはいけない。

　主治医の学校への働きかけは非常に重要である。子どもたちが地元の学校に進学した場合には学校側は極端な情報不足状況にある。学校側からのアプローチを待つといった受身の姿勢ではなく医療側からの積極的働きかけを心がけるべきである。例えば前述の校内整備など資金を要する懸案については半年から1年前からの準備が必要である。従って半年、1年後の病態予測が必要であるが、これが可能なのは主治医しかいない。

（2）心理的サポート

　根治療法が確立していない疾患、進行性の疾患、この二つの要素を併せ持つ筋ジストロフィーの子どもたちに、心理的側面からのサポートが必要であることは言うまでもない。しかし、その実行となると簡単ではない。

　心理的サポートの第一歩は、家族へのサポートから始まる。最初にわが子の疾患を知らされた時の家族の混乱は想像に難くない。そのような家族に対する対応で最も重要なキーワードは「待つ」である。受容には時間が必要である。さらに、家族のどんな訴えにせよ、主治医が一度は受け入れる姿勢が必要である。たとえ明らかに間違っていることでも頭ごなしに否定することは避けなければならない。

　多くの子どもたちは小学校高学年になると自らの病気が筋ジストロフィーと知る。「いや、何も教えていない」と、反論されるかもしれないが、現在のような情報社会の真っ只中で隠し通せるものではない。ただ問題は、その知識が必ずしも正確であるとは限らないことである。間違った解釈により人知れず悩んでいる子どもたちを傍観、放置してよいはずはない。適切なアプローチが必要となる。ただ、このようなアプローチは、医療、教育そして家庭が綿密に連携しあって初めて可能となる。アプローチ方法は一様ではない。いつ、だれが、どのように話をするか、一概にはいえない。しかし関係者が常にこのことを意識し、連携を取り合うことで自ずと答えは出てくる。

　疾患が進行性であるため、子どもたちは喪失体験をくり返す。「どうせ何をやったって、…」と考え

るようになるのは、むしろ当然といえる。そんな彼らに、「がんばって」という呼びかけは非常に残酷な一面を持っていることを、周りは充分認識しなければならない。

どのような病状になっても提供できるオプションを常に用意しておかなければならない。例えば、電動車いすサッカーのようなスポーツは重要なオプションのひとつである。

自分の存在価値を見出せないことほど辛い状況はない。何か役目を与える、そして責任を持たせることが重要となってくる。ではその実現のためにはどうすればよいか、それを考えるのが、筋ジストロフィーの子どもたちに関わる総ての関係者の責務である。もし関係者が旧来の常識（例えば、人工呼吸が必要になったらベッドに寝たきり）、から抜け出せないとしたら、その達成はおぼつかない。

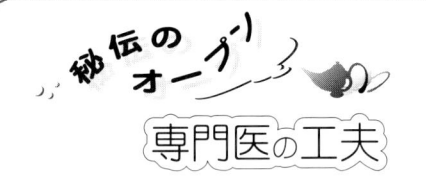

引用文献
1）Sansome A, Royston P, Dubowitz V: Steroid in Duchenne muscular dystrophy; Pilot study of new low-dosage schedule. Neuromuscul Disord 3:567-869, 1993
2）Non-invasive respiratory support. (Second edition) Arnold London 2001
3）Bach JR: Noninvasive mechanical ventilation. Hanley & Belfus, Inc, Philadelphia 2002
4）非侵襲的人工呼吸療法ケアマニュアル〜神経筋疾患のための〜 石川悠加 日本プランニングセンター 千葉 2004
5）Bach JR: Guide to the evaluation and management of neuromuscular disease.
6）石川悠加、三浦利彦：神経筋疾患 呼吸運動療法の理論と技術（本間生夫 監修） メディカルビュー社 東京 2003
7）Mori K, Manabe T, Nii M, et al. Plasma levels of natriuretic peptide and echocardiographic parameters in patients with Duchenne's progressive muscular dystrophy. Pediatric Cardiology 23:160-166, 2002
8）筋ジストロフィー患者さんのための楽しい食事（福永秀敏 監修）診断と治療社 東京 2002

秘伝のオープン 専門医の工夫

「筋ジストロフィーの専門医ってなあに？」
この質問に対し多くの方は、「小児神経専門医、神経内科医…」このような連想をされるのではなかろうか。実際、DMD場合、これらの専門医つまり診断のプロが主治医であることが多い。しかしこれらの診断のプロたちは、呼吸器、循環器といった部門が最も苦手な専門医であることも少なくない。さらに、消化器、栄養、理学療法、臨床心理そして教育等々、筋ジストロフィーの専門医に要求される知識は驚くほど多い。その総てに精通しているプロなどいるわけがない。

筋ジストロフィー専門医とは子どもたちに発生する様々な問題解決のために、時にそれぞれの専門医にアドバイスを求め、臓器のみに固執することなく、常にひとりの人間として捉え、さらにその兄弟、家族のことも考慮しての選択肢を提供できる、そんな一種のコーディネーターを指すのではなかろうか。

第17章　先天性筋ジストロフィー

村山　恵子

1．疾患の概略

先天性筋ジストロフィー

定義：先天的に筋力低下・筋緊張低下の症状があり、筋生検で、筋線維の大小不同・壊死再生・結合組織の増生といったジストロフィー所見がある疾患群[1)2)]。基本的に筋力低下は全身性、左右対称性で腱反射は低下消失するが、乳幼児期には認められることも多い。一般に血清CKは高値であるが、正常な場合もある。個々の症例や病型により、筋力低下の程度や進行度は様々であり、近年の遺伝学の進歩により、多くの疾患が分類されてきている。

古典的には福山型筋ジストロフィー（以下FCMD）と、非福山型筋ジストロフィーとに大別され、その後、非福山型筋ジストロフィーから、メロシン欠損症が分類された（表1）。メロシン陽性の先天性筋ジストロフィーとして、表1には、いわゆる古典型としてまとめられているものとUllrich型を挙げたが、その他Marinesco-Sjören症候群、Walker-Warburg症候群などで、遺伝子異常が解明されてきており、今後更に多くの疾患が分類されると思われる。日本では、FCMDが多数を占めることと、早期に発症する筋力低下による症状への対処は共通であることより以下はFCMDについて述べ、その他については要点の記載にとどめる。

福山型筋ジストロフィー

Fukuyamaら[3)]により、1960年に初めて報告された本症は、常染色体性劣性遺伝の形式を取り、日本の筋ジストロフィーでは、デュシェンヌ型（以下DMD）に次いで発症頻度（人口10万あたり2〜11人）が多い。家族内発症も多い。日本人により遺伝子変異・原因タンパクが解明された[4)5)6)7)]。遺伝子座は、9番染色体長腕（9q31）にあり、フクチン（fukutin）と命名されたタンパクをコードしている。

遺伝子変異の90％近くはフクチン遺伝子への3 kbのレトロトランスポゾンの挿入であり、日本人約88人に一人がこの遺伝子変異を持つ。現在、この変異については検査会社での遺伝子診断が可能である。フクチンは脳を含む多くの臓器に分布しており、糖鎖修飾がその機能とされ、完全欠損が致死的であることから、発生に必須の蛋白と考えられている。

中枢神経形成異常と先天性筋ジストロフィーが中核症状であるが、臨床症状のスペクトラムは広い[8)9)10)11)]。乳児期早期に発症する低筋緊張、近位筋優位の筋力低下、ミオパチー顔貌、頬筋に多い仮性肥大、ほぼ全例に知的障害を持つ。約50％にてんかん発作を伴う。典型例では、二語文を話すことは稀で、運動機能レベルは、独座・いざりまでであり、4〜6歳をピークとし、その後退行する。

眼科的異常の合併も多いとされ、重度近視を78％

表1　主な先天性筋ジストロフィーの概要

		福山型先天性筋ジストロフィー	非福山型先天性筋ジストロフィー		
			メロシン欠損型	メロシン陽性型(古典型)	Ullrich型
成因	遺伝形式	常染色体劣性	常染色体劣性	常染色体劣性	常染色体劣性
	遺伝子座	9q31-q33	6q2	多様	21q22.3, 2q37
	推定原因	糖鎖修飾蛋白(fukutin)異常	基底膜蛋白(laminin α2鎖)	多様	基底膜異常（VI型コラーゲン）
臨床的特徴	知的障害	高度	稀	なし	なし
	発育発達の遅れ	高度	あり	さまざま	あり
	歩行獲得	きわめて稀	稀	90%	あり
	顔面筋罹患	あり	あり	さまざま	あり
	関節拘縮	あり	あり	さまざま	近位関節
	その他	眼科的異常	眼科的異常		末梢関節過伸展など
検査	CK値	高値	中〜高値	正常〜軽度上昇	正常〜軽度上昇
	中枢神経画像変化	多小脳回、白質病変等	瀰漫性白質病変	なし	なし

（文献2・10より改変）

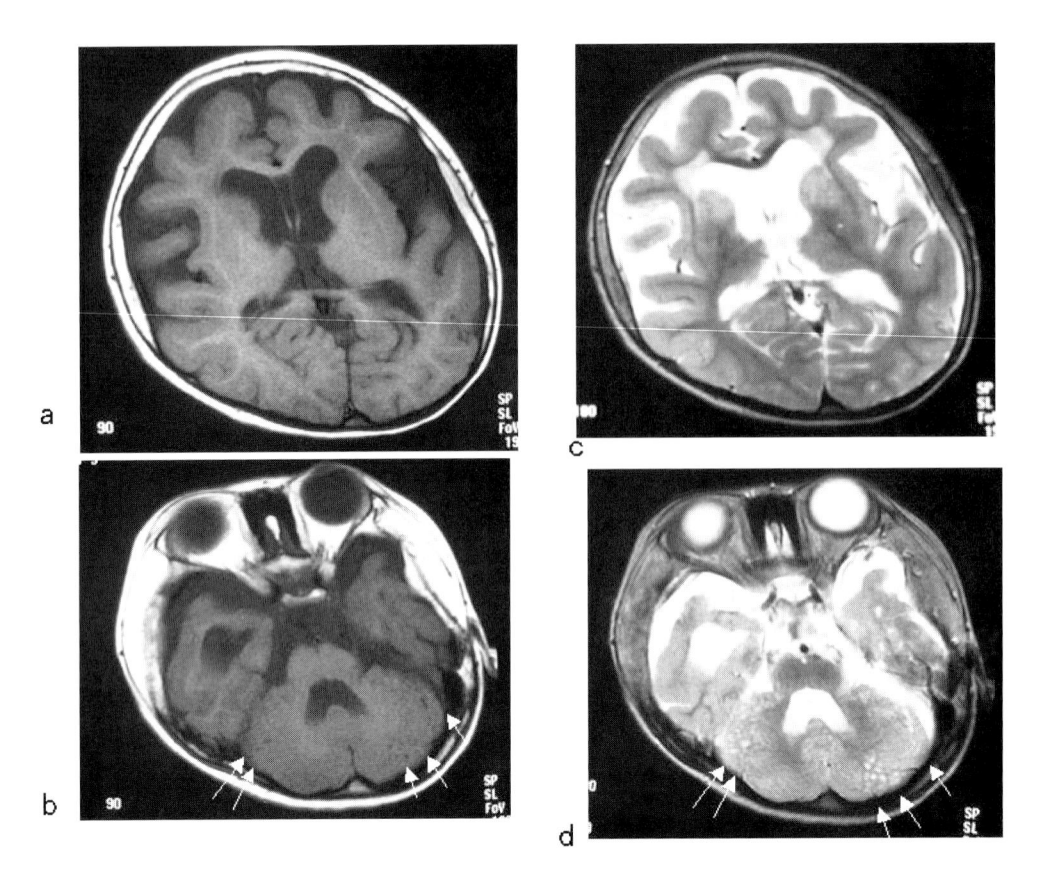

図1　5歳女。頭部MRI
a, b:T1強調　　c, d: T2強調画像
小脳半球に多発する嚢胞状小病変(↑)。前頭側頭部の厚脳回様多小脳回疑い。大脳白質T2高信号像。

に、その他、異常眼球運動や睫毛内反による角膜炎などの報告がある[12]。座位保持が不可能な重症群は、創始者ハプロタイプをヘテロ接合で示すとされる。中枢神経異常は、大脳前頭葉頭頂葉に多い厚多小脳回が良く知られているが、MRI画像上、診断特異的とされているのは、小脳皮質の、T2高吸収・T1低吸収を示す小病巣の多発（図1）である。これは多小脳回に伴って入り込む髄膜の小嚢胞像である[13]。他に、髄膜の線維芽細胞グリア増殖、水頭症、局所的半球間癒合、錐体路低形成、脳幹部病変、白質髄鞘化遅延なども報告されている。

2．症状への対処

1) 運動障害へのリハビリテーション

遺伝子異常の解明が進むに従い、FCMDの運動障害は、頸定不能な重症例から独歩可能な症例まで、幅広いことが判明した。しかし、いかなるタイプも、発達→プラトー→退行という経過をたどることは避けられない。従って、リハビリテーションの最終目標は、年齢・障害程度に応じて最大限に潜在能力を発揮させる発達促進と社会参加であり、運動機能獲得から退行に至る課程をできうる限り遅らせることが求められる。予測される障害の防止と、病状の進行に伴う障害の軽減を、幼少期から念頭に置くことが重要である。

乳児期

いわゆるfloppy infant（ぐにゃぐにゃ乳児）であり、筋緊張低下の3要素（筋はやわらかく、関節の可動性は増し、四肢の振れは大きい）が目立つ。最重症例は新生児期から呼吸障害を呈するが、多くは頸定や寝返り・座位保持などの運動発達の遅れが初発症状となる。以下、典型例の経過と対応を述べる。自発運動が少ないため、リハビリテーションでは、多様な姿勢に慣れ、多くの運動経験を積むことと、関節拘縮の予防を他動的に行いながら自発運動を促すことが中心になる。筋力低下が高度の場合には、上下肢ともに重力に対抗しての動きが乏しく、下肢は蛙様肢位で、股関節外転・屈曲、膝関節屈曲、足関節底屈のパターンをとりやすい（図2）。

乳児期早期には、重力に抗して上下肢を持ち上げ

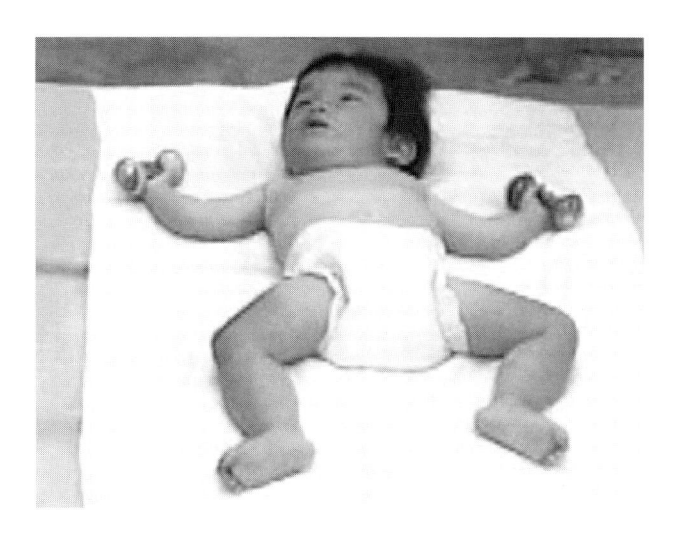

図2　1歳3ヵ月男。全身像
ミオパチー顔貌、両上肢外転屈曲回外、蛙足肢位。接地面積が最も大きい姿勢である。

ることが可能だが、抗重力運動は次第に乏しくなる。股関節内転・伸展、肩関節内転の制限は早期から認めることが多く、初診時から注意したい。具体的には、①クッションや座布団を使用して各関節をなるべく中間位に保持する、②関節可動域維持・改善を目的とした筋ストレッチを、痛みや本人の拒否につながらないように指導する、③目と手の協調を得やすい側臥位や腹臥位での遊びを積極的にとり入れ、知的好奇心を養う、④重力の影響を取り除いて自発的な動きを促す、といった日常生活指導を行う。

　体幹筋力低下が強い場合には、無理に座位をとらせないことも重要である。不十分な支持力での長時間の座位は、側彎や前後彎といった脊柱変形を招きやすい。股関節脱臼や尖足変形などの合併にも留意し、必要に応じて小児整形外科医に紹介する。ただ、股関節脱臼などに対する整復手術については、関節周囲の脆弱性や筋の支持性、術後の安静期間での筋力低下を考慮し、手術によるQOL改善とのバランスの下に慎重に適応を検討する。

幼児期～運動機能獲得期

　全般的な発達支援と共に、関節拘縮の予防・抗重力活動と姿勢緊張の促進・自発運動誘導・正しいアライメントの獲得（特に頭部から体幹）が、この時期のリハビリテーションの目標である。FCMD児の大部分は独座からいざり移動を獲得するが、横座りは左右両側を促すなど、体幹の非対称性を強めない配慮が必要である。体幹筋力の改善が得られたなら、骨成長促進のためにも、補装具を使用した立位訓練による下肢への荷重、自力移動手段としての、座面付き歩行器（SRC歩行器、有薗製作所製）などの利用も考える。筋力低下は近位筋優位であるが、ピーク時のいざりでは、体幹の側屈・回旋を用いて相当な速度で移動できる。多くの健常児の移動能力は、頚定→寝返り→座位可能→四つ這いという順序で発達するが、FCMDでは、しばしば頚定→独座→いざり→寝返りという順になり、いざり移動は速いが寝返りは打てない、という場合も多い。しかし後述する、退行期の呼吸機能維持に有用な腹臥位姿勢に慣れるためにも、この時期に腹臥位で過ごすことや寝返りへの誘導を推奨したい。肩関節の可動性維持も重要であり、上肢の挙上や、肘伸展・前腕回外し、すくい上げるような動きも取り入れる。

運動機能退行期

　FCMDでは、学童期以降に体幹筋力が低下すると[14]、重力に対抗して座位を保つために、腰椎・頚椎を前彎させて頭部を支えるパターンを取り、加齢とともに脊柱変形が高度になる（図3）。筋力低下と筋萎縮の進行とともに関節可動性が障害されるため、対応の基本は筋肉のストレッチと日常的な良肢位の保持である。筋力低下の進行により引き起こされる機能障害は次の3点に集約される。
① 四肢の進行性筋力低下に伴う関節可動性の障害
② 頚部体幹の進行性筋力低下に伴う頚部体幹の変形や脊柱の側彎
③ 呼吸・嚥下関連筋群の筋力低下と体幹変形に伴う呼吸障害と摂食嚥下機能障害

　筋のストレッチでは、上下肢に関心が向きがちであるが、生命維持機能に直接関わる、脊柱・四肢近位筋のストレッチを特に強調したい。呼吸機能では、肋骨・腰背部・肩甲帯の可動性が重要で（後述）、嚥下運動維持のためには、頚部前後屈・顎関節可動性と共に、下顎を突き出すような頚の動きが重要である。筋ストレッチ実施時は、痛くない程度に伸ばした状態で最低10秒、できれば1分程度保持する。

　実施に先立って該当筋群を暖めて筋膜の伸張を図ると、筋肉が柔らかくなって楽にできる。児の「気持ちいい」という感覚を引き出すことをめざし、終了時は、ゆっくりと少しずつ手を離すようにする。筋萎縮と皮下脂肪の乏しさにより、皮膚も硬くなるため、オイルや乳液などを、塗りのばしながら行うと皮膚も適度に柔らかくなる。不動による痛みには

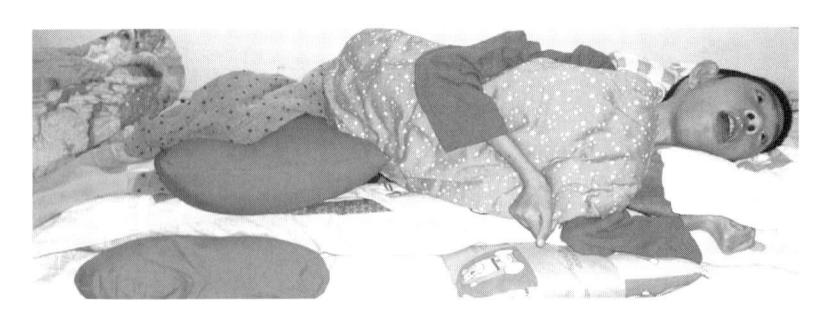

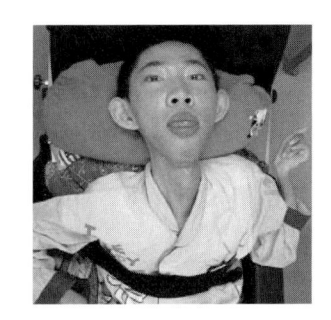

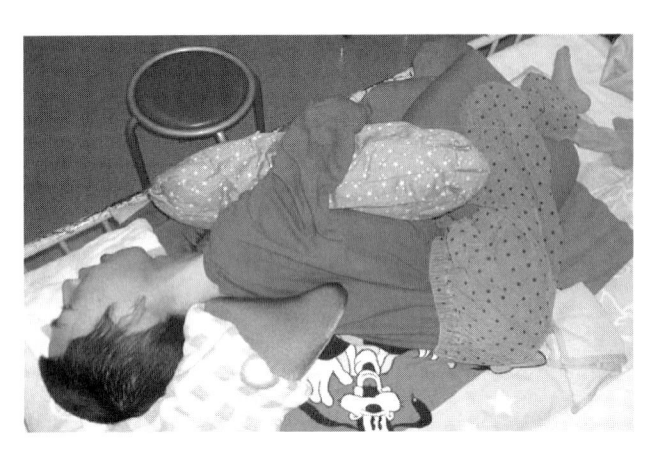

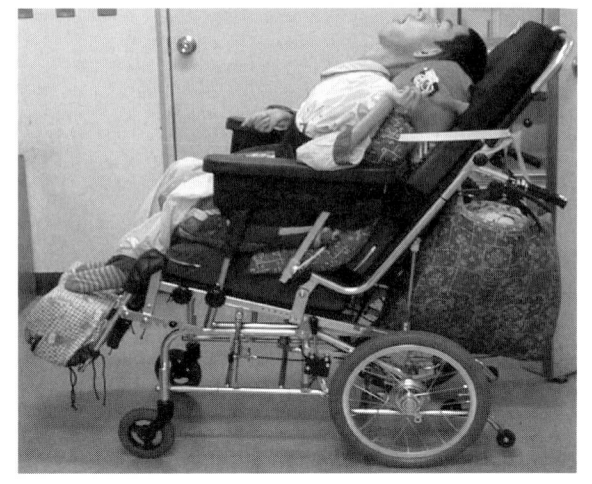

図3　21歳男。　代表的な関節拘縮へのポジショニング（側臥位・車いす座位）
ミオパチー顔貌、細い首、開口位、大きな舌、頬筋仮性肥大、体幹伸展四肢屈曲パターンでの高度な関節拘縮。（頸椎前彎、胸腰椎側彎、腰椎前彎、肩関節伸展・外転、肘関節屈曲、手関節背屈回外把握位、股・膝・足関節屈曲、体幹の捻れ）安楽なポジショニングのため、低反発クッションを含めて、手作りのクッションを大小5個組み合わせている。車いすハンドルの大きな手提げは下に敷くふとん。

鍼灸やオイルマッサージといった手法も有用である。

頸部・体幹・については、ストレッチを兼ねたポジショニングを積極的に指導する。一例としては、後頭部に手を掛けて、脊柱側彎ができるだけ矯正されるように、頭の方向にまっすぐに引いて伸ばし、頸部体幹脊柱が最も真っ直ぐになった状態を作り、そのままクッションなどで、10分程度保持する。

筋萎縮・関節拘縮の進行により、安楽な姿勢維持には、座位・臥位を問わず、車いすと体の隙間を埋めるような、クッションなどの小道具が必要になる（図3）。変形に合わせたモールド型の車いすは、有用であるが、微妙な体重移動や体幹変形に対応しきれず、容易に不適合を起こすため、注意して用いる。

股関節・肩関節などの大関節を中心に脱臼の危険も高まる。見逃されがちだが、顎関節脱臼にも注意する。FCMDでは、顔面筋力低下により、常に開口位を取るので、顎関節脱臼に気付きにくい。顎関節脱臼は発生後数日であれば整復できるため、幼児期から、障害児歯科での指導を受け、日常的に可動性を確認することが推奨される。

専門医の工夫

寝返りができなくなったFCMDでは、夜間の体位交換が家族にとっての大きな負担となる。褥瘡防止のエアマットでは、体位交換の要求が減らなかった例で、低反発マットレスの利用により、頻度が半減したケースがある。

2）知能障害

FCMDでは、知能障害がない症例報告もあるが、一般にIQは30-60以下である。社会性や言語理解は、相対的に良好で、視線は良く合い、他人への働きかけを好み、きらきらと輝く目でよく声をかけてくる。知的発達促進のためには、コミュニケーション意欲を高める指導が有用で、地域の通園・保育施設を積極的に活用し、少人数集団での保育に早期から参加する。

知的障害が重度であっても、一般に乳児期から発

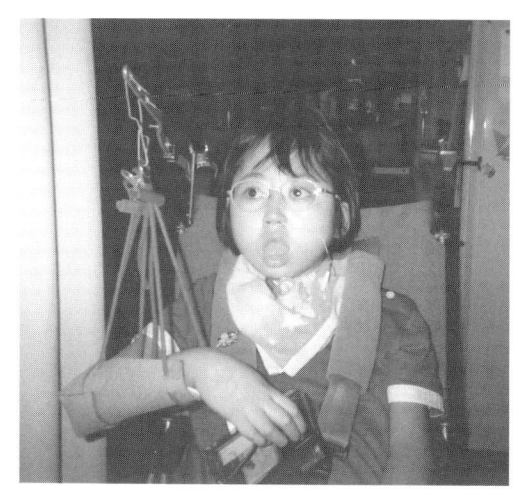

図4　11歳女。手作りの右上肢補持具
バーに紐と皮で作ったホルダーをクリップでとめただけのものだが描画やスイッチ操作の動作が改善できる。手に持っているのはカセットケースで作製したスイッチ。作業療法士の手作り。

声・喃語は多い。加齢と共に顔面筋罹患が明瞭になり、発音しにくい子音が増える。しかし、周囲の積極的に聞き取ろうとする姿勢は発語・発声意欲を引き出し、将来の咽頭・喉頭・呼吸機能維持にも役立つ。口唇閉鎖が難しくなると、舌を上唇にあてて唇音（マ・パ）を作り、巨舌が出現すると舌尖ではなく、舌背面を硬口蓋につけて上手にタ行の発音をするといった工夫も自然にしている。

発達支援としては、筋力低下ゆえに自力ではできない活動を、環境調整で補う工夫が必要である。たとえば、肩甲帯筋力の低下により、座位で視野範囲に手を持ちあげられなくなると、描画などの活動は不可能になる。母指を噛んで、頭部体幹の筋力によって、手をテーブルの上に持ち上げることを工夫している例もあるが、図4のような、簡単な上肢保持装置を利用したり、テーブルの高さを工夫したりすることで補い得ることも多い。

3）痙　攣

大沢ら[12]によると、3歳以上の60％に痙攣発作の既往がある。多くは0〜4歳時の有熱時痙攣だが、無熱性痙攣の発症も広い年齢層でみられる。発作型は全身強直間代痙攣、ミオクローヌス、複雑部分発作、点頭てんかんなど多様で、比較的難治化はしないとされるが、痙攣発作は全て呼吸管理を要する重積になるという例もある。脳波異常が明瞭な幼児の場合は、痙攣発作未発症であっても発熱時痙攣の可能性を伝え、ダイアップ®座薬を自宅に常備することが望ましい。

痙攣発作の救急対応は、基本的に通常の治療で問題ない。しかし、合併する脳形成異常が高度な場合には、早めに専門医を受診し、精査結果によっては適切な抗てんかん薬を開始する。

4）呼吸障害への対応：呼吸リハビリテーション

FCMDの死因は、呼吸不全・感冒時の突然死・窒息が大多数を占める[15]。ＤＭＤと比較すると、FCMDの呼吸障害は、以下の三点が特徴で、問題となる。

①中枢神経病変に起因する重度知的障害による症状の不顕性化、および治療介入への協力不能。
②幼少時からの重度筋力低下に起因する頭頸部・胸郭・呼吸関連諸器官の発育発達障害と変形による気管・気管支狭窄と、胸郭可動性低下。
③高率で高度な嚥下障害・誤嚥による多様な誤嚥性肺疾患と窒息。

従って、FCMDの呼吸障害への対応は、重症心身障害児・者の呼吸障害と共通する部分が多い。対策

表2　FCMDの呼吸不全と実施可能な呼吸リハビリテーションアプローチ

呼吸不全の悪化要因	呼吸リハビリテーションの目的	手　技
◆ 誤嚥性呼吸器疾患 ◆ 排痰困難・喀出力低下 ◆ 呼吸筋力（主に横隔膜）低下と疲労 ◆ 脊柱・胸郭の変形 ◆ 胸郭可動性低下・肺の弾力性低下 ◆ 知的障害による症状の不顕在化	◆ 呼吸機能低下の予防 ◆ 呼吸筋の疲労予防 ◆ 胸郭柔軟性維持 　（胸郭・脊柱変形予防） ◆ 肺の柔軟性を保つ 　排痰療法 ◆ 肺合併症（無気肺など）の予防	◆ 上中気道の確保 　姿勢管理 　下顎保持具 ◆ 呼吸の介助 　用手的 　器械的 ◆ 排痰 　呼吸理学療法 　器械的　MIE・IPV 　排痰体位 ◆ 胸郭の可動域訓練 　姿勢管理 　リラクセーション 　ストレッチなど ◆ 肺の拡張（陽圧換気） 　蘇生バッグ 　MIE　従量式呼吸器

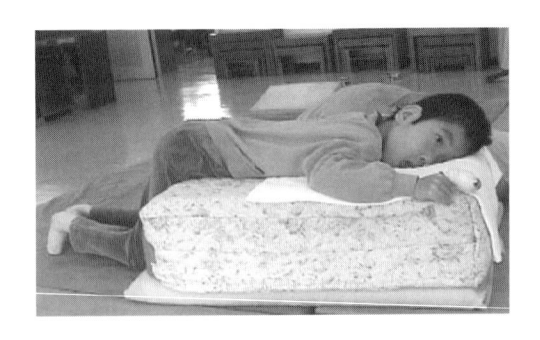

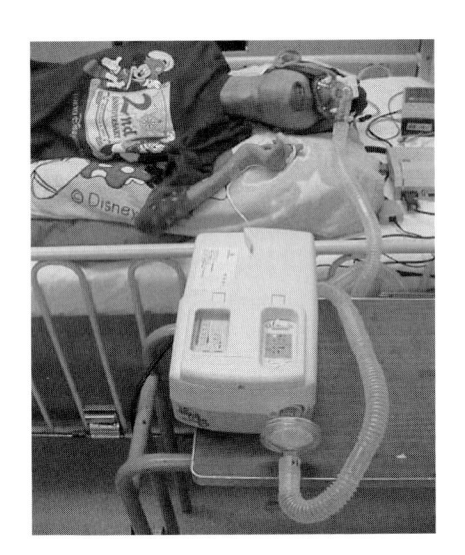

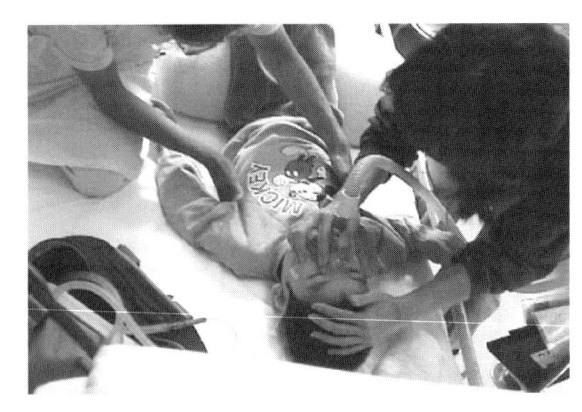

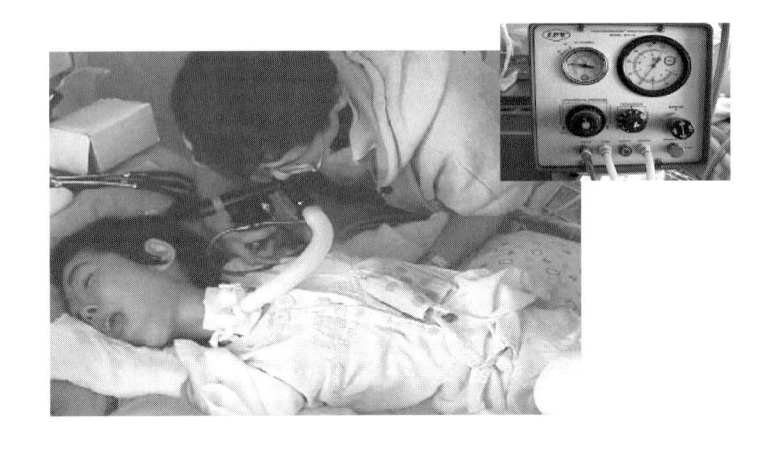

図5 呼吸障害への対処
a 10歳男。ウレタンフォームで作成した腹臥位マットでのポジショニング。股関節・膝関節屈曲・上肢外転などリラックスして背部の可動性を高める。b 10歳男。MIE(カフマシーン)利用。外来受診時、看護師による呼吸介助と共に、母により、実施。c 21歳男。非侵襲的換気療法。側臥位にて鼻マスク・BiPAP® synchrony使用でのNIV実施。d 30歳女。仰臥位での肺内パーカッション呼吸器(e)治療。理学療法士による呼吸介助を併用しつつ実施。

としては、まず、誤嚥と、上中気道通過障害・胸郭変形へのアプローチを行う。それとともに、DMDで確立された神経筋疾患患児共通の呼吸障害への予防的介入(別項参照)の3段階(1)胸郭と肺の柔軟性を保ち、(2)分泌物喀出を助け、(3)急性期への対応を理解する、という方法について、現実的かつ有効な方法を探る。以下、各段階について簡単に述べる(表2)。

(1)胸郭柔軟性維持に有効なものは、日常の姿勢管理と、胸郭運動に関与する諸関節の可動域訓練である。寝たきり児では、背臥位やリクライニング座位で過ごす時間が長いため、腰背部へのアプローチが希薄になり、後頭筋・僧帽筋から傍脊柱筋・腰方形筋が、硬結していることが多い。これは腰背痛の原因となるだけではなく、胸郭の柔軟性を低下させ、呼吸運動を大きく阻害する。1日数回、適切な腹臥位姿勢(図5a)や側臥位姿勢をとり、腰椎周囲の筋肉や軟部組織、胸肋関節を、手でゆっくりとほぐすように動かし、体幹を捻るような運動を取り入れることで、胸郭の可動性は改善する。側彎がある場合には、特に凹側を重点的に行うことが、換気の改善につながる。進行したFCMDでは、著明なるいそうと全身筋萎縮によって、皮膚そのものが突っ張ったようになる場合があり、オイルマッサージのイメージで、やさしく皮膚をもみほぐすだけでも胸郭の動きが改善する。リラックスした状態で、胸郭の動きをみながら、児が気持ち良いと感じるように指導する。

肺の柔軟性を保つには、最大強制吸気量(MIC)の維持が有効である。FCMDをはじめとする知的障害の強いCMD児や、咽頭・喉頭周囲筋力低下が強い例では、DMDで用いられるMIC維持の手法の、息こらえは実施不能である。実施可能な方法としては、以下が考えられ、児の筋力・知的程度に応じて工夫しながら取り入れる。①救急蘇生用バッグでの

用手陽圧換気、②メカニカルインエクスサフレーター（通称カフマシーン、以下MIE）の陽圧を利用、③従量式呼吸器の利用。

いずれの方法でも、ポイントは、本人の自発呼吸に合わせることと、一度で最大吸気を得ることである。本人が吸気を始めたところで加圧を開始し、二人目の施術者が呼吸介助を行うことで、殆どの場合実施可能である（図5b）。もちろん、気胸の既往やブラなど圧損傷のリスクが高いケースでは禁忌であり、過度の実施による呼吸抑制が起きないように実施回数・容量に注意する。FCMDでは、肺活量や最大呼気流速の計測が正確には行えず、数値による評価結果を出すことは困難であるが、連日のMIE実施により、下気道感染が激減した症例がある。

> **専門医の工夫**
>
> 救急蘇生用バッグの容量は種類によって幅がある。一般的に乳児用は200ml前後、小児用500ml、成人用は1000〜3000mlだが、これらの容量は最大限にバッグを押しつぶした時のものである。日常的に最大強制吸気量を得る目的で陽圧換気を行う場合には、片手でマスクを保持し、片手でバッグをつぶすという楽な体勢で十分な吸気を送り込めるバッグを選択する。バッグを最大限に潰さないと容量が不足する場合には、肘や体幹・ベッドの床面などを駆使してのバギングを行う。

(2) 分泌物喀出補助の手技としては、①呼吸理学療法、②器械を用いる方法がある。③の呼吸理学療法としては、胸郭を叩くタッピングや、呼気時に胸郭を勢いよく押す呼気介助が広く行われている。しかし、強くやみくもに胸郭を叩くタッピングは無効とされ、児の呼吸を浅くするため、かえって有害である。咳を誘発する呼気介助は、手技が良好であれば非常に有効だが、側彎や胸郭変形が強く、可動性が障害され、かつ協力が得にくいFCMDでは、実施に高い技術を要する。

何よりも、喀出を助けるためには、まず深吸気をすることで速い気流を作る必要があり、呼吸理学療法時では、ゆっくりと深く吸い、しっかりと吐く呼吸介助を中心にする。背臥位で児の胸郭を両手掌で包むようにし、胸郭の運動を手掌で確認してから、呼気に合わせて、ゆっくりと2〜3秒かけて手のひら全体で胸郭を絞り込み、息が口から自然に「フ〜」と長く呼出できるように介助する。吸気時には、手を浮かせて吸気の妨げにならないようにする。児の協力が得られない場合でも、「はっはっはっはっ」といった具合に、1回の呼気中にリズミカルに胸郭を押して放すことを繰り返す（バウンシングアクション）と、深吸気が得られることもある。

これらの理学療法に、救急蘇生用バッグで十分な吸気を作ることと腹臥位や側臥位のポジショニングを併用すると、分泌物を中枢気道まで移動でき、有効な咳により排痰できる。器械を用いた排痰としては、MICの項で触れたMIE（カフマシーン）が有効であり、特にFCMD児の、咽頭から梨状窩に貯留した粘調な分泌物の排出には威力を発揮する。呼吸介助の併用により、知的障害が重度なFCMD児でも十分使用可能である。問題は、我が国では、MIEには保険適応がなく、一般病院では使用できる施設が少ないことである。

最近、急性呼吸器疾患への効果が注目されてきている肺内パーカッションベンチレーター（IPV）を、FCMD児の排痰困難例で試用し、非常に有用であっ

表3　FCMD児での感冒時の急性期対応

対応策	具体的な方法・留意事項
水分栄養管理	のどごしの良いものを中心に、水分は多めに摂取 経口ネラトン法・経管栄養による十分な水分・栄養補給
薬物療法	早めに抗生剤服用開始 去痰剤・吸入療法の併用
排痰補助	呼吸理学療法（徒手的な咳介助・排痰の為の姿勢管理） 機械的咳介助:MIE(カフマシーン®・カフアシスト®) 肺内パーカッション呼吸器（IPV）
酸素投与	SpO2 94%未満で考慮。ただし、高炭酸ガス血症に気を付ける
呼吸筋疲労防止	早めの非侵襲的換気療法（NIV） 気管内挿管・人工呼吸管理

（文献6を改変）

た（図5d, e）。IPVは、高頻度(100-600cycle/分)の噴流小換気集団による、エアゾールが吸入可能な陽圧換気装置で、痰の流動化・排痰・換気改善に有効とされる。在宅人工呼吸管理指導料が請求できるため、今後使用経験の増加により、先天性筋ジストロフィーに対する有用性が明らかになる可能性が示唆される。

MIE・IPVともに、リラックスできる姿勢・セッティングと、マスクのフィッティングに注意し、無理な実施で本人の拒否を招かないようにする。初めの数週間は、マスクを顔に当てる練習のみを実施する場合もある。

(3) 急性期への対応として、風邪を引いた場合には、水分栄養管理、吸入・吸引療法の適切な使用とともに、積極的な排痰補助器や陽圧換気療法の導入を考える。表3に2002年の脊髄性筋萎縮症Ⅱ・Ⅲ型への上気道炎時の対応[16]を改変した対応を記載した。通常の呼吸理学療法や吸入吸引では分泌物の管理がしきれず、前項の排痰補助器（MIEなど）でも喀痰の管理が困難な場合には、気管内挿管をためらわない。

一般に、先天性筋ジストロフィー児に対しては、抜管困難を恐れて気管内挿管を遅らせる傾向があるが、早めの管理呼吸で疲労を避けることにより、抜管も速やかになることが多い。非侵襲的換気療法(NIV) 導入や挿管の基準に、血液ガス所見、特に動脈血二酸化炭素分圧を指標にするとタイミングを逸す可能性がある。補助呼吸筋を用いた浅表呼吸によって動脈血二酸化炭素分圧を維持している場合には、呼吸筋疲労による急激な悪化や無気肺を起こす可能性が高く、データが悪化する前に、まず鼻マスクやフェイスマスクによる非侵襲的換気療法(NIV)、そして挿管・管理呼吸を考える。

専門医の工夫

人なつこく笑顔が多いFCMD児では、表情のみでは重症度を読み誤る場合がある。微熱と鼻汁で受診し、咽頭炎の診断で帰宅を指示されたが、母親の「何か気になるのですが」という一言でXPを撮影したところ、両側性に広範な無気肺・肺炎像があり、その夜に気管内挿管となった例もある。特に通

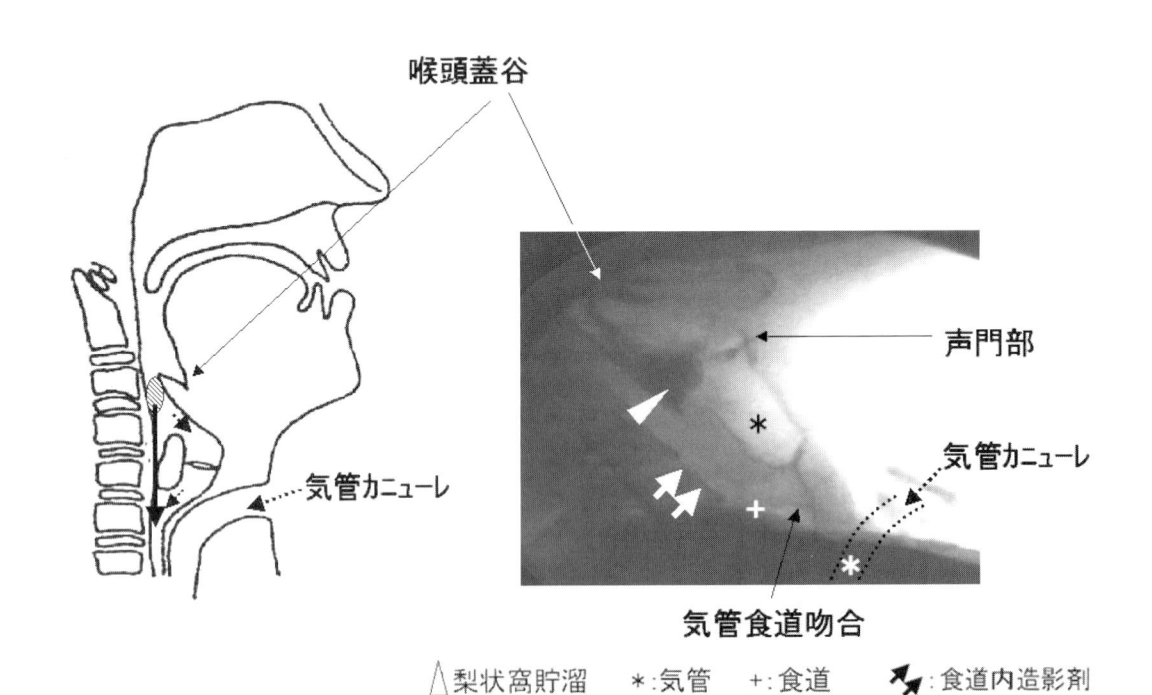

図6 20歳女。喉頭気管分離術+気管食道吻合術のVF
造影剤は梨状窩(△)へ残留し、喉頭から気管食道吻合を通って食道に流れる。本図ではわずかな線状だが咽頭から食道入口部を経由して食道内に入った造影剤が見える。

> 常の児の状態を見たことがない場合には、過剰気味の検査・対策が安全と心得る。呼吸が浅く、無気肺を併発しているような状況では、聴診上、呼吸音は減弱しているのみで、ラ音は聴取できない。
>
> また、児によっては、CK値の低下が重症度の指標になることもある。

(4) 慢性呼吸不全の管理。NIVかTIVか、単純気切か喉頭分離か？

FCMDでは、夜間の肺胞低換気の症状（DMDの呼吸障害の項を参照）は、知的障害の影響もあって、DMDより更に捉えにくい。従って、定期的に血液（または終末呼気・経皮）炭酸ガス分圧を検査する必要がある。$PaCO_2$または$EtCO_2$が45mmHgを越え、異常呼吸パターンの出現（シーソー呼吸など）や呼吸数の増加、気道感染頻度の増加をみた場合には、早めに鼻マスクやフェイスマスクを使用しての非侵襲的換気療法(NIV)を考慮すべきである。FCMDに鼻マスクでのNIVを実施するときは、開口によるリークが問題になるが、佐藤ら[17]は、巨舌により口からのリークがない2症例で、MIE併用下のNIVを長期間にわたり成功している。我々も導入例（図5c）があり、第一選択枝として試みる価値がある[18]。

しかし、分泌物が多く、誤嚥の管理が困難な例では、確実な気道確保が必要である。その際、単純気管切開術では唾液の誤嚥を防げないため、喉頭気管分離術あるいは喉頭全摘による、物理的な誤嚥防止を積極的に検討する。症例によっては、吸引頻度が減少し、肺炎罹患もなくなって、摂食可能となり、QOLを飛躍的に高め得る。喉頭気管分離術の最大の欠点は、発声を失うことである。しかし、筆者らは気管食道吻合術を併用し、食道発声を獲得、術後5年以上に亘って非常に高いQOLを維持している症例（図6）を経験している。

本法では、気管カニューレを使用せずに済む可能性もあり、その場合には気管切開術後の重篤な合併症である、気管動脈瘻が防止できる。年長者のFCMDでは、頸部・胸郭変形が強く、気管も偏位しているため、単純気管切開術では、致死的合併症である気管動脈瘻のリスクは高い。従って、FCMDの気管カニューレ使用例では、定期的に気管ファイバースコープでの評価を行い、肉芽形成を防ぐカニューレの選択・固定方法を工夫する。気管カニューレ使用例での気管内出血は、少量であっても気管動脈瘻の危険があるため、専門医への受診が必須である。

5）心合併症

FCMDの心不全についての明らかな統計はないが、心拡大・浮腫・不整脈で発症した11～19歳の報告がある。先天性筋ジストロフィーの心筋障害に絞った治療のガイドラインはなく、基本的に別項のDMDの心不全と同様の対処を行う。すなわち、定期的な心エコーによる心機能検査（特に左室駆出率低下・左室拡張末期径の拡大）、脳性Na利尿ペプチド(BNP)・心房性Na利尿ペプチド(ANP)でフォローし、心機能低下がみられた場合、ACE阻害剤・β遮断薬での治療を開始する。治療を要する慢性心不全では、しばしば左室駆出率(EF)などの評価値は変動する。

従って、一度EFなどの数値が改善しても、次回は悪化という場合もあり、心筋予備能が乏しいという現実を忘れてはならない。一方、多くの循環器科医は、筋疾患に合併する心不全を見慣れていない。そのため呼吸不全合併例では、BiPAP®の夜間使用というだけであっても、「診たことがない・うちでは診られない」といった対応をされる可能性がある。しかし、筋疾患に由来する心不全であっても、心機能に応じた呼吸循環管理を行うことは、他の心筋疾患と変わりがないことを伝え、協力を仰いでゆく。

> **専門医の工夫**
>
> 心不全治療の基本は前負荷・後負荷の軽減であり、特にケトーシスで点滴を要する場面などは過剰輸液・肺水腫の危険について十分注意して欲しい。嘔吐・脱水に対して、急速輸液のまま週末を過ごし、肺水腫で運び込まれた例がある

6）栄養障害

典型例のFCMD児も、運動能力がピークの4～6歳頃には、自力で食物摂取が可能である。しかし、摂食のための姿勢保持に努力をしている場合があり、疲れるために少量しか食べないことがあり、必要十分な栄養が摂取できているかどうかを、定期的

表4　FCMDに見られた摂食嚥下消化管機能障害

病歴と症状	口腔機能	嚥下・消化管機能
窒息・肺炎の既往 気管切開（含喉頭気管分離） 頻回の嘔吐 　・いわゆる自家中毒の既往 普通食摂取歴 離乳完了の遅れ* 臥位での摂食* むせ：臥位＜上体挙上*	口唇閉鎖不全 開咬・不正咬合 舌の肥大 送り込み障害 　口内食物貯溜 丸飲み 　部分的な咀嚼機能残存	嚥下運動の減弱化 咽頭内造影剤貯溜 　（特に残留） 喉頭蓋谷・梨状窩の拡張 　と貯溜 喉頭侵入 うがい様の喀出 気管内誤嚥 　（含Silent Aspiration） 誤嚥量： 　水平臥位＜上体挙上位* 食道入口部の開放障害* 咽頭口腔逆流・ 　食道咽頭逆流* 頸部食道狭窄* 急性胃拡張・胃管挿入困難*

＊独座可能児では認められなかった症状

に評価する。楽に食べる方法と摂食機能の発達促進は、相反する場面もあるが、本人の意志を尊重しながら、十分な栄養摂取に向けて対策を練る。具体的には、道具や姿勢・食物形態の工夫、ある程度の時間以降は介助で食べるといった柔軟な対応である。好き嫌いや経管栄養の状態によっては、三大栄養素のみでなく、微量元素欠乏にも注意する。

また、慢性呼吸不全例には、呼吸商を考慮して炭水化物の比率を押さえた高カロリー流動食（プルモケア®）も有用である。

7）摂食嚥下消化管障害——安全に楽しく食べ続けるために

FCMDに限らず、すべての筋ジストロフィーにお

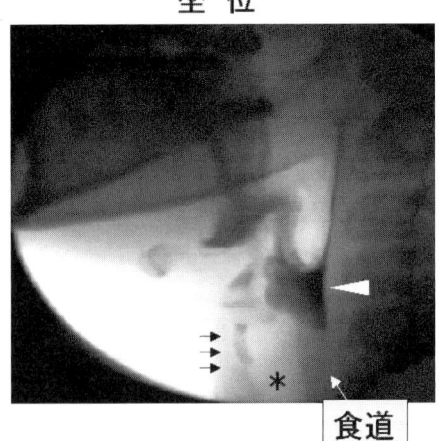

図7　17歳男。　嚥下造影(VF)検査
造影剤の喉頭蓋谷及び梨状窩(△)に貯溜、残留。気管内誤嚥は坐位で増加。

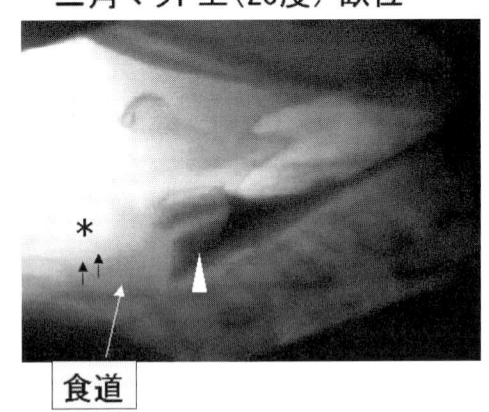

いて、摂食嚥下機能障害への対策は、幼児期には発育発達を重視した上での安全な栄養管理であり、機能退行期には誤嚥や窒息といった致命的な呼吸障害の防止である。表4に筆者らの施設で経験したFCMD17名で見られた摂食嚥下機能障害と独座の可否との関係を示した。メロシン欠損型先天性筋ジストロフィーの摂食嚥下機能障害についての報告[19]でも、同様の傾向は認められており、全ての先天性筋ジストロフィーにおいて、加齢と機能障害に応じた摂食嚥下機能の評価・対策が必須である。

独座が獲得できない重症例は、摂食嚥下機能障害も重度で誤嚥があり、経管栄養が中心となる。しかし、発達の視点からは、乳幼児期から口腔運動の促進を心がけ、口腔機能の発達段階に応じて経口摂取を試みたい。下気道感染がなく、流涎や咽頭喘鳴が少なくなったり、口腔機能や嚥下運動が改善してきた場合には、積極的にビデオ嚥下造影検査（以下VF）や内視鏡による評価を行い、安全な形態・姿勢・一口量を確認して、少量から経口摂取を開始する。十分量が摂取できるまでは、経口ネラトン法などの補助手段を併用して、必要十分量の水分栄養摂取を維持する。

一方、独座獲得例では、離乳もスムーズで普通食摂取機能を獲得するが、加齢に伴う筋力低下により、顔面・口腔の変形が進行、開咬や巨舌も出現、知的障害も加わって、食事は丸飲みになる。独座可能な時期には、軽い口腔機能障害（高口蓋への食物残留・口唇閉鎖不全・咀嚼が下手など）のみで、臨床上問題になる誤嚥は認めない。

その後、独座不能となった場合は、誤嚥や窒息の可能性を常に念頭に置く。嚥下障害関連の呼吸障害は誤嚥性肺炎に限らないので、喘息や喉頭炎を含めたあらゆる気道症状の頻発について、誤嚥の関与を疑う。梨状窩への残留が多くなると（図7）、誤嚥は上体挙上で悪化する。しかし、この時期でも支持座位は可能で、多くの場合、せんべいを囓る等の咀嚼機能が部分的に保たれているため、家族にも本人にも誤嚥の自覚は無い。従って「支えて座らせての普通食摂取」が継続されており、肺炎や窒息を起こしてから、初めてVFなどの評価に至る。誤嚥性肺炎や窒息といった重篤な合併症は、一回でも命にかかわることであり、予防として、先手の対策を講じるよう、児にかかわるすべての職種に対する注意喚起が必要である。

VF上、FCMDに見られる嚥下障害は、咽頭内、特に梨状窩への長時間に亘る造影剤の残留と、喉頭内への造影剤の侵入、気管内への誤嚥、食道入口部開大不全で、年長者ほど、著明である。知的機能が良好な場合は、「まだのどにあるから」と、一口食べては嚥下運動を繰り返す、頭を振ったり（うなずき嚥下）、回旋したり（横向き嚥下）、固形物の後は水分を流し込むなどの対策を自分から行っている。しかし、知的障害が強いと、「ごっくんした？」と尋ねると「ごっくんした」と答えるし、常に咽頭残留があることで、咽頭の感覚も鈍り、咽頭残留による嚥下誘発閾値が上昇する場合もある。食後時間がたってから食物が痰やつばと共に出てくる場合は、まず確実に窒息の予備軍と考える。VFは被曝があることと、造影剤入りの模擬食品を使用するという欠点があるが、食物や舌・咽頭の動きを連続して視覚的に観察できる、という点では他の検査が及ばない。更に、同じ画像を見ることで、家族・教師・セラピストなど全ての介助者の共通理解が得られる利点がある。唾液でうがいをしているような発声は、拡張した梨状窩や咽頭内に残った唾液が声門上に侵入するのを、発声と呼気で押しだしている結果である。臥位よりも座位で誤嚥が増加するのは、臥位では気管が食道より上になるので、食物が重力影響で食道に流れやすく、気管には行きにくくなるのに対して、座位では、梨状窩に溜まった食物が、簡単に喉頭から気管に落ち込むからである。また、座位での摂食時に、むせたり、食べ物を詰まらせた場合、前屈み座位で背中を叩くことが多いが、この動作は梨状窩に留めている食物を、気管に落とし込むことになり、非常に危険である。むせたり食物を詰まらせた場合には、頭部を下げてのハイムリック法か、側臥位か腹臥位で口腔内容を掻き出したり吸引する。

更に年長になり、嚥下障害が最重症になると、食道入口部の開大不全と頸部食道狭窄が問題になる。これは嚥下運動の減弱と、頭頸部の運動制限（特に頭を後ろに反らせた形での拘縮）が主な原因と考えられ、高度になると、嚥下運動を何度繰り返しても、食物が食道に入らず、食道から咽頭・口腔や鼻腔に逆流する。頸部に強いねじれを伴う前彎がある年長例では、直径2mmの胃管が挿入困難で、内視鏡も頸部食道狭窄で先に進まず、VF上も、液体ですら、食道から咽頭・口腔内への逆流を繰り返していた。

このような状況では、経口摂取はもとより、経鼻胃管による経管栄養ですら、非常な苦痛を伴う。したがって、筋力低下と拘縮が進行する以前の、栄養状態も良く元気なうちに、胃瘻を作成することが勧められる。それにより、いつでも必要十分な栄養を補給できるので、本人の「好きなものを好きなだけ」を食べるという対応が可能になる。胃瘻と気管切開を造設して、毎日キャンディーをかりかりと囓っている例もあり、前述の喉頭気管分離術を含めて、食べることを楽しむ方法を探りたい。

> **専門医の工夫**
>
> 独座獲得不能の最重度FCMDは、全例が、日常的に臥位に近い姿勢で食事をしており、母親は、寝かせた方が、むせずに喘鳴（ぜろぜろ、ぜこぜこ）も少なく、よく食べられると評価していた。2歳台から臥位で全粥を食べていたケースは、養護学校入学前の体験学習で、教師から「寝た姿勢の方が、よく食べられるなどと言うばかなことは、あるはずがない。」と言われたが、VF上も、寝かせた方が誤嚥が少ないと確認された。一般に重度障害児の日常生活に関わるケア内容は、教科書や医療的常識よりも、家族が積み重ねてきた工夫を尊重すべきである。VFなどの評価に際しても、基本的に児の通常姿勢・通常の摂食内容から開始する。

8）嘔 吐

FCMDでは自家中毒様の嘔吐発作がしばしば見られる。平山ら[20]の調査でも26例中3例が、年八回ほど、嘔吐に続く脱水で入院をしていた。FCMDに限らず幼児期にいわゆる自家中毒を頻発する先天性ミオパチーの小児は多い。ただ、FCMDでは、年長になっても、嘔吐発作と点滴を繰り返すケースがある。明らかな原因は同定されていないが、一因は筋量の少なさによる体内グリコーゲン蓄積の乏しさと推定される。夕食を少ししか食べなかったりすると、てきめんにケトン体が増えて、嘔吐が始まる例があり、寝る前の軽食（栄養剤や牛乳など）、夜中のイオン飲料、朝目覚めてすぐのジュースや飴、といった対応や漢方薬が有効だった例もある。頻繁にケトーシスと嘔吐の発作を起こす例には、ケトスティックス®など、尿中ケトン体測定用紙を常備してもらい、陽性の時には糖質入りの水分を多量に摂取するか、飴やチョコレートを食べるといった方法で対処している。

年長者の頻回の嘔吐には、急性胃拡張例があり、経鼻胃管での管理に難渋する場合がある。胃瘻が作製されていれば、胃内ガスを効率よく脱気することができるが、ない場合の臨時処置としては、挿入長を変えて、胃管を二本挿入し、短い方から脱気しながら、より深い方から注入を行うことで、胃瘻までの待機期間をすごした例もある。

> **専門医の工夫**
>
> **強い嘔気による下顎骨脱臼に注意！**
> FCMDでは顎関節周囲筋も萎縮がある。急性胃拡張となり、2日間強い嘔気が続いた後で、顎関節脱臼を起こした例がある。もともと開口位で巨舌もあり、痛みの訴えもなかったため、脱臼の事実に1週間気づかず、整復のチャンスを失ってしまった。急に開口位が目立ったり、流涎が増えたりした場合には、顎が外れていないかどうかも是非確認して欲しい。

9）生活の充実

先天性筋ジストロフィーの診断がつくと、多くの場合、家族の興味は身体リハビリテーションに集中しがちである。しかし、小児期全般を通して、もっ

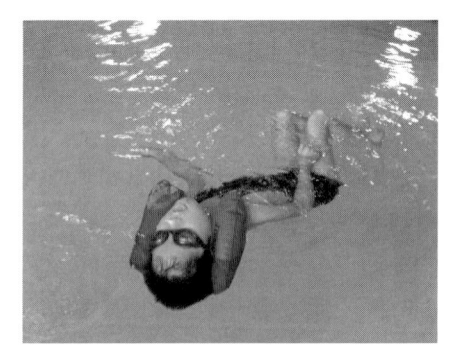

図8　10歳男。背泳
地上では四肢末梢をわずかに動かせる程度の重度な筋力低下だが、水中では肘・膝の屈伸も使って、数m泳ぐことができる。浮き輪を頭部で圧して目まで水中につけて楽しむことも可能。

とも重要な視点は、児の全人的な発達を促すことであり、知的障害・身体障害・合併症の程度および家族環境にみあった適切な社会集団への参加が不可欠である。そのためにも前述した合併症管理の方法は、日中の活動を高める方向に進むべきであり、必要であれば、早期からの夜間NPPV導入や、胃瘻作成から喉頭気管分離術といった外科的手段も積極的に考える。

重度のFCMDであってもスポーツを楽しんでほしい（図8）。中でも水泳については、浮力の助けにより動きが楽になるため、幼少時から親しむメリットは大きい。最近は療育施設の水泳指導だけではなく、自治体運営のプールでも障害児水泳指導を行うところが増えている。

学校の選択について、FCMDの典型例は、知的障害もあり、肢体不自由児通園施設などから養護学校に進学するのが一般的である。しかし、FCMDの軽症例や、知的障害のない他の先天性筋ジストロフィーでは、幼稚園・保育園から健常児と過ごすことが望まれる。その際に重要なことは、周囲の理解・協力をいかに得てゆくかに尽きる。この点については、園医や学校医の先生方の理解と協力、学校に対する指導の力も大きい。個々の園や学校、家庭で取りうる体制、地域性を踏まえて、それぞれの児の能力や合併症の危険などを総合的に判断して決定する。幼児期には、障害児通園施設か保育園・幼稚園か。小児期には、普通学級か特殊学級・養護学校か、更に、養護学校では通学か訪問か。また、高校卒業時には、在宅か通所かといった選択場面がある。いずれの場面でも、同年代の社会集団から得られる発達促進は、他に代え難いものがあり、健康状態の許すかぎり、適切な集団の中で過ごすことが必要と考えている。先天性筋ジストロフィーがあっても、予測される症状を理解しつつ、多彩な経験を積んで、豊かな人生を組み立ててほしい。

（写真は、本人・家族の許可をとり掲載しています）

引用文献
1) Dubowitz V. Muscle disorders of childhood, 2nd ed. Philadelphia: WB Saunders, 1995.
2) 埜中征哉　臨床のための筋病理　第三版。1999日本医事新報社。東京
3) Fukuyama, Y.; Kawazura, M.; Haruna, H. : A peculiar form of congenital progressive muscular dystrophy:

専門医の工夫

以上、FCMDを中心に、症状とその対応を概説した。ここで再度強調しておきたいことを以下に列記する。

① 一口に先天性筋ジストロフィーといっても、これらの症状の程度や出現状況には疾患による差や個人差が大きい

② 筋力低下の進行と共に、生命維持に不可欠な呼吸や嚥下の合併症は増加するが、早期に評価し、予防策を講ずることで、高い生活の質を維持できる可能性がある。

③ 乳幼児期には発育発達を主たる目的としたアプローチが、機能退行期には、合併症（特に致死的になりうる摂食嚥下呼吸機能障害）への早期の対策を、広い視野で探し、年齢・発達段階・機能に応じた社会参加を続けてほしい。

④ 身体症状の管理上、デュシェンヌ型筋ジストロフィーとの大きな相違は、以下の点である。
　(a)乳児期早期からの筋力低下が高度で、特に、顔面・頸部の筋力低下が目立つ。従って頸部・胸郭・脊柱の変形が早期から進み、摂食嚥下障害と呼吸障害の原因となる。
　(b)知的障害が強く、自覚症状が訴えられず、自己管理および治療への協力が困難な場合が多い。

⑤ 慢性呼吸障害がなくとも、上気道炎時には呼吸筋疲労から急性呼吸不全に至る危険がある。咳が弱い、咳き込んでも痰が出せない、という場合には過剰気味の検査・治療となることを恐れない。

⑥ 摂食嚥下障害については、窒息や誤嚥の危険を十分理解し、経管栄養・口腔ネラトン法の併用、更には胃瘻造設や喉頭気管分離術の時期を失さず、食べる楽しみを維持する事も検討する。

4) Toda T et. al: Localization of a gene for Fukuyama type congenital muscular dystrophy to chromosome 9q 31-33. Nature Gnet 5:283-286, 1993

5) Kobayashi K et al: An ancient retrotransposal insertion causes Fukuyama-type congenital muscular dystrophy. Nature 394:388-392, 1998

6) Toda, T.; Miyake, M.; Kobayashi, K.; Mizuno, K.; Saito, K.; Osawa, M.; Nakamura, Y.; Kanazawa, I.; Nakagome, Y.; Yokunaga, K.; Nakahori, Y.：
 Linkage-disequilibrium mapping narrows the Fukuyama-type congenital muscular dystrophy (FCMD) candidate region to less than 100 kb. Am. J. Hum. Genet. 59: 1313-1320, 1996.

7) Kobayashi, K.; Nakahori, Y.; Miyake, M.; Matsumura, K.; Kondo-Iida, E.; Nomura, Y.; Segawa, M.; Yoshioka, M.; Saito, K.; Osawa, M.; Hamano, K.; Sakakihara, Y.; Nonaka, I.; Nakagome, Y.; Kanazawa, I.; Nakamura, Y.; Tokunaga, K.; Toda, T.：
 An ancient retrotransposal insertion causes Fukuyama-type congenital muscular dystrophy. Nature 394: 388-392, 1998.

8) Fukuyama, Y.; Osawa, M.; Suzuki, H.：
 Congenital progressive muscular dystrophy of the Fukuyama type--clinical, genetic and pathological considerations. Brain Dev. 3: 1-30, 1981.

9) Kondo-Iida, E.; Kobayashi, K.; Watanabe, M.; Sasaki, J.; Kumagai, T.; Koide, H.; Saito, K.; Osawa, M.; Nakamura, Y.; Toda, T.： Novel mutations and genotype-phenotype relationships in 107 families with Fukuyama-type congenital muscular dystrophy (FCMD). Hum. Molec. Genet. 8: 2303-2309, 1999.

10) Saito, K.; Osawa, M.; Wang, Z.-P.; Ikeya, K.; Fukuyama, Y.; Kondo-Iida, E.; Toda, T.; Ohashi, H.; Kurosawa, K.; Wakai, S.; Kaneko, K.：
 Haplotype-phenotype correlation in Fukuyama congenital muscular dystrophy. Am. J. Med. Genet. 92: 184-190, 2000.

11) Yoshioka, M.; Kuroki, S.：
 Clinical spectrum and genetic studies of Fukuyama congenital muscular dystrophy. Am. J. Med. Genet. 53: 245-250, 1994.

12) 大澤真木子、福山幸夫。先天性筋ジストロフィー。杉田秀夫、小澤鍈二郎、埜中征哉編著。新筋肉病学。517-536 1995 南江堂、東京

13) Aida, N.; Yagishita, A.; Takada, K.; Katsumata, Y.：
 Cerebellar MR in Fukuyama congenital muscular dystrophy: polymicrogyria with cystic lesions. Am. J. Neuroradiol. 15: 1755-1759, 1994.

14) 大川弥生、上田敏、江藤文夫ほか。福山型先天性筋ジストロフィー症(広義)の運動障害の経過についての検討。リハビリテーション医学 1985.22：197-202

15) 向山昌邦ら。先天性福山型筋ジストロフィーの寿命、死因及び解剖所見に関する研究-24剖検例の検討。臨床神経学1993：33：1154-6

16) Manzur AY, Muntoni F, Simmonds A. A muscular dystrophy campaign sponsored workshop: recommendation for respiratory care of children with spinal muscular atrophy type 「Ⅱ and Ⅲ」. 13th February 2002 London, UK. Neuromuscular disorders;13:184-189, 2003

17) 佐藤圭右、石川悠加、石川幸辰、泉達郎、岡部稔、南良二。福山型先天性筋ジストロフィー年長患者における臨床経過と各種人工呼吸療法の臨床後下と評価 脳と発達 ３４：12-23, 2002

18) 石川悠加編著：非侵襲的人工呼吸療法ケアマニュアル～神経筋疾患のための～。2004日本プランニングセンター。千葉

19) Philpot J, Bagnall A, King C, Dubowitz V, Muntoni F.：Feeding problems in merosin deficient congenital muscular dystrophy. Arch Dis Child. 1999 Jun;80(6):542-7.

20) 平山義人、鈴木文晴、有馬正高。東京都における学齢期の福山型先天性筋ジストロフィーの実態。脳と発達1992：24：27-31

第18章　筋強直性ジストロフィー

小長谷正明・久留　聡

～～～～～～～～～～～～～～～～～～～～～～～～

　筋強直性ジストロフィーは、筋萎縮やミオトニア現象などの筋障害を主な症状とするが、それだけにとどまらず全身の臓器が障害され、多彩な臨床症状を示す遺伝性疾患である。また、重症の先天型では、出生時にフロッピー・インファントとして気づかれることもある。したがって、筋障害以外の症状を主訴としていろいろな診療科を訪れ、筋強直性ジストロフィーの診断がなされないまま治療を受けていることもしばしばみられる。しかし、本症の経時的治療や療養指導などの際には、様々なクリティカルな場面に遭遇することがあり、病態についての十分な知識が必要である。

～～～～～～～～～～～～～～～～～～～～～～～～

疾患の概略[1, 2, 3]

症　状

　主症状の筋障害は四肢の遠位部と顔面で著明であり、肩甲部や腰部は軽く、また、仮性肥大はみられない。このような障害筋の分布は、近位筋が強く侵される他の病型の筋ジストロフィーとは異なっている。また、側頭筋を含めた顔面筋萎縮は本症で特徴的であり、尖った顎の細長い顔は斧で削いだような印象がすることから、ハッチェット（手斧）・フェイスと呼ばれている（図1）。眼瞼下垂もみられ、男性では禿頭が加わって特徴的な顔貌なので、典型例では一目で診断すること(一瞥診断)が可能である。

　ミオトニアは筋肉収縮後の弛緩が遅い現象であり、寒冷暴露時に悪化する。拳を握り締めた後にみられるグリップ・ミオトニア（図2）や、筋腹をハンマーで叩いた後に盛り上がるパーカッション・ミオトニアなどが観察される。本症の診療では、これらの筋症状が存在することの診断的価値は遺伝子診断に次いで高いといわれている。

　さらに後に述べるように、筋障害以外にも、痴呆（認知症）、性格異常、白内障、心伝導障害、嚥下障害、糖尿病、副甲状腺機能低下症、不妊、出産異常、麻酔時の障害などと、様々な臓器系にわたって多彩な臨床症状を示す。

遺　伝

　筋強直性ジストロフィーの有病率は人口10万人あたり約5人の頻度で、成人の筋ジストロフィーでは最も多い。常染色体優性の遺伝形式で男女ともに発症し、原因となる遺伝子変異としては、第19番染色体長腕（19q13.3）のミオトニンプロテアーゼキナーゼ遺伝子近傍の非翻訳領域に存在するCTGリピート数の延長が認められている。いわゆるトリプ

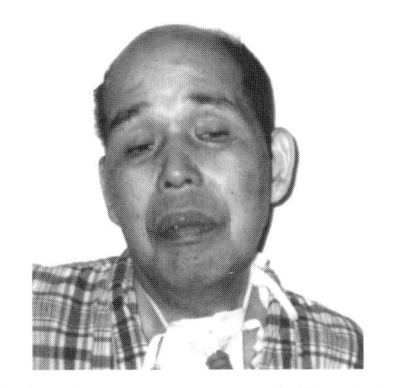

図1　筋強直性ジストロフィーの顔貌。禿頭、ハッチェド・フェイス、眼瞼下垂などが見られる。（掲載に当たっては、ご本人の了承を得ている）

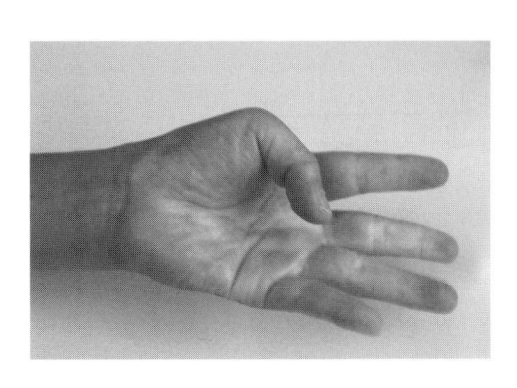

図2　グリップ・ミオトニア　強く拳を握らせ、手を開かせると、拇指球はこわ張ったままで、ミオトニア現象が持続している。

レット・リピート病の範疇に属し、正常者のリピート数は38回までだが、本症では数百から数千回と極端に長い症例もあり、リピート数が長い症例ほど発症が早く、かつ重症化する。

また、代を重ねるにしたがってリピート数が増加する、anticipationという現象が見られる点も、他のトリプレット・リピート病（ハンチントン舞踏病、球脊髄性筋萎縮症、脊髄小脳変性症1と2、ジョセフ病、歯状核赤核淡蒼球ルイ体萎縮症など）と同様である。しかしながら、CTGリピート数延長とミオトニンプロテアーゼキナーゼや筋強直性ジストロフィー発症との関係は明らかになっていない。おそらくは延長したCTGリピートう種々のたん白質分子の機能を変化させ、障害を来すものと考えられる。本症の遺伝子異常に根差した根本的治療の開発は今後の課題として残されたままである。

欧米では近位優位の筋障害と筋肉痛を呈する筋強直性ジストロフィーが報告されており、第3染色体長腕（3q21.3）でのCCTGリピート数延長が知られている。このタイプも白内障や心臓障害など多臓器が侵される。上記の第19番染色体に遺伝子座を有するものはDM1、第3染色体のものはDM2と区別されている。

病型

日本ではDM2は報告されていないので、以下に述べることはDM1についてである。

DM1の病型としては、軽症型、通常型、先天型の3つに分類されている。

(1)軽症型は白内障などの全身の部分症状はみられるものの、ミオトニアや脱力の筋症状はごく軽度かあるいはなく、子どもが発症したことで、精査や遺伝子検索されて診断されることがある。遺伝子のCTGリピート数の延長はごく軽度である。

(2)通常型は青年期から成人期にかけて筋症状で発症し、上記の諸臓器の症状を合併する。

(3)先天型は、出生時にフロッピー・インファントや新生児呼吸窮迫症候群などを呈し、妊娠中も羊水過多や胎動が少ないなどの異常がみられる。強い筋症状に加えて、知能低下も著しい最重症型である。両側の顔面筋と咬筋の麻痺が強く、上口唇の中央部がつり上がってテント状口唇で開口している、特異的顔貌となる。しかしながら、ミオトニアは4、5歳までは出現せず、明らかではない。ほとんどの先

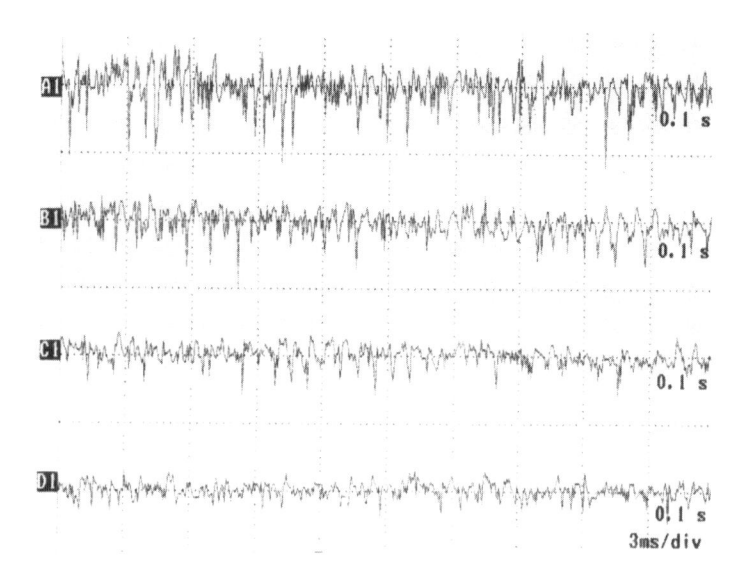

図3 筋電図。針挿入後、高頻度の筋放電が出現し、やがて減衰していく（上段から下段へ）。

天型症例は母親由来の遺伝子による。

検査・病理所見

検査所見としては、クレアチン・キナーゼ（CK）などの血清での筋原性酵素の上昇、筋電図や筋病理所見などの筋症状に関するものと、様々な随伴症状による異常がみられる。血清CKはデュシェンヌ型筋ジストロフィーのように著明な高値を示すことはなく、ほとんどの症例がごく軽度の上昇ないしは正常範囲の値を示すだけである。また、罹病期間が長くて障害が進み、残存している筋組織量が少ない症例ほど低値の傾向となる。

筋電図検査では、針を筋に挿入した時に高頻度の筋放電が反復発射され、数秒から数十秒持続するミオトニア放電が特徴的である（図3）。周波数と振幅の変動が繰り返されるので、筋放電をスピーカで聞くと、（第二次大戦時のプロペラ機の）急降下爆撃機の爆音のように聞こえる（dive bomber sound：もっとも、21世紀の平和な時代の私たちには実感のない言葉なので、戦争映画での爆音を思い出してみるしかないが…）。本症では筋膜の電位が低下していたり、ナトリウム・カリウムチャンネルの性質などから、持続性筋放電、すなわちミオトニア現象が起こりやすいと考えられている。その他の筋電図所見としては、陽性棘波や複合波などがみられる。

筋病理所見としては、筋疾患の一般的所見としての筋径の大小不同がみられる。萎縮している筋線維

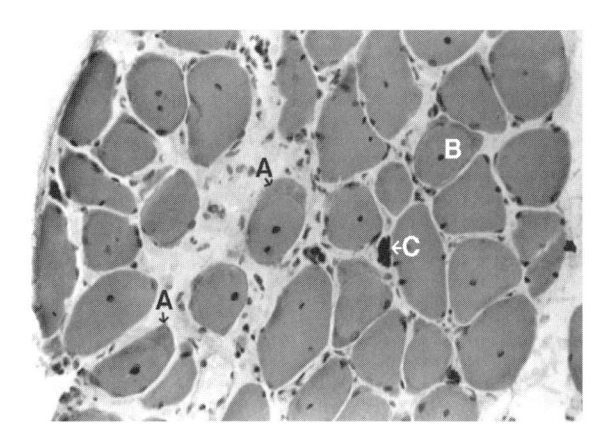

図4 筋組織所見 （HE染色） 筋線維は丸みを帯びて中心核を有するものが多い。筋径に大小不同が見られる。また、間質が増加している。
　A：sarcoplasmic mass，B：ring fiber，C：picnotic nuclear clump

はtype 1線維（持続的に収縮する赤筋線維）であり、type 2線維（瞬間的に速く収縮する白筋線維）は肥大することもある。通常はtype 1とtype 2の線維の比率は1：2であるが、本疾患ではtype 1線維の比率が高くなる（type 1 fiber predominance）。本来は筋細胞膜に近いところに偏在している核が、中心部に存在している（中心核）筋線維も多数みられ、縦切片では核が鎖状に連なっている（nuclear chain）。さらに、ring fiberやsarcoplasmic massも本症に特徴的な所見である。時に ragged red fiber, rimmed vacuoleなどの所見が認められる（図4）。デュシェンヌ型や肢帯型に比べて筋線維の壊死・再生の像が乏しく、本症の筋の変性機序はこれらの病型とは異なると推定されるが、詳細は明らかになっていない。

　筋CTでは、障害筋の萎縮や脂肪化などがみられ、表面からの観察では分からない深部の筋の障害状況も把握できる。体幹では胸鎖乳突筋、腹直筋の障害が強く、大腿では深部筋・伸筋群、下腿では下腿三頭筋の変化が強い。大腿では、同じ共働筋でも障害された筋と保たれている筋とが混在している。肩甲挙筋、僧帽筋、大腰筋、腸腰筋、大臀筋、後脛骨筋は保たれ、障害は軽度である[4]。撮影する断面を一定にしておけば筋障害の客観的・経時的な評価が可能である。

　頭部の画像診断では、脳室拡大と白質障害（CTでのPVL，T 2 MRIでの信号強度増加）がみられる（図5）。また、頭蓋骨肥厚や大脳皮質の萎縮も観察される（図6）。ちなみに、剖検例では脳の構造的変化は少ないが、大脳皮質や視床、線条体、海馬、脳幹部などに神経原線維変化（neurofibriallary tangle：NFT）が出現し（図7）、視床には好酸性封入体などがみられ、本症の知能や性格異常に関係していることが疑われている[5]。なお、先天型では、脳室拡大や小脳回などに加えて、大脳皮質分子層や皮質下白質、脊髄などで異所性細胞がみられる。

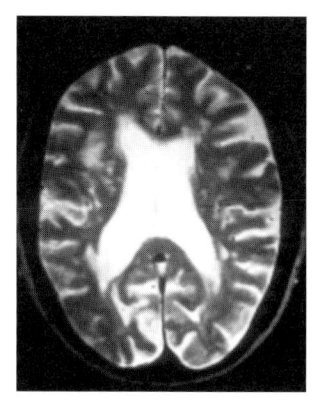

図5 頭部MRI　55歳男性　白質にび慢性信号強度増加および散在性の信号強度増加を認め、年齢に比して脳は萎縮している。

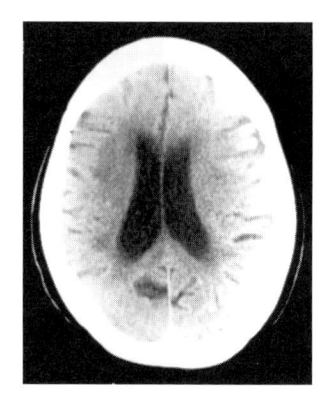

図6 頭部CT　50歳女性　頭蓋骨の肥厚、側脳室の拡大、大脳皮質萎縮、および白質の吸収低下が見られる。

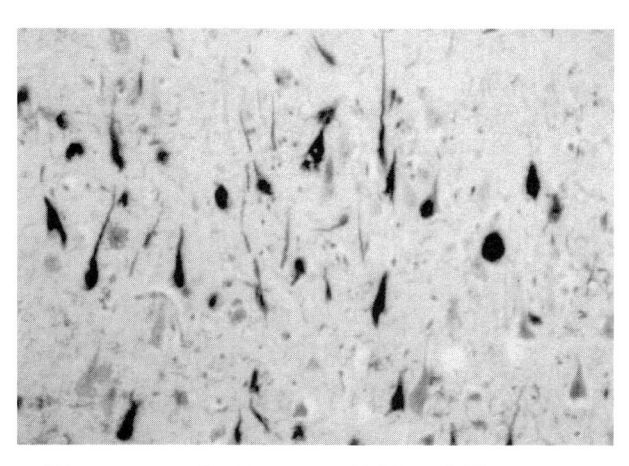

図7 NFT （Gallyas Braak染色） 海馬

その他の一般的検査としては、心電図では不整脈と房室ブロックなどの伝導障害が高率で、60〜90%に認められる。呼吸器系の検査ではスパイログラムで%VCの低下、動脈血ガス分圧異常、睡眠時無呼吸や低酸素血症がみられる。また、糖尿病や高脂血症の合併頻度も高い。これらについては後に述べる。血清ガンマグロブリンの低下が見られることもよく知られているが、その発症機序や、これにより免疫機能低下や易感染性が来しうるのか否かは結論は出ていない。

予　後

　本症の予後についての筆者ら[6]の80例での検討では、先天型の死亡年齢は12.6±19.0歳、通常型では55.1±10.2歳であった。先天型では大部分が10歳台までに死亡するが、中には50歳台まで生存する例もみられる。このように生命予後が症例ごとに異なるのは、出生時の呼吸状況や中枢神経障害の程度によるものと推定される。一般にCTGリピート数が多いほど早期発症かつ重症である。全体としての死因は、肺感染症ないしは呼吸不全が57%、誤嚥・排痰困難による窒息が10%、心不全・不整脈10%、偶発的原因13%、それに突然死10%であった。突然死の中には心原性のものが少なからず含まれていると考えられる。最近の川井らの検討でも[7]、死亡年齢、死因の内訳ともにこの十年間にほとんど変化していない。

　前段で述べたように、筋強直性ジストロフィーは多彩な全身症状をあらわし、さまざまな臨床徴候や検査上の異常が指摘されるが、患者自身が自覚症状を訴えることは多くない。しばしば病識が欠如していることもあり、その点を留意して診療に当たる必要がある。また、通常型や軽症型のような成人の症例と先天型とは、症状の重篤さには大きな差があり、医療的な対処法もちがってくる。

多彩な症状への対処

運動障害

　現時点では筋障害の改善や進行を抑制する有効な治療法がないため、残存機能の維持や代償機能の獲得などを目的に、リハビリテーションや生活指導を行う。

　比較的早期の筋強直性ジストロフィーの歩行障害は下肢遠位部の屈筋障害による。すなわち、歩行時に足部が背屈せず、膝を高く上げて歩く垂れ足(drop foot)となる。このような歩行は不安定であり、転倒しやすい。骨折は臥床状態の契機となり、ADL低下を来しうる。垂れ足に対しては足部を屈曲位に保つ短下肢装具が有効である。次に、大腿四頭筋遠位部が障害されると、膝関節の固定が悪くなって過伸展となり、歩行や立位維持が不安定となる。時に、無痛性に膝関節の腫脹がみられることもある。足部から膝にかけての長下肢装具が有効である[8]。

　ミオトニアについて患者が不自由を訴えることは比較的少ない。しかしながら筆者は、冬になると腰の筋肉が突っ張って、椅子からの立上がりも困難になると訴えた症例を経験したことがある。職業上の理由などでミオトニアの治療が必要な場合は、フェニトイン（アレビアチン®）が第一選択である。アレルギーなどでこれが使えない場合は、メキシレチン（メキシチール®）やプロカインアミド（アミサリン®）、キニーネなども選択肢となるが、心伝導障害を悪化させる可能性から慎重に使うべきであり、定期的な心電図検査などが必要である。

心伝導障害と心不全

　筋強直性ジストロフィーで最も重要で、生命予後に関係する非骨格筋症状は心臓の伝導障害である。本症で時折みられる突然死の原因と疑われている。房室ブロックや徐脈の頻度が高いが、脚ブロックもしばしばみられ、また発作性頻拍が出現することもある。心電図異常は35〜96%，房室ブロックは11〜48%にみられると報告によって差があり[1]、筆者ら[9]は73%に認めた。経過と共に出現する可能性や、家系差などが考えられる。筋症状の程度と心伝導障害とは必ずしも一致せず、軽症型の症例で重篤な房室ブロックを早期に来す例もある[10]。病理学的には、洞房結節、房室結節、ヒス束、プルキンエ線維などの刺激伝導系の線維化、脂肪浸潤、萎縮などの変性が認められる[1]。

　めまいや失神などのアダムス・ストークス発作、動悸、胸痛、睡眠発作などでは房室ブロックが強く疑われるが、全く訴えないこともあり、本症では心電図の定期的なフォローが必要である。通常の心電図検査で異常がなくても、ホルター心電図で睡眠中の洞停止がみられることもある。なお、ミオトニアや心不全に対して、不整脈や心伝導に影響を与える

薬剤が投与されていることがあるので、それらのチェックも必要となる。

治療法はペースメーカー装着であり、アダムス・ストークス発作をおこす症例では時機を失せずに行った方がよい。また、ペースメーカーを装着すると、プロカインアミドやメキシレチンなどの抗不整脈薬やジギタリス製剤などは比較的安全に使用するできるようになる[1]。なお、ペースメーカーを植え込み後に不調を来した例の報告もあるので、定期的な点検が必要である。また、電磁波の影響による誤作動の可能性もあり、患者および周囲の人の携帯電話使用はひかえた方がよい。

本症では心筋も侵され、左室機能障害による駆出量の低下は経過の進行によりかなりの症例で出現し、筆者らの検討[9]では、10年間の追跡期間に左室駆出率が50%以下の症例の割合が27%から73%に増加していた。心筋障害は伝導障害と異なって、四肢の骨格筋障害とほぼ並行すると考えられる。心不全が強い時は、ジギタリス製剤も使用するが、房室伝導障害を考慮して慎重に投与しなければならない。また、左室駆出率低下がないにもかかわらず、心肥大や胸水が貯留する偽性心不全もみられ、利尿剤で対処する[10]。一般的に本症では、デュシェンヌ型筋ジストロフィーと違って、心筋障害による心不全が重篤な問題となることは比較的少ないようである[1]。

呼吸不全

筋強直性ジストロフィー進行例における呼吸障害は生命予後を左右する臨床上の大問題であり、死因の最上位である。その発症機構としては幾つかの機序が考えられる。まず、横隔膜などの呼吸筋が弱いことによる拘束性の低換気であり、これはほぼ必発である。さらに、横隔膜の筋力が単に弱いだけではなく、ミオトニアにより弛緩する時間も長いともいわれている。また、夜間の低酸素血症が高頻度に認められ、息苦しさや倦怠感、中途覚醒などの症状がみられる。機序としては舌根沈下などの上気道閉塞や肥満の影響、中枢神経系の呼吸ニューロン減少による呼吸障害なども考えられる[11]。事実、睡眠時の無呼吸パターンは、末梢性、中枢性、混合性のいずれもみられ、複雑な病態の存在がうかがえる。また、嚥下障害による誤嚥性肺炎や、寝たきり状態にともなう沈下性肺炎などの呼吸器感染症も合併しやすく、これらを契機に呼吸機能が悪化することもしばしばある[12]。

呼吸機能の評価としては、スパイログラム、血液ガス分析、胸部レントゲン写真などを定期的にチェックする。睡眠時呼吸異常については、夜間のパルスオキシメーターが適当である。高炭酸ガス血症は運動機能障害が軽い段階でもみられ、歩行能力が保たれている患者の56%にPCO_2が43mmHg以上であったという報告もある[13]。さらに、立位より臥位で低酸素血症がみられる傾向[14]や、運動負荷後に酸素飽和度がむしろ改善することがある[15]ので、検査時の条件を考慮して判定しなければならない。また、本症では比較的肺活量が保たれている時点においても夜間低酸素血症がみられ、デュシェンヌ型では%VCが20%以下だと著明な夜間低酸素血症をきたし、肺活量と夜間低酸素血症との間にある程度の相関性があるのとはニュアンスを異にしている[16]。

呼吸不全が進行した時の対応は人工呼吸器装着に尽き、筆者の病院[12]ではまず鼻マスクによる間欠的陽圧呼吸（Nasal Intermittent Positive Pressure Ventilation：NIPPV)を行うことにしている（図8）。この方法は、マスクの着脱が容易なので患者の心理的抵抗が少なく、また気管切開を行わないため侵襲も少ない利点がある。デュシェンヌ型筋ジストロフィーや筋萎縮性側索硬化症などでは有効性が認められており，当院では本症に対しても良好な結果を得ている。長期間にわたるマスク装着で鼻根部に皮膚潰瘍が生じることがあり、局部の被覆などの対応が必要である。さらに、喀痰排出困難例に対しては

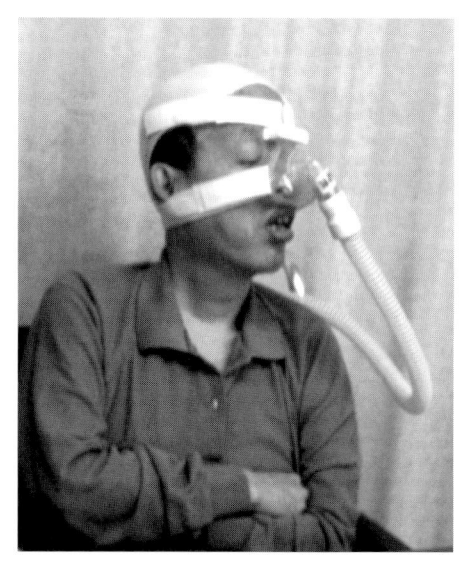

図8　NIPPV　鼻マスクを装着し、蛇管をレスピレーターに接続して人工呼吸を行う。患者の眼瞼下垂、口輪筋弛緩などに容貌にも注意されたい。

気管切開の上、間欠的陽圧呼吸（Intermittent Positive Pressure Ventilation：IPPV）を行っている。

しかし、知能低下や認知障害、本症独特の性格などから、NIPPV導入が困難な場合もままみられ、導入をスムーズにし、また装着後のコンプライアンス維持のためには、知的レベルにあわせた患者教育を何度も行うことが必要である。当院では、呼吸障害とその管理のプロセスの紙芝居を作り、何度も説明を繰り返しており、良好な結果を得ている。本症の知的障害は、概して強いものではないが、医療側の説明を十分に理解、納得できるほどではない人が多いので、時にはある程度のpaternalismの発揮が求められることもある。NIPPV導入のクライテリアははっきりとしたものはないが、筆者ら[12]は以下のメルクマールで行っている。

(1) 夜間の動脈血酸素飽和度については平均が93％以下、あるいは90％未満に低下している時間が一晩に2時間以上ある場合は、夜間のNIPPVを施行する。

(2) また、日中の動脈血ガス検査で炭酸ガス分圧が60mmHg以上の時は、日中でもNIPPVを行う。

(3) なお、スパイロメーターで、％ＶＣが20％以下の場合は、喀痰排出が困難なので、気管切開によるIPPVを考慮する。

手術・麻酔

上記のように、本症の患者では心臓の伝導障害、心不全、呼吸不全がありうるので、外科的な手術においては術前、術中、術後を通して、これらの点をチェックし、モニターし続ける必要がある。術後は心電図や呼吸状態について少なくとも24時間の監視が薦められている。カナダでの219例の検討では手術に伴う合併症は8.2％にみられ、呼吸器を必要とする急性換気不全や無気肺、肺炎などの呼吸器障害がもっとも多いが、術中の不整脈によるアクシデントも報告されている[1,2]。危険性が高いのは、手術としては胆石などの上腹部の手術、患者側要因としては近位筋まで侵されている進行例であるという。

筋強直性ジストロフィーでは麻酔薬によるトラブルもあり、可能ならば局所麻酔や脊髄の硬膜外麻酔の方が安全である。スキサメトニウム（サクシン®）などの脱分極性筋弛緩剤はミオトニアを悪化させるので使用禁忌であり、筋弛緩がどうしても必要ならば、ヴェクロニウム（マスキュラックス®）のような非脱分極性筋弛緩剤を少量使用したほうがよい。その場合でも作用が遷延する可能性があり、本症での手術では筋弛緩剤の影響が完全になくなったのを確認されるまで呼吸器を装着すれば安全である。

またチオペンタール（ラボナール®）のようなバルビチュレートや麻薬は呼吸抑制するのでなるべく使用しない方がよい。どうしても全身麻酔を行わなければならない場合は、笑気と酸素の混合ガスに0.8％エンフラン（エトレン®）あるいは1％イソフラン（フォーレン®）を加えたものが推奨されている[1]。

本症の全身麻酔での手術の際には、悪性高熱類似の症状が出ることがある。悪性高熱はハロセンによる全身麻酔時におこり、高熱と筋緊張亢進、大量発汗や電解質異常をきたし、ダントリウム静脈内投与による治療がなされないと死の転帰を取ることもある。その遺伝子座は本症とおなじく19番染色体にあるが、遺伝子座間の距離は25センチモルガンと離れており、同一の遺伝子異常による合併とは考えにくい。しかしながら本症の手術においては、17例中4例に高熱や筋緊張亢進などの悪性高熱様の症状がみられたとの報告があり、おそらく筋細胞内のカルシウム濃度上昇によると考えられる[2]。すなわち、悪性高熱では筋細胞内のカルシウムが細胞外に排出されないために高濃度になって筋線維が過収縮するのに対し、筋強直性ジストロフィーでは細胞外から筋内への流入量が多くなるために同様の病態が起こりうると推定されている[2]。

なお、ミオトニアを悪化させないために、患者の体温を保ち、補液も暖めておくことがすすめられている。本症には出血傾向はないが、低ガンマグロブリン血症があるので、感染予防にはより注意する必要がある。いずれにしても、本症の手術や麻酔は細心の注意をしながら行わなければならないし、患者や家族にも周到な説明をしておくことが重要である。

痴呆化（認知症）

筋強直性ジストロフィーは、知能が全く正常で活発な精神活動をしている人がいる反面、軽度から中等度の知的障害の人もしばしば認められる。早期発症例や、病院や施設に入院（所）している症例に知的機能低下の頻度が高い。先天型では知能低下はほぼ必発であり、IQが40以下の高度低下例も稀ではない[2]。知能検査の結果などからすると、本症は物

事をまとめ上げる構成能力、認知、記憶、注意力、見通しをもって推測する能力などが低下しており、また一つの概念にとりつかれる保続の傾向がある[17]。

性格の異常としては、無気力、不活発、頑固、ものごとを大ざっぱにとらえる傾向などがある。したがって、ぼーっとしていて、なおかつ頑固で物分かりが悪く、病識が欠如していたり、ちゃらんぽらんであり、非社交的な人間と周囲に思われることが多い。

認知や構成能力が低いことから、概略を聞いて全体像を理解するようなことはできない。目から鼻に抜けるような物分かりのよさは期待しようもない。必要なことを伝えたり理解させるのは、物事を一つ一つの事柄に分解して、単純化した話し方や指導をすると効果的かもしれない。また、幼稚化していることもあり、分かりやすく噛んで含める様な態度での指導も必要である。

本症では過眠やうつなどもみられる。過眠に対してはメチルフェニデート（リタリン®）を、うつが強い場合は三環系抗うつ薬の使用を考慮する[1]。

内分泌症状・代謝異常

インスリン抵抗性糖尿病はしばしばみられるが、必発ではない。ブドウ糖負荷試験ではインスリンの過剰分泌がみられることもあり、インスリン受容体機能の異常が疑われている。治療法は、一般的なインスリン非依存性糖尿病のそれに準じる。また、高脂血症を合併する患者も少なからず見られるが、本症に特異的な病態であるかは不明であり、糖尿病関連の事象であるとも考えられる。これに対する対策は一般的な食事療法、運動療法、高脂血症剤の投与、耐糖能の改善などである。

性腺機能障害があり、男性では睾丸の精細管萎縮がみられる。脳下垂体からのゴナドトロピンは高値であるという。女性では不妊、あるいは流産しやすい。これらについては後述する。

基礎代謝率は低いが、下垂体・甲状腺系の異常は報告されていない。副甲状腺ホルモンに関しては、受容体機能異常がみられる症例がままあり、本症でみられる骨肥厚などと関連するものと考えられる[18]。

妊娠・出産

筋強直性ジストロフィーの女性の妊娠と出産においても、様々な合併症やトラブルがあり、早期から注意を要する。

自然流産が正常者の2～3倍の頻度で高く、妊娠3ヵ月をピークとしている。妊娠に伴う内分泌的変化には異常なく、自然流産の原因ははっきりしていない。胎児自体の遺伝子異常、あるいは重い奇形などで、子宮内発育ができない可能性がある。事実、重症の先天型のほとんどの症例は、軽症型（あるいは通常型）の母親から生まれている。

妊娠が継続した場合、胎動が少なかったり、羊水過多になりやすい。陣痛が弱く、分娩第一期が遷延する。また、前置胎盤や胎盤が排出されない停留胎盤が正常者より多く、新生児死亡の頻度も高い。これらの異常妊娠や出産に対しては帝王切開を行うが、その際の麻酔による不整脈やショック、呼吸停止などの報告があり、注意を要する。陣痛時の硬膜外麻酔や、局所麻酔による帝王切開が有効という[1]。

その他、神経筋疾患患者の妊娠における一般的なトラブルとして、胎児発育に伴って腹部重量の増加により下肢障害が強くなり、歩行や起立が困難になること、および、横隔膜挙上によって呼吸機能が悪化することなどがある。

本症女性患者の妊娠に際しては、十分な医学的観察と、起こりうるリスクについて説明しておくべきである。

先天型筋強直性ジストロフィー[1,2]

先天型はフロッピー・インファントとして生まれ、新生児ICUでケアされることが多い。呼吸障害が強く、生後4週間以上も人工呼吸が必要な症例の生命予後は悪い。摂食や嚥下機能も悪く、低栄養と呼吸器系の感染症を合併しやすい。本症に特有のミオトニアは4、5歳まで明らかにならないので、しばしば確定診断されないまま治療されていることがある。母親由来の遺伝子によるが、母親の臨床症状は必ずしも強くなく、ほとんど障害のない軽症型のこともあり、そのような場合は遺伝子診断が必要である。

新生児ICUを出た後も、心電図や胸部レントゲンのフォローが必要である。奇形としては、下肢の凹足を伴いやすく、必要ならば装具装着や手術を行う。稀に全身性の関節拘縮を来す例がある。再発性中耳炎も多く、聴覚障害を残しやすいので、積極的な治療を要する。

先天型は運動機能と知的能力の発達障害とを来

す。しかし、大部分の例は歩行可能なまで発育し、同様に出生時に筋障害が明らかな先天性筋ジストロフィーやウェルドニッヒ・ホフマン病に比べて予後はややよい。

幼児期には知能障害の程度を把握して、将来の療育方針を決めなければならない。先天型では両側顔面筋の麻痺が強く、また軟口蓋麻痺から発音が不明瞭なことが多く、知能が低く判定されることがあるので注意を要する。顔面筋や発音障害と、知能障害の程度は必ずしも一致していない。

嚥下障害

本症では早期から嚥下障害が高率にみられ、誤嚥による窒息や誤嚥性肺炎をもたらし、重篤な結果を招くことがある。しかし、患者本人が訴えないこともあり、医療側が注意していることが必要である。ビデオ嚥下造影により、嚥下のメカニズムや状態が観察される様になり、本症では次のような特徴があるとされている[19]。

(1) 鼻咽腔逆流に伴う口蓋咽頭不全。
(2) 咽頭蠕動の低下による嚥下時の咽頭貯留。
(3) 喉頭蓋の傾斜・閉鎖の欠如による誤嚥。
(4) 輪状咽頭括約筋の弛緩。
(5) 上部食道横紋筋の蠕動低下。
(6) 下部食道平滑筋の蠕動低下。

花山による本症の咀嚼・嚥下障害のまとめ[19]では以下の点を指摘している。

①上顎や歯列の異常、咀嚼筋力低下により咀嚼効率が低下している場合がある。

②鼻咽腔閉鎖不全の報告があるが、座位で食事を取っている場合はあまり問題にならない。

③咽頭蠕動の低下により、咽頭各部位に食塊の貯留を来しやすい。

④嚥下時の喉頭蓋閉鎖が不十分で、誤嚥につながる場合があり、また、逆に一旦喉頭に侵入した食塊が咽頭に逆流する場合もある。

⑤輪状喉頭筋の弛緩があり、これは嚥下に有利にはたらく。

⑥食道は横紋筋平滑筋とも蠕動低下・弛緩し、食塊の下部食道に貯留するが、狭窄はない。

これらの所見は、年齢や性、四肢の筋症状の程度とは関係しないという。

また、本症ではうなずくような動作をしながら嚥下する動作がみられ、喉頭蓋谷の残留食塊除去を促進していると推定されている。一方、一回摂取量が多く、次から次へと口に食物を運ぶ傾向がみられ、誤嚥の危険性をより増している[20]。

我々の検討では、繊維質の多い野菜や軸野菜（ゴボウ、ホウレンソウ、エノキ茸など）、弾力性の強い肉（ウィンナー・ソーセージなど）、水分の少ない調理法（焼き物など）などが、本症患者には摂食しにくかった[21,22]。また、一回に口に運ぶ食物量を小さくする工夫も必要である。嚥下障害の強い症例の食物形態としては、トロミのあるものよりは液状のものが誤嚥が少なく、適当と考えられた。

このように本症では嚥下障害が強く、進行例ではやむなく経管栄養や胃瘻を導入せざるをえなくなる。しかし、食事という行為の意味は、単に栄養摂取だけではなく、日常生活の中の大きな楽しみであり、これの喪失ないし奪取はQOLを著しく低下させることになる。どの時点でこれらの処置に踏み切るかについての明確な基準はまだなく、主治医の判断にゆだねられているのが現状である。QOLを考慮すると、危険を極力回避する手段を講じながら経口摂取を継続できるように努力することを怠ってはならない。すなわち口腔ケア、摂取方法（一回量、姿勢、交互嚥下など）、嚥下リハビリなどを上記の知見を参考に行っていく必要がある。

なお、誤嚥性の気管支肺炎が頻発するので、胸部レントゲンを定期的に撮影した方が安全である。

消化管症状

本症では消化管の蠕動運動が悪く、胃の滞留時間や腸管通過時間が長くなったり、便秘や鼓腸、ときにはイレウスがみられる。原因が平滑筋の一次的障害なのか、ミオトニアなのかは不明である。本症に特異的な治療法はなく、一般的な対症療法を行う。胃の滞留による不快感や嘔気にはメトクロプラミド（プリンペラン®）が有効である。肛門括約筋のミオトニアによる排便障害があるという[1]。

また、胆石もしばしばみられ、手術では麻酔法の選択に留意しなければならない。

感覚器症状[2,3]

本症での発症機構は明らかにされていないが、白内障の合併はほぼ必発であり、細隙灯による検査では10歳台ではほぼ半数にプレクリニカルな角膜混濁を認め、50歳台では全例に認めるという。約半数の

専門医の工夫 — 秘伝のオープン

　以上のように、筋強直性ジストロフィーの概念や臨床症状とその対応について概説したが、ここでは、実際の臨床にたずさわりながら感じていることを述べたい。

　本症は緩徐に進行する疾患だが、何らかのきっかけで一気にADLが低下する例をよく経験する。そのきっかけは転倒や感染、妊娠・出産、外科的手術などである。逆にいえば、こうしたことの予防や適切な対応によって、より良好な状態を維持することができるとも言える。その際、重要なことは次のように要約できる。

　(1)早期に診断すること
　(2)症状の有無にかかわらず定期的な検査を行うこと
　(3)患者の知能や性格に応じた教育を行うこと
　(4)関係各科が連携し集学的な治療を行うこと

　これらのことについて、以下に詳しく述べることにする。

(1)早期診断

　典型例の診断は比較的容易だが、疾患の初期の段階や非典型例では診断が難しいこともある。ミオトニアや軽度の筋力低下があっても、本人が病的と認識しておらず、専門の科を受診する前に他科を受診するケースも少なくない。本疾患のことが念頭にないと、たとえ典型的な顔貌をしていたとしても診断に結びつかないこともある。

(2)定期検査

　本症は自覚症状に乏しく、患者自らが訴えることが少ないのが特徴の一つである。そのため出現の予想される合併症に関しては、症状の有無にかかわらず積極的に検査を施行して早期発見するように努めるべきと考えられる。多彩な症状のうちでも、白内障や心伝導障害、糖尿病など、早期に治療を開始することで予後の改善が期待できるものに対しては、特に注意深く観察していくことが必要である。また合併症の中には必ずしも運動機能障害と並行しないものがあることを留意する必要がある。高炭酸ガス血症や睡眠時呼吸異常、嚥下障害などは歩行可能な症例でも、検査してみると意外に多いことに驚かされる。

(3)患者教育

　カルテや紹介状の上では確定診断がついているにも関わらず、患者本人が自分の正確な病名を知らなかったり、あるいは病名は言えてもどういう疾患なのかについてほとんど知識を持っていないことが少なくない。また、"筋ジス"と病名が告知された時点で「どうせ治らない病気だから…」と通院を止めてしまうこともある。しかし、そのような患者が重篤な状態で救急搬送されてくることも稀ではない。最近はインフォームド・コンセントの概念が普及しているが、本症のように長期にわたって全身の管理が必要な患者の場合には特に重要と言えよう。しかしながら、本症では少なからぬ数の患者が、知能や性格、難聴などの問題を有しており、十分な理解を得るのは容易でなく、時間をかけた根気強い対応が要求される。また病期に応じて日常生活上のきめ細かい指導も必要であり、特に妊娠や手術に際しては、必ず事前に相談するように指導している。

(4)集学的治療

　多彩な筋外症状の中には、本症に伴うものと一般的にみられるもので性質が若干異なっていたり、治療法に工夫が必要であったりするため、主科と当該科との間で十分な情報や意見の交換が必要なことは言うまでもない。また、未診断のまま分娩や手術がなされると重篤な結果を来す危険が高いので、軽度のCK上昇など引っ掛かる点があれば神経内科へコンサルトされることが望ましい。

個々の臓器障害は、相互に密接に関係し影響を及ぼしあっている。例えば、睡眠時の呼吸異常は罹病期間が長期に及ぶと、さらに様々な合併症を来すことが知られており、中枢神経障害、不整脈、耐糖能異常などの本症固有の症状でも、睡眠時呼吸異常が重畳することによって影響を受けている可能性がある。とするならば睡眠時の呼吸状態を人工呼吸療法によって改善させることによって、関連する症状でも好結果を期待してもよいかもしれない。

　ともあれ、本症の臨床は多彩な症状とそれらへの対策が重要であるが、診断自体は容易である。今一度、図1を御覧になってその特徴を憶えておいて頂きたい。

患者に臨床的に問題となる白内障があり、1～2割が手術を必要としているが、糖尿病を合併すると、この頻度は半数近くに増加する。夜間の羞明感が強いので、光が直接眼に入らないようにするなどの日常生活上の対応が必要である。手術自体は一般的な方法と同様である。

　また、感音性難聴も高率にみられるが、これも機序ははっきりとしていない。中耳炎の合併もしばしばあり、難聴を増悪させている可能性がある。

引用文献

1) Moxley III R: Myotonic muscular dystrophy. In: Handbook of Clinical Neurology vol 62, ed by Vinken PJ et al. Elsevier, Amsterdam, 1992, p 209-259
2) Harper PS et al: Myotonic dystrophy. In: Myology 2nd edition vol 2, ed. byEngel AG et al. McGraw-Hill, New York, 1994. p 1192-1219
3) 川井　充（編）：筋強直性ジストロフィーの治療とケア，医学書院，東京，2000
4) 宮下　泉ら：筋緊張性ジストロフィーの骨格筋CT．臨床神経　30:24-28,1990
5) 酒井素子：神経病理学．筋強直性ジストロフィーの治療とケア，川井　充編，医学書院，東京，2000, p153-159
6) 松岡幸彦ら：筋強直性ジストロフィーの予後と死因．医療 50:547-550,1996
7) 川井　充ら：筋ジストロフィー死亡年齢と死因－国立筋ジストロフィー担当27施設における分析．神経治療　20:322,2003
8) 五十嵐俊光：リハビリテーション．筋強直性ジストロフィーの治療とケア，川井　充編，医学書院，東京，2000, p37-50
9) 堀洋美ら：筋強直性ジストロフィーの心機能－10年間の追跡．医療の広場 43:22-25,2003
10) 田村拓久：心不全．筋強直性ジストロフィーの治療とケア，川井　充編，医学書院，東京，2000, p74-79
11) 尾野精一ら：筋緊張性ジストロフィーにおける延髄弓状核の神経病理学的研究．Neuropathol 23(supl):125,2003
12) 久留　聡：神経筋疾患における人工呼吸器治療のリスクマネージメント－医師の立場から－筋強直性ジストロフィー．医療　56:266-270,2002
13) Begin P et al: Relationship between chronic hypercapnia and inspiratory-muscle weakness in myotonic dystrophy. Am J Respir Crit Care Med. 156:133-139,1997
14) 堀川博誠ら：筋緊張性ジストロフィーにおける臥位での低酸素血症の増悪．臨床神経　32:1057-1060、1992
15) 中山貴博ら：筋強直性ジストロフィーの呼吸調節機能異常．臨床神経　39:1006-1009,1999
16) 尾方克久ら：呼吸機能と夜間酸素飽和度の対比からみたDuchenne型および筋強直性ジストロフィーにおける呼吸不全の相違．臨床神経　36:850-853,1996
17) 関谷智子：知能．筋強直性ジストロフィーの治療とケア，川井充編，医学書院，東京，2000, p160-166
18) Konagaya Y et al: Evaluation of renal parathyroid hormone receptor function in myotonic dystrophy. J Neurol Sci 70:339-346,1985
19) 花山耕三ら：咀嚼および嚥下障害．筋強直性ジストロフィーの治療とケア，川井　充編，医学書院，東京，2000, p115-121
20) 酒井素子ら：筋強直性ジストロフィーの摂食．平成12年度厚生省精神・神経疾患研究費による研究報告書（2年度班・初年度班），国立精神・神経センター，2002,p131
21) 小長谷正明ら：筋強直性ジストロフィー患者の摂食・嚥下障害の現状と問題点.平成12年度厚生省精神・神経疾患研究費による研究報告書（2年度班・初年度班），国立精神・神経センター，2000,p289
22) 三谷美智子ら：肥満．筋強直性ジストロフィーの治療とケア，川井充編，医学書院，東京，2000, p125-130
23) 松岡幸彦ら：わが国における筋強直性ジストロフィーの臨床症候と障害度－全国アンケートの調査の解析から－．脳と神経　40:947-952,1988

第19章 肢帯型筋ジストロフィー

陣内　研二

1．疾患の概略

　肢帯型筋ジストロフィー（以下LGMD）は主に四肢の近位部の筋肉の萎縮・筋力低下を来す筋ジストロフィー（筋ジス）の総称である。その遺伝形式は常染色体性優性遺伝（常優）となるものと常染色体性劣性遺伝（常劣）となるものがある。発症年齢も小児期から成人期まで多様であり、症状もデュシェンヌ型筋ジストロフィー（DMD）に似た重症例から晩年まで起立・歩行が可能な軽症例まで様々である。

　遺伝子異常のある座位によって障害される遺伝子産物が異なり、種々の病型に分類される。最も多いのはLGMD2Aであり、続いて2Bや2C、2Dである。これらは当院でも稀ながらも経験することはあるが、その他のタイプは海外の文献報告例しか知らず、ごく稀と思われる。いずれもDMDや先天性筋ジストロフィー、筋強直性ジストロフィーとは異なり、知能障害はないとされる。心筋障害・呼吸筋障害・嚥下障害などは後に記載する。すべて進行性で有効な根本治療法は無い。

　確定診断は凍結筋生検標本を用い免疫染色にて蛋白の欠損を証明し、更に可能な場合は遺伝子異常を調べることである。一般的な染色法では筋繊維の大小不同、壊死・再生、結合織の増加、中心核繊維の増加など他のジストロフィーにも見られる非特異的な所見しか得られない。しかし緩徐進行する例ではNADH染色にて分葉繊維（lobulated fiber）が見られ、これは肢帯型を示唆する重要な所見である。時に単核細胞の浸潤があり筋炎との鑑別が困難な例もしばしばあり、注意を要する。下記に分類表を掲載し、以下に頻度の高いものを中心に説明を加える。

　LGMD２Aは骨格筋に特異的に発現するカルシウ

表　LGMDの分類

疾患名	遺伝形式	欠失蛋白	遺伝子座位	罹患筋（好発部位）	発症年齢	進行	CK上昇	頻度	その他
LGMD1A	常優	myotilin	5q31	下肢近位	18-37歳	緩徐	中等度上昇	極稀	構音障害・アキレス腱拘縮
LGMD1B	常優	laminA/C	1q11-21	腰帯大腿	小児-成人	緩徐	正常-軽度	極稀	心伝導障害
LGMD1C	常優	caveolin-3	3p25	下肢近位	主に小児	緩徐	軽度-中等	極稀	腓腹筋肥大
LGMD1D	常優	?	6q23	四肢近位	若年成人	緩徐	正常-軽度	極稀	拡張型心筋症・心伝導障害
LGMD1E	常優	?	7q	四肢近位	成人	緩徐	上昇	極稀	
LGMD2A	常劣	calpain3	15q15.1-21.1	四肢近位	小児-成人	緩徐	中等度	やや稀	筋病理にて分葉細胞
LGMD2B	常劣	dysferlin	2p13	下肢近位/遠位	青年期	緩徐	高度	稀	
LGMD2C	常劣	γ-sarcoglycan	13q12	四肢近位	小児期	重-軽	高度	稀	
LGMD2D	常劣	α-sarcoglycan	17q12-21.33	同	同	同	同	稀	
LGMD2E	常劣	β-sarcoglycan	4q12	同	同	同	同	稀	
LGMD2F	常劣	δ-sarcoglycan	5q33-34	同	同	重症	同	稀	
LGMD2G	常劣	telethonin	17q11-12	四肢遠近位	学童期	軽症	軽度	極稀	早期から下垂足あり
LGMD2H	常劣	?	9q31-34.1	下肢近位	小児-青年	緩徐		極稀	
LGMD2I	常劣	?	19q13.3					極稀	

ム依存性中性プロテアーゼであるカルパイン3の遺伝子異常により、この蛋白の欠損または活性異常が起こることにより発症する。診断のついた肢帯型筋ジストロフィーの内約15～20％がこの型といわれている（埜中）。主に10～15歳頃に（2～40歳にわたる）腰帯部筋の筋力低下で走行・歩行障害を生ずるが、初期には大腿四頭筋が他筋に比して良く保たれていることが特徴的であり、筋CTにて明らかになる。上肢近位筋も障害され、起立不能の頃には大腿四頭筋や下肢遠位筋、上肢筋にも明らかな筋萎縮がみられる。緩徐に進行し、多くの症例では20～30歳ころに歩行不能となる。

CKは初期に1000から10000単位まで上昇するが、進行期では正常近くに低下する。顔面筋、呼吸筋、心筋障害は明らかではないが、心エコー、心電図では心筋障害や不整脈がみられる例もある。筋生検標本の免疫染色にてカルパイン3の発現低下があり、分葉繊維の出現頻度が高い。

LGMD2Bは筋膜に存在するジスフェルリン（dysferlin）という蛋白の発現が低下または消失することにより起こる。主に10歳代後半から20歳代後半頃に発症する。発症形式に二つの型があり、①大腿四頭筋の萎縮から始まり四肢近位部の萎縮が著明となる近位型と、②下腿後面の筋萎縮から始まり下肢近位部及び上肢帯筋の萎縮へと進む遠位型三好筋ジストロフィーと呼ばれた遠位型がある。同一家系内に両型が混在して発症することもある。

いずれもジスフェルリンの欠乏とその遺伝子異常があり、同原因で異なった表現型を示しているが、その機序は不明である。進行は緩徐で10から20年の経過で歩行不能となる。心臓・呼吸障害は少ない。血中CK値の上昇は進行期を含めて高度であり、10000単位から1000単位である。確定診断は生検筋標本を抗ジスフェルリン抗体染色を行ってジスフェルリンの発現低下を見ることであるが、他の蛋白の異常で二次的に発現が低下することもあるので遺伝子診断が最も確実である。2A型と同様に分葉繊維も出現するが、この2B型では壊死繊維に炎症細胞浸潤が著しく、時に多発筋炎と誤診されることもあるので注意を要する。

LGMD2C,D,E,Fはそれぞれ筋細胞膜に存在するγ,α,β,δサルコグリカン（sarcoglycan）の欠損により起こり、臨床的にもよく似ているので総称してサルコグリカノパチーと呼ばれる。これらの蛋白は筋細胞膜に存在するα-及びβ-ジストログリカン（dystroglycan）と結合し、さらにβ-ジストログリカンはジストロフィン（dystrophin）と結合しており、これらの糖蛋白が結合したものをジストロフィン糖蛋白複合体と称する。

したがって構成因子のサルコグリカンが欠損しておれば　この複合体は脆弱なものとなり、ジストロフィンの機能も損なわれ、Duchenne型（DMD）やBecker型筋ジストロフィー（BMD)と似た病態となる。過去にSCARMD(severe childhood autosomal recessive muscular dystrophy),アダーリン（adhalin）欠乏症や悪性肢帯型筋ジストロフィー（三好）との呼称で報告された病型はこのサルコグリカノパチーにあたる。

診断のついた肢帯型筋ジストロフィーの内約5％がサルコグリカノパチーであり（埜中）、この中でも2Cと2D型が多く、2Eと2F型は極めてまれである。各病型とも症状は似通っている。主に8～10歳前後（3～15歳にわたる）に発症し、DMDと同じく下肢帯の筋萎縮が進行し上肢帯にもおよび、10から20年の経過で起立・歩行障害にいたる。腓腹筋の仮性肥大もある。CK上昇も高度である。

2C型は発症年齢が低く、呼吸筋障害がしばしばあり、末期には心筋障害もあるのでDMDに類似している。2D型では発症年齢が遅く歩行障害も軽いのでBMDに類似しているが、呼吸障害や心筋障害は少ない。いずれも知能障害はなく、また家系内でも重症度の違いが著しく、女性も罹患するので、これらの点でDMD,BMDとは異なる。

2E、2F型は症例も少なく詳細は不明であるが、心筋障害がある。

LGMD2Gは極めて稀であり海外の2家系のみである。12歳前後に発症し、上肢近位筋と下肢近位および遠位筋の萎縮があり、下垂足が特徴的である。心筋、呼吸筋、知能の障害はなく、進行遅く軽症である。LGMD2Hも極めて稀でカナダの家系の報告がある。20歳前後に発症し、下肢近位筋萎縮が緩徐に進行する軽症である。

次に常染色体性優性遺伝を示すLGMDについて概略を述べるが、いずれも極めて稀なものばかりで海外からの報告例を知るのみである。

LGMD1Aは米国の1家系が知られている。18～35歳頃に発症し、緩徐進行性で四肢近位筋の筋力低下・アキレス腱拘縮・鼻声を伴う構音障害などが見

られる。心筋・呼吸筋障害はない。

LGMD1Bは外国の3家系が報告され、4〜38歳ころに腰帯・下肢近位筋障害で発症し、緩徐進行する。しかし心伝導障害・不整脈などが頻発し、突然の心停止が起こるので、ペースメーカー装着が必要となる。拡張型心筋症が起きる場合もある。

LGMD1Cは小児期発症で近位筋力低下・腓腹筋肥大・労作時有痛性筋痙攣などがある。成人発症例や高CK血症のみの例などの軽症も多い。

LGMD1Dでは骨格筋障害は軽症であるが、心伝導障害と拡張型心筋症が合併するために致死的となる場合があり、ペースメーカー装着や心不全治療が必要である。

2．症状への対処

運動障害

一般に発症が遅く、進行も緩徐であり、なかには起立歩行不能に至らない例もある。一本杖、4点杖、歩行器、アーム付四輪歩行車、手押し車型歩行車などを活用し、出来るだけ長く起立歩行が可能な期間をのばすことが大切である。

これは関節の拘縮予防・脊柱の変形予防・廃用性筋萎縮予防・廃用性骨粗鬆症予防などの効果もある。四肢の屈伸体操も一日一から二回、10分から20分ほど軽くやるのも良い。運動負荷による筋障害はあり得るが、LGMDはDMDと違って筋変性の程度は軽く、運動時または運動後の筋痛や脱力が無い程度にすればよい。

介助歩行が困難になれば車いすを使用しなければならないが、上肢筋力が保たれている場合が多いので、自走型（自ら腕で車輪を回す）の使用が可能である。上り坂など一時的に電動にて走行補助をするタイプもあり、通常の電動車いすより軽量で便利である。上肢機能障害が進行して平地走行困難になった時は通常の電動車いすが必要となる。このとき手指の障害程度はまだ軽いので、運転レバーを用いて上手に車いすを操縦することができる。

不安定ながらも起立・歩行ができる期間が長いので、DMDよりさらに転倒防止に注意しなければならない。身体が十分発育してから発症するので、高い身長・重い体重となっており、この時転倒すれば、前腕骨・大腿骨・椎骨の骨折さらには頭蓋骨骨折を起こす危険性もある。さきに述べた歩行介助具や手すりなどの装備やヒッププロテクターやヘッドギアの装着も必要である。また床には段差をなくすことが望ましい。

呼吸障害

一部の病型（小児期発症・重症のサルコグリカノパチー）以外では呼吸筋萎縮による重篤な呼吸筋障害に至る例はない。しかし肺活量や動脈血ガス分析の重篤な障害がなくとも睡眠時に換気低下が生じていることもある。このため夜間睡眠中に経皮的酸素飽和度（SpO_2）を持続的に測定しておき、90％を下回る時間が睡眠時間の20％以上であれば夜間睡眠時のNIPPVを開始することが望ましく、85％を下回るようであればすぐに開始すべきである。重篤な呼吸筋障害を来す例では終日NIPPVや気管切開による人工呼吸が必要となるが、いずれもDMDの場合と同じやり方である。

呼吸訓練に関しては胸郭・呼吸筋の可塑性や運動能力を保つために、患者自らが腹式深呼吸を一日に何度も行うことが大切である。また笛やリコーダーを吹いたり、大声で歌を歌うことは楽しみながら長続きする良い呼吸訓練法である。他動的には蘇生用バッグや人工呼吸器にて陽圧で空気を吸入し、数秒間肺に溜めてから呼出するエアー・スタッキングを一日3回くらい行う。過度の送気や加圧をしないように注意しなければならないし、介助者や機器も必要であり、専門施設で訓練を受けるべきである。

感冒・気管支炎などの軽い呼吸器感染症に罹った場合でも呼吸筋障害があれば痰の排出不良により肺炎となることもあり、早期に適切な治療を行なうべきである。水分を補給し痰をきれやすくすること、適切な抗生物質使用、去痰剤、ネブライザー吸入などの薬物療法を行なう。気管支拡張剤（テオフィリン又はベーター刺激剤の通常の半量くらい）の追加服用も排痰に有効である。

自力で十分な排痰が出来ない時は胸郭タッピングやバイブレーションを行ないながら体位排痰法を施行する。さらに気管から口腔への痰の喀出が困難な場合は徒手排痰介助法やいわゆるカフマシーン®を使用して痰の喀出を行なうが、このようなことが必要となる場合LGMDではかなり進行した例であり、専門施設で行なうのが望ましい。介助による排痰法の詳細は参考文献を参照してほしい。

心不全・心合併症

LGMDでは心筋障害による心不全になる例はほとんど無い。稀少例のLGMD２Ｅ、２Ｆ、１Ｄ、または２Ｃ、２Ｄのうち小児早期発症の悪性肢帯型の末期例くらいである。このためたとえ四肢の症状がDMDやBMDに似ていても、心筋障害が無いことや知的機能障害がないことがLGMDの診断の有力な手がかりになる。

四肢の動きが良い時は長距離歩行などの運動負荷により心不全が顕在化する場合もある。また500mlの輸液を通常の速度（２時間くらい）で点滴静注した時や、大量の輸液を行なった時に心不全となる例もあるので注意を要する。心不全が起こったときは、輸液量を減らしたり、経口または静注で利尿剤投与を行なう。ジギタリス製剤はDMDなどと同様に必ずしも有効であるとは言い難いので、中毒にならないよう血中濃度を測定しながら少量を注意深く経口投与する。近年ベーターブロッカーやACE阻害剤が筋ジスの心不全悪化防止に有効とされており、心筋障害顕在例には別項のDMD、BMDの心不全治療に準じて使用するのも良いかもしれない。

LGMD１Ｂ、１Ｄは心伝導障害が著しく、房室ブロックや致死的心室性期外収縮のために突然死したり、ペースメーカー装着をした例があるが、文献報告のみであり詳細を語るには至らない。

LGMDでは壮年期まで生存し、更に起立歩行や車いす自力走行が可能な場合も多い。加齢による冠動脈硬化が存在する上に、筋力低下に打勝とうとする運動は健常人以上に心負荷となり、狭心症・心筋梗塞などを引き起こしやすい。日常から狭心症症状に注意し、心電図記録も定期的に行う。

摂食・嚥下障害

ほとんどの例で咬筋・咽頭筋・喉頭筋・食道に著しい筋障害はないので摂食・嚥下障害はあまり問題にならないが、末期になると他疾患と同様に咀嚼不十分のために固形物を喉頭に詰める場合もある。咀嚼力にあわせて、軟菜や形態調整したり、流動食さらには経管栄養が必要な場合もあるが、この疾患で多いというわけではない。入院や自宅では咀嚼・嚥下しやすい食事を食べていても、外出時に違ったものを食べたくなり、少し固い物（トンカツなど）を美味しさのあまり勢い込んで食べてのどに詰めた例を経験しており、注意を要する。

生活の充実

一部の小児期発症例を除いて、ほとんどの人たちが通常の家庭・社会生活を行なっている途中で発症している。多少の不自由はあるものの配偶者や子供を持ち、円満な家庭生活を送っている。又職業を持ち責任ある社会生活を営んでいる例も多い。立ち仕事や力仕事をしている人は職業の転向を余儀なくされるが、知能障害はなく、手先の力はある程度保たれているので、コンピューター、著述、事務などのデスクワークが可能である。

しかし中途で急に他職に就けることは出来ず、障害の進行を予測してあらかじめ早くから例えばコンピューターの訓練などの転職の準備をしておくことが望ましい。このためには患者が自治体の福祉事務所や障害者職業訓練施設さらには職業安定所などのサービスを十分受けられるように医療者側からの援助が必要である。LGMDの進行は緩徐であり、歩行障害が出てからでも身体機能に見合った職業を長く続けることが出来る。

児童・青年期の教育に関しては、病状を見る限り地域の学校に就学することに支障なく、学校に於いて身体障害者に対するバリアフリー対策が求められる。進行して常に医療が必要となれば養護学校が併設されている入院施設での療養と教育ともに受けられるように配慮するのが望ましく、国立病院機構の筋ジストロフィー入院施設のリストを参考文献に記載してある。

障害の進行に伴い入院治療が必要となってくるが、呼吸不全・心障害が顕在化した時や四肢筋力低下によって家庭内介護が困難になってきた時がその目安であろう。

患者が受けるべき福祉サービスに関しては参考文献に詳細に記載してあるのでこれを参照していただきたい[8]。筋ジストロフィーはパーキンソン病・ALSなどの難病と違って特定疾患治療研究費による診療費補助の対象になっていない。このため医師は患者に身体障害者手帳が交付されるように身体障害を適時、適切に判定することが大切である。福祉事務所にて身体障害者認定用紙をもらい、指定医の診察にて適当と認められれば病状に相当する障害度の診断書が発行され、これを福祉事務所に提出する。

指定医のリストは福祉事務所が把握している。入

専門医の工夫 〜秘伝のオープリ〜

　LGMDの遺伝子およびその遺伝子産物の異常が明らかとなり、現在のような分類が出来たのはごく最近のことである。現在でも臨床症状や通常の筋生検標本の検索にてLGMDと思われても遺伝子異常や産物の免疫染色にてきっちりと病型が確定されるのはわずかである。

　このような確定診断法も十分普及していないこともあり、大半の例にLGMDの確定診断がなされていない。LGMDの早期発症例や重症例はDMDやBMDと誤診されている可能性が高く、また逆もありうる。筋強直性ジストロフィーも成人発症・慢性進行性であるがミオトニア現象を筋電図で確認すると鑑別できる。

　もっとも問題になるのは治療可能な疾患が十分な精査をされずに LGMDと誤診されて適切な治療を受けないままに不可逆的な筋萎縮・拘縮まで至った例があることである。例えば、①慢性多発性筋炎である。両疾患とも成人に緩徐に発症し、近位筋萎縮、CK高値、筋標本にて細胞浸潤など共通した所見が見られるが、家族歴調査や筋生検標本の詳細な検索さらにはステロイド治療による反応などをみて判断すべきである。他には、②甲状腺機能低下性ミオパチー（甲状腺機能低下があり、甲状腺ホルモン投与で軽快する）、③ミトコンドリア筋症（血中乳酸・ピルビン酸の安静時または運動負荷時の上昇があり、筋生検標本で確定できる。コエンザイムQ製剤が進行抑制に効あり。）④ステロイド筋症（ステロイドの多量または長期投与やクッシング病で発症する。ステロイド中止やクッシング病の治療にて軽快する。）⑤糖尿病性筋症（糖尿病に罹患中に発症する。適切な糖尿病治療が有効）、⑥糖原病とくにマッカードル病（阻血下前腕運動負荷試験や筋生検標本・筋中欠損酵素の証明にて診断可。あまり有効な治療法はないが、運動を避けることで予後良好）。

　下記に記載する文献（骨格筋症候群上巻及び下巻）の該当項目を参照されたい。これらの治療可能な疾患を見過ごして、LGMDとしたままで適切な治療せずに放置してはならない。

　筋障害ばかりに気を取られていると思いがけないことが起こる。LGMDでは動脈硬化が生ずる年齢の患者が多く、脳梗塞、心筋梗塞が見逃されることがある。なぜなら四肢麻痺があるために、脳梗塞や脳内出血による片麻痺がこれに重なっても新たな麻痺を見付け難いのである。また元々腱反射が低下していたり拘縮のために関節が動かないので、バビンスキー反射も腱反射の亢進も明らかにならないことがある。日頃から筋力や知覚障害の有無を詳細に観察していると軽微な変化をつかまえられる。そして疑いがあればすみやかにCTやMRIのある施設に移送する。

　心筋梗塞や狭心症の合併も見過ごされやすい。LGMDでは日常から骨格筋障害のためにCK値が高く、運動などよる変動も大きいので、心筋梗塞のためにCKが上昇しても判らないことが多い。一般に心筋梗塞や狭心症の胸痛は必ずしも前胸部絞扼感とは限らず、肩や胸筋の筋肉痛と思いこんでしまう場合もある。心電図を日頃から取っておき、直前と胸痛時を比較するとこれらの判断に役立つ。また心エコーも診断に有用である。

　高齢者であると癌の発生もある。この疾患に多いというわけではないが、成人病検診を忘れないようにしたい。ちなみに筋強直性ジストロフィーでは良性又は悪性腫瘍の合併が多い。

院が必要となった場合は進行性筋萎縮症児（者）に対する措置入院制度があり、この手続きを受ければ自治体から入院費その他の助成がある。この制度が適応される病院・病棟は限られているのであらかじめ問い合わせておく。18歳未満は児童福祉事務所、18歳以上は福祉事務所に相談すると良い。

終わりに

　LGMDは筋ジストロフィーのうちでは稀であり、

他の類似疾患との判別が定かでないまま療養を続けていることが多い。疾患を理解していただき、患者が正しい診断を受け、すこしでも快適な生活が送れるよう切に希望します。

文　献

1) 砂田芳秀：LGMD1A, LGMD1B、LGMD1C, LGMD1D. 領域別症候群シリーズ　骨格筋症候群（上巻）p67-78, 2001, 日本臨床社
2) 川井尚臣：LGMD2A. 同上 p79-83
3) 青木正志：LGMD2B. 同上 p84-87
4) 松村喜一郎：LGMD2C, LGMD2D, LGMD2E, LGMD2F, LGMD2G, LGMD2H. 同上　p88-96
5) Kaplan J-C, Beckmann J S, Fardeau M: Limb girdle muscular dystrophies. Karpati G, Hilton-Jones D, Griggs R C (ed) Disorders of Voluntary Muscle　7th edition p433-463, 2001, Cambridge University Press, Cambridge
6) 埜中征哉：肢帯型筋ジストロフィー．臨床のための筋病理 第3版　p68-70、1999, 日本医事新報社
7) 筋ジストロフィーと呼吸リハビリテーション。厚生労働省精神神経疾患研究委託費・筋ジストロフィー患者のケアシステムに関する総合的研究班（福永秀敏班長）平成13年8月ワークショップ抄録（市販していないが国立病院機構筋ジス施設には保存してある。）
8) 工藤重幸：在宅医療における問題点と対策. 川井充編集　筋強直性ジストロフィーの治療とケア　p219-233、2000, 医学書院

第20章　脊髄性筋萎縮症

石川　幸辰, 石川　悠加

1．疾患の概略

1）タイプ分類

脊髄性筋萎縮症（spinal muscular atrophy, SMA）は、脊髄前角運動ニューロンの変性を特徴とする小児期に比較的多くみられる常染色体劣性の神経・筋疾患である[1]。欧米ではcystic fibrosisに次いで多い小児期における予後不良な疾患で、その頻度は出生6,000に対し1の割合で発症する。臨床的に発症時期、臨床経過により、重症度が分けられる（表1）。タイプ1（重症型、以前はウェルドニッヒ・ホフマン＝Werdnig-Hoffmann病とも呼ばれていた）、タイプ2（中間型）、タイプ3（軽症型、以前はクーゲルベルグ・ヴェランダー＝Kugelberg-Welander病とも呼ばれていた）に分類される。中には、タイプをはっきりとわけられない例もいる。成人発症のSMAをタイプ4として追加することもある。

タイプ1は、新生児の時から人工呼吸器を必要とするような全身の運動麻痺を呈する[3]。座位はとれない。頚定もないことがある。目や口や手足の指先をわずかに動かせるくらいである。タイプ2では、初期の発達は正常だが、ある時期から運動能力の獲得に変化が生じる。立位はとれないが、顔の筋肉や手はかなり上手に使えるようになる。タイプ3では、幼児期に歩くなど通常の運動ができるまでになるが、学童期から徐々に運動低下が目立ってくる。成人前に歩行も不能になることがある。タイプ4は成人以降に手足の筋力低下に気付かれるが、進行は緩やかである。SMAでは、知的障害が無く、平均IQは標準より高い（ドイツで平均ＩＱは110、イギリスで平均IQは105など報告）[1]。

2）診断に役立つ症状

筋力低下が、体幹、四肢の近位筋に優位に見られる[1]。左右差はあまり無い。外眼筋や横隔膜、心筋、顔面筋は比較的保たれる。筋疲労が著しい。舌と手に線維束性収縮を認める。タイプ2と3で高率に手の振戦を認める。発症初期には関節拘縮は無いが、進行により、タイプ2などでは起こってくる。感覚、聴覚、視覚や中枢神経障害は無い。タイプ1以外では軽度ではあるが、摂食嚥下障害がある。

3）タイプ別の経過

表1　SMAの臨床分類

タイプ	発　症	経　過	死亡年齢
1（重症型）	生後から6ヵ月まで	座位不可	通常2歳未満
2（中間型）	7～18ヵ月まで	立位不可	2歳以上
3（軽症型）	18ヵ月以降	立位可	成人以降

（文献2より）

表2　呼吸が危ぶまれる症状

・睡眠時低換気症状（朝にボーっとしたり、頭痛、嘔気、疲れを感じる、朝に食欲がない、睡眠中に何度も中途覚醒する、夜間に体位交換が多い、昼間の眠気、体重増加不良）
・他の呼吸不全症状（移動のための徒手介助時のチアノーゼ、食事中のチアノーゼ、頻回の肺炎）

（文献12より）

(1) タイプ1：重症型

　発症は生後から6カ月まで。座位をとることはできない。人工呼吸をしなければ2歳までに死亡する[2]。自力で寝返りや体位変換ができず、体が柔らかくて抱きかかえるのも難しいことがある。小さなハンモックで、ゆっくり揺らして体の向きが変わることを体験させる。そこで横向きに寝て、手が体の真ん中に来る練習もできる。くさび型の枕やタオルを調節して、仰向けや横向きで頭を少し挙げる。ほとんどの乳児はうつ伏せには耐えられない。簡単な座位保持装置で、リクライニング姿勢をとることができる。長枕かクッションの上で、重力に抵抗するような緩やかな運動をして、頭や体を支える力を養う。おもちゃは、軽くて、触ったり、動かしたり、口に入れたりしていろいろな感触が得られるものを選ぶ。特殊なスイッチで動かせるものもある。子どもができるだけ家族の活動の中心にいて、見たり、聞いたり、反応するようにする。

　近年、米国では、SMAタイプ1の乳児で、気管切開を回避して、非侵襲的換気療法（NIV）を24時間まで使用する数十例が報告されている[3]。幼児期になると、NIVは通常睡眠時と体調不良時しか要らなくなる。昼間は座位で電動車いすをわずかな頭の動きなどで自在に操作し、話して、食べられ、コンピューターの趣味を持つなど発達し続けている。

(2) タイプ2：中間型

　発症は7カ月から18カ月まで。座位はとれるようになるが、起立や歩行はできない。手動車いすを操作するには上肢の力は弱く、幼児期早期から移動に電動車いすを使用することが求められる。あまり動かしていない関節拘縮予防の他動運動を行うことが望ましい。多くは、腕を機能的に使ったり、自分で食事をすることができる。カウンセラーやパソコンや絵などで才能を発揮している人もいる。生命予後は、呼吸機能次第とされている（表2）[2]。

　7カ月発症例では、1歳半頃より、月に1回、上気道炎のため投薬を受けていた。3歳時に肺炎で1ヵ月間入院し、在宅でも吸入と吸引をするようになった。4歳時、肺炎になり急性呼吸不全のため気管内挿管による人工呼吸を10日間行った。それから数ヵ月毎に肺炎になり、気管内挿管による人工呼吸を要した。7歳時、気管内挿管の抜管困難となり、非侵襲的人工呼吸（NIV）を活用して抜管した。その後は、普段、睡眠時のNIVを行い呼吸筋を休息し、風邪をひいた時にNIVを終日行った。排痰困難時は徒手による呼気時の胸部圧迫を行った。NIV（従量式人工呼吸器）で一回換気量を2～3回分溜めて（エアスタック）から呼気時の胸部圧迫介助を併用することもある。

　このような経過を予想して、最近では、早期にNIVや徒手や器械による排痰介助（MAC）を活用して、窒息や気管内挿管や気管切開を回避しながら、在宅で学校に通う例も出てきている[4]。

　低栄養には、便秘に対する積極的な緩下剤使用によるコントロールや嗜好食や少量頻回食などでも改善しなければ、高カロリー栄養剤の経口飲用、経鼻胃管注入も要する。

(3) タイプ3：軽症型

　発症は18ヵ月以降。生後1歳半までの発達は順調で、独り歩きもできるようになる。その後、個人差があるが、幼児から大人までの間に、徐々に体幹や四肢の筋力低下が、手足の末端より大腿や腰、肩に近い方にみられるようになる。例えば、初めは、歩行の異常（遅い、不安定、動揺性、お腹を前に反らせるようにして歩く、転びやすい、など）や、立ち上がり動作が遅かったりできなくなることや、ひざを曲げられなかったりしゃがめないこと、階段昇降が困難だったり手すりが要ることや、腕を高く上げられないなどを認める。幼稚園では、お遊戯の動作を皆でそろってするのは難しくなることがある。小児期発症例では、ある程度発達により獲得される運動機能もあるが、緩やかな進行により、成人までに歩行できなくなることも多い。関節拘縮はほとんど無い。

4）検　査

　血液検査では、血清クレアチンキナーゼ（CK）値は上がっても、筋ジストロフィーのように著しく高くはならない。筋電図では、異常な自発活動の波や運動ユニットの活動電位の持続時間や振幅の増大が見られる。筋生検では、萎縮している筋線維の集団、I型線維の肥大、筋線維タイプのグループ化が見られる。

5）遺伝子診断

　近年、原因遺伝子は、連鎖解析より5q11.2-

q13.34)にマップしていることがわかった[5]。1995年に、本疾患の候補遺伝子として運動神経生存（survival moter neuron＝SMN）遺伝子と神経細胞アポトーシス（neuronal apotosis inhibitory protein＝NAIP）遺伝子、さらに clone XS2G3などが相次いで報告された。

5 ml位の採血で、血液DNAから、SMAの原因遺伝子といわれる2つの遺伝子（SMN、NAIP）の異常が見つかることがある。臨床症状でSMAと考えられ、遺伝子異常が見つかれば、筋電図や筋生検を行わなくても確定診断と言える。ただ、遺伝子異常が現行の方法ではまだ見つからない例があり、それがSMAではないというわけではない。

欧米の報告では、SMAタイプ1ではSMN、NAIP遺伝子双方を欠失している症例が多く、臨床的重症度と遺伝子欠失の範囲との相関が注目されている。現時点ではSMN遺伝子はSMAの発症機序にどのように関与しているかは不明ではあるが、SMN遺伝子の遺伝子欠失スクリーニングはSMAの確定診断にも有用な方法であると思われる。希望する例では、これによるSMAの出生前診断や成人発症のタイプ4では発症前の早期診断が可能かもしれない。今後、SMNとNAIP遺伝子との相関や各々のコードされる蛋白の同定、機能解析についての研究の進展があれば、根本治療につながる可能性がある。現に、抗けいれん剤として知られるバルプロ酸が、SMN2蛋白レベルを増加するという効果も報告されている[6][7]。

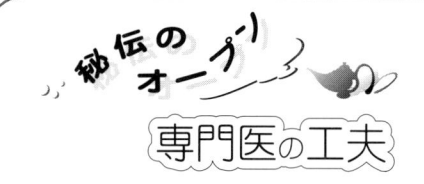

秘伝のオープン　専門医の工夫

筋生検をしなくても、臨床症状と血液の遺伝子検査で診断が可能になった。発症時期が若いほど重症で、SMAタイプ1～3に分類される。生命予後は呼吸機能に依存する。

2. 症状への対応

1）治療できること

SMAには、現在のところ、決定的な治療薬は見つかっていない。これまでに、クレアチン（筋力増強作用を期待）、TRH（本来は、甲状腺刺激ホルモンを出す神経伝達物質）を使って、筋力や動作の変化を検討した報告は少しある。抗てんかん薬のバルプロ酸については、現在上記の通り、検討中である。

SMAでは、運動、呼吸、喉咽頭、消化管機能障害に関して、配慮を要することがある[9]。また、今年、ドイツからの報告では、精神・心理面での発達や変化を見守り、本人だけでなく、むしろ健常な兄弟姉妹にもカウンセリングなどの介入の必要が無いか、注意深くみていくようにと言われている。中には、15歳で抑うつでカウンセリングを要した例もある。また、本人以上に兄弟姉妹が深刻な精神・心理的問題を抱えていることがある[8]。

2）小児期からのマネージメントのポイント

まず、早期に専門病院で診断し、家族の精神的サポートや遺伝カウンセリングを行う[9]。病気や遺伝に関して親が罪を感じたり、子供の寿命について本や人から得た情報で不安を抱き、将来に向けた躾、学習、趣味活動に積極的になれないことがある。子どもをケアしていくことで、経済面、家族関係にも多くの負担やストレスがかかることがある。このような家族の精神的苦痛を減らし、目標に向けた活動意欲を高め、現在や将来の治療選択にも備える。

徒手筋力検査（MMT）、関節可動域（ROM）検査、機能障害度分類などの評価に基づいて、適度な運動処方や、必要なら他動的にも筋力維持増強、関節や胸壁の拘縮を予防するホームプログラムを指導する。脊柱側彎や前後彎のチェックと矯正も重要である。日常生活動作が自己決定によりスムーズに行い易いように、発達や障害の変化に合わせてやり方の工夫や指導、自助具や補助具、環境整備も行う。栄養、心臓、呼吸、嚥下、消化管についても、外来や訪問での所見や検査に基づき、情報提供を十分に行い、総合的に治療を選択する。心理的特性も考慮して、個々に合った地域社会（保育園、学校、コミュニティーなど）とのつながりを持つ。

3）運動機能障害への対応

日常生活動作で、できるだけやりたいことを思いっきりやる[9]。それでもどうしてもトータルで不足する運動を、廃用性の萎縮にならないように、ト

レーニングすることもある。本人と家族、医療スタッフが情報を共有し、普段のスケジュールのなかで、学校や仕事、趣味活動との兼ね合いを考えて行う。

関節拘縮はまれなので、予防のための運動療法は、なるべく日常生活動作の中で行えるように工夫し、ホームプログラムとする。外来で、3ヵ月～1年に一回程度か、何か大きな変化があったときに、評価と理学療法士の再指導を受ける。

歩行のための長下肢装具、歩行器、移動のための手動および電動車いす、脊柱側彎に対する体幹装具（胸腹部の圧迫に注意）を必要に応じて利用する。また、その辺のちょっとした小物をうまく利用して快適な生活環境を作り出すことも楽しい。

(1) 乳児期からの運動療法

SMAタイプ1では、自力で寝返りや体位変換ができず、体が柔らかくて抱きかかえるのも難しいことがある。具体的な方法は前述した。

(2) 早期の筋力維持増強

筋力テスト（MMT）は、SMAでは特に疲労による変化が目立つ。筋力増強プログラムは、疾患の初期に始め、最大よりも弱い抵抗での運動などを行う。MMTで正常の50％以上（スコアで3以上）では、軽度から中等度の抵抗運動により、副作用無く筋力を維持増強できる。運動が不充分か過剰かはデリケートなバランスにあるため、医師とPT、OTは、患者と家族の嗜好と日常生活スケジュールを考慮した適切な活動を選定する。ある程度の自力運動ができるなら、本人が楽しめるような活動に可能な限り参加することで良い。一晩眠った翌朝に休息したと感じられる程度に、1日2～3時間の立位や歩行、ペダル漕ぎ（電動の駆動を利用しても良い）、または水泳を行うことも奨められる。これにより、心肺機能を高め、筋力を効率よく使い、廃用性萎縮を防ぎ、疲労感を軽減し、体重をコントロールし、痛みへの耐久度を高め、抑うつ的にならないようにする。

(3) 関節がかたくなるのを防ぐ

関節が通常動ける範囲より20度以上減少すると、拘縮があるとみなされる。SMAタイプ2で、著明に拘縮を認めるのは50％くらいで、SMAタイプ3では、拘縮はあまり起こらない。拘縮は、皮膚、筋膜、筋肉、関節嚢が短くかたくなるもので、筋力低下と移動低下により進行する。拘縮により動きが制限されると、筋肉がすぐ疲労するようになり、ADLの達成は著しく妨げられる。拘縮を防ぐために、1日に数回、数分間、自力か、動きの弱い関節を介助者の手によって正常運動範囲まで動かす。伸張運動は、拘縮の可能性のある部位（SMAでは特に肘、手、股、膝、足）に、15秒間の持続伸張運動を10回加えることを、連日行う。手は小指側に傾き易く、足は内反尖足になりがちなので、必要なら専門の安静時装具（スプリントなど）で変形を防ぐこともある。また、姿勢管理として、例えば、座位で膝を伸ばして堅い面の上に足をおくことは、下肢の拘縮を遅らせる。歩行できる患者は、股関節の屈曲拘縮を防ぐために、長時間座位を避ける。うつ伏せ寝も、股関節の拘縮を予防する。個々に合った関節拘縮予防方法を、患者と介助者が習得し、家で行う。外来では、3～4カ月に一度、うまくできているか確認し、必要なら再指導する。

4) 脊柱側彎

脊柱側彎は、SMAタイプ2では幼児期から高度になることがある[9]。身長が伸びる時期に急速に進行する。X線写真で、年1回くらいはチェックする。脊柱側彎に対して、呼吸運動を妨げない程度に体幹装具を使うと、姿勢保持には役立つが、完全に予防することはできない。呼吸や消化管運動を妨げないように、胸部前面と上腹部がフリーになったジャケットタイプや、エルコフレックスという柔らかい素材を用いた体幹装具がある。欧米では、脊柱側彎の角度であるCobb角が25度以上になって、％肺活量が50％以上あるうちに脊柱固定術を行うことが奨められている。側彎の予防により、座位バランスの喪失や座位不能を防ぎ、胸郭変形に伴う心肺機能低下を防ぎ、臀部皮膚の圧迫による痛みと褥瘡を防ぎ、脊髄神経の圧迫変形による下肢への放散痛を防ぐといわれる。本邦では、手術を選択する例は現在ごくわずかである。

5) 補装具と日常生活動作の拡大

機能障害の程度や日常生活動作（ADL）を評価し、様々な機器や技術により、身体的制限を実際的に代用する方法を本人と介助者が習得する[9]。

移動において、歩行のための補助具、改良ベビーカー、車いす（手動、電動、手動と電動の組み合わ

せ）、坐位保持装置（普通型、リクライニング式、モールド型、可変調節型など）を、成長や病気の進行に合わせて処方する。移乗と持ち上げには、移動式リフト、ポータブル傾斜路、階段昇降機などを利用する。

睡眠時の寝返りができない患者では、しびれを改善するために1～2時間ごとに体位交換が必要になる。様々な圧を分散させる素材のマットレス（エア、ウォーター、ウレタンフォームなど）、電動ベッドや、自動体位変換エアマットレスにより、体位交換介助が減り、ぐっすり眠れることもある。入浴とトイレ動作にもシートなどの高さの調節や広さ、手すり、トランスファーボードなどが有用である。残存機能（声、指、眼球運動、瞬目）を活用したインターフェイスを用いて、コミュニケーション、コンピュータ操作、環境制御もできる。介助動物（犬、欧米ではチンパンジー）も実用されている[9)10)]。

6）呼吸機能の問題

SMAの呼吸不全にも、急性呼吸不全と慢性呼吸不全がある。

急性呼吸不全は、風邪をひいたり、食べ物でむせたり、お腹がはったり、手術の後などに、息が苦しくなることである。突然の呼吸不全は、SMAタイプ1では生まれた時から2歳までに、タイプ2、3では18ヵ月から成人までに起こり得る。慢性呼吸不全は、まず睡眠時呼吸障害の症状を呈する。定期的に（年1回以上）、問診、所見、肺活量、パルスオキシメーターによる酸素飽和度、カプノメーターによる呼気終末炭酸ガス濃度、咳の最大流速（PCF）、最大強制深吸気量（MIC）を評価する（呼吸の章参照）[10)11)]。

肺機能検査がうまくできない神経筋疾患の乳幼児では、普段の動脈血ガス分析値が正常でも、急性呼吸不全や無気肺のエピソード、繰返す呼吸器感染、風邪の時などの痰がらみや喘鳴の出現、体重増加不良や食欲低下、むせ、発汗、頻脈、多呼吸や努力呼吸、胸郭の変形や発達不良、肋間の硬さ、睡眠時の酸素飽和度低下や経皮または呼気終末炭酸ガス濃度の上昇があれば、慢性肺胞低換気が疑われる[10)11)]。必要に応じて、救急蘇生用バッグによる深呼吸介助、夜間や急性呼吸不全時のNIV、徒手や器械（MAC＝Mechanically assisted coughing）による咳介助などを導入する[10)11)]。これらの呼吸リハビリテーションを紹介したビデオを、日本筋ジストロフィー協会が2001年末に作成し、普及している。

(1) ヨーロッパにおけるSMA小児の呼吸ケア勧告

欧米で、「SMAタイプ2およびタイプ3の小児の呼吸ケアに関する勧告」が出された（表3～6）[12)]。窒息や気管切開に至らないように、非侵襲的人工呼吸（NIV）や咳介助を活用している。咳介助には、徒手と器械による介助（MAC）がある。

(2) 非侵襲的人工呼吸の適応ガイドライン

2004年に「慢性呼吸不全に対するNIVガイドライン」ができ、ホームページ（http://www.nippv.org/）でも公開されている（表7）[13)]。

小児では、適応ガイドラインを活用するための呼吸機能評価が、問題となる。通常、肺機能検査には、6歳程度の理解度を要する。また、たとえ測定できる年令になっても、日本人小児の基準値は近年報告されていないので、機能低下の評価が一定しない。これらをふまえて、観察と呼吸ケアの介入を工夫する。

表3　風邪のときの対処法

- 抗生物質は通常よりやや早くから使う
- 酸素投与（換気補助をしない場合）は、高炭酸ガス血症に気をつける
- 入院したら、呼吸理学療法（咳介助、排痰のための姿勢管理、パーカッションなど）を行う
- 器械的排痰補助（MAC）は特にタイプ2で使う価値がある
- 経口での栄養摂取が難しくて危険なら、経鼻胃管栄養を一時的に行う
- 呼吸苦や高炭酸ガス血症が進行してくるなら、非侵襲的換気療法（NIV）、さらに必要なら気管内挿管人工呼吸を行うが、NIVを活用して抜管が可能であり、気管切開をすることを回避できる
- 無気肺は、なるべく早く治し、肺を病的状態にしないように努める

（文献12より）

> **表4　肺炎を頻回に（1年に3回以上）くり返す例の管理**
>
> ・喉咽頭機能や、食道胃逆流や夜間低換気（夜間酸素飽和度モニターなど）がないか確認
> ・健康を維持するのに適切なカロリーや成分を栄養補助食品やサプリメントなどで補う
> ・インフルエンザワクチンなど
> ・家族が呼吸理学療法（咳介助、排痰のための姿勢管理、パーカッションなど）を習得する
> ・のどの痰が出しずらい場合は、家でも口鼻腔吸引を行う
> ・予防的な抗生剤の少量内服（エリスロマイシンやクラリスロマイシンなど）が有効なことがある。
> ・上記の管理をしても良くならず、睡眠時のNIVを始めてから、気道感染が減ったと思われる例もあるが、効果は確定していない
> ・MACも普段から実施する価値がある例がいるかもしれないが、臨床治験の結果が出てから推奨すべきである（今年のEur Resp JにSimonds先生たちがMACが咳の流速を増大し、小児から大人までの神経筋疾患の排痰に有効と報告された）
>
> （文献12より）

(3) 小児期発症のSMAの長期予後の変化

　SMAタイプ1は、気管切開による人工呼吸をしなければ、2歳までに呼吸不全により死亡すると定義されてきた。しかし、NIVを行うことが可能で、5歳以降では、NIVの方が気管切開より入院もほとんど無く過ごせるようになる（表8）[12]。また、睡眠時と風邪をひいたときだけ追加の人工呼吸を要する。昼間は人工呼吸器から離脱して、会話ができる。また、胸郭変形（漏斗胸）が、NIVにより軽減される[13]。

(4) 在宅人工呼吸において

　英国では、小児で在宅人工呼吸を行っている原疾患の多くは神経筋疾患であり、ガイドラインが示されている（表9）[14]。そこでは、気管切開で必要な介護費用年間2000万円は、NIVでは不要とされる。また、気管切開における厳密なリスク管理や指導も、NIVでは軽減される。

> **表5　喉咽頭機能障害のめやす**
>
> ・食べるのが遅い（30分以上かかる）
> ・食事中に咳やのど詰まりがある
> ・唾液の吸引を頻回に要する
> ・肺炎を頻回にくり返す
> ・肺活量が比較的保たれていても咳が弱い
> ・体重増加不良
>
> （文献12より）

7）摂食嚥下、栄養と消化器系の問題

　幼児期から、摂食、咀嚼、嚥下、呼吸、消化管機能障害などにより、痩せと栄養不良を多く認める[9]。％肺活量が50％以下になるとさらに呼吸仕事量が増えるが、食べる動作により疲労し、なかなかエネルギー所要量を補給することができない。のみこみ易い嗜好食を少量頻回で摂取、夜寝る前も摂取

> **表6　病的肺や慢性呼吸不全の予防**
>
> ・％肺活量が50％以下になってきたら、睡眠時呼吸障害が起こりやすくなっている。20％以下になると、高頻度に起こる。夜間低換気症状（表1）があれば、夜間の酸素飽和度モニターと、できればCO_2モニターも行う。異常があれば、NIVのエキスパートにより治療を行う
> ・インフルエンザワクチンなど
> ・脊柱側彎予防の体幹装具は呼吸運動を妨げることがある。吸気のときに腹部が膨らませやすいような開き部分を作るべきである
> ・MACを予防的に使用する効果は確立されていない
> ・肺や胸郭の筋力トレーニングの効果は、確立されていない
> ・長期人工呼吸を行うために、過去には、気管切開を要していたが、喉咽頭機能が著しく低下していなければ、鼻マスクや鼻ピローでNIVを行うことができる
> ・気管切開は滅多に行われないシナリオになってきた
>
> （文献12より）

表7　神経筋疾患のNIV適応ガイドライン

・肺活量，咳の最大流速（PCF）、SpO_2，$EtCO_2$を定期的に測定する。進行性疾患や肺活量低下例では定期的に（年1回程度）睡眠時呼吸モニター（SpO_2，可能なら$EtCO_2$も）を行う。
・肺活量が2000 mL以下（または％肺活量＜50％）になったら，救急蘇生用バッグとマウスピースや鼻マスク・口マスクを用いて強制吸気による息溜め（エア・スタック）を行い，最大強制吸気量(MIC)を測定する。
・PCFが270 L/min以下に低下したら，徒手による介助咳（吸気筋と呼気筋の）を習得する。風邪をひいたときには，パルスオキシメータを用意し，SpO_2＜95％になるときはNIVと徒手や器械による介助咳を行って，SpO_2を95％以上に維持する。酸素を付加しないとSpO_2が95％以上にならないときは，肺炎や無気肺の可能性を考慮する。
・気管内挿管を要した場合は，酸素を付加しなくてもSpO_2が正常化し高二酸化炭素血症を認めなくなってから，抜管する。抜管の際に一時的にNIVへ移行する必要が生じることがある。抜管後に睡眠時NIVを中止してしばらくすると症状や高二酸化炭素血症が増悪する例や，肺炎や急性呼吸不全増悪を繰り返す例では，長期NIVの適応を考慮する。
・慢性肺胞低換気症状を認める場合や，定期的な昼間や睡眠時の呼吸モニターにより$PaCO_2$（または呼気の$EtCO_2$か経皮の$TcPCO_2$）≧45 mmHg，あるいはSpO_2＜90％が5分以上続くか全モニター時間の10％以上であれば，夜間のNIVを行う。必要に応じて昼間にもNIVを徐々に追加する。介助によりPCF＜160 L/min（エア・スタックを併用しても）になったり，気道確保が困難（咳が不十分，嚥下機能低下や慢性的な誤嚥，分泌物過多）である場合は，風邪のときや気管切開を考慮するときにインフォームドコンセントを行って気管内挿管する。

（文献13より）

表8　SMAタイプ1のマネジメントと予後

・1996年～2001年に、Jerry Lewis筋ジストロフィークリニックを訪れた56例の SMAタイプ1は、全例2歳までに呼吸不全を認めた。
・16例は、気管切開による人工呼吸療法を行った（10.8±5.0ヵ月時）。15例は生存し（平均 73.8±57ヵ月）、最高年齢は、19歳。
　1例を除いては、24時間人工呼吸器使用となり、会話は不能になった。
・33例は、非侵襲的換気療法（high-span PIP+PEEP）と咳介助を行った（11.2±5.7ヵ月時）。
　31例は生存し　（平均41.8±26.0ヵ月）、最高年齢は、8.3歳。
　全例で、短時間の人工呼吸器離脱が可能で、4例を除いて会話ができた。
・7例は、気管内挿管拒否か、複数の抜管失敗後に再挿管を拒否し、死亡した（平均9.9±2.7ヵ月）。

（文献14より）

可などの特別な食事指導もする。それでも一日必要量が摂取できない場合は、さらに高カロリー経腸栄養剤の飲用、SMAタイプ1と2の一部では、経胃チューブ注入、胃ろう造設も併用される。成長期なのに体重が増えなかったり、やせが目立ってくる場合は対策を早めにする。筋肉量の減少のため、カリウムや蛋白の貯蔵が少ないため、風邪などのストレス時に補給する。感染時に消費される鉄や、痰の成分でもある脂肪も不足し易いので気をつける。便秘でお腹が張ると横隔膜が動きにくく呼吸の妨げにもなるので、マッサージ、食物繊維の摂取、胃腸機能調節薬や、緩下剤、浣腸を適宜行い、なるべく疲労が少なく毎日排便があるようにする[9)10)]。

引用文献
1) Dubowitz V. Muscle disorders in childhood. London・Philadelphia Toronto・Sydney・Tokyo: W.B. Saunders, 1995, 325-69.
2) Munsat TL. Workshop report: International SMA Collaboration. Neuromuscul Disord 1: 81,1991.
3) Bach JR, Baird JS, Plosky D, Navado J, Weaver B. Spinal muscular atrophy type 1: Management and outcome. Pediatric Pulmonology 2002 34:16-22
4) Bach JR. Respiratory muscle aids:Patient evaluation, respiratory aid protocol and outcomes. Bach　JR, ed.

表9　小児在宅人工呼吸のガイドライン（英国）

適応、意思決定プロセス
退院へ向けてのチーム作り：熟練した多職種による包括的アプローチ、
　　　　　　　　　　　院内チームと地域のチームのつながり
アセスメント：経済保障、機器供給、サービスやメンテナンス
　　　　　　　（24時間使用者の代替器）、リハビリテーション
家の環境整備：作業療法士によるレビュー、電源確保（アース）
介助者（家族以外）：気管切開による24時間人工呼吸では、派遣要員の
　　　　　　　　　　コストは年間2000万円に対して、夜間NIVでは不要
リスクマネジメントのトレーニングプログラム（家族用、介助者用）
　　：気管切開ではNPPVより厳密なものを要する
連絡体制：電話、携帯電話での24時間アクセス
教育システムの確保：地域の学校、特殊学級の活用
救急対応：緊急体制（救急車と火事に際して消防署、電力会社、電話会社）
　　　　：急性増悪や医学的状態変化の際の
　　　　　かかりつけ医・地域の基幹病院・専門センターの連携
　　　　：救急蘇生方法の限定希望の有無や、病態に応じた抗生剤や利尿剤
　　　　　を含む積極的治療レベルの選択を家族と話し合い文書化
レスパイト　ケア：ニーズに応じた多様な方法
模擬外泊や試験外泊

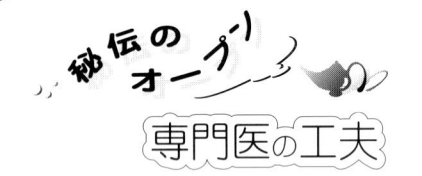

秘伝のオープン　専門医の工夫

　日常の多くの活動を介助者や機器に頼る疾患である一方、SMAの人達はしばしば高度な知能と鋭い感性（平均IQは115で、親が患児を他の兄弟姉妹より賢いと感じるといわれる）を有し、心機能は正常に維持される。適切な道具や工夫によって、望ましい教育を受け、社会的な役割や職業に就くことが可能である（Bachら）。

　最近のヨーロッパにおけるSMA小児に対する窒息と気管切開を回避する呼吸ケア勧告を参考にする。今後は、児の成長やQOLの維持のため、SMAの睡眠呼吸障害、急性や慢性の呼吸不全の治療（在宅人工呼吸を含む）、呼吸不全予防（窒息や気管切開回避、肺や胸郭の発達障害の軽減）において、NIVの活用が増すと考えられる。これに対応する非侵襲的呼吸ケアシステムの充実が急務である。

Management of patient with neuromuscular disease、Hanley & Belfus, Philadelphia, 2004, p271-308

5) Melki J, Abdelhak S, Sheth P, et al. Gene for proximl spinal muscular atrophies maps to chromosome 5q. Nature 344: 767-8,1990

6) Brichta L, Hofmann Y, Hahnen E, et al. Valproic acid increases the SMN2 protein level:a well-known drug as a potential therapy for spinal muscular atrophy. Human Molecular Genetics 12:2481-9, 2003

7) Sumner CJ, Huynh TN, Markowitz JA, et al. Valproic acid increases SMN levels in spinal muacular atrophy patient cells. Ann Neurol 54:647-654, 2003

8) Laufersweiler-Plass C, et al. Developmental Medicine & Child Neurology 45：p44-49、2003

9) John R Bach（大澤真木子監訳）：神経筋疾患の評価とマネジメント、診断と治療社、東京、1999

10) 石川悠加編著．非侵襲的人工呼吸療法ケアマニュアル—神経筋疾患のための—. 日本プランニングセンター、2004.

11) SMAハンドブック作成委員会編集．SMA（脊髄性筋萎縮症）ってなに？　SMA家族の会、2002年

12) Manzur AY, Muntoni F, Simonds A. 筋ジスキャンペーンによるワークショップ：SMA II型とIII型の子供達に対する呼吸ケアの勧告（2002年ロンドン）．Neuromuscular Disorders 13:p184-189、2003

13) 石川悠加、多田羅勝義、石原傳幸、神野進：慢性呼吸不全に対する非侵襲的換気療法ガイドライン．神経筋疾患．Therapeutic Research 25:37-40, 2004

14) Jardine E, Wallis C: Core guidelines for the discharge home of the child on long term assisted ventilation in the United Kingdom. Thorax 1998;53:762-7

第21章 筋萎縮性側索硬化症疾患の概略

今井　尚志, 大隅　悦子

　筋萎縮性側索硬化症（以下ALS）とは、運動ニューロン疾患のひとつであり、上位・下位運動ニューロンがともに障害される進行性疾患である。運動ニューロン疾患には他にも脊髄性筋萎縮症などの疾患が含まれるが、一般的には運動ニューロン疾患、すなわちALSと認識されていることも多い。運動神経系のみが選択的に障害され、感覚神経・自律神経などの神経系はほぼ障害を免れる。

病　因

　1874年、フランスの神経学者Charcotが報告して以来、世界中の神経内科医がこの病気の原因究明・治療法の開発に関心を寄せてきたが、いまだに決定的な原因もわからず治療法もないのが現状である。ALSの5～10％は家族性であり、1993年、そのうちの20～40％にCu/Zn superoxide dismutase (SOD1)遺伝子の異常が発見された。SOD1は好気性代謝の過程で生成されるフリーラジカルを除去することで、活性酸素傷害を防御する働きを持つため、この異常が家族性のALSの発症に何らかの関与をしている可能性が示唆されている。また、ALSの大部分を占める孤発性ALSの原因として、グルタミン酸による細胞毒性が重要視されている。グルタミン酸は代表的な興奮性神経伝達物質であるが、同時に強い細胞毒性を有する。放出されたグルタミン酸は直ちに細胞内に取り込まれるが、それがうまくいかないと細胞外でのグルタミン酸の異常増加が起こり、細胞死を招くと考えられている。

症　状

　運動・コミュニケーション・嚥下・呼吸障害が、進行速度の差こそあれ、必発する。

運動障害：　上位運動ニューロンの障害が目立つ場合は、一般に筋緊張は亢進し痙縮を呈し、腱反射も亢進する。下位運動ニューロンの症状としては安静時に筋がひくひくと動く線維束攣縮が起こり、その後筋萎縮が出現する。下位運動ニューロンの障害が前景に出てくると筋緊張・腱反射は低下してくる。手では拇指球筋と第一背側骨間筋の萎縮が目立ち、足は垂れ足を呈する。病初期には一側性のことが多いが、次第に反対側に及んでくる。筋萎縮や筋力低下が出現する前に原因不明の体重減少やこむら返りが起きる場合もある。

コミュニケーション障害：構音は舌足らずの麻痺性構音障害を呈し、鼻声を帯びる。口唇の筋力も低下し、流涎しやすくなる。また、上肢の筋力低下のため筆談も困難となる。

嚥下障害：初期には水分でむせることが多いが、次第に固形物を咀嚼することも飲み込むことも困難になる。一回の食事に非常に時間がかかり、誤嚥性肺炎を繰り返すようになる。

呼吸障害：呼吸筋、特に横隔膜と肋間筋の障害に伴い、胸郭の動きが低下し、呼吸困難を呈するようになる。夜間の不眠、大きな声が出しにくい、食事摂取量の低下など、一見呼吸と関係なさそうな症状を呈するので注意を要する。

　従来、膀胱直腸障害・外眼筋麻痺・褥瘡・感覚障害は、従来「陰性徴候」とされてきたが、進行の速い症例や人工呼吸下の長期生存例ではしばしば観察される。通常、知能は障害されない。

治　療

　近年グルタミン酸阻害作用を有するriluzoleが治療に使われるようになり、病気の進行を遅らせることが期待されているが、進行を止めたり、病状を改善させる作用はない。ALSのみならず進行性の神経難病全般に言えることであるが、いかに合併症を生じずに適切なケアを受けられるかで進行の速度が変わってくる。

運動障害：下肢の筋力が低下し、転倒の危険がある場合は、杖や車いすなどの補装具を取り入れる。

上肢機能が低下したときには作業療法を取り入れる。

コミュニケーション障害：筆談も困難となるため、文字盤や障害者用パソコンなどを病初期から導入し、習熟させる。

嚥下障害：初期の嚥下障害に対しては、ペースト食にしたり、水分にとろみをつけるなど食形態の工夫で対応できるが、誤嚥性肺炎を生じる前に胃瘻などの経管栄養を導入することが好ましい。現在、胃内視鏡を用いて胃瘻を造設する簡便な方法（経皮内視鏡的胃瘻造設術）が普及しているが、安全に行うためには肺活量が50％以下になるまえに作成することが推奨されている。

呼吸障害：病初期には腹式呼吸や呼吸理学療法を行うことで、残存能力を引き出す効果があるといわれている。呼吸障害が進行したときには、まず鼻マスク式の非侵襲的人工呼吸療法を行う。特に球麻痺が目立たない患者の場合には有効である。しかし最終的には気管切開を伴った侵襲的人工呼吸療法を行わない限り延命は不可能である。患者がどこまでの医療処置を希望しているのか、あらかじめ話し合っておく必要がある。患者が延命処置を希望しない場合には、緩和ケアの適応となる。

第22章　筋萎縮性側索硬化症症状への対処

近藤　清彦

治療薬の現状

ALSの疾患自体に対して保険適応がある治療薬はリルゾール（リルテック®）のみである。日本神経学会の治療ガイドラインで示されている欧米と日本での治験結果を表1に示した。治療ガイドラインでは、リルゾール投与が望ましいが、効果は顕著でないことを説明し、患者の同意が必要としている。

標準投与量は100mg／日であり、最初は50mg／日から始めることが望ましい。副作用は、重篤なものはないが、比較的頻度の高いものとして、悪心、嘔吐、下痢、食欲不振などの消化器症状、眠気、無力感、めまい、錯感覚などの神経症状、検査では肝機能障害（AST、ALT）、貧血などが報告されている。リルゾール治療にあたっては、治療前および治療中に定期的に血算、肝機能検査を行うことが必要である。

一方、対症療法としての薬剤は工夫すべきところが多い。

筋けいれん

筋力の保たれている初期におこりやすい。運動開始時に出現したり、夜間の就寝時に出現することもある。四肢のみでなく、腹筋や傍脊柱筋など体幹筋にも出現し、強い痛みを伴うことがある。治療には、芍薬甘草湯、クロナゼパム、カルバマゼピンを使用する。

痙　縮

上位ニューロン障害が強い例では、下肢の痙縮が強くなり、歩行に困難をきたしたり、クローヌスが目立つことがある。抗痙縮薬として、バクロフェン、チザニジン、ジアゼパム、ダントリウムが使用される。チザニジン、ジアゼパムは眠気に注意が必要である。ダントリウムは四肢筋の脱力感が出現することがある。

表1　リルゾールの効果に関する報告
（ALS治療ガイドラインから）

報告年	報告者	例数	結果
1994年	Bensimon et al.[1]	155例	ALS患者の生存期間が延長し、特に球型でより明らかであった。また筋力低下の進行速度が遅延したとの知見も得られた。
1996年	Lacomblez et al.[2]	959例	大規模な試験で球型・四肢型ともに生存期間の有意な延長が認められた。ただし徒手筋力やNorris scaleなどの機能評価では増悪速度の遅延は確認できなかった。
1998年	Riviere et al.[3]	959例	ADLに注目した重症度解析で、重症者には明らかな効果がなかったが、軽症例では重症化への進行が遅れた。
1997年	柳澤, 他[4]	195例	日本人患者を対象にした臨床試験。生存期間は全体としても、また臨床型別・投与量別に検討してもplacebo群との間に全く差はなく、有意な効果は認められなかった。
1997年	柳澤, 他[5]	828例	欧米・日本の不適当症例を除いた100mg投与の全患者を対象にしてメタアナリシスが行われ、生存期間の有意な延長が確認された。ただし重症度別に解析すると、high risk群でのみ生存期間の延長が確認された。

図1 人工呼吸器装着後の歩行機能保持期間

*機能保持中

呼吸器装着後経過（月）

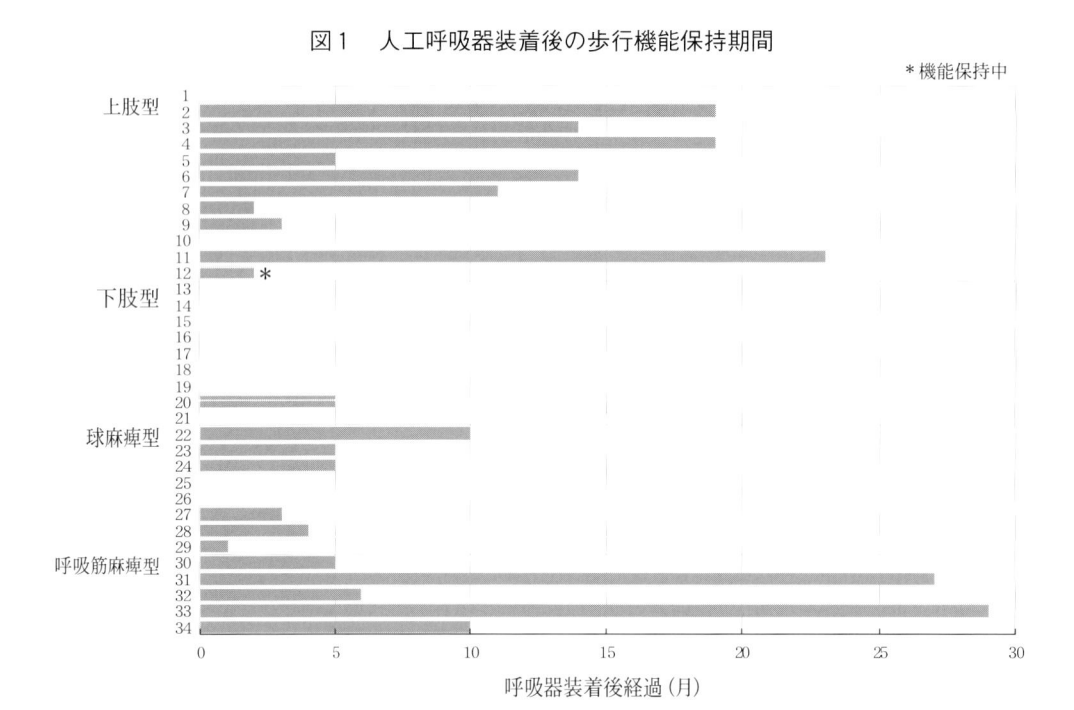

流涎

顔面筋力低下と嚥下機能の低下によるものであり、精神機能低下によるものでないことを周囲が理解しておく必要がある。唾液の分泌減少を目的として抗コリン剤、抗うつ剤が用いられるが、副作用として便秘に注意が必要である。

かゆみ

進行例では必発と思ってよい。抗ヒスタミン剤の内服に加え、乾皮症に用いる尿素含有の軟膏が有効である。

痛み

ALS患者の痛みの原因は、①ALS自体によるもの（筋けいれん、異常感覚）、②四肢麻痺による不動に関連したもの（関節拘縮、圧迫による痛み、同体位による痛みなど）、③ALS以外の原因（変形性関節症、歯痛、気管切開部痛など）がある。四肢麻痺が進行すると自力での体動が困難となり、痛みの訴えが増加する。夜間の体位交換の回数が増えるとたちまち介護者の疲労が増加するので痛みへの対応が重要である。

痛みへの対応として、マッサージ、体位交換、理

秘伝のオープン 専門医の工夫

他に有効な治療薬がない現段階においては、少しでも進行を遅らせることが期待できる唯一の薬剤として、診断が確定するとリルゾール治療を行っている。リルゾール投与のためには、患者への病名告知が必要であり、軽症時からの投与が望ましいため、病名告知の時期が早くなっている。高価な薬剤であるが、特定疾患の申請を行うことで、患者の経済的負担を軽減できる。

副作用として肝機能障害に最も注意すべきであり、とくに、投与開始3ヵ月までは、2週ないし4週毎に肝機能検査を行う。肝機能障害出現時にはリルゾールを中止する。半量に減量することで投与維持できる場合もある。

病初期の患者において、アセチルコリンエステラーゼ阻害薬が一時的に筋力を増強させたり、易疲労性を軽減させることがある。副作用としての下痢をおこさない範囲で、メスチノン®、マイテラーゼ®を少量から投与する。

現時点では症状改善を期待できる薬はないが、新薬開発のための研究が日夜行われていることも患者に話して勇気づけることも大切である。

学療法、音楽療法などの非薬物療法を併用しながら、薬物療法を行う。非麻薬性鎮痛剤の内服、座薬、注射のみではコントロール困難な場合は、癌の疼痛治療に準じて、麻薬の使用（内服、座薬、経皮的パッチ）を必要とすることもある。

不眠

呼吸不全の進行による夜間の低換気で不眠が生じることがあるので、注意する。不安、抑うつ、体位変換困難による痛みなどが原因になる。進行例で不眠を訴えることが多い。人工呼吸器装着患者で十分量の眠剤を投与しても不眠が改善しないこともある。

その他、無気肺、呑気症、滲出性中耳炎がおこりやすいので注意する。

運動障害

ALS患者の運動障害は、一次ニューロン障害（大脳皮質の運動神経細胞変性による）と二次ニューロン障害（脊髄前角細胞障害の変性による）からなる。一次ニューロン障害が主の場合は、下肢の痙縮が生じ、歩行時に下肢のつっぱりが目立つ。二次ニューロン障害が先に起こると、筋萎縮が生じる。

足の背屈困難から発症した場合は、腰椎椎間板ヘルニアなどの腰部病変との鑑別が困難なことがあり、また、下肢の痙縮や上肢の筋萎縮で発症した場合は、頚髄、頚椎病変との鑑別が困難なことがある。

足の背屈困難による下垂足には下腿装具を処方する。移動困難な場合は、杖、車いすを使用する。上肢近位筋の筋力低下により日常生活動作に困難をきたす場合は自助具を処方する。

意思疎通障害

構音障害が進行すると意思疎通が困難になる。上肢機能が保たれている間は、筆談や指で文字を書くこと、五十音の文字盤を指差すことで意思疎通が可能である。足の指にレーザーポインターをつけて文字盤をさす方法もある。携帯用会話補助装置（レッツ・チャット®）（図2）は使用方法が簡便であり、一つのスイッチを使用することで短い文章作成や音声変換が可能である（表2）。長文の作成や、インターネット、電子メールを利用するには、パソコン等を利用した重度障害者用意思伝達装置（伝の心®など）を使用することが多い。重度障害者用意思伝達装置は、補装具として給付を受けられる。入院中でも給付を受けられるが、詳細は各地の福祉窓口ま

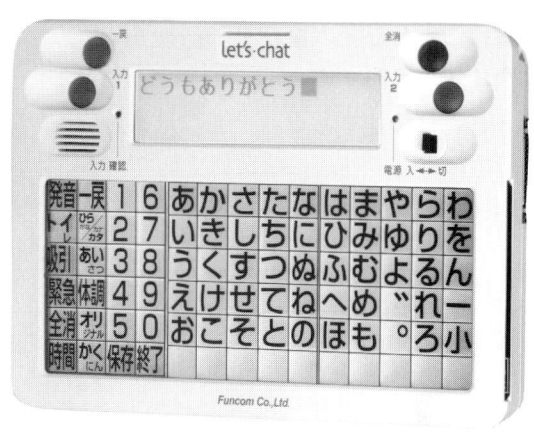

- B5ノートサイズ（約740ｇ）
- 1スイッチ・オートスキャン方式、従来のスイッチで操作可能
- 日常生活用具給付制度（携帯用会話補助装置）または補装具（意思伝達装置）の給付制度が活用可能

図2　携帯型会話補助装置「レッツ・チャット®」

専門医の工夫

ALS患者は筋疲労が生じやすいため、筋力増強訓練は適さない。筋力訓練は、廃用症候群をきたさない範囲にとどめ、筋のストレッチや関節可動域訓練を中心に行うのがよい。上肢挙上が困難になると肩関節の拘縮をきたしやすく、更衣や体位交換が困難になったり疼痛をきたすため、早期から関節可動域訓練を行っておくことが望ましい。

呼吸不全の進行による倦怠感で歩行不能になっていた場合には、人工呼吸器の使用で呼吸状態が安定すると再び歩行可能になる例が少なくない[6]。人工呼吸器装着後も積極的な立位・歩行訓練で歩行機能が維持されることが多い。図1に当院で人工呼吸器を装着した34例において、装着後、介助でトイレ歩行が可能であった期間を示した。

たは更正相談所に確認する必要がある。

　発語困難になった患者にとって自分の意思が伝わらないことの精神的負担は大きい。意思伝達が円滑に行われることで適切な看護、介護が提供されることは患者自身だけでなく、ケアスタッフにとっても重要である。四肢麻痺で発語不能になった患者が意思伝達できることで、家族の中での存在感が確認されたり、ケアスタッフにとってもその人らしさが理解されやすくなる。

　文章での伝達が困難であっても、コールスイッチの確保は最低限の条件である。意思伝達装置を使用するためにも、入力スイッチの工夫は重要である。症状の進行に応じて入力スイッチを順次変更していく必要があり、タッチセンサー、光センサーなどが用いられる。

　装置やスイッチなど、早期に次の手段の練習を開始するにこしたことはないが、それまでの方法が可能な間に次の手段を導入することは、患者にとって受け入れ難いこともある。患者の気持ちに添いながら、無理におしつけないことも大切である。

　透明文字盤はまぶたや眼球などの、ごくわずかな

表3　肺活量（%ＶＣ）と呼吸管理の段階

80%以下	人工呼吸器装着について相談開始
60%以下	非侵襲的陽圧呼吸（NIPPV）の導入 人工呼吸器装着の意思決定
40%以下	気管切開を検討

動きでも意思疎通が可能で、かなり重度になっても有用であるため、他の方法と併用しつつ使用法に熟練しておくとよい。

呼吸障害

　ALS患者にとって呼吸障害は生命予後にかかわる問題であるため、注意してみていく必要がある。呼吸状態の評価には、肺活量（%VCまたは%FVC）を定期的に評価するのがよい。従来は、上肢、下肢、嚥下、呼吸の順で麻痺が進行することが多いと考えられていたが、自験例では、上肢筋に続いて呼吸筋麻痺が出現する例が少なくないことがわかった。そ

秘伝のオープン　専門医の工夫

　従来は、気管切開をすると発声できなくなると考えられていたが、舌や咽頭などの発声筋が保たれ、気管切開の直前まで発声が可能であったなら、カニューレの種類やカフエアーの調節で発声が可能となることが多い[6]（図3）。発声の方法として、①カフエアーを減量し口腔へのエアーリークを利用する方法、②スピーキングバルブを回路内に接続する方法、③カフと声帯の間に外から空気を注入し発声する方法がある。ただし、①、②の場合は唾液や気道内分泌物の肺への落下に注意して行うことが重要である。発声筋の麻痺が生じると発声できなくなる。

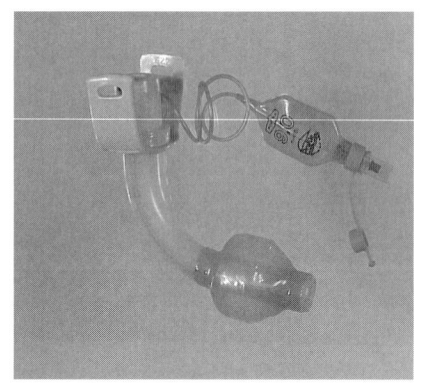

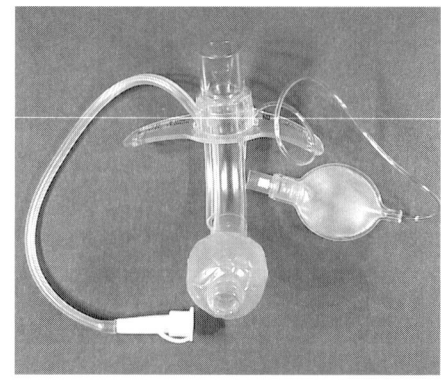

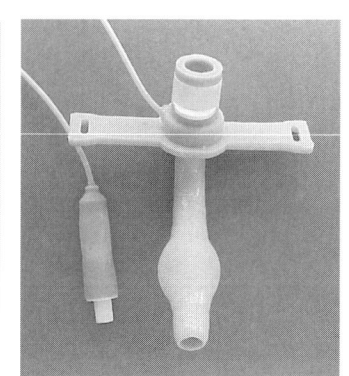

図3　主な気管カニューレと特徴

表4　気管切開の時期

- %VC < 40%
- 痰、唾液の喀出困難
- 頭痛、不眠、四肢が鉛のように重いなどの自覚症状
- 呼吸数増加
- 頻脈
- 苦悶様顔貌
- 動脈血のPCO_2増加

のため、歩行可能な状態であっても、3ヵ月に一度の頻度で肺活量の評価を行い、低下が始まったら1ヵ月毎に測定し、呼吸不全の進行状態を評価してながら呼吸管理の方法について患者・家族と相談していく必要がある。

ガイドラインでは、%FVCが50%以下を補助呼吸の基準としながらも、「患者が換気不全に伴う症状を訴えたら、%FVCの検査値にとらわれずに呼吸補助を考えていくべきである」としている。

頭痛、不眠、苦悶様顔貌、会話での息切れ、努力呼吸、呼吸数の増加、頻脈、痰の喀出困難などは呼吸不全の徴候である。急性に呼吸不全が進行した場合には、動脈血ガス分析でのPCO_2値は必ずしも上昇しないため臨床症状を重視する。一方、逆に長期間かけて徐々に呼吸不全が進行した例では、これらの臨床症状があらわれず、動脈血のPCO_2値上昇が唯一の指標となる（表4）。

気管切開のみでも、呼吸不全の症状は一時的に改善する。人工呼吸器装着後も状態が安定するとほぼ全例で間欠的な呼吸器離脱が可能になる。夜間のみの使用で半年ないし1年間維持できる例もある。

ALS患者の呼吸管理でもっとも重要なのは無気肺の予防である。かつては、在宅用の人工呼吸器には深呼吸機能が備わっていてないものが多く、呼吸リハビリテーションや呼吸器の一回換気量の増加で対応していた。最近、カフマシーン（In-exsufflator）の利用が効果をあげている（図4）。気道内圧を＋40mmHgから-40mmHgに急激に変化させることで痰の喀出を促す装置であり、マスクでもカニューレに接続しても使用できる。まだ保険は適応されていない。

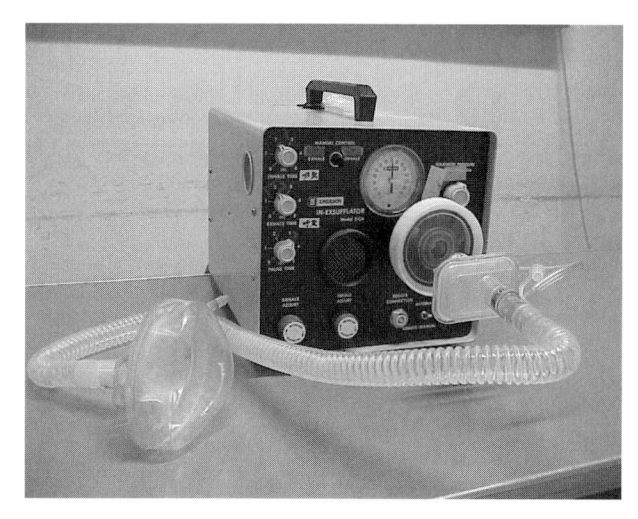

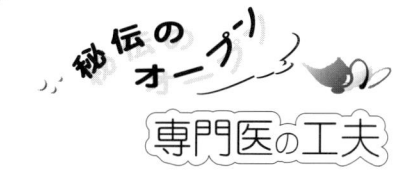

図4　カフマシーン（In-exsufflator）

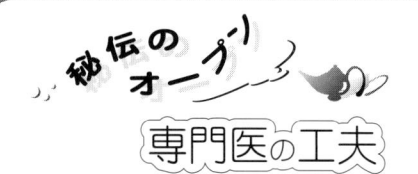

秘伝のオープン　専門医の工夫

著者の方法は、%VCが80%を切ったら呼吸筋麻痺が出現してきたことを本人、家族に説明し、人工呼吸器を装着するかどうかの相談を開始する。%VCが60%を切ると呼吸苦の軽減と呼吸不全の進行を遅くさせることを期待して非侵襲的陽圧呼吸（NIPPV）を間欠的に使用することをすすめるとともに、%VCが40%までに気管切開と人工呼吸器装着（TIPPV）について決定しておく。%VCが40%以下になると気管切開の時期である。この時期になると、肺炎を併発しやすく、1、2日で急速に呼吸不全が進行することが多い（表3）。

秘伝のオープン　専門医の工夫

長期例で四肢および体幹の浮腫が出現することがあるが、血液中のBNP値は自験例では正常であり、心不全によるものとは考えられない。低蛋白血漿もみられず、不動によるものと考えられ、四肢末端の挙上やエアーマッサージャーが効果がある。

図5 人工呼吸器装着後の嚥下機能保持期間

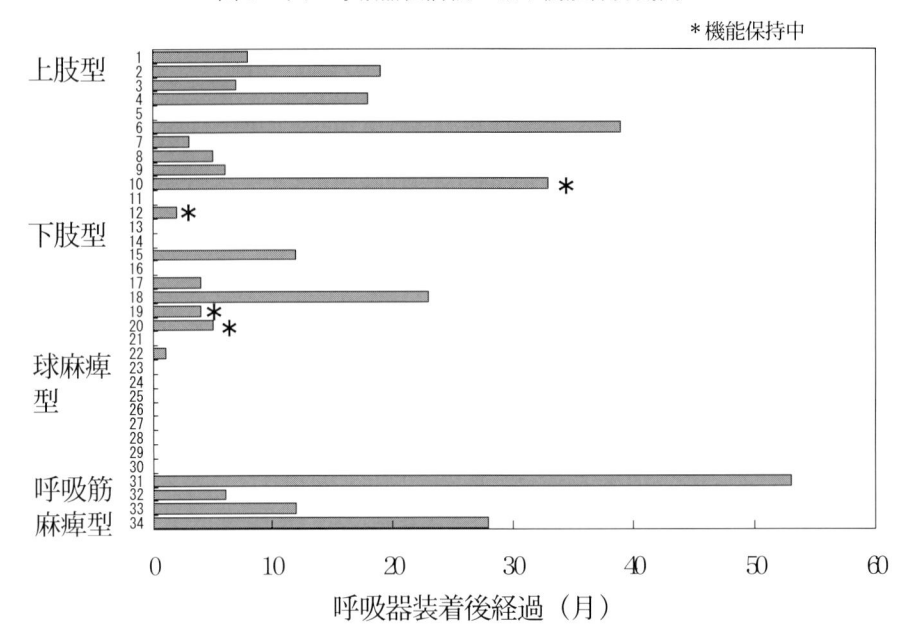

心不全

進行性筋ジストロフィーと異なり、ALSでは心筋は基本的に障害されず、長期例においてもALSによる心不全はみられない。

一方、ALS患者では血圧の変動が激しくなることがあり、自律神経障害が疑われている。また、呼吸不全によらない突然死の例を経験することがある。

摂食・嚥下障害

手指など上肢の遠位筋の筋力低下がおこり食事動作が困難になったら、はさみやすい箸や持ちやすいスプーンなどの自助具を工夫する。滑り止めのついた皿も市販されている。上肢近位筋の筋力低下のため腕があがらず箸やスプーンを口まで持って行けない場合は、腕を支える補助用具（BFOやスプリングバランサー）を使用する。

嚥下が困難になったら、嚥下しやすい食品の選択や食事形態の工夫、嚥下補助食品の添加をすすめる。半固形物が嚥下しやすく、水やお茶などの液体はむせやすい。固形物はきざむだけでは嚥下しにくく、咽頭部（梨状窩）に残ることがる。

食事に30分ないし1時間要すようになったり、体重減少が目立ったり、嚥下性肺炎を起こすようになったら、経管栄養の開始時期である。経鼻経管栄養と胃瘻の方法がある。内視鏡的胃瘻造設術（PEG）が普及し、手技や用具が工夫され安全に行えるようになっている。

米国のALS治療ガイドラインでは、胃瘻の施行時期について「PEGの危険性は、％FVC が30～50％では中等度、30％以下では高度である」[7]。とし

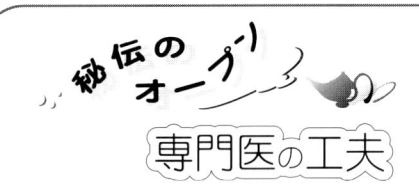

秘伝のオープン 専門医の工夫

呼吸不全の進行とともに嚥下が困難になることがある。従来、呼吸筋麻痺は球麻痺の一部ととらえられていたが、人工呼吸器装着により呼吸不全が改善すると嚥下が再び可能となることをしばしば経験することから、球麻痺（嚥下障害、構音障害）と呼吸筋麻痺は別のものと考えられる[6]（図5）。呼吸筋麻痺と嚥下障害の両者が出現してきた時には、まず、呼吸管理を優先すべきである。

胃瘻チューブのサイズは14Fr以上のことが多いので、食事をミキサーにかけたものも注入可能である。人工栄養食を利用する方が便利なことはいうまでもないが、微量元素不足になるおそれがあること、下痢や便秘の問題などからミキサー食を注入するのもよい。回数は介護力による。当院では、食の楽しみを残すために昼食のみメニューの実物を見てもらってから、ミキサーにかけたものを注入している。患者さんには好評である。自宅では、家族と同じものを食べられるという一体感があり、精神面でもよい効果がある。

て、%FVCが50%以上での胃瘻造設を推奨しているが、米国では基本的にNIPPVのみを使用し、気管切開での人工呼吸器使用を行っておらず、その条件下での結果と考えられる。気管切開し人工呼吸器を装着してからの胃瘻造設は、むしろ安全である。

引用文献

1) Bensimon G, Lacomblez L, Meininger V, et al.: A controlled trial of riluzole in amyotrophic lateral sclerosis. N Engl J Med. 1994; 330: 585-591
2) Lacomblez L, Bensimon G, Leigh PN, et al.: Dose-ranging study of riluzole in amyotrophic lateral sclerosis. Lancet. 1996; 347: 1425-1431
3) Riviere M, Meininger V, Zeisser P, et al.: An analysis of extended survival in patients with amyotrophic lateral sclerosis treated with riluzole. Arch Neurol 1998; 55: 526-528
4) 柳沢信夫, 田代邦雄, 東儀英夫, 他：日本における筋萎縮性側索硬化症患者に対するRiluzoleの二重盲検比較試験. 医学のあゆみ 1997；182：851-866
5) 柳沢信夫, 田代邦雄, 東儀英夫, 他：筋萎縮性側索硬化症に対するRiluzoleのメタアナリシス. 医学のあゆみ 1997；182：867-87
6) 近藤清彦、新改拓郎、石崎公郁子：呼吸器装着ALS患者の四肢・球筋機能の予後の検討. 厚生省特定疾患「特定疾患に関するQOL研究班」平成10年度研究報告書、pp211-2178
7) Miller RG, Rosenber JA, Gelinas DF, et al.: Practice parameter: The care of the patient with amyotrophic lateral sclerosis (an evidence-based review) report of the quality standards subcommittee of the American Academy of Neurology. Neurology 1999; 52: 1311-1323

第23章　パーキンソン病

長谷川　一子

I．パーキンソン病について

パーキンソン病（Parkinson disease;PD）の有病率は厚生労働省の統計によれば1000人あたり1～2人で、老齢人口あたりの有病率はより高率である。高齢化社会に於ける有病率の高さ、機能障害者に占めるPDの割合の両面からみて、PDの長期間にわたる病状のコントロールは重要課題の一つである。PD発症早期には薬物に良く反応し、特に問題なく経過するが、次第に長期L-DOPA投与症候群と呼ばれる病態が発現する（表1）。これらはPD治療薬の副作用、PDそれ自体に付随する症状の双方が含まれる。この病態は運動問題症状のみばかりではなく、認知障害や痴呆、精神症状、自律神経症状なども含まれる。

この長期L-DOPA投与症候群が発現した時期を進行期PDと呼ぶ。長期L-DOPA症候群に含まれる症候は、単独であってもPDの日常生活動作activity of daily living:ADLや生活の質quality of life:QOLを低下させるのみならず、PD治療の限界となることも少なくない。長期L-DOPA投与症候群が発現した場合には、きめの細かい治療が必要となり、専門医であっても難渋することが少なくない。日本神経学会パーキンソン治療ガイドラインは、長期L-DOPA症候群の発現をできるだけ抑制し、よりよい状態を維持することを目的に策定された。このガイドラインは可能な範囲でEBMに則っているが、項目によっては低いエビデンスレベルのみの場合もある。ここでは、まずPDの診断、病状の評価尺度、鑑別診断について述べる。

1．PDの診断と病状評価尺度

PDの臨床診断には厚生労働省の臨床診断基準がある[1]（表2）。
診断基準は自覚症状、神経所見、臨床検査所見、鑑別疾患、診断の判定、参考事項よりなっている。中年以降に発症する緩徐進行性の静止時振戦、無動、固縮、姿勢制御障害を主徴とし、L-DOPA製剤が有効であることが診断根拠となる。以下、各項目について概説する。

1）自覚症状：

PD患者の多くは振戦と動作の遅さ、歩行スピードの低下を自覚する。旧厚生省の統計によると、手や体に力が入らない、疲れやすい、手や足が痺れる、つまずきやすい、声が小さくなった、表情がなくなった、などが自覚症状として挙げられている。緩

表1　長期L-DOPA投与症候群

1．運動障害	wearing-off現象，on-off現象，no-on現象
	ジスキネジア
	すくみ現象，加速歩行，姿勢制御障害
2．自律神経症状	排尿障害，便秘，起立性低血圧，
	体温調節障害，嚥下障害．疼痛
3．精神症状	認害，うつ状態，幻覚，妄想
4．睡眠障害	不眠，悪夢，REM異常，RLS
5．その他	突然死，悪性症候群

運動症状のうちwearing-off現象，on-off現象，no-on現象を総称してmotor fluctuations，これにジスキネジアその他を加えて運動問題症状 motor complication と総称する．
RLS: restless legs syndrome

表2 パーキンソン病の診断基準
(厚生省特定疾患 神経変性疾患調査研究班1995年度研究報告書)

1. 自覚症状
    1) 安静時のふるえ（四肢または顎に目立つ）
    2) 動作がのろく拙劣
    3) 歩行がのろく拙劣
2. 神経所見
    1) 毎秒4～6回の安静時振戦
    2) 無動・寡動； 仮面様顔貌
                低く単調な話し方
                動作の緩徐・拙劣
                臥位からの立ち上がり動作など姿勢変換の拙劣
    3) 歯車現象を伴う筋固縮
    4) 姿勢・歩行障害； 前傾姿勢
                    歩行時に手の振りが欠如
                    突進現象
                    小刻み歩行
                    立ち直り反射障害
3. 臨床検査所見
    1) 一般検査に特異的な異常はない．
    2) 脳画像（CT，MRI）に明らかな異常はない．
4. 鑑別診断
    1) 脳血管障害のもの．
    2) 薬物性のもの．
    3) その他の脳変性疾患．

＜診断の判定＞
次の（1）～（5）の全てを満たすものを，パーキンソン病と診断する．
（1）経過は進行性である．
（2）自覚症状で，上記のいずれか1つ以上がみられる．
（3）神経所見で，上記のいずれか1つ以上がみられる．
（4）抗パーキンソン病薬による治療で，自覚症状，神経所見に明らかな改善がみられる．
（5）鑑別診断で，上記のいずれでもない．

＜参考事項＞
診断上次の事項が参考となる．
（1）パーキンソン病では神経症候に左右差を認めることが多い．
（2）深部反射の著しい亢進，バビンスキー徴候陽性，初期からの高度の痴呆，急激な発症はパーキンソン病らしくない所見である．
（3）脳画像所見で，著明な脳室拡大，著明な大脳萎縮，著明な脳幹萎縮，広範な白質病変などはパーキンソン病に否定的な所見である．

徐に増悪するため、自覚症状に乏しいこともあり、他人に指摘されて来院することもある。

2) 神経所見：
(1)安静時振戦；安静時振戦はPDに特徴的で一側性にみられることが多く、周波数は4～6Hzである。手指や下肢、ついで下顎に認められる。振戦は初発症状の75％を占める[2]。振戦は安静時振戦であることを特徴とするが、進行期には姿勢時や動作時にも認めることがある。

(2)無動・寡動；動作の開始や実行に困難を伴うことを指し、日常生活動作全般にわたる動作の遅さとして現れる。Berbeau[3]は無動を(i)運動開始障害、(ii)運動の円滑さの障害、(iii)学習手順障

害、(iv)易疲労性と定義している。自覚的には継続的動作での易疲労性と継続困難、不器用などと表現される。症候学的には仮面様顔貌、発声量の低下、小字症、立ち上がり動作の緩慢化、歩行での手の振りの減少やステップの狭小化などとして観察される。思考などの精神機能にも緩慢化が生じ、bradyphreniaと呼ぶ。無動を固縮との関連で捉えようとする説もあるが、固縮が関与している無動と、関与が少ない無動とがある。薬物治療には後者の方がより抵抗性である。無動の生理学的基盤は基底核神経ネットワークからの出力低下にあるが、運動系のみならず、情動系の関与も想定されlimbic (psychomotor) akinesiaと表現される[4]。

動作の開始困難が高度となると、「すくみ現象」が生じる。すくみ現象は運動開始障害が端的に現れた現象とも解釈され、視覚的もしくは聴覚的な動作開始へのきっかけを与えることにより動作が可能となる（矛盾運動kinesie paradoxale）。すくみ現象は運動開始時のみでなく、次第に動作の中途でもみられるようになる。

(3)歯車現象を伴う筋固縮；振戦と同様に発症初期には一側性で、進行期にも左右差を認める。歯車現象は固縮に振戦が重畳された状態ともいわれ、鉛管様固縮よりもPDに特徴的である。なお、振戦が明瞭でなくとも歯車現象を認めることもある。薬剤性パーキンソニズムparkinsonism:PSなどの二次性PSでは鉛管様固縮を示すことが多い。

(4)姿勢・歩行障害；PDが両側障害性となると、立ち直り反射の障害、臥位からの立ち上がり動作など姿勢変換の拙劣が目立ってくる。これらは歩行開始時や、方向変換時に際だつ。起立姿勢は前傾姿勢となり、小刻み歩行となる。進行期には歩行障害に突進現象（加速歩行）を伴うことが多く転倒の要因となりやすい。

3）画像所見：

検査、頭部画像所見では特徴的なものはない。しかし、123I-meta-iodobenzylguanidine (123I-MIBG)による心シンチグラムで、PDでは発症早期より、心臓の核種の取り込みが低下することが知られ、鑑別診断が困難な症例などで利用されている。指標としては心・縦隔比hert/ mediastinum:H/Mを用い、概ね正常人ではH/M>2.4、PDではH/M<1.5である。

4）神経病理学所見および、生化学所見：

肉眼的に中脳の黒質緻密部と青斑核の脱色素を認める。組織学的には同部のメラニン含有神経細胞の脱落とグリオーシス、Lewy小体が陽性であることを診断根拠とする。生化学的には、PDは黒質緻密部のドパミン含有量が20％以下になると発症する。また、ドパミンの減少のみならず他の神経伝達物質、例えばノルエピネフリンも同様に枯渇し、これがうつや自律神経系の異常、および"すくみ"と関連するとも考えられている。

5）評価尺度：

PDの臨床評価尺度として現在最も使用されているのは日本版UPDRS（unified Parkinson's Disease rating scale）である。UPDRSは4パートに分かれ、パート1は精神機能、行動および気分（4項目）、パート2は日常生活動作（13項目）、パート3は運動能力検査（14項目）、パート4は治療の合併症（11項目）を評価する。治療効果に関するエビデンスの根拠としてはUPDRSのパート3、4を用いていることが多い。なお、精神機能や気分などに対してはそれぞれ適時、様々な評価尺度が併用されている。

2．PDの鑑別診断（表3）

パーキンソニズムparkinsonism:PSを来す疾患で頻度が高いのは、表3に示す続発性PSである。続発性PSでは脳血管障害性PSと薬剤性PSが大半を占める。脳血管障害性PSの特徴は経過が早く、静止時振戦が稀であること、固縮は鉛管様で左右差が少なく、立位はwide basedで、加速現象が少ない点に特徴がある。仮性球麻痺や感情失禁、尿失禁などを随伴することが多い。

薬剤性PSを来すので有名なのは向精神病薬でブチロフェノン系、フェノチアジン系、ベンズアミド系薬剤である。その他シサプリド、ドンペリドンなどのピペリジン系薬物、シンナリジン、フルナリジン、テアプリドなどのピペラジン系薬物などが挙げられる。これらの薬剤はドパミン類似の構造を有することが多い。いずれも投与後、数ヵ月でPSが発現することが多い。なお、薬剤により誘発されたPSの一部に、特発性PDが含まれている事もあり、留意すべきである。最近頻度が増している疾患の一つとして、慢性硬膜下血腫に伴うPSがある。この

表3．二次性パーキンソニズムを来す疾患

```
A．続発性パーキンソニズム
    脳血管障害性パーキンソニズム　　　（多発性脳梗塞，Binswanger病を含む）
    中毒性パーキンソニズム　　　　　　（一酸化炭素中毒，マンガン中毒など）
    脳炎後パーキンソニズム（日本脳炎、エコノモ脳炎など）
    脳外科疾患に伴うパーキンソニズム
                                （硬膜下血腫，脳腫瘍，正常圧性水頭症など）
    薬剤性パーキンソニズム　　（向精神薬，消化器病薬，降圧薬など）
    その他
B．神経変性疾患
    多系統萎縮症（multiple system atrophy：MSA）
        線条体黒質変性症（Striato-nigral degeneration：SND）
        オリーブ・橋・小脳萎縮症（olivo-ponto-cerebellar atrophy：OPCA）
        Shy-Drager症候群（；SDS）
    遺伝性脊髄小脳変性症（Machado-Joseph病（IV型），SCA1，SCA2など）
    進行性核上性麻痺（progressive supranuclear palsy：PSP）
    皮質基底核変性症（cortico-basal ganglionic degeneration：CBD）
    前頭側頭葉型痴呆(Frontotemporal lobar degeneration FTLD)
        17番染色体に連鎖する前頭側頭型痴呆FTDP-17
            (Frontotemporal lober dementia and Parkinsonism linked to chromosome17)
    淡蒼球-黒質-ルイ体萎縮症（pallido-nigro-Luysial atrophy：PNLA）
    Parkinson dementia ALS complex of Guam：PDC
    びまん性レヴィー小体病（dementia with Lewy bodies：DLB）
    Alzheimer病
    Huntington病若年型（固縮型）
        その他
    Wilson病
C．遺伝性疾患
    遺伝性パーキンソニズム
        瀬川病
        家族性パーキンソニズム
    GM1ガングリオシドーシスなどのリピドーシス
    Hallervorden-Spatz病
    その他
```

場合は亜急性に発症し、軽度の意識障害を伴う。転倒などの病歴とともに、画像診断により診断は容易である。多くは手術療法により軽快する。

神経変性疾患に伴うPSでは多系統萎縮症と進行性核上性麻痺の頻度が高い。多系統萎縮症ではオリーブ・橋・小脳萎縮症（OPCA）とShy-Drager症候群（SDS）は付随症状により診断が容易であるが、線条体黒質変性症（SND）ではPDとの鑑別に苦慮することも少なくない。臨床的なSNDの診断は、原因の明らかでない転倒、発症早期からみられる自律神経症状、抗PD薬の有効性に乏しいこと、被殻のT2highのスリット像や橋部の十字サインなどの画像所見などにより行う。

進行性核上性麻痺の診断は特徴的な核上性眼球運動麻痺や項部ジストニア、両側性障害、bradyphreniaを含む無動があれば容易である。眼球運動麻痺が明らかでない場合には、左右差がなく、抗PD薬の有効性に乏しく、画像所見で中脳被蓋の萎縮と第三脳室の拡大を認めた場合に本症と臨床診断する。

このほかPSを来す疾患として最近、FTDP-17と淡蒼球-黒質-ルイ体萎縮症（PNLA）、びまん性Lewy小体病（DLB）、皮質基底核変性症（CBD）が注目されている。FTDP-17は家族性PSとして報告されていた家系の遺伝子解析から、微小管随伴タンパク質の一つであるタウタンパクの遺伝子異常が明らかにされた疾患で、様々な表現型が報告されている。遺伝子異常と表現型との間の関連が明らかでなく、この点の解析が待たれている。

PNLAはPDと鑑別が極めて困難な疾患のひとつで、半数は典型的なPDの臨床像を示す。臨床的な差異としては固縮が少なく、姿勢制御障害が高度であること、発症早期以外は左右差が明らかでなくなること、薬剤の有効性に乏しい点などが挙げられる。DLBは進行性の認知機能障害、体系的な幻覚、自律神経症状が固縮、無動と共に認める場合に考慮すべき疾患である。抗PD薬は一般には無効である。CBDでは臨床上、片側発症であること、皮質症状をみることにより比較的診断は容易と思える。これらの疾患群の詳細は成書を参照されたい。

3．治療に伴って認められるようになる症候（進行期PD）

PDと診断されると様々な薬物投与による病状のコントロールが開始される。しかし、治療をしていても病状は緩徐に増悪し、これに病状の進行に薬物投与による修飾が加わって、表1の長期L-DOPA投与症候群に示すような様々な症候が現れる。

1) motor fluctuations（wearing-off現象、no-on現象、dyskinesia、on-off現象）；

　薬物治療開始後数年を経ると、薬効時間の短縮化が生じる。薬物の有効な状態"on"と、効果の低下した状態"off"が繰り返すようになった病態をmotor fluctuationsと総称する。薬物の血中濃度との関係がある程度明らかな状態で、onがある状態をwearing-off現象、薬剤を服用してもonが生じない状態をno-on現象と呼ぶ。さらに、offが薬物服用と明らかな関連を持たずに突然生じる状態を、on-off現象と呼ぶ。これらの病態には薬物濃度に対する緩衝機構の破綻や、受容体の感受性の異常が想定されている。

　wearing-off現象が顕在化してくると、この日内変動に伴ってジスキネジアも生じる。ジスキネジアは薬剤の血中濃度との関係でpeak-dose dyskinesia、diphasic (onset & end-of-dose) dyskinesia、off-period dyskinesiaに分けられる。peak-dose dyskinesiaでは舞踏運動、end-of-dose dyskinesiaではジストニアが発現することが多い。後者の場合はいわゆるdystonic painを伴うこともある。患者にとって苦痛なのはpeak-dose dyskinesiaではなく、off時の激しい振戦様ジスキネジアでADLの阻害のみならず、痛みや振戦による消耗もある。アカシジアもよくみられる症候である。wearing-off現象やジスキネジアなどの運動問題症状はL-DOPA投与量が多いほど、また、若年発症であるほど発生頻度が高いことが示された（表4）。さらに長期レボドパ投与症候群の運動問題症状の発生の基盤にはL-DOPAによるpriming phenomenonも注目されている。priming phenomenonとは一度L-DOPA製剤が投与されるとmotor fluctuationを引き起こしやすい基盤が誘導されてしまうというものである。このpriming phenomenonを如何に抑制するか、もしくは改善するかについても検討がなされてきている。このため神経学会治療ガイドラインで推薦されているように、現時点ではL-DOPA製剤投与量の抑制とL-DOPA製剤の投与時期を遅らせることなどにより対処しているが、実験的にはNMDA拮抗薬の投与や神経栄養因子の投与など様々な薬物の有効性が報告されている。

2) 精神症状（表5）；

　発症初期には目立たないが、人格の変化や知的機能障害が次第に明らかとなってくる。知的機能障害では注意障害、視空間認知障害、実行力の低下などがある。思考遅延、反応の緩徐化が目立つが、記憶は障害されず、皮質下痴呆と呼ばれる。また、気分は抑うつ傾向となり、これは発症早期から目立つこともある。

(1) うつ状態；

　PD症例の30～50％にうつ状態があることが知られている。PDのうつ状態では大うつ病や双極性障害は少なく、感情鈍麻や不安が目立つ。PDの精神症状はbradyphreniaや皮質下痴呆を基盤とし、感情はanhedonia（生気的感情の低下）を、精神運動では精神運動抑止、思考・認知では自己・世界・将来に対する否定的側面を示し、不安・焦燥を来たしやすい。加えて"神経難病"に罹患した事に対する反応（一般身体疾患による気分障害（DSM-IV）とするもの）なども根底にあることを忘れてはならない。うつ状態が悪化すると精神運動抑止、思考・認知のゆがみも加わるが、PDでは希死念慮や自己否定の傾向は少ない。

(2) 幻覚・妄想状態；

　幻覚や幻覚・妄想状態はPDでしばしば生じる。多くはL-DOPA製剤もしくはドパミンアゴニストdopamine agonist:DAを投与開始後、早期には睡眠障害や悪夢が、進行すると日中にも幻視がみられることがある。数％の症例では幻覚妄想状態となり、投与薬剤の減量が必要となり、病状コントロールが困難となる。幻覚や幻覚・妄想状態の発現の基盤として、認知障害や抑うつ状態、睡眠障害、抗PD薬の副作用、加齢変化、身体症状としては脱水や感染症の合併があげられる。軽症の幻覚の場合は経過観察のみで十分なことが多いが、譫妄状態や、外傷などの危険の可能性がある場合、また、介護人の容認度が低い場合には治療の対象となる。また、幻覚妄想状態は時に悪性症候群に移行することもあり、注意を要する。なお、Lewy小体型痴呆dementia with Lewy bodies: DLBでは発症初期から、幻覚を認めることが多く鑑別点の一つとなる。

3) 睡眠障害

　従来、PDの睡眠障害については注目されていなかったが、QOLの重視により、睡眠の質が問われるようになった。特に、睡眠が不十分であると、うつや心因反応、さらには幻覚などが誘発され易い。

表4　Motor fluctuationsの頻度

1）治療年数と発生頻度

報告者	症例数	投与数	経過年数		
Rajput ('84)	34	3,400 (単剤)	5	10%	wearing-off現象
				25%	ジスキネジア
Fahn ('87)			1	10%	日内変動
			5	50%	日内変動
Caraceni('91)	125	449	4	29%	日内変動
	125	403	6	60%	日内変動
Nakanishi('92)	124	400	5	32%	wearing-off現象
				10%	ジスキネジア
Koller ('99)	187	426	5	21%	fluctuations

（日本神経学会パーキンソン病治療ガイドライン2002年版より抜粋）

2）発症年齢と運動問題症状の発生頻度

		younger-onset PD		older-onset PD	
例数		25		25	
罹病期間（年）		9.1±3.5		9.1±3.4	
Hohen & Yahr		2.96±0.80		2.98±0.85	
L-DOPA 使用期間（年）		7.28±2.52		7.28±2.46	
L-DOPA 維持量（mg/日）		608±285		605±269	
		ジスキネジア	日内変動	ジスキネジア	日内変動
L-DOPA 使用年数	6ヶ月	20%	24%	8%	4%
	1年	28%	36%	8%	16%
	3年	72%	64%	28%	28%
	5年	96%	80%	64%	44%

Kostic ら 1991. 一部改変

表5　PDの精神症状

1. 抑うつ状態
2. 睡眠障害

    悪夢，睡眠の断片化，日中の傾眠，入眠障害，熟眠障害，睡眠発作，睡眠時不随意運動，REM睡眠異常（RBD:REM related behavior disorders を含む）

3. 認知障害
4. 幻覚
5. 幻覚・妄想状態
6. 痴呆

    皮質下痴呆，Lewy 小体病DLB:dementia with Lewy body

7. アルツハイマー病合併？

ここでは睡眠の生理学的基盤を概説するとともに、最近のトピックに触れる。

(1) ドパミン作動薬と睡眠発作

1999年Flucht[5]らにより、DAアゴニスト治療下にあるPD患者の睡眠発作が報告された。その後同様の報告が相次ぎ、2002年、CPMPはすべてのドパミン作動薬で傾眠や睡眠発作が生じうることを、添付文書に記載することを勧告した（表6）。この表に示されているようにDA作動薬は睡眠発作の発現頻度により4群に分類されるが、すべての抗PD薬が、睡眠発作の危険性を有する。

(2) 睡眠の生理学的機構とDA（表7）

睡眠の生理学的機構には上行賦活系、概日リズム形成系、睡眠サイクル系（覚醒-ノンレムnon REM: NREM REM）などがある。上行賦活系は汎発投射系とも呼ばれ、覚醒の維持機構である。これらの系に関与する主な神経伝達物質は、グルタミン酸glutamate: Glu、NE、セロトニンserotonine =(5-hydroxy tryptamine: 5-HT)、acetylcholine:Ach、gamma amino banilic acid:GABAである。概日リズムは光刺激が網膜視床下部路を経て、視交叉上核suprachiasmatic nucleus:SCNに投射し、それに伴い時間依存性にタンパク質が合成されることにより生じる。睡眠の実行中枢は、視床下部前部にあるventrolateral preopitic area:VLPOと内側視索前野、前頭基底部が睡眠中枢として、VLPOは特にNREM睡眠に関与している。一方、覚醒中枢は視床下部後部の乳頭体結節核tuberomammillary nucleusと前頭基底部のMynert核とされる。睡眠サイクル系は表に示すようにアミン—コリンの相反的モデルとされ、覚醒時にはNE,5-HT,AChは放出亢進、NREMでは3者ともに放出低下、REM期にはNEと5-HTは放出せず、AChは放出が亢進する。REMの発現や維持にはAChの放出が必須で、AChの減少は睡眠サイクルの機能障害をもたらす。

これらの系に於いてDA作動神経系はどのような機能を果たしているのであろうか？ DA作動神経系は中脳-皮質系mesocortical system、中脳-辺縁系mesolimbic system、中脳-線条体系mesostriatal systemに大別される。睡眠・覚醒に関連しているDA作動神経核は腹側視蓋野ventral tegmental area:VTAと黒質緻密部で、これらの投射は主として前頭葉である。すなわち、DA神経系は上行賦活系各群の一つとして、さらに視床や扁桃、視床下核を介して睡眠・覚醒に関与している。一方、REM睡眠においては、DA濃度が上昇、もしくはDA受容体が刺激状態にある場合には、REM睡眠は抑制される。実験的にはDAアゴニストは低濃度でREM睡眠を抑制、高濃度ではREM睡眠を増加させ、悪夢の要因と考えられている。

外因性のDA作動薬の睡眠への関与は、他の神経伝達物質への影響を排除し得ないため明確にし難い。DAの基本的効果は覚醒効果とされるが、Etimanら[6]のメタアナリシスにより、新しいDAアゴニストは単独使用で、また、L-ドーパ単独の場合よりも併用投与群で傾眠傾向となることが示された。傾眠傾向の頻度の差異がDA作動薬の作用部位や、エルゴタミン誘導体か非誘導体かによるものであるかについては、さらに検討が必要である。なお、健常人に対する薬剤効果の検討では[7]、入眠までの潜時を短縮し、鎮静化する傾向が示された。なお、L-ドーパも健常人を鎮静化する[8]。

睡眠・覚醒とドパミン神経系との関係は、実験系ではドパミン受容体のD1かD2系かの差異によって、また、濃度によってその作用は異なるとの報告もあり、さらに、健常者とPD患者との結果には相反した結果が多く、今後の検討が必要である。

(3) PDの睡眠障害：

Tandbergら[9]によるとPD患者の3/4は何らかの睡眠障害を有しているという。PDでは、夜間の排尿障害や運動能力低下による寝返りが不充分であるが、これに不安やうつが加わることにより、より睡眠障害を生じやすい病態になると推察できる。日中の傾眠excessive daytime sleepiness:EDSは、

表6　CPMP position statement, London, 28, Feb.2002

EMEAは総てのドパミンアゴニストに，運転中などで睡眠発作が生じ得ることを特に勧告する．

1. ブロモクリブモン、レボドバ、ピリベディル	; very rare
2. ペルゴリトー	; rare
3. カベルゴリン、プラミペチリール、ロビニロール	; uncommon
4. アポモルフィン、アルファジヒドロエルゴリスリド、キナゴリトー	; associated with somnolences

表7　睡眠リズムの神経機構

1. 上行賦活系（汎発投射系）

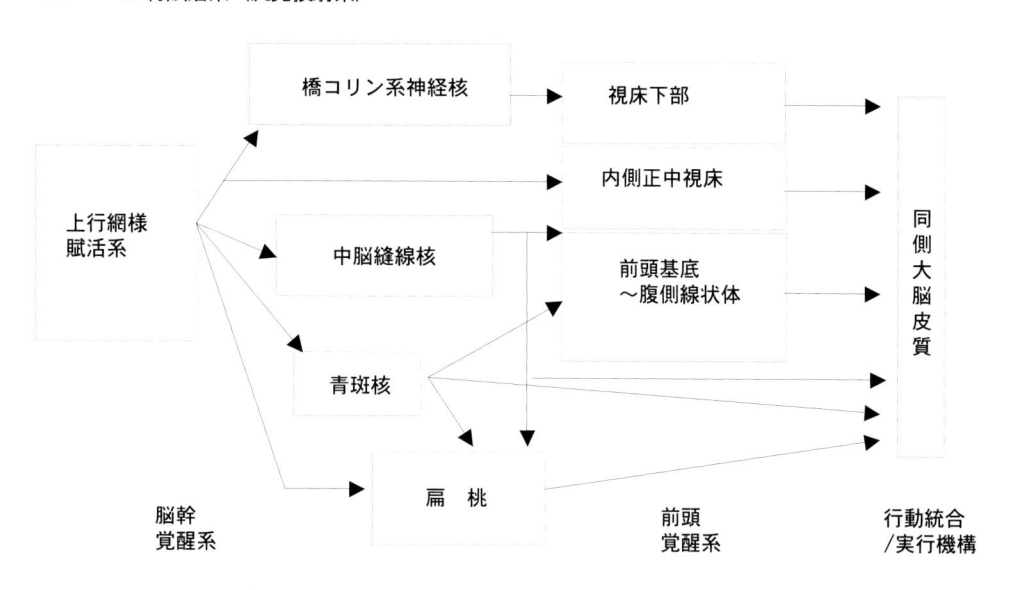

```
                    橋コリン系神経核  →  視床下部        →
                         ↑                              同
                         |            内側正中視床      →側
 上行網様 ─────→ 中脳縫線核  ──────→                  大
 賦活系    →                          前頭基底         →脳
           ↓                          ～腹側線状体      皮
                         青斑核  ────→                →質
           ↓              ↑   ↓
                         扁 桃   ──────────────────→
      脳幹                        前頭              行動統合
      覚醒系                      覚醒系            /実行機構
```

2. 概日リズム形成系

睡眠中枢

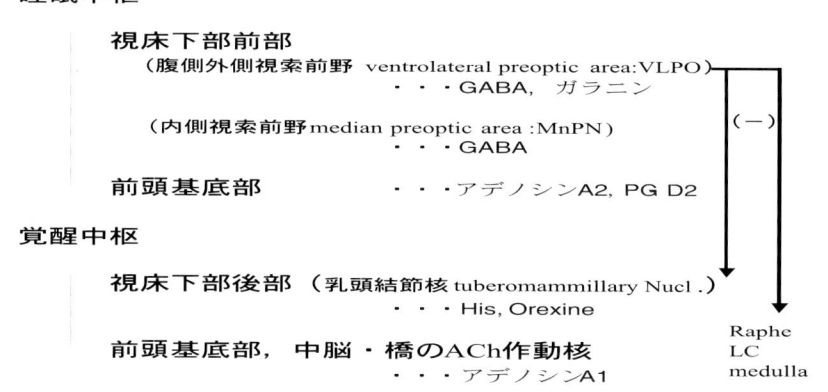

　　視床下部前部
　　　　（腹側外側視索前野 ventrolateral preoptic area:VLPO）
　　　　　　　　　　・・・GABA，ガラニン
　　　　（内側視索前野 median preoptic area :MnPN）
　　　　　　　　　　・・・GABA　　　　　　　　　　（－）
　　前頭基底部　　　・・・アデノシンA2, PG D2

覚醒中枢

　　視床下部後部（乳頭結節核 tuberomammillary Nucl.）
　　　　　　　　　　・・・His, Orexine
　　　　　　　　　　　　　　　　　　　　　　　　Raphe
　　前頭基底部，中脳・橋のACh作動核　　　　　LC
　　　　　　　　　　・・・アデノシンA1　　　　　medulla

2. 睡眠リズム形成系

覚醒	; NA↑, 5-HT↑, Ach↑
NREM stage	; NA↓, 5-HT↓, Ach↓
REM stage	; NA (off), 5-HT (off), ACh↑

ACh ; PPT, LDT nuclei,　5-HT ; Raphe,　NA ; LC

カナダに於ける大規模調査によれば、全PD症例の51%にみられ、3.8%の症例で睡眠発作の経験があった[10]。EDSの頻度はプラミペキソール、ロピニロール、ペルゴリドで差異はなく、約半数のPD患者で認められ、罹病期間が長期であるほど、薬物投与量の多いほど、進行期であるほど、さらに男性で多い傾向があった[11]。また、睡眠障害は自律神経症状を有する症例に多く認められるとの報告もある[12]（Odds ratio 2.5）。なお、欧米ではPDにおける睡眠障害の要因としてむずむず足症候群：Restless legs syndromeや周期的下肢運動：Periodic legs movementなどが注目されているが、我が国ではこれらの症候を実際の診療で経験することは稀で、頻度は少ないものと思える。

(4)PDの覚醒障害

PDでは病期の進行により、黒質緻密部-線条体系のみならず、黒質-特にVTAから側坐核、扁桃への投射、さらにNE系および5-HT系、ACh系も障害さ

れてくる。これらの障害は、上行賦活系の活性低下を生じ、覚醒系の機能低下がもたらされ、PDでのEDSが生じやすくなる。これにNEや5-HTなど神経伝達物質の分泌低下により、睡眠—覚醒サイクルのスイッチ機構障害が生じてくる。さらに夜間の排尿障害、運動障害により睡眠の質の低下が生じ、EDSを助長する。また、DA作動神経系およびDA受容体の機能異常により、外因性DAが充分な覚醒効果を発現できない状態となる。このため、PDでは熟眠障害と共に覚醒機構も障害される。

(5) PDと睡眠発作

睡眠発作はEDSに伴うものと、伴わない急速な入眠とが報告されている。全く予期できない睡眠発作は、睡眠・覚醒スイッチ不全に睡眠潜時の短縮した結果生じる可能性も指摘できる。事実、睡眠脳波の検討から[13] PDでは睡眠潜時が短縮し、特に1st REMの潜時の短縮が目立ち、sleep onset REMも生じやすいことが示されている。一部ナルコレプシーと鑑別しがたいようにも思えるが、睡眠ポリグラフによる検討では[14]、覚醒から極めて急速な（60秒程度）ステージ２への変化が数分持続したが、ナルコレプシー様の病態ではないことが示されている。睡眠発作を来たした症例ではいずれも睡眠潜時の短縮が証明あるいは推定されており、Ulivelliら[13]によればアゴニストの投与中断により、より生理的な睡眠パターンに復するという。このため、睡眠発作を生じる場合にはドパミンアゴニストの中断、あるいは変更も考慮する必要がある。

(6) 認知障害

James Parkinsonの時代にはPDには感覚障害と知的障害は無いとされた。しかし、PDには比較的早期より認知障害が、さらに進行すると痴呆が明らかとなることが知られてきた。PDの早期から見られる認知障害は、いわゆる前頭葉機能である遂行（実行）機能と記憶障害（短期記憶-作動記憶working memoryの障害が主体）、および視空間認知障害である。遂行機能とは前頭葉機能の中心的機能で、認知をコントロールする実効的な面で、計画の立案、順序だて、選択して処理するなどが含まれる。遂行機能の障害の多くは保続、注意障害、衝動性、フィードバック機能障害によるとされる。PDの遂行機能障害は、思考の柔軟性の低下と、保続傾向、注意障害が心理検査から示され、これらにより注意の持続困難や転換障害などが生じている。また、短期記憶、特に作動記憶は知覚入力を統合して一連の運動や認知を構成するのに必要な記憶であるが、その構成には注意性要因と視空間性要因が重要であるため低下する。それぞれの障害の検出法については成書に譲る。PDの認知障害の基盤はDAの中脳—前頭葉投射系の機能不全にあると考えられるが、これの増悪修飾因子としての抗コリン薬が知られており、最近の報告からは抗コリン薬は神経病理学的にも痴呆を助長することが示されてきており、抗コリン薬の投与は、認知障害の点からは控えるべきである。

(7) 痴呆（認知症）

PDの痴呆は前述したように精神活動緩慢bradyphreniaを中核とする皮質下痴呆subcortical dementiaを特徴とする。しかし、近年アルツハイマー病を合併する症例、別項のDLBなど、血管性病変に伴う痴呆、抗PD薬に基づく精神症状などが加わり、病態が複雑化している（図１）[15]。痴呆と幻覚・妄想状態は身体障害よりもむしろ、PDの在宅療養を阻害する因子である。PDの痴呆の頻度は報告者により様々であるが、これは対象年齢、検出方法による差異が大きい。最近、平均罹病期間９年、調査時年齢73.4歳のPDで22.7％が、８年後には78％に痴呆を認め、痴呆を認めない症例に比較して幻覚

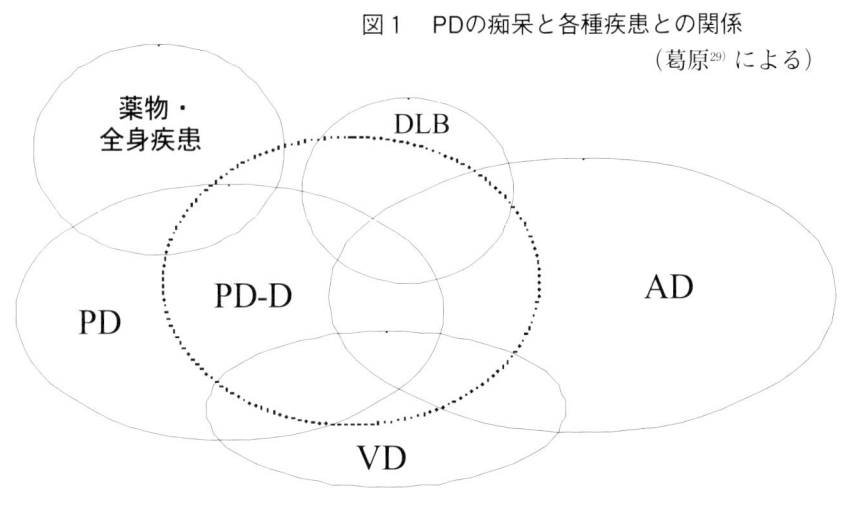

図１　PDの痴呆と各種疾患との関係

（葛原[29]による）

AD:アルツハイマー病，DLB:び慢性Lewy小体病，VD:血管性痴呆，PD-D:痴呆を伴うPD

や、無動優位のPDが多かったとする報告がある[16]。その他のリスクファクターとしてはうつ症状、現在高齢であること、高齢発症であること、画像所見で脳萎縮を認めること、脳波に徐波化が見られることが指摘されている[15]。PDとPDに痴呆を合併した群、DLBとが別個の疾患であるかについては、まだ結論は出ていない。痴呆を伴ったPDの鑑別診断については成書に譲る。

　PDの痴呆の成因は前項の認知障害で述べたように、その中核に遂行機能障害がある。しかし、自験例のWAISの下位尺度の検討では、加齢により低下する尺度以上に社会性に依存する下位尺度の低下が大きい傾向を得た。すなわち、器質的な病変に基づく知的機能低下に、環境因子がより増悪因子となる。このため、PDの知的機能を維持するには、社会との接点を維持することが肝要である。介護保険制度を利用した各種のデイサービスを受給することも有用である。音楽療法も前頭葉機能を維持するのに、有意義とする報告もあるが、PDについての認知機能との関係で論じた論文はない。

3）脳神経症状；

　神経学的には衝動性眼球運動の速度低下がみられ、老齢発症群で目立つ傾向にある。垂直眼運動系では上転障害を来すことが多いが、下転障害は少なく、下転障害を認めるときは進行性核上性麻痺などの他疾患を考慮すべきである。瞬き速度の緩徐化もみられる。Myerson徴候（glabellar reflex（眉間をたたくと瞬目する）が、正常では数回で瞬目しなくなるが、PDでは持続する）は瞬きの緩徐化の増悪した状態とされる。

　顔面筋では表情が少なくなり仮面様顔貌と表現される。また、顔面は脂漏様となり脂顔とも呼ばれる。言語は単調で、発音は不明瞭化する。流涎は高頻度に認められ、次第に嚥下障害も明らかとなる。これらは舌・咽頭喉頭筋の無動によると考えられ、多系統萎縮症などとは発症機序が異なる。また、Sternらによる[17]とPD患者では嗅覚障害が25%に存在するという。

4）四肢筋・感覚系症状；

　手指や足の変形がみられ、それぞれstriatal handもしくは鳥口様変形（toes curled clawlike）、dystonic footと呼ばれる。脊椎骨も変形し、次第に

図表8　パーキンソン病の自律神経症状

1. 消化管障害
   便秘，消化管蠕動異常，イレウス，巨大結腸症，腸捻転，逆流性食道炎，咽頭・喉頭機能障害
2. 膀胱障害--蓄尿障害，排尿障害
3. 起立性低血圧症，食事性低血圧，低血圧
4. 発汗障害，体温調節障害
5. 流涎
6. 脂顔
7. 疼痛
8. 陰萎
9. 網状皮疹

円背となる。また、進行期には四肢の浮腫が目立つ症例もあり、無動と自律神経障害によるものとされる。四肢に違和感や異常覚を訴えることもあるが、末梢神経障害によるものではなく、ジストニアや無動、四肢の変形、拘縮に中枢性（視床）感覚障害が加わった状態とされる。

5）自律神経症状（表8）；

　最も多いのは便秘と排尿障害である。病理学的にもPDでは自律神経系病変の存在が示される。排尿障害のパターンは様々で、一定の傾向はない。便秘が高じると麻痺性イレウスとなる。自律神経障害で次いで頻度が高いのは、起立性低血圧、発汗障害に基づく体温調節障害、リビドの減少、インポテンツ、皮膚網状皮斑などである。

　自律神経症状の詳細については、次項の対処方法で個別に述べる。

6）悪性症候群

　PDでは抗精神病薬で報告されているような悪性症候群類似の病態が容易に生じる。特に高齢者で、夏など外気温が高い場合に生じやすい。CK値は悪性症候群を疑った時点のタイミングにより異なる。早期には数百単位に留まることが多い。高齢PD症例が微熱で意識水準の低下を来たしている場合には本症を疑うべきである。真の病態生理は不明であるが、早期に補液をすることにより容易に軽快する。

症例によっては悪性症候群を再発することもあり、留意すべきである。

II. それぞれの症状への対処

1. PDの初期治療は如何にするべきか？

図2にAANと日本神経学会[18]の治療指針を示す。両者ともほぼ同様で初期治療はできるだけドパミンアゴニストで開始することが勧告されている。ドパミンアゴニストはL-DOPAに比較して運動症状改善効果に劣ること、投与早期に消化器系の副作用が多く脱落例が少なくないこと、幻覚などの精神症状を惹起しやすいこと、薬価が高く患者の負担が大きいことなどの短所がある。それにも関わらず、PDの初期投与薬として勧告されているのは表9に示すように運動問題症状の発現が少ないというエビデンスが示されているからに他ならない。表9に示す臨床

1．AAN;Amerikan academy of Neurology (2001) より抜粋

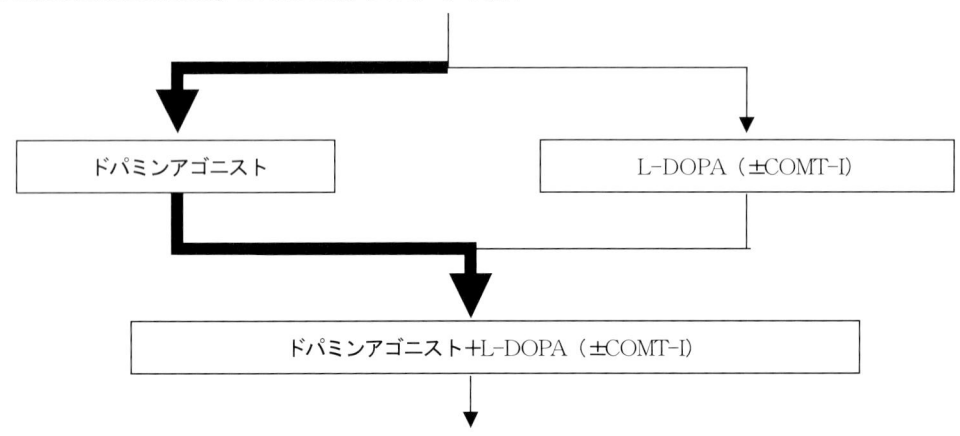

```
                    ┌──────────────────┐
                    │                  │
                    ▼                  ▼
            ┌──────────────┐   ┌──────────────────┐
            │ ドパミンアゴニスト │   │ L-DOPA（±COMT-I） │
            └──────────────┘   └──────────────────┘
                    │                  │
                    └────────┬─────────┘
                             ▼
               ┌──────────────────────────────┐
               │ ドパミンアゴニスト＋L-DOPA（±COMT-I） │
               └──────────────────────────────┘
```

2．神経学会ガイドラインによる治療指針

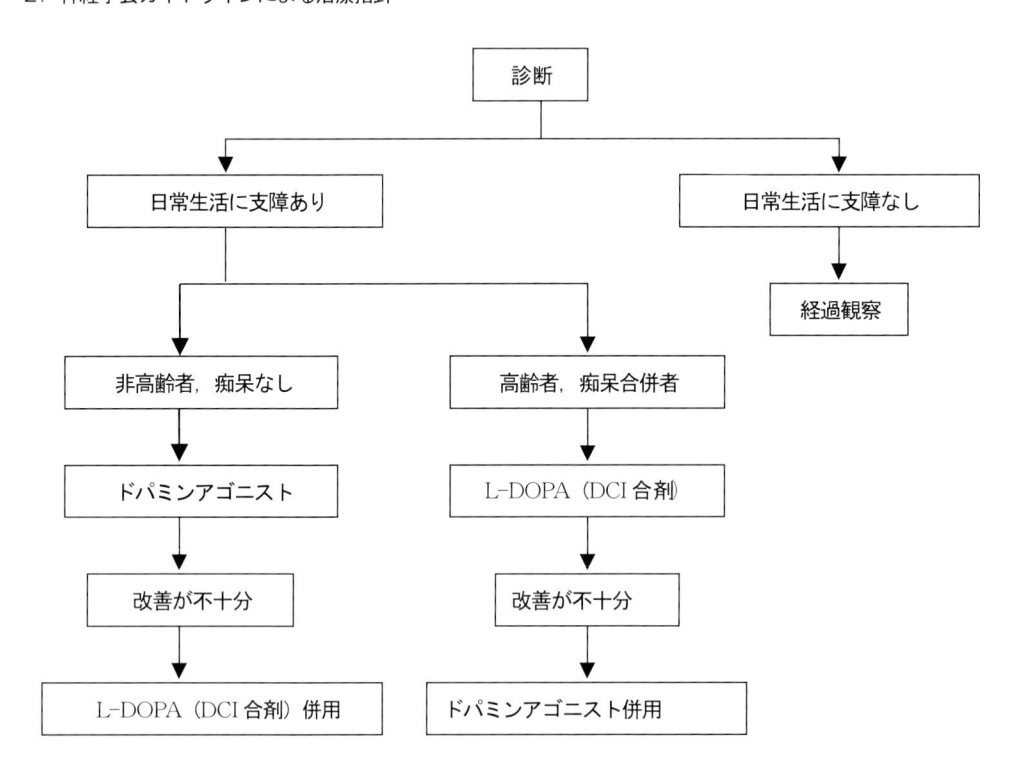

```
                        ┌──────┐
                        │ 診断 │
                        └──────┘
                   ┌───────┴────────┐
                   ▼                ▼
         ┌──────────────┐   ┌──────────────┐
         │日常生活に支障あり│   │日常生活に支障なし│
         └──────────────┘   └──────────────┘
              │                      │
       ┌──────┴──────┐               ▼
       ▼             ▼          ┌────────┐
 ┌──────────┐  ┌──────────────┐ │ 経過観察 │
 │非高齢者， │  │高齢者，痴呆合併者│ └────────┘
 │痴呆なし  │  │              │
 └──────────┘  └──────────────┘
       │              │
       ▼              ▼
 ┌──────────────┐ ┌──────────────┐
 │ドパミンアゴニスト│ │L-DOPA（DCI合剤）│
 └──────────────┘ └──────────────┘
       │              │
       ▼              ▼
 ┌──────────────┐ ┌──────────────┐
 │改善が不十分  │ │改善が不十分   │
 └──────────────┘ └──────────────┘
       │              │
       ▼              ▼
 ┌──────────────────┐ ┌──────────────────┐
 │L-DOPA（DCI合剤）併用│ │ドパミンアゴニスト併用│
 └──────────────────┘ └──────────────────┘
```

高齢者の目安としては70〜75歳以上．抗コリン薬または塩酸アマンタジンなどの補助薬は、上記により充分な症状の改善が得られないときや，L-DOPAやドパミンアゴニストの服用を希望しないときなどに併用する．なお、抗コリン薬や塩酸アマンタジンに対するエビデンスレベルの高い検討はない．

図2　治療方針

試験は、未治療 PD症例を対象としたL-DOPAとドパミンアゴニストとのランダム化二重盲験試験で、運動症状を充分に改善するのに必要なアゴニスト量を投与しながら経過観察し、効果が不十分となった場合にはL-DOPAを追加して運動機能を維持し、エンドポイントを運動問題症状の発現としている。これらの臨床試験結果からは、アゴニストで開始した群の方がエンドポイントに達した症例数の比率が少なく、アゴニストによる運動症状改善効果はL-DOPAと同等であること、運動問題症状の発現を遅らせる、もしくはL-DOPA投与量を抑える効果があることが示された。どの臨床試験に於いてもL-DOPA群はL-DOPAの投与量がアゴニスト群よりも多く、これが運動問題症状の発生率に関与していることは否めない。我が国で恐らく多くなされていると思われる少量L-DOPA投与開始後にドパミンアゴニストを加えていく治療法については、ドパミンアゴニストの単独療法もしくは中途よりL-DOPAを加えた療法に比較して運動症状改善効果、運動問題症状発現率が変化するかについて、現在のところエビデンスはない。

なお、ドパミンアゴニストは現在我が国では5薬剤が使用されているが、将来的には6種類以上となると思われる。これらのドパミンアゴニスト間で薬効の差異や特徴を比較したエビデンスはなく、症状や重症度とアゴニスト選択に関する明瞭な基準は示されていない。

副作用はL-DOPAでは早期に嘔気、嘔吐、起立性低血圧、時に不整脈が知られている。一方、アゴニストの副作用はL-DOPAに類似しているが、譫妄や幻覚が多い。他に頭痛、鼻閉、皮膚紅痛症、胸膜および後腹膜線維症、胸水貯溜、血管攣縮などがある。ドパミンアゴニストは精神疾患を有する患者には慎重に投与をする必要がある。麦角系のアゴニストは血管収縮作用があるため、最近の心筋梗塞や、重度の末梢血管疾患、活動性消化性潰瘍患者への投与は避ける。また、最近弁膜症や心筋線維症の合併症発生の報告もある。非麦角誘導体のアゴニストの副作用としては、皮膚紅痛症、血管攣縮、胸膜、後腹膜線維症は少ないが、起立性低血圧、倦怠感、睡眠障害、末梢浮腫、便秘、悪心、ジスキネジア、昏迷が挙げられる。過度、もしくはコントロール不能の傾

表9　ドパミンアゴニストによる単独療法臨床試験結果　　　（すべてレベルIb）

ドパミンアゴニスト		ブロモクリプチン	ペルゴリド	カベルゴリン	プラミペモリール	ロピニロール
報告者		Montastruc	Oertel	Rinne	PSG	Rascol
報告年度		1994	2002	1999	2000	2000
観察期間（年）		5	3	3.6(mean)	2	5
対照薬		LD	LD	LD	LD	LD
DA投与量(mg)		52±5	3.23(mean)	3 (mean)	2.78 (mean)	16.5±6.6
上乗せLD量(mg)		471±46	0	*	264	427±221
対照群LD量(mg)		569±47	504(mean)	500(mean)	509	753±398
エンドポイント		MC	MC	MC	MC	ジスキネジア
エンドポイントに達した症例（%）	DA+LD群	56 (4.5±0.6年)	7.5	22.5	28	20.3 (214週)
	LD群	90 (2.9±0.6年)	11.5	34.3	51	45.5 (104週)

PSG; Parkinson Study Group, DA; dopamine agonist, LD; L-DOPA, MC; motor complications,

早期パーキンソン病に対して治療開始薬剤をドパミンアゴニストもしくはL-DOPAとした場合の長期観察に基づいた運動問題症状などの発現率の比較試験．薬剤投与量は運動能力改善効果をほぼ一定にした状態を保つように漸次増量している．アゴニストの場合は増量では充分な運動能力改善効果が得られなくなった時点でL-DOPAを上乗せすることで継続試験を行っている．

（*：43%の症例がL-DOPAの上乗せがなされているが投与量については記載がない．）

（日本神経学会パーキンソン病治療ガイドライン2002年版より抜粋）

眠や睡眠発作が生じた場合は投与中断が望ましい。

2．進行期PDの運動問題症状への対処

1）wearing-off現象：

L-DOPA投与を開始して数年を経ると運動問題症状が発現してくる。最も早く現れるのは通常、wearing-off現象で血漿L-DOPA濃度と関連があることが多い。対処法としては、投薬時間を経時変化のプロファイルにより薬剤の服用間隔を短くするなどの変更を行い、一日投与量も血中濃度の観点から補正する。血中濃度のピークとジスキネジア発現が関連している場合には、一回投与量を減量することが有用である。アゴニストが投与されていない場合にはアゴニストを添加することにより、off時の運動症状が改善できる。さらに、モノアミン酸化酵素B阻害薬（MAO-I）を加えること（レベルIb）、食事の一時間前にL-DOPAを服用すること、もしくはドパミン作動薬の変更を試みるなどして対処する。ただし、peak-dose dyskinesiaが出現している場合にはMAO-Iの投与はジスキネジアを増悪させることがあるため注意が必要である。これらの内服薬の変更を行っても症状が改善しない場合には手術適応も考慮する。特に視床下核や淡蒼球の刺激術では、"on"時間の延長とoffの臨床症状の改善、ジスキネジアの抑制がエビデンスとして示されている（表10。レベルIIb）。なお、L-DOPAの分解を抑制するCOMT阻害薬の臨床試験が開始されており、将来はCOMT阻害薬の併用も選択肢となる。

2）delayed-on現象とno-on現象

delayed-on現象とは効果発現に時間がかかる状態、no-on現象とは薬物を服用しても効果が発現しない状態を指す。両者ともL-DOPAの吸収障害やL-DOPAの脳移行障害、ドパミン受容体の不応状態が想定されている。吸収障害が想定される場合には空腹時での薬物服用や、プロトンポンプ阻害薬や胃液の酸度を低下させる薬物の投与を中止する。さらにL-DOPAの一回服用量を増量すること、レモン水など酸性飲料での服用も勧められる。

3）on-off現象

on-off現象はL-DOPAの服用時間に関係なく運動機能がよくなったり（on）、突然著明な無動となったりする状態（off）を指し、on時にはジスキネジアを伴うこともある。発症機序には不明な点が多いが、wearing-off現象の増悪した状態と考える研究者が多い。このため、on-off現象への対応は前述した1）、2）の対処を行う。

4）ジスキネジア

L-DOPA血漿濃度とある程度関連が考えられるジスキネジアが多く、前述したようにpeak-dose dyskinesiaと、off-dystoniaとがある。これらのジスキネジアへの対策はwearing-off現象と同様の対処を行うことにより軽快することが多い。early morning dystoniaに対しては睡眠前のドパミンアゴニスト投与や早朝のL-DOPA服用で対処する。

off-dyskinesiaは激しい振戦様不随意運動であるこ

表10　wearing-off現象に対する両側視床下核刺激術の効果

		術前	術後12ヶ月	
薬剤オン時	固縮	5.0±2.9	2.5±3.5	p＜0.005
	無動	5.1±3.7	5.7±5.9	
	振戦	0.7±0.9	0.4±1.2	
	歩行	0.6±0.8	0.7±0.8	
	Hoehn-Yahr重症度	2.3±0.7	2.2±0.6	
	ADL	84.0±9.4	84.7±8.4	
	ジスキネジア	11.0±5.9	7.7±3.8	
オフ時	Hoehn-Yahr重症度	4.6±0.5	2.8±0.6	p＜0.001

（Limousin et al.1998, Lebel IIb）

n＝24．それぞれの点数はUPDRSスコアとHoehn-Yahr重症度．
20症例については12ヶ月経過観察できた．

とが多く、薬剤の服用頻度、種類を変更することによって対処する。コントロール困難な難治性ジスキネジアの場合には塩酸アマンタジン300mg/日により軽快する事もある（Level Ib）。また、運動症状の増悪に留意しながら、D2拮抗薬であるチアプリドを少量投与が有用であることもある。さらに、外国ではジストニアに対してボツリヌス毒素注射法なども試みられている。ジスキネジアが高度であるときには定位脳手術法の適応を考慮すべきで、淡蒼球内節破壊術（level Ib）、両側視床下核刺激術（level Ib）が有用である。

3．精神症状への対処

1）うつ状態

治療には心理的療法として、カウンセリング、自律訓練が、薬物療法ではPDのコントロールと共に、感情障害に対しての薬物投与がある。重度のうつに対しては修正電気けいれん療法modified electroconvulsive treatment:m-ECTも行われている。以下にPDのうつ状態に使用される薬物とm-ECTについて触れるが、エビデンスレベルはいずれも低い。

(1)うつ状態に対する薬物療法

SSRI（selective serotonin reuptake inhibitor）(level Ib)や三環系抗うつ薬（level Ib）、抗不安薬が使用される。症状に対応した薬物の使用が重要であるが、海外ではSSRIが第一選択薬である。SNRI (serotonin noradrenaline reuptake inhibitor)なども含めた臨床試験も望まれる。

a．三環系抗うつ薬：ノルトリプチリン、イミプラミン、アミトリプチリン、クロミプラミン

ノルトリプチリンはNE取り込みを選択的に阻害し、イミプラミン、アミトリプチリン、クロミプラミンは5-HTとNEの取り込みを阻害する。ノルトリプチリン、イミプラミン、アミトリプチリンにはPDでの臨床試験があるが、クロミプラミンでは無い。

三環系抗うつ薬のPDでの安全性についても、充分なエビデンスはないが、抗コリン作用に基づく便秘の悪化、イレウス、低血圧などの副作用の発現や増悪、認知機能の低下に留意する。なお、5-HT症候群を呈する可能性があるため、MAO-Iとの併用は禁忌とされる。

b．四環系抗うつ薬：マプロチリン、ミアンセリン、セチプチリン

モノアミン再取り込み阻害薬であるが、NEへの効果が強く、5-HTの取り込み作用や中枢性抗コリン作用はない。PDのうつ状態に対するエビデンスは無い。

c．選択的5-HT再取込み阻害薬SSRI: selective serotonine reuptake inhibitor：フルオキセチン、フルボキサミン、セルトラリン、パロキセチン

フルオキセチンはレベルIIbの試験で、PDの運動機能の増悪が報告され、また、PDのうつ症状に有効との結論はない。フルボキサミンはPDでの試験は無いが、抗うつ作用はアミトリプチリンと相同性があるとされる。セルトラリン、パロキセチンはオープン試験があり、それぞれ有用と思われる。SSRIは海外ではPDのうつ状態に対する第一選択薬であるが、有効性は症例により異なる。

(2)うつ状態に対するm-ECT：

従来から電気けいれん療法は精神科領域で、うつ病などの精神症状の治療に用いられてきた。現在行われているのはm-ECTで、安全性は高い。m-ECTのうつ病に対する有用性より、PDのうつ症状に対しても臨床応用されてきている[19,20]。なお、うつ症状以外の運動症状改善効果[19]についての検討もあり、エビデンスレベルは低いが有効と考えられる。m-ECTと薬物療法との比較試験は少数あるが、統計学的解析の問題や抗うつ薬投与量の不一致などの複合要因があるため、臨床効果についての結論は得られない。PDにおけるECTでの副作用としては、ECT後に生じる一過性せん妄がある。なお、長期にわたるm-ECT維持療法がなされた場合の安全性は不明である。

2）幻覚・妄想状態

対応方法としては抗PD薬の減量（通常、抗コリン薬、塩酸アマンタジン、ドパミンアゴニスト、L-DOPA製剤の順番で減量、中止する）で対処できることが多い。しかし、譫妄状態となったり、L-DOPA製剤が減量困難な場合には非定型抗精神病薬の投与を考慮する。

治療の原則は前項で述べたように、幻覚・妄想状態の発生基盤に睡眠不足、脱水などが存在するため、睡眠状態の改善、身体症状の是正などの環境整備が第一である。これのみでコントロールが不良の場合は抗PD薬の減量を行う。抗PD薬の減量が不可能な時や、減量しても幻覚・妄想が消退しない場合には、非定型抗精神病薬（クエチアピン、オランザピン、

リスペリドンなど）を使用する。

　クエチアピンはジベンゾチアゼピン誘導体で抗精神病薬作用を示すが、錐体外路症状の発現頻度は少ない。ドパミンＤ１およびＤ２受容体、５-ＨＴ２および５-ＨＴ１Ａ受容体、エピネフリンａ１およびａ２受容体を遮断する（level IIb）。オランザピン（level IIa）はチエノベンゾジアゼピン骨格を、リスペリドン（level IIa）はベンジスオキサゾール誘導体で、クエチアピンと薬理学的特徴は類似している。

　これらの薬物の保険適応は現在のところ分裂病に限られる。いずれも幻覚などの精神症状への有効性は認められているが[21]、PDでのエビデンスレベルは低く、他の非定型抗精神病薬と比較できるデータも乏しい。本邦で使用できる抗精神病薬のなかで、錐体外路系副作用の発現頻度が最も低いのは、クエチアピンである。オランザピンはPD症状を悪化させるとの報告もあり、クエチアピンに劣る。神経学会パーキンソン病治療ガイドラインのPDの幻覚・妄想状態に対する非定型抗精神病薬の推薦順位は、第１選択薬はクエチアピン、第２選択薬はオランザピンかリスペリドンである。欧米ではクロザピンの有用性が示されているが無顆粒球症などの副作用が強く、我が国では販売されていない。

　クエチアピンは睡眠前25mgの低用量から投与を開始する。副作用として、起立性低血圧、頭痛、悪心がある。オランザピンは、1.25〜2.5mg（夕方１回）で投与を開始する。リスペリドンはPDの運動症状を悪化させやすく、1mg以下の少量投与が基本になる。その他、注意する副作用としては眠気、唾液分泌亢進、起立性低血圧がある。

３）PDの睡眠障害、睡眠発作への対策（表11）

　PDの睡眠障害に対して、様々な提言がされている。多くはDAアゴニストの減量や変更で対処することが薦められている。Olanowら[22]は(1)医師はEDSについて認識すべきであること、(2)患者は診察時に睡眠障害についてモニターされるべきであること、(3)DAアゴニストには睡眠発作の危険性があることを患者に知らせるべきであること、(4)DAアゴニストの投与量は鎮静化する患者では減量すべきであること、(5)鎮静効果のある薬剤の併用を止めるべきであることを提言している。

　Fridmanら[23]による治療方針を表11に示す。これによると睡眠の断片化に対する対策、EDSに対する対策、悪夢に対する対策、RBDに対する対策、Restless legs syndromeに対する対策とに分けられている。ADLが低下しつつある傾向にある症例に、EDSや睡眠発作が生じやすい傾向があるため、現実的にはDAの減量やL-ドーパの減量は実施しにくい状況が想定される。この様な場合には彼らの治療法は現状維持が可能と考えられる。また、運転を避けること、短期間の昼寝を薦めること、海外ではmodafinilの服用[24]も推奨される。

　薬剤の変更や減量が困難な症例に対しては、定位脳手術の適応の可能性もある。Rothら[25]による定位脳手術の睡眠脳波への影響の検討がある。ごく少数例の短期間の観察にとどまるが、medial thalamotomyやpallido-thalamic tractotomyを施行した３症例において、REM睡眠の減少、全睡眠時間の延長、睡眠効率の改善、REM睡眠潜時の減少、睡眠紡錘活動の減弱がみられたとしている。長期的な経過や手術方法による差異に関する検討が必要であるが、睡眠障害に対する手術療法の可能性についても

表11　ＰＤの睡眠障害への対応（Friedman一部改変）

1. 睡眠の断片化
    睡眠環境の整備— アルコール，カフェイン，ニコチンを避ける
　　　　　　　　　　夜間の大量飲水を避ける
    鎮静効果を有する抗うつ薬投与
    半減期の長いドパミン作動薬の使用（夜間の無動の解消）
    ベンゾジアゼピン類の投与
2. 日中の傾眠
    活動度を上げる
    カフェイン服用
    刺激薬投与を考慮する— 1）メチルフェニデート
　　　　　　　　　　　　　2）デキストロアンフェタミン
　　　　　　　　　　　　　3）ペモリン（日本では使用不可）
　　　　　　　　　　　　　4）モダフィニル（日本では使用不可）
    光療法の適応を考慮する
3. 悪夢
    安心感を与える
    睡眠時間近くのドパミン作動薬の減量
4. REM行動障害（RBD）
    クロナゼパム
5. Restless legs syndrome
    レボドパ
    ドパミンアゴニスト

生理学的見地からは興味深い。

4）痴呆（認知症）への対策：

薬物療法としては、抗コリン薬は前述した睡眠機構への障害と共に,知的機能を低下させることが知られているため、高齢者には使用すべきではない。一部の症例についてはコリン作動薬であるドネペシルが有用との報告が増しているが、PDの症状を悪化させることもあることに留意して使用する。問題行動が顕著となった場合には、抗PD薬を減量〜投与中止とする、その後抗精神病薬の投与を考慮する。投与する薬物は幻覚の項で述べたと同様、クエチアピン、リスペリドン、オランザピンであるが、高度の場合にはベンザミド系薬物、次いで、ブチロフェノン系薬物およびフェノチアジン系薬物の投与を行う。この場合にはPD症状の悪化に留意が必要である。

4．自律神経症状への対処

1．PDの自律神経障害

表6の自律神経症状のうち、頻度が高く、治療の対象となることが多いのは便秘、膀胱障害、起立性低血圧である。これらは時にPD発症早期より認められるが、進行期PDではほぼ必発である。

1）便秘、腸管蠕動障害、逆流性食道炎：

PDの消化管症状は末梢自律神経系の病変に基づく、消化管蠕動運動の低下や、消化液の分泌低下による。PDの交感神経節や腸管神経叢の神経細胞には、Lewy小体を見ることが多く、これらの神経系の機能不全状態が病理学的にも推定されている。一般に生活習慣の改善や栄養指導がなされ、さらに便秘薬を使用する。

通常の便秘薬が用いられるが、便秘薬のエビデンスはPDを対象とするのみならず、ほとんど得られていない。臨床的に有効な薬物と思われても、精神的要因の消化管蠕動運動への影響が大きく、臨床試験での有意差が得にくいこともエビデンスの少ない要因といえる。なお、便秘が高じるとイレウスを生じることもある。イレウスは通常、麻痺性イレウスである。便秘が慢性化し腸管の弛緩などによる腸管の拡大や、S状結腸腸間膜の伸展が生じてくると腸重積となることもあり、緊急処置を要するため、注意が必要である。

その他、便秘薬以外に消化管作動薬として、PD治療薬の副作用の軽減や、L-ドーパ製剤の吸収率を改善することを目的とした、上部消化管運動改善薬も使用される。以下に消化管運動改善薬について触れる。

(1) ドンペリドン；

末梢性DA受容体遮断薬で、制吐薬として使用される。制吐作用は延髄嘔吐中枢のDA受容体遮断作用に基づく。延髄嘔吐中枢には血液脳関門がないので、直接働く。消化管の運動を亢進させ、胃腸通過時間を短縮する[26]。DAアゴニストまたはL-ドーパ服用による吐気、嘔吐の予防に有用で、安全性も高い（level II）。

(2) クエン酸モサプリド：

5-HT4アゴニストで、消化管の運動を亢進させる。DA受容体への親和性はなく、PDの症状を増悪する可能性は少ない（level II）。胃蠕動を亢進する類似薬剤として、シサプリドがあるが、心臓への副作用のため使用禁止となった。

2）膀胱障害

PDにみられる膀胱障害は排尿障害と蓄尿障害とがあり、症状としては頻尿、尿閉、失禁などがある。膀胱障害の発症病理は末梢性自律神経病変のみならず、中枢性自律神経病変も推定されている。膀胱障害は当初、排尿筋過反射の状態であるが、次第に弛緩性膀胱となる。排尿障害が高度となると自己導尿やカテーテル留置が必要となる。

(1) 排尿筋過反射に対する薬剤：

a．フラボキサート：

平滑筋弛緩作用により膀胱の排尿筋過反射を緩和する。排尿筋過反射一般に対するランダム化比較試験randomized control trial:RCTはあるが、PDを対象にしたものはない。フラボキサートはRCTで有効性が認められたが、オキシブチニン、プロピベリンに比べると効果はやや劣る。副作用は少ない。

b．オキシブチニンとプロピベリン

抗コリン作用により膀胱の排尿筋過反射を緩和するが、PDを対象にしたRCTはない。副作用として、口渇がある。高齢者に対しては抗コリン作用により、痴呆を悪化させる恐れがあり、慎重投与が望ましい。

(2) 弛緩性膀胱に対する薬物：

進行期PDでは概ね弛緩性膀胱となり、排尿困難となる。エピネフリン遮断薬を併用する。エピネフ

リン遮断薬では、ウラピジルで保険適応がある。なお、エピネフリン遮断薬は起立性低血圧を惹起しやすいので、注意が必要である。また、PDを対象としたランダム化比較試験はないが、塩酸タムスロシン、ナフトピジルも使用される。

3）起立性低血圧症orthostatic hypotension:OH

PDではOHは15～60％の症例に認められる。PD病変によるOHは中枢および末梢交感神経遠心路の圧反射弓の障害とされるが、一部はPD治療薬の副作用による。なお、PDでは血中NE濃度が、健常者に比較して有意に低いとされる。食後にOHが増悪することも多く（postprandial hypotension）、日常生活で注意が必要である。治療薬としては、エピネフリン受容体の選択的刺激剤である塩酸ミドドリン、間接的ノルアドレナリン刺激剤であるメチル硫酸アメジニウム、NE前駆物質であるドロキシドパ、また水分塩分保持作用を有するミネラルコルチコイドの一つであるフロリネフが使用されているが、いずれの薬物でもPDに対するRCTは乏しい。また、OHのコントロールにより、臥位高血圧を生じる傾向もあり、留意する必要があるが、多くの場合はやむをえない。

(1)ドロキシドパ：

ドロキシドパはPDの起立性低血圧に対しておそらく有用である[27]。一日200～300mgから開始し、600mgまで増量し、効果不十分のときは一日900mgまで増量する。

(2)塩酸ミドドリン：

選択的α1刺激剤で、一部の試験ではPD患者も含まれているが[28]、有効性に関するデータは乏しい。副作用として、頭皮のかゆみ、臥位高血圧がある。後者のため、朝昼の分割投与が推奨される（level Ib）。

(3)メチル硫酸アメジニウム：

NEの末梢神経終末での再取り込みを拮抗阻害し、交感神経機能亢進により血圧を上昇させる。PDを対象とした試験はない（level Ib）。

(4)酢酸フルドロコルチゾン：

ナトリウム貯留による血圧上昇を期待して使用される。PDのOHを対象にしたレベルIIIの調査があり[5]、おそらく有効である。

(5)エチレフリン：

交感神経興奮剤で、心拍出量を増加させることにより血圧を上昇させる。PDのOHを対象にしたレベルIIIの調査があり[29]、おそらく有効。

(6)メシル酸ジヒドロエルゴタミン：

血管収縮作用により起立性低血圧を改善する薬剤であるが、PDを対象とした試験は無い。

(7)インドメタシン：

消炎鎮痛剤であるが、血管収縮作用を示し、PDでの有効性が報告されている[30]。副作用は消化性潰瘍などの消化器症状、貧血、腎障害などである。

4）体温調節障害および悪性症候群

YahrIV–V度となると次第に体温調節がうまくいかなくなってくる。このため、体温が外気温に左右されたり、水滴となるような多汗を認めることも少なくない。外気温の調節と共に、衣類の頻回の調節や、水分補給を十分とすることにより対処する。

前項でも述べたが経度の脱水で悪性症候群が惹起されることも少なくないため、留意する必要がある。早期に補液をすることにより、悪性症候群はコントロール可能となるが、CK値が3000から5000単位となった場合には、ダントロレンの投与を考慮する。

5．一般療法

理学療法や言語療法は中等度から重症のパーキンソン病患者に有用である。進行例についてはQOL quality of lifeは、例えば柵や手すりなどを家庭に設置すること、取っ手の大きいナイフやフォーク、すべらないテーブルマット、音声増幅器、弾み椅子などの自助具により改善される。

引用文献

1）柳澤信夫：厚生省特定疾患　神経変性疾患調査研究班　1995年度研究報告書：対象疾患診断基準．pp22,1996.3

2）Paulson H et al : Clinical manifestation of Parkinson's disseease.in Movement Disorders neurologic principles and practice, pp183, ed by Watts RL and Koller WC, McGraw-Hill 1996.

3）Berbeau A : Parkinson's disease:clinical features and etiopathology. in Handbook of Clinical Neurology 49:pp87, ed by Vinken PJ, Bruyn GW and Klawans HL ed Elsevier Cience Publishers BV, 1986.

4）Narabayashi H : Akinesia in parkinsonism. in Movement Disorders in Neurology and Neuropsychiatry. 2nd ed, pp185, ed by Joseph AB and Yang RR,Blackwell Science,1999

5）Frucht S, Roger JD, Greene PE, Gordon MF, Fahn S: Falling asleep at the wheel: Motor vehicle mishaps In persons taking pramipexole and ropinirole. Neurology 52:1908-10,1999.

6）Etminan M, Samii A et al.: Increased risk of somnolence with the new dopamine agonists in patients with Parkinson՝s

専門医の工夫

　ここではEBM:evidence based medicineによって策定された我が国と米国のパーキンソン治療ガイドラインにそって述べた。EBMはややもするとメタアナリシスやランダム化された二重盲験試験が重視される傾向にある。しかしながら本来のEBMとはこれに専門家としての経験、患者の要求、価値観をふまえて治療を行っていくことである。

　PDの治療開始早期はどの薬物で治療をしても一定の改善が得られる。しかし、長期的視野にたった治療法の選択が必要であり、また、長期L-DOPA投与症候群が発現すると治療に難渋することも多い。専門医が近隣にいない場合には神経学会ガイドラインを踏まえて、治療をせざるを得ないが、中等度以上の重症度に達した場合にはできるだけ、専門医に受診するように勧めることも必要なことである。進行期PDでは運動系問題症状以外に、自律神経症状、精神症状のコントロールにも苦慮することが多い。本稿がこれらの症状の理解と治療の一助となれば幸いである。

disease. A meta-analysis of randomized controlled trials. Drug Safety 24:864-868,2001.
7) Ferreira JJ, Galitzky M et al.: Effect of ropinirole on sleep onset:a randomized, placebo-controlled study in healthy volunteers. Neurology 58:460-462,2002.
8) Andre N, Chale JJ et al.:L-Dopa-induced sedation:a double blind cross-over controlled study versus triazolam and placebo in healthy volunteers. Clin Neuropharmacol 22:15-23,1999.
9) Tandberg E, Oarsen JP et al : A community-based study of sleep disorders in patients with Parkinson's disease. Mov Disord 13:895-899.1998.
10) Hobson DE, Lang AE et al.: Excessive daytime sleepiness and sudden-onset sleep in Parkinson's disease. A survey by the Canadian Movement Disorders Group. JAMA 287:455-463,2002.
11) Ondo WG, Vuong KD et al.: Daytime sleepiness and other sleep disorders in Parkinson's disease. Neurology 57:1392-1396,2001.
12) Montastruc JL, Brefel-Courbon C et al.: Sleep attacks and antiparkinsonia drugs: a polot prospective parhmacoepidemiologic study. Clin Neuropharmacol 24:181-183,2001.
13) Ulivelli M, Rossi S et al.: Polysomnographic characterization of pergolide-induced sleep att acks in idiopathic PD. Neurology 58:462-465, 2002.
14) Tracik F, Ebersbach G: Sudden daytime sleep onset in Parkinson's disease: polysomnographic recordings. Mov Dis 16:500-506,2001.
15) 葛原茂樹：7.パーキンソン病における痴呆―診断と治療―．パーキンソン病　認知と精神医学的側面．山本光利編著　中外医学者2003.
16) D Aarsland, K Andersen, JP Larsen, A Lolk, P Kragh-Sorensen: Prevalence and characteristics of dementia in Parkinson disease: An 8-year prospective study. Arch Neurol 60:387-392,2003.
17) Stern MB et al : Olfactory function in Parkinson's disease. Neurology 44:266, 1994.
18) 日本神経学会治療ガイドラインAd Hoc 委員会：パーキンソン病治療ガイドライン2002．臨床神経学42：428－494，2002
18) Andersen K, Balldin J, Gottfries CG et al: A double blind evaluation of electroconvulsive therapy in Parkinson's disease with 〆on-off〆 phenomenona. Acta Nuerol Scand 76:191-199,1987.
20) Douyon R, Serby M, Klutchko B et al: ECT and Parkinson's disease revisited: a 〆Naturalistic〆 study. Am J Psychiatry 146:1451-1455,1989.
21) Fernandez HH, Friedman JH, Jacquis C et al: Quetiapine for the treatment of drug-induced psychosis inParkinson's disease. Mov Disord 14:484-487,1999.
22) Olanow CW, Schapira AHV et al.: Waking up to sleep episodes in Parkinson's disease. Mov Dis 15:212-215,2000.
23) Friedman J, Fernandez HH: The nonmotor problems of Parkinson's disease. Neurologist 6:18-27,2000.
24) Hauser RA, Wahba MN et al.:Modafinil treatment of pramipexole-asciated somnolence. Mov Disord 15:1269-1271,2000.
25) Roth C, Jeanmonod D et al.: Effects of medial thalamotomy and pallido-thalamic tractotomy on sleep and waking EEG in pain and Parkinsonian patients. Clin Neurophysiol 111:1266-1274,2000.
26) Soykan , Sarosiek I, Stifflet J et al :Effect of chronic oral domperidone therapy on gastrointestinal symptoms and gastric emptying in patients with parkinson's disease. Mov Disord 12:952-957,1997.
27) 柳澤信夫，池田修一，橋本隆男ら：パーキンソン病の起立性低血圧に対するL-threo-DOPSの効果．脳神経50：157-163,1998.
28) Low PA, Gilden JL, Freeman R et al: Efficacy of midodorin vs placebo in neurogenic orthostatic hypotension. A randomized, double-blind multicenter study. Midodorine study group. JAMA 277:1046-1051, 1997.
29) Miller E, Wiener L, Bloomfield D: Etilefrine in th etreatment of levodopa-induced orthostatic hypotension. Arch Neurol 29:99-103,1973.
30) Abate G, Polimeni RM, Cuccurollo F et al: Effects of indomethacin on postural hypotension in parkinsonism. Br Med J 2:1466-1468,1979.

第24章　多発性筋炎／皮膚筋炎

島　功二

1．疾患の概略

　筋ジストロフィーなど多くの筋疾患の中で、薬物の治療効果が十分に認められる疾患は数少なく、多発性筋炎はその効果が期待できる代表的な疾患と言える。従って臨床医にとって見逃せない重要な疾患でその診断には充分留意する必要がある。未だ原因は不明であるが自己免疫性機序やウイルス感染症などによる筋肉の炎症が考えられている非化膿性炎症性疾患である。

　筋肉が実際にどのようにおかされるのか、血管の炎症による局所の二次的血流障害なのか筋肉が直接に自己免疫性機序の標的になっているのかも明確にされていない。しかし多数の症例において、液性免疫、細胞性免疫を介した異常な免疫反応が認められ自己免疫性機序が強く疑われている。

　そのため膠原病の一種とみなされておりステロイド療法が治療の主体となっている。難治例も存在はするが、早期発見と適切な治療により7～8割の症例で満足のいく治療効果が期待できる。強皮症もふくめ本疾患は特定疾患の対象となっており診断・治療に公費負担がなされている。

　多発性筋炎では多数の骨格筋（特に四肢近位筋、躯幹筋）に原因不明の炎症が生じ、これに伴い筋力低下とそれによる障害が起こる。同時に皮膚症状を伴うと皮膚筋炎と呼ばれる。どちらも筋症状の特徴には差がないため、一括して多発性筋炎/皮膚筋炎と表して扱われることが多い。しかしその免疫学的機序の詳細には相異があり多発性筋炎ではCD8+T細胞とMHC classⅠ抗原の関与が報告され、皮膚筋炎では血管内皮細胞への液性免疫機序とそれによる虚血性筋障害が考えられている[1]。

＜診断にいたる諸検査＞

　診断には、明確な遺伝歴がないことや数週から数カ月にわたって亜急性に進行する筋力低下と診察時の特徴的な神経学的所見（しびれなどの感覚障害のない四肢近位、頚部筋群の対称性筋力低下）等の臨床所見に加え次の諸検査が必要である。筋肉が炎症により破壊されると筋漿内酵素や蛋白質が血液中にリークするためこれを測定することにより筋肉の炎症や破壊の程度を調べることができる。代表的なものとして血清CK値（クレアチンキナーゼ）、アルドラーゼやミオグロビン値などがあり筋疾患を疑ったとき最初に検索する。

　CKは骨格筋特異的酵素で骨格筋異常に鋭敏に反応し肝機能異常や溶血に影響されない良い指標である。しかし一般の肝機能の指標に使用されるGPT(ALT)、GOT(AST)、LDHなどは筋肉に多く含まれるため骨格筋異常でも高値を示す。従って病初期にいまだ脱力が顕在化していない時期にCKを測定せず一般生化学検査（肝機能検査を含む）のみを施行していると肝疾患と誤診してしまうことがあり注意を要する。

　この他に血液の検査では、膠原病などの自己免疫疾患を考慮に入れて各種の自己抗体や免疫異常に伴うマーカーを調べる。多発性筋炎の場合、特にJo-1抗体（標的抗原は細胞質に存在するヒスチジントランスファーRNA合成酵素でこの名称は発見された患者名に由来し、ジョーワンと呼ばれている）の陽性率が高い（10～30％）。この抗体陽性の時は、80％ちかくに間質性肺炎を伴うことが多いとされる。

　筋エコー[5]、骨格筋CT、MRI、針筋電図も筋原性の異常の有無をとらえるため診断の一助として使用される。筋エコーは、簡便に生体に侵襲なく施行できるが、この有用性をまとめた報告は極めて少なく今後の課題である。骨格筋CTやMRIも、骨格筋の異常と分布を侵襲少なく施行でき情報量も多く役に立つ。電気生理学的検査として神経伝導速度は、それが正常であれば末梢神経の障害を否定でき有用である。針筋電図は随意収縮時の低電位、short duration、多相電位等の筋原性所見と安静時の線維自発電位あるいは陽性鋭波の混在が参考となる。し

かし決め手となるのは、やはり骨格筋を少量採取し顕微鏡で直接炎症の有無を調べる筋生検である。これから凍結切片を得て、筋病理学上必要な種々の免疫および組織化学的染色がなされ炎症の有無と病理学的特徴を確認し診断が確定する。

多発性筋炎の骨格筋は、図1に示すように、炎症細胞浸潤が筋周膜で包まれた筋束（筋線維束）をさらに細かく分ける境界であるエンドミジウムに局所的、多発局所的に認められそれに随伴する形で中心核増加、筋細胞壊死、ファゴサイトーシスや再生線維（図2）が見られる。筋線維径は全体に萎縮傾向を示し肥大線維はない。皮膚筋炎では筋束周辺の筋線維萎縮や明白な血管周囲性の炎症細胞浸潤を示すことが多い。筋束周辺の筋線維萎縮は小児皮膚筋炎で特によく見られる所見である（図3）。筋束中心部より周辺部は毛細血管の分布が少ないため、血管周囲への炎症細胞浸潤に基づく二次的な虚血性の変化が生じやすいものと考えられている（図4）。

これらの諸検査の結果を総合し、他の炎症性筋疾患やミオパチーの除外診断プロセスを経て確定診断に至る。

〈疫　学〉

本疾患の頻度は多発性筋炎、皮膚筋炎あわせて人口10万人あたり5～8人くらい存在し（年間発病率は2～5人／100万人）男女比は1:2と女性に多くみられる。発症年齢でみると多発性筋炎では小児期発症は稀でほとんどが成人発症（35～64歳）であるが、皮膚筋炎では小児期に発症するタイプ（5～14歳）

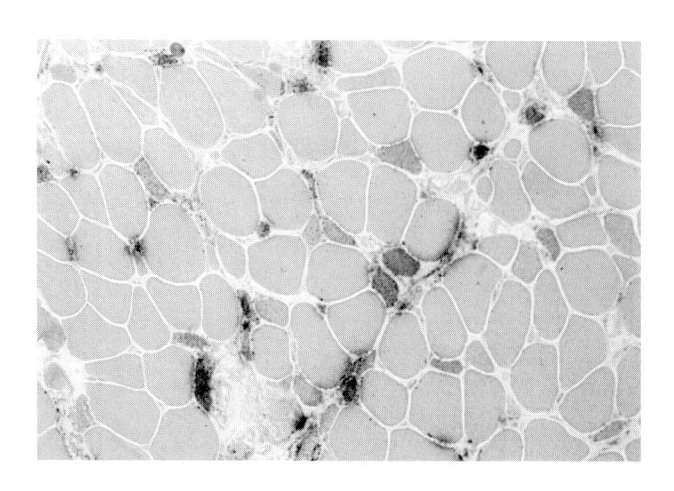

図2　ALP染色（x100）
多発性筋炎の再生線維が散在性に染色されている。

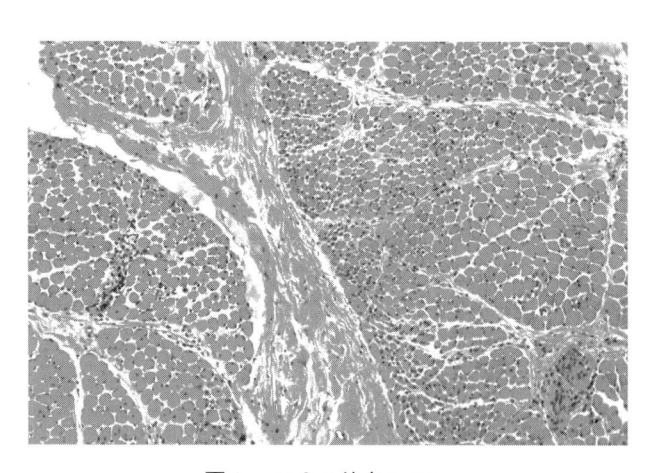

図3　H＆E染色(x65)
小児皮膚筋炎の筋病理像で、炎症細胞浸潤と筋束周辺の筋線維萎縮が認められる。

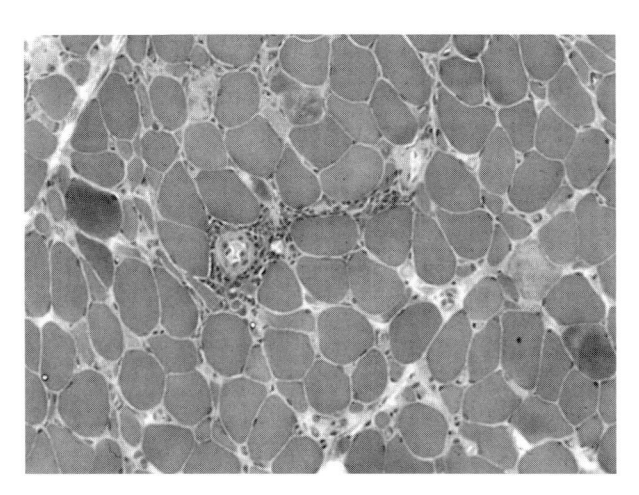

図1　Gomori-trichrome変法
(x100)　多発性筋炎の筋病理像endomysiumへの炎症細胞浸潤が見られ壊死線維、phagocytosisも認める。

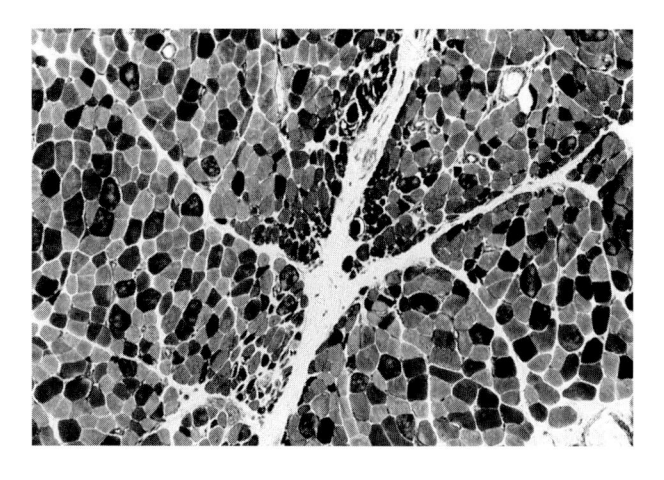

図4　NADH-TR染色(x100)
皮膚筋炎の筋病理像で、筋束周辺の筋線維萎縮(perifascicular atrophy)が認められる。

と成人発症の二つのピークを認める。高齢になって発症する皮膚筋炎では悪性腫瘍を伴いやすく（～40％）肺癌、卵巣癌、咽頭癌等が多い。腫瘍細胞を抗原とする自己免疫機構が有力視されているがその目で悪性腫瘍の検索をすることが重要である。

その他鑑別として挙げられる重要な筋疾患として遺伝歴が不明の肢帯型筋ジストロフィー、封入体筋炎、ミトコンドリアミオパチー、種々の代謝性筋症、遠位型ミオパチー、寄生虫による炎症性ミオパチー、薬剤による中毒性ミオパチーなどがある。

特に初期および慢性の多発性筋炎では、炎症細胞浸潤が筋束によっては認められないことがありこれら疾患との鑑別が一定程度困難となることもあり注意を要する。

＜病型分類と診断基準＞

多発性筋炎/皮膚筋炎の診断基準、病型分類として米国UCLAの Bohanらが提唱（1975）[6]した分類が頻用されてきた。診断基準として、①近位筋脱力、②筋原性筋電図所見、③高CK血症、④筋生検の炎症所見、これらの項目がほぼ同等の診断的価値があるとされてきた。病型分類として、Ⅰ群：原発性特発性多発性筋炎、Ⅱ群：原発性特発性皮膚筋炎、Ⅲ群：悪性腫瘍合併多発性筋炎・皮膚筋炎、Ⅳ群：小児多発性筋炎・皮膚筋炎、Ⅴ群：他の膠原病を合併する多発性筋炎・皮膚筋炎（重複症候群）の５グループに発症、臨床経過、皮膚症状、悪性腫瘍合併の有無で分類されている。最近、Ⅵ群：封入体筋炎、Ⅶ群：好酸球性筋炎、限局結節性筋炎などが追加された。

Ⅴ群において多発性筋炎では、SLE、Sjögren症候群、関節リウマチとの合併が皮膚筋炎では強皮症やMCTDとの、それが多いとされている。

ただこの診断基準中、筋病理所見が無くても前述の3項目を満たせば多発性筋炎として受け入れられてきたこともあって、封入体筋炎が見過ごされたり他の炎症性筋疾患に誤診されたりする不都合が生じてきた。ためにダラカスら[3]により新しい多発性筋炎の診断基準が提唱された。それによると、①封入体筋炎に特徴的筋脱力分布（前腕屈筋群萎縮など）を認めず、他の二次的炎症性ミオパチーを否定できる後天的亜急性ミオパチー、②高CK血症、③筋生検で筋病理学的に多発性筋炎に特徴的所見、この3項目を満たせば、多発性筋炎と確定診断しうるとした（1991）。

さらにマスタグリア[2]は、最近の炎症性筋疾患の総説の中で皮膚筋炎、多発性筋炎、封入体筋炎を柱とした分類を提唱している（図5）。本邦では、特定疾患として「皮膚筋炎及び多発性筋炎」として一緒に扱われその診断基準として（図6）が用いられている。最近の文献では、いままで多発性筋炎と診断されたものの中には、種々の疾患が誤診され混在しており診断基準と分類の更なる研究が必要としている[1]。

2．症状への対処

運動障害；

病初期には、疲労感、倦怠感のみで自覚的に脱力に気がつかないこともある。脱力が顕在化し病状が進行してくると日常生活に際して種々の問題が生じてくる。特に躯幹の筋がおかされ易くその結果として寝返りや起き上がり動作、しゃがみ立ち、歩行、バスに乗る時など階段昇降に困難を生じることが多い。上肢近位筋が障害されると高い所の物がとれない、物干し竿に洗濯物をかけられない、髪をとかすのが疲れるなどの症状が認められる。

頚筋の脱力では、首が垂れてしまう（首下がり）とか、頭を枕から挙上できないといった症状がよくみられる。咽頭筋群に炎症が波及すると嚥下障害も生じうる。普通、外眼筋はおかされないので複視は

```
Ⅰ  皮膚筋炎   若年型、成人型
Ⅱ  多発性筋炎  T細胞仲介型
             好酸球性
             肉芽腫性
Ⅲ  オーバーラップ症候群
             多発性筋炎と重複する型
             皮膚筋炎と重複する型
             封入体筋炎と重複する型
Ⅳ  悪性腫瘍に伴う筋炎
Ⅴ  封入体筋炎
Ⅵ  その他の型
     局所型；眼窩筋炎、限局性結節性筋炎
            炎症性偽腫瘍
     瀰漫性型；マクロファージ筋筋膜炎, pipestem
             capillariesを伴う壊死性ミオパチー、
             幼児期筋炎
```

図5　特発性炎症性ミオパチーの分類

1　診断基準項目
(1) 皮膚症状
　(a) ヘリオトロープ疹：両側または片側の眼瞼部の紫紅色浮腫性紅斑
　(b) ゴットロン徴候：手指関節背面の角質増殖や皮膚萎縮を伴う紫紅色紅斑
　(c) 四肢伸側の紅斑：肘、膝関節などの背面の軽度隆起性の紫紅色紅斑
(2) 上肢または下肢の近位筋の筋力低下
(3) 筋肉の自発痛または把握痛
(4) 血清中筋原性酵素（クレアチンキナーゼまたはアルドラーゼ）の上昇
(5) 筋電図の筋原性変化
(6) 骨破壊を伴わない関節炎または関節痛
(7) 全身性炎症所見（発熱、CRP上昇、または血沈促進）
(8) 抗Jo-1抗体陽性
(9) 筋生検で筋炎の病理所見：筋線維の変性および細胞浸潤
2　診断基準
　皮膚筋炎：(1) の皮膚症状の (a) ～ (c) の1項目以上を満たし、かつ経過中に (2) ～ (9) の項目中4項目以上を満たすもの
　多発性筋炎：(2) ～ (9) の項目中4項目以上を満たすもの
3　鑑別診断を要する疾患
　感染による筋炎、薬剤誘発性ミオパチー、内分泌異常に基づくミオパチー、筋ジストロフィーその他の先天性筋疾患

図6　皮膚筋炎・多発性筋炎の診断基準
<自己免疫疾患の病因・病態解析と新たな治療法の開発に関する調査研究班編>

なく顔面筋もおかされにくい。その初期には筋痛は約半数に認められるが、あっても鈍い痛みのことが多く臨床的に問題となるのは筋力低下のほうである。

<その対処法>

急性期運動障害；筋肉の炎症が高度でCK値が高い時期は、安静と保温、栄養に留意して筋肉に負担をかけず体力消耗の予防に努めるのが大切である。ベッドレストを主体に歩行可能であればトイレに行く程度の許可とする。筋痛がある場合には温湿布や非ステロイド性鎮痛消炎剤も症例により効果を認める。

回復期；治療が開始されCK値が正常値に近く下降し筋力が回復してくれば、徐々にリハビリテーションを開始する。四肢のストレッチ程度から始めると良い。

慢性期；関節の拘縮予防と廃用性筋萎縮の予防が主目的であり過度の運動は避ける。痛みをあまり感じない程度でうっすら汗をかくくらいが良いとされ、翌日に疲労が残り筋肉痛がおこるのはやり過ぎである。大事なのは毎日規則的に継続することが大切である。

その他の筋肉外臓器の障害（合併症について）；

皮膚の異常

この病気では、皮膚の感覚異常はないのが普通である。皮膚筋炎では、ヘリオトロープ疹と呼ばれる上眼瞼のむくみを伴う青紫色ないし赤紫色の浮腫状紅斑（図7）や顔面、頸部、上胸部、肩の瀰漫性紅斑（ショール徴候）、指関節背面の角質増殖や皮膚萎縮を伴う紫紅色紅斑（PIP関節、MP関節、ゴットロン徴候）（図8）や肘頭部、膝蓋部、足趾関節背面にみられる敷石状落屑性軽度隆起性の暗紫紅色角化性紅斑（図9）などがみられる。また爪床部爪郭部の毛細血管の異常を観察する特殊な顕微鏡で毛細血管の出血、梗塞、蛇行、拡張および毛細血管全体の脱落（drop out）などの所見が観察される。皮膚筋炎の早期診断上の意義がある大事な所見である。その他,色素沈着、皮膚萎縮、毛細血管拡張を

特徴とする多形皮膚萎縮症や栄養障害性の皮膚石灰沈着症もみられることがある。

膠原病に伴ってくる筋炎では、発熱、筋肉痛、関節痛、間質性肺炎や心筋炎に伴う咳そう、呼吸困難、不整脈また肢端の間欠的蒼白を生ずるレイノー現象などの諸症状がみられることも多い。また中高年で発症する皮膚筋炎では、一般人口より高頻度（〜50％）に悪性腫瘍が合併し、特に40歳以上の男性に多く注意が必要である。悪性腫瘍の治療で筋炎も軽快を示すことがあり早期発見は大切である。

3．治療の実際

＜急性増悪期＞

種々の筋疾患の中では治療可能な病気の代表格といえる。この病気の原因として自己免疫的機序が推定されており、免疫抑制、抗炎症作用を持つステロイド剤が、本症に対する治療の第一選択薬となっている。治療目標は、筋力低下の発症前の状態への回復であり、皮膚症状のある場合はその改善である。治療中は、筋力の改善、炎症反応の指標の改善、血中逸脱筋肉酵素値（CK）の減少を反応の目安とする。

早期診断で治療開始が早いほど治療効果もより期待できる。遷延化した症例やステロイド剤に反応が乏しい症例では、他の免疫抑制剤（アザチオプリン、メソトレキセート、サイクロフォスフォマイド、サイクロスポリンA）、ステロイド・パルス療法、γ-グロブリン大量療法などが適宜用いられる。

ステロイド剤としては、合成糖質ステロイドの生物学的半減期が中間型のプレドニゾロン（プレドニン®）やメチルプレドニゾロン（メドロール®）が頻用される。構造上フッ素を含むステロイド（トリアムシノロンなど）はステロイドミオパチーをおこしやすく使用されない。また作用時間の短いヒドロコルチゾンや長いデキサメサゾンは使用しない[4]。

経口的にプレドニン®として1〜1.5mg/kg（極量100mg）/日を連日、朝1回投与を行う。服用方法として2分服、3分服もありうるが、経験上、朝1回投与で充分効果を期待でき副作用予防の観点からも朝1回投与のほうが好ましい。筋力が回復しCKが正常化するのを目安として連日投与を継続するが（通常約1ヵ月）、効果を維持し長期連日投与による

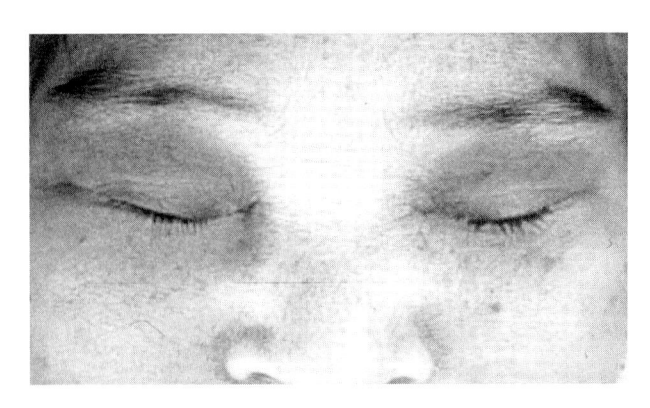

図7　ヘリオトロープ疹　上眼瞼のむくみを伴う青紫色ないし赤紫色の浮腫状紅斑（福原信義氏のご厚意による）

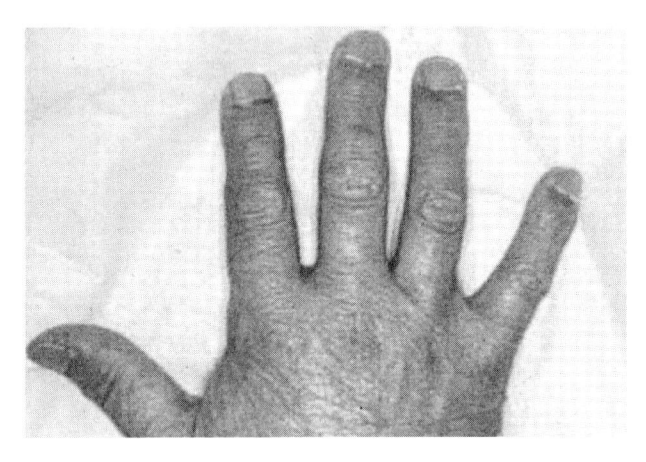

図8　ゴットロン徴候　指関節背面の角質増殖や皮膚萎縮を伴う紫紅色紅斑（PIP関節，MP関節）（福原信義氏のご厚意による）

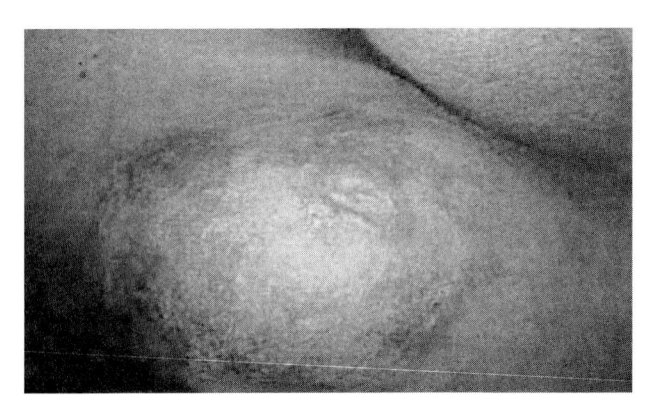

図9　膝蓋部にみられる敷石状落屑性軽度隆起性の暗紫紅色角化性紅斑（福原信義氏のご厚意による）

副腎皮質の萎縮と副作用の予防のため徐々に隔日朝1回投与に切り替えていく。隔日投与に切り替えていく方法は種々あるが、ステロイド離脱症状をおさえ効果を落とさないことが目標である。

1例を紹介すると連日投与時の2日分の総量を一定にして脈をつけながら減らしていく（例えば60mg連日のケースなら、2日分総量は120mgなので1日量をそれぞれ50mg-70mg、40mg-80mg、30mg-90mg、20mg-100mgと脈をつけていき、ついで10mg-100mgを1週間、5mg-100mgを1週間そして100mg隔日へと減らしながら隔日投与へ移行していく）。隔日投与となってからも臨床症状とCK値を参考にしながら2週に10％くらいを、おおよその目安として漸減していく。30mgくらいまでに達してからは特に再燃に気をつけ少量（1〜5mg）ずつゆっくり漸減するのが肝要である。ステロイド離脱中に不幸にして再発する症例では、ステロイドの再開や再増量が必要となる。この場合は、プレドニン連日投与（〜50mg/日、0.7mg/kg）を2〜3週間再投与する。

重症例、特に筋外の症状として間質性肺炎や消化管の血管炎などを伴う場合に、メチルプレドニンパルス療法も試みられることがありそれによる高い寛解率が報告されている[3]。

＜ステロイド治療難治例への対応＞

20〜30％の症例でステロイド治療に反応しないか、不完全なものがありこの場合には、他の免疫抑制剤を考慮する。その適応として、①ステロイドによる副作用が強くその減量効果を期待する場合、②ステロイド離脱困難例、③2〜3ヵ月にわたる充分量のステロイドで無効か効果不完全症例、④急速に進行し高度の脱力や呼吸不全をおこす最重症例などに遭遇した場合を考えれば良い。

保険適応はないが、アザチオプリン、メソトレキセート等が頻用される。効果は遅いがアザチオプリンは、経験上最も副作用に耐えうることが多く初期量1.0mg〜2mg/kg/日、維持量として0.5mg〜1mg/kg/日処方が普通用いられる。アザチオプリンはキサンチン酸化酵素により代謝されるのでその阻害剤であるアロプリノールは併用禁忌であり注意を要する。

秘伝のオープン　専門医の工夫

1) 筋疾患が念頭にうかべば必ず血液生化学検査に血清CK値測定を加える。
2) GPT,GOTの比：GOT＞＞GPTが顕著であれば筋疾患を、GPT＞GOTに加えてγ-GTPも上昇すれば肝疾患を疑う
3) 肝特異マーカー、イソクエン酸脱水素酵素（ICDH）は肝機能異常を鋭敏に反映するので筋疾患で血清CK値とともに血清GPT、GOT高値の時、薬剤性の肝障害の判定に有用である。ただ特定の施設のみで施行され普遍化には至っていない。
4) 初発時の充分なプレドニン量による治療が大切で、不十分な投与量では慢性化につながることが多い。
5) 慢性期の治療で、プレドニン隔日朝1回投与への移行は長期投与の副作用を最小限に抑える意味で重要である。
6) 経験上、プレドニン30mgをきる頃からは特にきめの細かい少量での減量方法が大切で再発、再増悪を抑える決め手となる。
7) 食事療法（高カリウム、高カルシウム、減塩、高蛋白糖尿食）も長期投与によるプレドニンの副作用予防に無視できない。
8) 無理のない運動療法の継続と種々の治療による副作用に対する定時チェックも大切である。
9) シビレや痛みなどの感覚障害のない亜急性の近位筋筋脱力があり遺伝歴が不明な症例には必ず治療可能な本疾患を疑う。
10) 筋生検施行は、針生検でなく通常の開放生検が好ましく部位は針筋電図施行筋や利き腕、利き足をさける。通常、上腕二頭筋か大腿四頭筋が術後の後遺症が少なく情報量も多く好まれる。また出来る限りステロイド治療開始前に行うべきである。

葉酸拮抗剤のメソトレキセートもアザチオプリンより効果発現が早く週1回投与でよく胃腸症状のある場合に筋注も可能とのことでアザチオプリンより好む医師もいる。これらの薬剤にも無反応もしくは副作用で投与困難な場合には、γグロブリン大量点滴療法も試みられ有効との報告例がある。皮膚筋炎の治療難治例には試みてよいと思われるが高価であり保険適応外である。

サイクロスポリンやサイクロフォスファミドも治療難治例への使用報告例がある。サイクロフォスファミドは、ステロイド抵抗性の間質性肺炎に用いられている。血漿交換も難治例に試みられてきたが、その効果は否定的である。最近提唱された治療アルゴリズム[2]を図10に示したので参照されたい。

＜ステロイド療法中の生活の注意点と副作用、再発予防＞

食事療法として減塩、高カリウム、糖尿病食を心がけることと抗潰瘍剤、カリウム、カルシウム製剤を併用することにより消化性潰瘍や骨粗鬆症などの副作用をある程度軽減することが出来る。白内障予防のため定期的眼科チェック、免疫抑制剤使用中の感染予防に留意し、うがいの励行、感冒の早期積極的治療が必要である。

特に結核については、進行が早く厳重な注意要する。ステロイドによるニキビには硫黄カンフルローションや少量のテトラサイクリン、ミノマイシン投与も行われている。運動療法として、病初期2～3週は、筋炎の鎮静化のため比較的安静をとるが、その後は、筋肉や関節の拘縮予防や、廃用性筋萎縮を予防する目的で、リハビリテーションが不可欠である。

＜引用文献＞
1）van der Meulen MFG,et al:Polymyositis,An overdiagnosed entity,Neurology61:316-321,2003.
2）Mastaglia FL,et al:Invited Review,Inflammatory Myopathies.Muscle Nerve27:407-425,2003.
3）Dalakas MC,et al:Inflammatory Myopathies.Cambridge University Press,New York,2001,p636-659.
4）安田圭吾:ステロイド薬の使い方-基礎から臨床まで-.永井書店、大阪、2002,P85-88.
5）田代邦雄ら:多発性筋炎.カレントテラピー5(3):86-89,1987.
6）Bohan A,et al:Polymyositis and Dermatomyositis,N Engl J Med.292:344-347,1975.

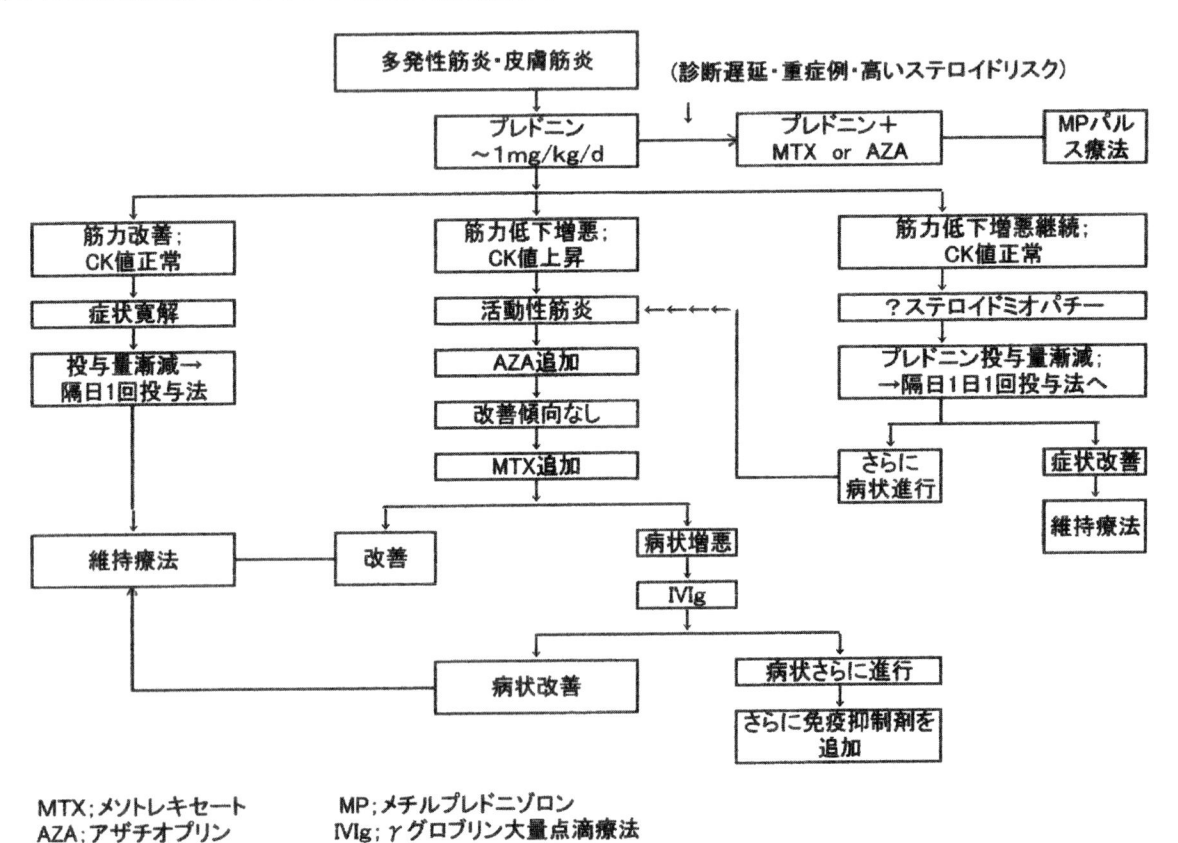

図10　治療アルゴリズム(Mastagliaら[2]から改変)

第25章 脊髄小脳変性症

和田　義明

1．疾患の概略

脊髄小脳変性症は神経の変性により主として失調と呼ばれる症状を生じ、動きが思うようにならなくなってゆくさまざまな疾患の総称である。ほとんどはふらつきが主症状だが、一部は痙性対麻痺と呼ばれる両下肢のつっぱりによる歩行困難も含まれる。脊髄小脳変性症は弧発性、遺伝性に分かれる。また、遺伝性脊髄小脳変性症は、その遺伝子異常からたくさんの型に分類されている。

現在遺伝子の異常がはっきりとしていないものもたくさんあり、今後の研究成果でさらに細分化が進むと思う。分類がしっかりしてゆくことで症状の特徴、病気の進行、予後予測も可能となり、今後それぞれの病型で治療が開発されたときに、すばやい治療に結びつく可能性がある。診断には臨床症状、神経学的所見、画像診断（MRI,CT）、遺伝子診断などが用いられる。

1）小脳の構造と機能

小脳の構造は表面の小脳皮質とその奥にある神経核に分かれる。この中でも小脳皮質が機能的には重要である。小脳皮質は規則正しい一様な構造をとっており入力系として苔状線維、登上線維の二つがあり、出力系としてはプルキンエ細胞がある。小脳皮質はどこと繋がっているかでその機能的な役割が分化しており、前庭小脳、脊髄小脳、大脳小脳に分けられる。

前庭小脳は主な入力は頭の動きを計測する前庭器官であり、主に頭を動かしたときに網膜での像のぶれを修正するために眼を反対方向に動かす前庭動眼反射に関与している。脊髄小脳はその正中部は脊髄、前庭器官、視覚などから感覚入力を受け、室頂核を経て前庭脊髄路、網様体脊髄路へ出力することで体幹の姿勢、歩行の制御に関与している。その両側に位置する中間部は脊髄や大脳感覚野から入力を受け、中位核を経て赤核脊髄路、皮質脊髄路へ出力し四肢の運動の制御に関係している。小脳半球の外側は大脳小脳と呼ばれ大脳の連合野から入力を受け、歯状核、視床を経て大脳運動前野に出力している。つまり、前庭小脳は前庭器官と、脊髄小脳は脊髄と、大脳小脳は大脳とループを形成している。このように様々な場所と連絡しそれらの制御に関与している（図1）。

以上のような機構を用いて小脳は運動制御を行っているが、特に運動を滑らかにする機能に関与している。その機構としてフィードバック制御とフィードフォワード制御の2種類の機構がある。フィードバック制御とは運動を行った後目標からどれくらいずれているかを検出し、その結果から運動の補正を行う方法で、重心がどれくらいずれたかを検出し下肢、体幹の筋肉を適度に収縮させてバランスをとったりするときに用いられている。

フィードフォワード制御とは予め脳内で適切な運動軌道を計算し運動を行うやり方で、手で物をつか

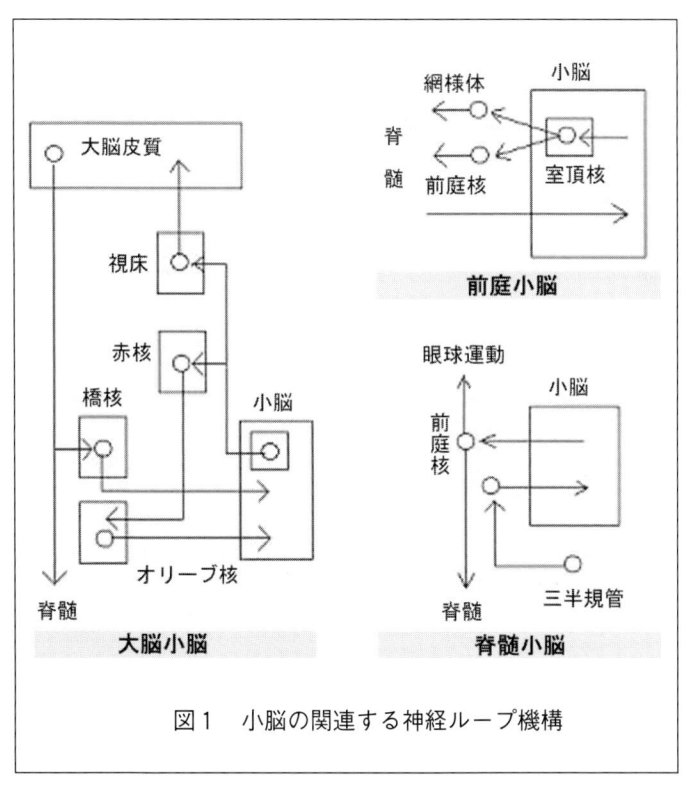

図1　小脳の関連する神経ループ機構

む、字を書くなどの四肢の随意運動制御に用いられている。いずれの場合でも小脳は実際行ったあるいは予測した運動軌道をもとにして望ましい関節角度などの制御変数を計算し、運動を変化させることでより滑らかな動きを形成している。このような小脳の神経回路は固定されたものではなく可変性に富むものであり、新しい運動機能を獲得するときに柔軟に変化するとされている。

このような機構を制御する神経細胞に変性が生じたとき、すなわち脊髄小脳変性症では次に述べる小脳症状といわれる様々な障害が出現する。

2）脊髄小脳変性症でよく見られる症状

＜姿勢と歩行に見られる症状＞

歩行はスタンスを広く取り（wide base）、歩幅は狭く、歩行速度は遅く、リズムは不規則となる。下肢の拮抗筋に同時に力を入れ下肢を棒の様にして歩く。また、視覚補正を利用するためうつむきがちとなることもある（図2）。

＜四肢の動きで見られる症状＞

測定障害：目的としたところへ四肢を持ってゆくことができず、ずれてしまう（図3）。

運動の分解：ひとつのスムーズな運動としてまとめられず、上肢、下肢がぶれてしまう。

企図振戦：主として上肢で目標に近づいてゆくときにだんだんと大きなゆれを生じてしまう不随意な運動。

＜言葉に見られる症状＞

音を発するために必要な舌の動きがコントロールできないこと、発生のタイミングが一定とならないことなどから酔っ払ったようなしゃべり方で、言葉が2、3音ずつ途切れ途切れになる。また、ときに爆発性と呼ばれる大きな音を急に出してしまうような発声なってしまう。電話では相手に様子が分からないため酔っ払っているのではないかと誤解されることがしばしばあり、つらい思いをすることもしばしばである。

3）脊髄小脳変性症の分類（表1）

孤発例は多系統萎縮症と呼ばれるものがほとんどである。神経の変性が多数の部位、ことに脳幹、小脳の神経細胞それに伴う連絡線維に及ぶため、脳幹と小脳の萎縮が年を追う毎に顕著となってゆく。

多系統萎縮症はどのようなところに病気のアクセントがあり、どのような症状で始まるかでオリーブ橋小脳萎縮症、シャイ・ドレーガー症候群、黒質線状体変性症（一般には脊髄小脳変性症には含まれないことが多い）に分かれる。

多系統萎縮症は遺伝性小脳失調症に比べて比較的進行が速い例が多いとされ、オリーブ橋小脳萎縮症とでは、臨床症状として初期には失調症であっても徐々にパーキンソニズムが加わり、最後には一見パーキンソン病のようにみえることもまれではない。

一方晩発性小脳皮質萎縮症は小脳にのみ病変が限局しているため失調症で始まりずっと失調症が続く。

遺伝性脊髄小脳変性症は遺伝子異常により区分され、SCA1、SCA2、SCA3（マシャド・ジョセフ病）、SCA6、DRPLA（歯状核赤核淡蒼球ルイ体萎縮症）などが代表的な疾患としてある。日本では多少地域差があるものの遺伝性脊髄小脳変性症ではマシャド・ジョセフ病（SCA3）、SCA6が多く、SCA2、SCA1がより少ない頻度で存在しているとされている。東北地方などでは他の地域に比べ、SCA1がや

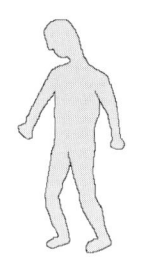

図2　小脳失調患者の姿勢・歩行。両下肢を開いて立ち、両腕を開きバランスをとりスピードは不規則に歩く。

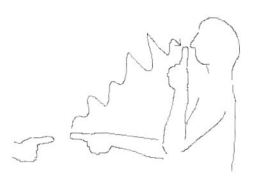

図3　測定障害、運動の分解、企図振戦。指鼻試験などで目標に到達するのにスムーズな動きができずぶれてしまう。目的の部位に近づくときに激しく揺れる場合企図振戦と呼ぶ。

表1　脊髄小脳変性症の簡単な分類

孤発性	多系統萎縮症（オリーブ橋小脳萎縮症、シャイ・ドレーガー症候群、黒質線状体変性症） 晩発性小脳皮質萎縮症など
遺伝性	Machado　Joseph病（SCA3） SCA6 歯状核赤核淡蒼球ルイ体萎縮症（DRPLA） SCA2 SCA1など 遺伝性痙性対麻痺

や多いとされる。

遺伝性脊髄変性症のそれぞれの簡単な特徴を以下に述べておく。

○ マシャド・ジョセフ病（SCA3）：平均発症年齢は30歳代で症状としては失調、構音障害、眼振、眼筋麻痺、びっくりまなこ、嚥下障害、筋萎縮、腱反射亢進、上肢・下肢の痙性、ジストニー、排尿障害などが見られるとされている。

○ SCA6：平均発症年齢は50歳代でやや遅い年齢の発症である。ほとんどは小脳症状だけであり、その症状は失調、構音障害、眼振などである。まれに痙性、不随意運動、感覚障害、膀胱直腸障害を合併することもある。

○ SCA2：平均発症年齢は30歳代で小脳症状に加え目の動きが遅くなる（緩徐眼球運動）ことが特徴的とされる。外眼筋麻痺はまれで、眼振は認められず、腱反射は低下する。

○ SCA1：平均発症年齢は30歳代で小脳症状ではじまり、比較的高頻度に錐体路障害（腱反射亢進、Babinski徴候）、筋肉のやせを伴う。臨床的にはSCA3と区別が難しい場合もある。

○ 歯状核赤核淡蒼球ルイ体萎縮症（DRPLA）：臨床的には比較的若年で発症する進行性ミオクローヌスタイプ（てんかん発作とミオクローヌスが主症状、時に知的低下も見られる）と小脳失調が主症状となるタイプ（失調、不随意運動（舞踏病アテトーゼなど）、精神症状、知的低下などが症状）に分かれる。同じ病気でありながら家族内でその症状に差があることがしばしばである。

○ ビタミンE欠乏に伴う遺伝性脊髄小脳変性症：下肢に強い深部感覚障害による失調であり、アルファ・トコフェロールというビタミンEの同位体の物質が欠乏し生じる疾患でアルファ・トコフェロール転移蛋白の異常のために生じてくる。先の症状以外に網膜の異常を伴うとされている。

○ 遺伝性痙性対麻痺：常染色体優性、常染色体劣性、伴性劣性遺伝などの遺伝形式が知られており、いくつかの疾患の集まりである。遺伝子異常が明らかとなってきているものも増えている。臨床的には運動障害のみを示す純粋型と精神発達遅滞、てんかんなどを伴う複合型に分類される。症状は他の疾患ように失調症状ではなく、緩徐に進行する両下肢の痙縮と麻痺である。

鑑別診断

脳血管障害（小脳、脳幹など）、脳腫瘍、中毒性小脳萎縮症（抗痙攣薬、アルコール、リチウム、ビスマス、メチル水銀、有機溶剤）、代謝栄養性（甲状腺機能低下症、低Na血症など）、外傷性、脱髄性疾患（多発性硬化症など）、感染症（ウイルス性など）、神経ベーチェット病、傍腫瘍性小脳失調症、先天性代謝性疾患（脳腱黄色腫、ガラクトシアリドーシス、GM2ガングリオシドーシス、ウイルソン病、ミトコンドリア脳筋症など）

4）診断方法

(1) 問 診

歩行時のふらつきを主訴に患者が来院されたとき、現病歴の聴取は大変大事である。何歳ころからどのような症状が出現してきたか。発症の仕方は突発的か緩徐に進行しているか。ものがだぶって見えること（複視）はないか。立ちくらみ、発汗障害、勃起障害など自立神経障害を思わせる兆候はないかなどのことをチェックしておく必要がある。

脊髄小脳変性症が疑われれば、家族歴の聴取が極めて大切である。同じような症状を示している方がいないかどうか、同じような症状はなくてもてんかんや若くしてなくなった方がいないかどうかを確認が必要である。脊髄小脳変性症の患者に"脳卒中"という診断がされていることもあるので、ふらつきなどの症状がなかったかどうかを確認して欲しい。

また、近親婚の有無を確認することは大切である。このほか既往症、生活歴、嗜好品の確認として、頭部外傷の有無、有機溶剤や特殊な金属を使用する環境や仕事でないかどうか、またアルコール歴は鑑別診断上大事である（大体の方は少なめに申告するので、アルコールの種類、一日量、週にどれくらい飲む、あるいは飲んでいたのか詳しく聞く必要がある）。

(2) 生化学的、血清学的検査

内分泌異常（とくに甲状腺機能低下症）や、特殊な脊髄小脳変性症に類似した疾患（脳腱黄色腫、GM2ガングリオシドーシスなど）を区別するためには血液検査が行われる。症状によってはビタミンEの測定が必要である。また腫瘍に伴い生じる傍腫瘍性小脳失調症ではYo抗体という特殊な抗体が検出されることがある。

(3) 画像診断

頭部X線CT、あるいはMRIが用いられる。脳血管

障害や脳腫瘍の除外をするとともに脳幹、小脳の萎縮の程度を確認する。MRIのほうがより正確に萎縮の有無などを評価できる。通常の横断面のみならず矢状断を撮り脳幹の萎縮を評価する。

(4) 髄液検査

小脳に炎症が生じて失調が生じる場合があるが、この場合には髄液細胞増多が起こる。脊髄小脳変性症では髄液に通常異常を認めない。ウイルス性小脳炎、ベーチェット病、多発性硬化症、癌性髄膜炎などを鑑別する際には必須である。

(5) 自律神経検査

孤発性の多系統萎縮症ではしばしば起立性低血圧や排尿障害を生じることがあり、Tilt testによる起立性低血圧の検査、シストメトリーによる排尿障害の検査、交感神経皮膚反応（sympathtic skin response(SSR)）、心電図R-R間隔の測定などが行われる。

(6) 神経耳科、神経眼科的検査

眼球運動の異常、眼振など小脳・前庭機能の評価をすることで病型の決定などに有用なこともある。

(7) 遺伝子検査

以上のような検査から病型を分類するが、症例によっては区別が難しく、最終的には遺伝子診断を行わなければ確定診断は困難である。わが国の脊髄小脳変性症の約3割は遺伝性のものと言われている。遺伝形式としては常染色体優性遺伝型と常染色体劣性遺伝型に分かれる（伴性遺伝型はほとんどない）。

さらに最近では1993年にSCA1という遺伝性脊髄小脳変性症の原因遺伝子が同定されてから次々と遺伝性脊髄小脳変性症の原因遺伝子が発見されている（表2）。これらの遺伝子異常の多くはそれぞれの遺伝子の中にあるCAGすなわちシトシン、アデニン、グアニンという3つの塩基の繰り返し配列（リピート）が正常範囲から逸脱して多くなっていることである。

たとえばマシャド・ジョセフ病ではリピート数が一般健常人では13～44回であるのに対し65～84回くらいまで増加している。この増加数の程度と発症年齢には相関があるとされている。

臨床病型から疾患を考えそれに見合った遺伝子検索を行うが、遺伝子検索は倫理上の問題が多々あり、十分な説明と、本人の同意、またカウンセリングなどが行える状況で実施する必要がある。遺伝子検査は大学病院などで行われていることが多く、必要があれば問い合わせてみて欲しい。

5）脊髄小脳変性症の治療

薬物療法（表3）

ビタミンE欠乏による遺伝性の脊髄小脳変性症はビタミンEの初期治療で改善が見込まれるが、その他の遺伝性の脊髄小脳変性症はその遺伝子の異常が分かっていても今のところ根本的な治療法は確立されていない。

今後このような病気の発症のメカニズムが明らか

表2　脊髄小脳変性症の遺伝形式と遺伝子診断

遺伝形式	病型名	遺伝子診断	遺伝形式
常染色体優性	SCA1	○	CAG リピート伸長
	SCA2	○	CAG リピート伸長
	マシャド・ジョセフ病（SCA3）	○	CAG リピート伸長
	SCA4	ある程度可能	
	SCA6	○	CAG リピート伸長
	SCA7	○	CAG リピート伸長
	SCA8	○	CTG リピート伸長
	SCA10	○	ATTCT リピート伸長
	SCA12	○	CAG リピート伸長
	SCA14	×	
	SCA16	×	
	SCA17	○	CAG リピート伸長
	歯状核赤核淡蒼球ルイ体萎縮症	○	CAG リピート伸長
常染色体劣性	フリードライヒ失調症	○	点変異および CAG リピート伸長
	ビタミンE欠乏を伴う成人発症失調症	○	点変異

ここに掲げていない病型がある。また新しく発見される例も今後予想される。

表3 脊髄小脳変性症の治療に使われる薬物

商品名	薬品名	メーカー名	剤型・容量	用法・容量
失調に対して				
ヒルトニン	酒石酸プロチレリン	武田薬品	1A 0.5mg (1mg, 2mg)	1日1-2mgを筋注あるいは生食水100mlと点滴静注
セレジスト	タルチレリン	田辺製薬	1錠 5mg	1日2錠 分2
起立性低血圧に対して				
ドプス	ドロキシドパ	大日本住友製薬	1cap 100mg, 200mg	1日300-600mg 分3
メトリジン	塩酸ミドドリン	大正製薬	1錠 2mg	1日2-4錠 分2
痙性に対して				
ミオナール	塩酸エペリゾン	エーザイ製薬	1錠 50mg	1日3錠 分3
テルネリン	塩酸チアニジン	ノバルティス	1錠 1mg	1日3-9錠 分3
排尿障害に対して				
ポラキス（無抑制型）	塩酸オキシブチニン	アベンティス	1錠 3mg (1mg, 2mg)	1日3錠 分3
ギャバロン（排尿筋外括約筋強調不全）	バクロフェン	第一製薬	1錠 5mg (10mg)	1日3-6錠 分3

となるとともにその発症、進行を止める治療が可能となると思われる。また、今後再生医学という観点から小脳の神経細胞の再生、移植なども可能になるかもしれない。

運動失調に対する薬物療法はTRH（ヒルトニン®）と呼ばれる酒石酸プロチレリンが注射薬として使用される。経口薬としてはセレジスト®と呼ばれる薬がある。すべての人に著効するわけではないが、それぞれ失調症状を自覚的、他覚的に軽減させることが多い。この他マシャド・ジョセフ病では症状の改善にバクタ®（ST合剤）と呼ばれる抗生物質に効果があることから用いられたり、その効果の主たる要因とされるビオプテリンが試されたりしている。

このほか脊髄小脳変性症に対し分子鎖アミノ酸に効果があるとする報告や、サイクロセリン®という抗結核薬にも効果があるのではないかという報告もある。しかしいずれも、進行を止めるというわけにはいかないのが現状である。

また痙性が強くそのために運動を阻害している場合には抗痙縮剤として、ミオナール®（塩酸エペリゾン）、テルネリン®（塩酸チアニジン）、ギャバロン®（バクロフェン）、ダントリウム®（ダントロレンナトリウム）というような薬が使われる場合もある。しかし、逆に脱力が強くなりバランスが悪くなることもあり、効果をよく判定しながら使用することが必要である。

この他、自律神経障害としておこる立ちくらみ（起立性低血圧）には、メトリジン®（塩酸ミドドリン）、ドプス®（ドロキシドパ（L-DOPS））などが用いられる。このほか下肢の弾性包帯を使用したりする場合もある。また排尿障害にはポラキス®（塩酸オキシブチニン）、アビショット®（ナフトピジル）などの薬が障害の程度により投与されることがあるが、自己導尿が必要となるケースもまれならずある。上肢の機能が悪くカテーテル操作が困難な場合は家人が導尿をしたり、留置カテーテルが必要となる場合もある。

6）リハビリテーション

失調症はバランスをとるといった運動のプログラムの記憶が壊れた状態であり、新たに記憶を植え付けるためには毎日の反復した練習を行い、少しでも機能の維持を図ってゆくことが大事である。訓練は専門の治療者（理学療法士など）によって行うことが望ましいと思う。

一番大切なことは転倒させないことである。転倒は恐怖心を煽るだけでなく、骨折を招く危険性が大きい。

＜訓練の実際＞

a）寝返り、寝た位置からの起き上がり

失調症の患者では、起き上がる時に頭を持ち上げると同時に下肢も持ち上がってしまうというパターンになり、起き上がるのに苦労することが見られる。この点を改善するのに体幹の回旋を十分に行い、横向きになって側臥位から起き上がる方法を練習させる。

また、寝返りでは、普通の人では首を寝返りする向きに回してから体の回旋を行うのに対して、協調的な動きができないために首を後方に反り返らせ、足だけで回ろうとしたりする。このために余計に寝返りを困難なものとしてしまう。
　この改善にはまず顎を引き、首を回旋させ頸部立ち直り反射を利用して体幹の回旋、屈曲をもたらすという通常のパターンに戻す練習（再学習）をさせる。このように知らず知らずのうちに正常な運動のパターンが損なわれていることが多く、その理解から進めてゆくことが必要である。

b）座っている練習
　通常は脊髄小脳変性症が進行しても座位が困難となることはまれである。安全な訓練として座っている姿勢で体幹を軽く前後左右にゆすり、体を支えているの筋肉の同時収縮を行わせ安定度を改善させる。また椅子に座った姿勢では足を持ち上げさせて座っている練習をさせバランスの訓練をする。

c）立ち上がりの練習
　一般に失調のある人は立ち上がりなどのときに不安定な状態を短くしようとするために性急に動くことから余計にバランスを崩しやすくなる。立ち上がったりするときの膝や股関節を曲げた姿勢というものはさまざまな筋肉をコントロールする必要があり困難な姿勢である。
　このような立ち上がりの際の股関節、膝関節をわずかに屈曲させた中間姿勢がうまくとれるように練習することで安定した動作につなげてゆくことができる。手すりなどを使い安定した状態で行って欲しい。可能であれば半歩荷重肢位の保持や四股踏みの練習も効果があるとされている。

d）立っている練習
　まず立ちやすい立ちかた（足を横に広げた姿勢）で立ち、立っている練習をする。安定していればその姿勢のまま閉眼したり、足幅を閉じたりしてバランスを保つ練習をする。開眼、閉眼、閉脚それぞれ30秒を目標とする。

e）バランスの練習
　立っている姿勢で前後左右に重心を移動しバランスを保つようにする。急速な重心移動には対応できないことが多く、ゆっくりと行う。

f）歩行練習
　下肢の安定性を図るため腰に手を置き下方に圧迫させながらゆっくりと歩かせるとよいが、転倒の危険性が高い場合は必ず専門の治療者によって行って欲しい。平行棒など掴まるところがある場所で安全を考えて行う。
　杖を使うと歩行は安定するように思われるかもしれないが、脊髄小脳変性症では上肢の失調のため杖をつく位置が不正確となるため却って転倒の危険が高く勧められない。使用するのであれば安定性の高い歩行器の使用が一般的である。リハビリテーション科医師あるいは理学療法士に相談し、歩行器の型、高さなど選択してもらう。

g）上肢の練習
　具体的な機能障害としてあるものを改善するように目的をもって行うことがよいと思う（たとえば、字が書きにくいのであれば筆記具や上肢の姿勢を工夫したり、サポーターを使用したりして、書くことを反復して行わせる。食事が困難であればその状況を分析して近位筋の筋力増強を行ったり、スプーンを把持するためのグリップ訓練を行ったりするなど）。

h）しゃべる練習
　失調性構音障害のため、言語が不明瞭となる。安定した姿勢をつくり、発声時の余分な緊張をとるようにする。ゆっくり短く区切って話すことも大切である。練習としてはアーと発声し声の高さ、強さをスムーズに変えられるようにしたり、音を引き延ばしたり、途切れたりしないように話すことを心がける。また、焦って声を出すことにのみ捉われず自分で自分の話している音に気をつけてゆくことも大切である。

i）筋力増強訓練
　以上のようなそれぞれの個別訓練のほか、四肢体幹の筋力訓練は大切である。いろいろな動作を安定して行ってゆくには筋力がなければ、不安定さは増してゆく。
　また、病気の進行の程度により、危険性のないリハビリに変えてゆくことも必要であり、現状を常に把握するための評価も重要である。

j）その他：失調に効果があるとされるリハビリテーション手技（図4）
①上肢、下肢末梢部の重り負荷
　上肢、下肢の運動の動揺はしばしば測定障害により起きる。この場合、重りを負荷することで感覚系のフィードバックをより強くし、動揺を少なくすることが可能である。一般に上肢では250〜500g、下

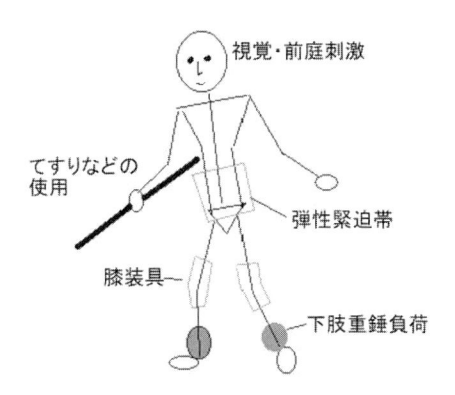

図4　リハビリテーションなどで改善が見込まれる手技の概要

肢では500〜1000gの重りのベルトを手関節部、足関節部に巻き運動訓練を行う。この重りの加減は症状により異なり個別に決める。

②フレンケル体操

スイスの医師フレンケルにより提唱された方法であるが、失調のなかで本来感覚性の失調に対して用いられる。つまり失調という症状を主として視覚により補正しようとする方法である。先に述べた小脳系でのフィードバック機構の強化だけではなく、位置関係を正確に把握し、その予測をあらためて学習させてゆくフィードフォワード系の確立にも効果があるとされる。

いきなり複雑な運動をするのではなく、一つの関節の運動から始め、上達すれば徐々に複雑な運動に移行してゆく。すなわち、最初は臥位、座位で治療者の指先などを目標として、そこに手や足を合わせる様にするところから始める。その後可能であれば、平行棒内で足の置く目標位置を決めそこに右、左と足を運び歩く練習をする。この運動で大切なことは、①注意を集中し続ける、②できるだけ正確に行う、③反復して練習するということである。また、この運動は先に述べた重り負荷と同時に行う方が有効とされている。

③固有受容性神経筋促通法（PNF）による方法

失調症では一定の場所に位置を保てるということも重要である。このためにPNFのリズミック・スタビリゼーションという方法が用いられる。この方法は足の位置などを一定に保つように指示し、治療者がわざと外から体を崩すような刺激を与え、患者に関節を固定させるように筋肉の同時収縮を起こさせ安定性を保つことを目的とする。

また、立位保持にはジョイント・アプロキシメーションと呼ばれる手技が用いられる。これは患者の両側の腸骨稜（腰に手をおいた時に触れるこしぼね）に手をかけて下の方に力を加えることを一定のリズムで繰り返す。このことにより知覚（主として深部覚）を介して体幹筋、骨盤周囲筋、下肢筋の同時収縮を引き起こして促通を図ることができるとされている。この運動は立ったり、歩いたりする練習の前にやると効果があるようである。

④弾性緊縛帯

腕、脚の付け根を弾性包帯で巻き、手足の動きを制限することで、失調による運動時の動揺を軽減させる。

＜個別の動作での訓練と工夫＞

①食事：食事の際に口まで食物を運ぶという動作で問題を生じる。具体的には口まで到達させるうちに企図振戦などのためにこぼしてしまうこと、スプーンの把持がうまくできずすくえないことが問題となる。口まで運べないときは近位筋の筋力強化を行ったり、台を用いてひじを固定して動きを肘より先だけに単純化させたりして練習する。

スプーンなどが持ちにくい、使いづらいときはグリップ練習機や、適正な自助具を使用したりする。スプーンの使用時にはあまり手首を返すという動作をいれずに手首を固定させて口まで運ぶ練習をしたほうがうまく行くようである。また、状況によっては、むしろ箸を使用したほうが手首での固定性がよいためにうまくゆくこともあり、いろいろと試してみることが必要である。

このほか、食卓は肘がうまく乗せられる高さに調整し、食器は縁が浅目で直角となっており、スプーン操作ができる底の広さのあるものにする。

②更衣：更衣自体は失調のため時間がかかるができないということはあまり末期までないようである。ただ、ボタンはめとかの巧緻動作はなかなか困難なことが多く、ボタンエイドなどの道具を用いたり、ボタンの少ない衣服を選択したりするのも一つの方法である。

③書字：一般には重いペンを用いたりすることが推奨されるが現実には満足が行くように利用されることは少ないようである。特殊なキーボードを用いたパソコンのワープロ使用などの方法もある。

④家事動作：包丁の扱いは危険性を伴うことが多く、フードプロセッサーを用いたりするが、怪我

をしないように手袋の使用が勧められる。また、鍋など片手で持つことは避け、両手で持ちやすい鍋や、食器を選択する。
＜自助具＞：巧緻性の低下の程度により、リハビリ訓練だけでなく、日常生活がうまく一人でこなしていけるように日常で使用する道具の工夫が必要となる。必要な場面、行動に合わせて工夫する。

7）環境整備、制度の利用など

バランスが悪いため安全に在宅生活を送ってゆくためには段差の解消や、手すりの設置などの住宅改造を行い、快適な生活を送れるようにする。40歳以上であれば介護保険の特定疾患の対象となり、家屋改造の一部負担、ホームヘルプサービスなどを利用できる可能性がある。また、厚生労働大臣の定める疾患としても認められており、医療保険の対象ともなる。仮に障害が進み、歩行が困難となったりすれば、その程度に応じて身体障害者手帳の交付を受けることが可能である。

8）症例提示と疾患別のポイントなど

症例1　シャイ・ドレーガー症候群
61歳　男性　家族歴　なし　既往歴　特記すべきことなし。
病歴：48歳頃より排尿障害。前立腺肥大症を疑われ手術をしたが軽快せず、尿閉のため自己導尿していた。56歳頃、発汗障害（汗をあまりかかない）、起立性低血圧（立ちくらみ）が出現。57歳頃より字が書きづらく、ろれつが回りづらくなった。近医にてシャイ・ドレーガー症候群と診断。

59歳時当院初診。著明な起立性低血圧（臥位110/70脈拍68→立位70/50脈拍70）、発汗障害、排尿障害などの自律神経障害、四肢の中等度の失調（変換運動障害、指鼻試験、踵膝試験で測定障害）、深部腱反射亢進を認めた。立ちくらみ強く、ドプス®、メトリジン®など投与して多少改善。

60歳時には失調症状は進行。歩行困難が悪化、よく転ぶようになり、自己導尿も難しくなり介助を要するようになった。セレジスト®投与したが大きな変化なし。61歳時、転倒のため第二腰椎圧迫骨折を生じ自力で起立できなくなり入院。安静臥床をとったところ一日で褥創形成。褥創への処置を行いつつ、疼痛改善を待ってリハビリ訓練施行。安静臥床をしたために、筋力の低下を生じ、立ち上がりも重介助であった。起立性低血圧もあることから座位訓練もベッド上で30度ギャッジアップから始め、徐々に角度をあげ、平行して下肢の筋力増強をおこなった。

失調もあり、移動は車いすが主体であったが、介助歩行可能となった。妻の介助に加え、訪問看護、ヘルパーを導入し自宅に退院した。退院時は自己導尿が不能のため、留置カテーテルが必要となった。退院後徐々にADL低下。老健施設に入所後、声帯麻痺によると思われる呼吸障害を生じ突然死亡。

＜シャイ・ドレーガー症候群での自律神経症状とその対処＞
(1) 排尿障害：シャイ・ドレーガー症候群では尿失禁、残尿、尿勢減弱などがほぼ100％に見られる。ほかの多系統萎縮症でも高率に認められる。また、遺伝性の脊髄小脳変性症でも高率に合併するとされるがその程度は軽いようである。SCA3ではときに切迫性尿失禁を生じることもあり、排尿症状を訴えることが比較的多いようである。

このような排尿障害は、病期で変化してゆくものだから尿路管理を固定して考えず、その時々の状況で判断する必要がある。また、病気自体の診断が初期にははっきりせず、この例のように前立腺肥大症として手術されてしまうことも少なからずあり、この場合にはむしろ尿失禁が生じ、その後の管理が困難となることもある。

薬物療法としては尿失禁に対してはバップフォー®などの抗コリン剤や、残尿の減少を目的にハルナール®、アビショット®、フリバス®といったα遮断薬が使われるが、後に述べる合併する起立性低血圧のため使用ができない場合も少なからずある。また、実際薬剤投与のみで完全によくなる例はあまりない。

残尿が多く、尿路感染症が繰り返される場合などは、患者のADLの状況にもよるが、自己間歇導尿も必要となる。自力での同尿が困難となればやむ終えず留置カテーテルを使用することになる。残念ながら排尿障害に対しては特別なリハビリはない。

(2) 起立性低血圧：重度のときは立ち上がると失神する例がある。そこまでいかなくてもずっと立っていると気分が悪くなったり、いわゆる脳貧血になったりする。患者の中には代償性に臥位では血圧があがっている場合があるので注意が必要である。起立性低血圧が考えられる場合は、臥位で安静にして血圧を測定し、その後、立位あるいは座位で直後から10分後位まで何回か測ってみて低下がないかどうか

確かめる（収縮期圧で30mmHg以上の低下があれば陽性と考えてよい）。起立性低血圧がはっきりすれば、薬物療法としてはメトリジン®、ドプス®などが使用される。このほか下肢に弾性ストッキングなどの使用が勧められる。このほか、動作の中であわてて起き上がったりせずゆっくりと動くことを勧める。介護する場合にも寝た位置からいきなり立ち上がらせたりせず、まず座位で慣らしてからというように段階的に起こしてゆく配慮が必要となる。

(3) 褥瘡対策：褥瘡はとにかく作らないようにすることが重要である。特にシャイ・ドレーガーや多系統萎縮症ではパーキンソニズムを伴うと無動のため褥瘡ができやすい状況となるので具合が悪くなって寝込むようなときは特に注意が必要である。

(4) 体温調節障害：温熱性発汗が障害されるために、体温の調整が困難となることがある。高度の発汗障害があると夏場は、うつ熱をきたしやすくなる。部屋を涼しく保ち、時には身体冷却が必要な場合もある。

(5) 呼吸など：睡眠時無呼吸、いびきなどが目立つ例も多いとされる。この他、シャイ・ドレーガー症候群のみならず多系統萎縮症では喉頭の筋肉が選択的に麻痺をするために、突然死も少なくないとされ、早めの気管切開が生命予後を延ばす。

まとめ

シャイ・ドレーガー症候群は多彩な自律神経障害がみられるのが特徴である。特に問題となるのは起立性低血圧、排尿障害で、そのほか、発汗障害、呼吸異常などが認められる。遅れて小脳失調や、パーキンソニズムが加わり、運動能力を低下させる。本事例でも小脳失調自体は最後の数年に比較的急速に悪化した。

しかし、転倒による圧迫骨折で一時的に動けなくなったが、リハビリを行うことで、一旦改善をして、介助歩行レベルとなり、自宅での生活を送ることが可能だった。このような転倒を予防することはもちろん大切だが、何かをきっかけに動けなくなったときそこでそのままあきらめずにリハビリを行ってみることは重要である。通常、失調症状などが短期間のうちに大きく変わることはなく、むしろ筋力の低下で動けなくなることが多いように思われる。

症例2　多系統萎縮症（オリーブ橋小脳萎縮症）
59歳　男性　家族歴なし　既往歴　特記すべきことなし

病歴：55歳ころから、歩行時のふらつきを感じていた。徐々にしゃべるときにうまく口が回らなくなり、酔ってもいないのに酔っ払ってないかと言われることもあった。近医で"脳梗塞"と診断され経過観察されていたが症状悪化するため58歳時某大学病院を紹介され受診。MRIでの脳幹・小脳の萎縮（図5）や臨床症状などから、オリーブ橋小脳萎縮症と診断を受けた。

最近になり転びやすくなったとのことで59歳時外来初診。初診時仮面様顔貌、Myerson徴候陽性。失調性でやや小声のしゃべりかた。両下肢深部腱反射亢進。両側Babinski徴候陽性。軽度小脳失調（変換運動障害、指鼻試験、踵膝試験で測定障害）あり。立位姿勢は前かがみ、歩行時腕のふり消失、このほかふらつきあるが自立。姿勢反射障害、易転倒性あり。最近、時に立ちくらみも出現し、飲み込みにくさが増加している。うまく喉が通らないということに対し、嚥下造影施行。不顕性の誤嚥が明らかとなり、嚥下訓練、食事指導を行った。

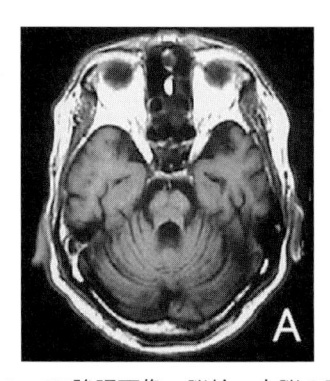

図5-A　T1強調画像　脳幹、小脳の萎縮を認める

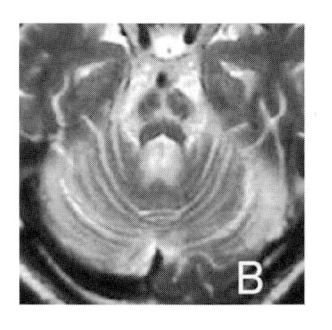

図5-B　T2強調画像　橋の横走線維の障害による高信号域を認める

<多系統萎縮症での症状の変化>

多系統萎縮症ではオリーブ橋小脳萎縮症と診断され症状始まりが失調症状であっても経過の中で本例のようにパーキンソン症状（無動、姿勢反射障害、固縮など）がだんだんと加わってくる例が多くある。

このような場合、パーキンソン症状の運動機能障害として、床からの起き上がり、寝返りが一層困難となることが多く、生活環境として布団の生活からベッドに変えるなど日常生活をより過ごしやすくする工夫が必要である。また、歩行は失調によるバランス障害に加えて、姿勢が変化し、また姿勢反射障害のため転びやすくなり注意が必要である。失調とパーキンソン症状の両方が認められるようになってくると徐々にパーキンソン症状のほうが外見からは目立つようになる。

このようなことはシャイ・ドレーガー症候群でも同じで最初は自律神経症状のみであったのが、徐々に、失調やパーキンソン症状が加わってくる。また、逆にオリーブ橋小脳萎縮症でも徐々に立ちくらみ、排尿障害などの自律神経症状が顕著となってくる場合もある（図6）。

<嚥下造影>

嚥下障害の評価をするために嚥下造影を行う。嚥下造影とは造影剤をいれた水、ゼリーなどをレントゲンで透視をしてそれをビデオに撮影し評価する方法である（図7）。本症例では嚥下造影で潜在する誤嚥が明らかとなった。しかし、不顕性の誤嚥があるからといって必ず肺炎を起こすかというと必ずしもそうではない。このような場合、患者に嚥下造影の結果をよく説明し（できればビデオを見せながら）、今後の予防として、嚥下の仕方、食物の工夫などを指導することになる。

<脊髄小脳変性症での嚥下障害>

多系統萎縮症での嚥下障害は経過中に出現する決して珍しくない症状である。オリーブ橋小脳萎縮症では飲み込むときの狭窄感と通過の違和感の二つが訴えとして多く、食道の括約筋の異常が示唆される例がある。

対処としてはあごを引いての嚥下（頸部前屈）、声門閉鎖嚥下法（息こらえ嚥下）などがある。この他、飲み込みやすい（とろみ付けなど）工夫をしたりすることが勧められる。

まとめ

多系統萎縮症では晩発性小脳皮質萎縮症や他の遺伝性脊髄小脳変性症が失調のみを主症状として経過するのと異なり病気の進行とともに最初は判然としなかった症状（自律神経症状やパーキンソン症状）も加わっていく。このことを念頭に置き、患者にそのような症状が出現していないか確かめながら診察を重ね、そのような症状が出てきたときには適切な対処をしてゆくことが必要である。

症例3　小脳皮質萎縮症

53歳　男性　　家族歴　なし　　既往歴　高コレステロール血症

図6　多系統萎縮症での症状の変化。初発症状に加え、同時あるいは後から他の症状が加わってくる

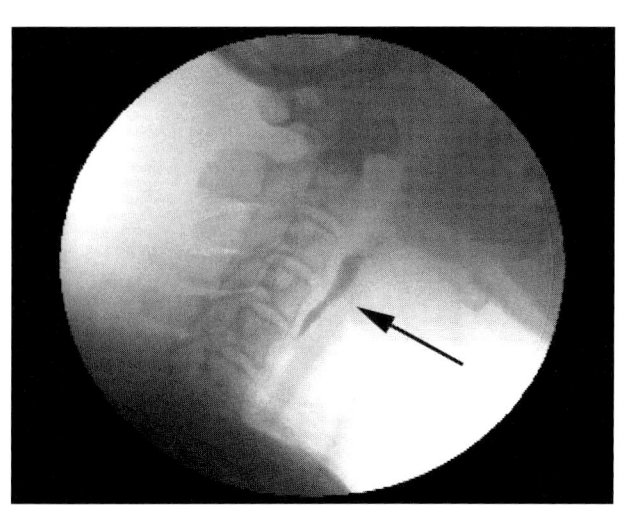

図7　嚥下造影　透視下に嚥下の様子を観察。ビデオ録画し細部までチェックする。矢印　嚥下中のバリウムゼリーが写っている

病歴：17,8歳頃よりふらつきを自覚24,5歳になり近医受診し、脊髄小脳変性症と診断。35歳頃より施設入所。徐々に歩行困難となり、45歳頃より歩行器使用して移動している。51歳時当科初診。初診時、両側軽度眼球運動障害（外転制限）あり、眼振なし。小脳性構音障害、両側性中等度小脳失調（変換運動障害、指鼻試験、踵膝試験で測定障害）を認め、上肢に企図振戦あり。立ち上がりに手すりを要し、歩行器使用し歩行。セレジスト®経口投与し、企図振戦は改善。2年間の経過では大きな変化なし。MRIでは小脳の萎縮のみを認める（図8）。

＜車いす・歩行補助具＞

　自走式、介護式車いすなど患者の運動機能で車いすは使い分けが必要である。自走式の中でも手動式・電動式がある。

　また、起立性低血圧が強いときはリクライニング式が使用されることもある。いずれにしろ移動手段として重要な機器であり、使い出せば長く使用することからその選択は大切である。失調が強い場合は杖では安定性がうまく保てないことから歩行補助具としては四脚歩行器、シルバーカーなどが利用される（図9）。

まとめ

　失調のため歩行困難はあるものの、歩行器を使用し日常生活はほぼ自立している。現在施設に入所しており、施設からの安定した援助で生活上特に問題はないようである。

　施設内で簡単な筋力増強訓練などを行っているのみで特に運動機能の低下はない。構音障害もあるが特にコミュニケーション上問題なし。このようにきわめて緩徐に進行する場合はどのような形で本人が満足する環境を作るか、あるいは必要な補助具を提供するかが大切のように思う。

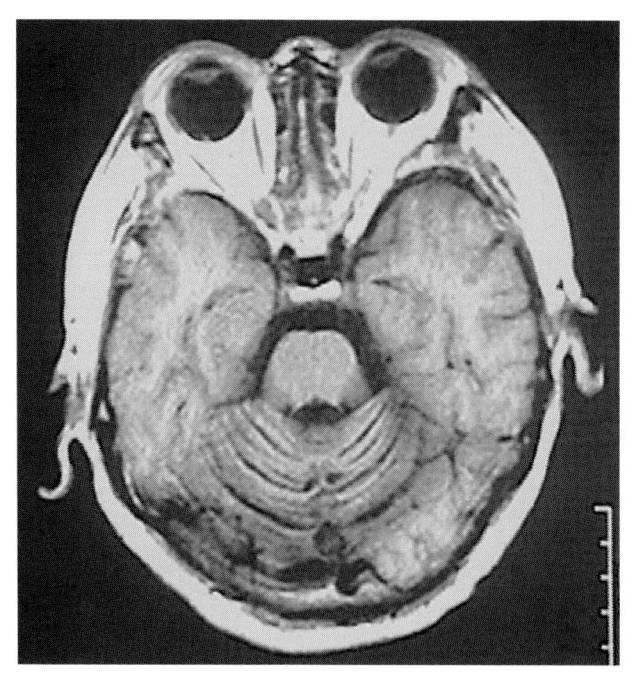

図8　頭部MRI
小脳の萎縮はあるが脳幹の萎縮は目立たない

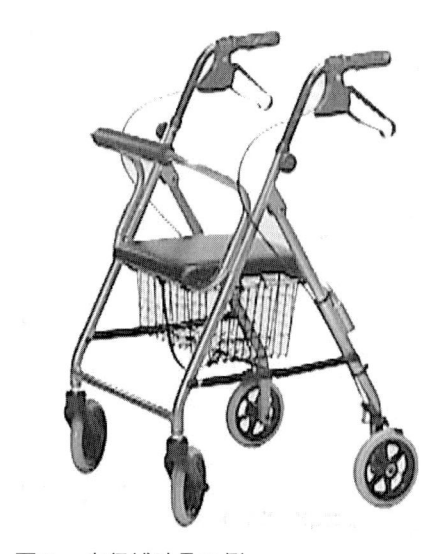

図9　歩行補助具の例

症例4　マシャド・ジョセフ病
64歳　男性　家族歴同胞6名中4名に同様の症状あり。既往歴　高血圧、糖尿病
病歴：50歳頃より歩行時のふらつきを自覚、ろれつも少し回りづらくなった。56歳時ふらつきが悪化するため、某国立病院受診。脳MRIより脊髄小脳変性症と診断され、その後、遺伝子検査（CAGリピート数12/66（片方が66個と延長））よりマシャド・ジョセフ病と確定診断された。60歳時、転居にともない当院初診。初診時、神経学的所見として眼球運動障害（軽度外転障害）、びっくりまなこ、両側注視方向性の眼振、深部腱反射低下、両側Babinski徴候陽性、両側下肢の軽度痙縮、両側性の中等度から高度の失調があった（変換運動障害、指鼻試験、踵膝試験で測定障害）が、つかまり立ち、歩行器での歩行可能（広基性、失調歩行）だった。

　外来通院し、TRH（ヒルトニン®）点滴静注施行。その後セレジスト®経口投与に変更して外来通院し経過観察していた。63歳の時、糖尿病の悪化に伴い歩行困難となり、寝付くようになり、糖尿病コント

ロール、廃用症状の改善目的に入院。入院時、立ち上がりも困難であったが、糖尿病のコントロールを行うとともに下肢の筋力増強訓練と、バランス訓練、両ロフストランド杖歩行などのリハビリ訓練を行い、改善をみた。

　本事例では杖の先に250g程度の重り負荷を行い、多少杖使用の不安定性も改善した。1ヵ月後には、ほぼ入院前の状況となり、家屋評価を行い、手すりとなるものの位置変更、ベッドの高さの変更などを指示し自宅退院となった。現在、自宅内では伝い歩きで生活している。最近になり筋力低下、ジストニアのため右上肢の動きが制限され、特に肩関節のROMが低下しており、ROM改善の運動を指示している。

在宅でのリハビリ訓練

　デイサービスに現在、週3回通所しており、施設の理学療法士による運動機能訓練を継続している。現在ADL上の問題点として椅子へ座るときの膝折れ、浴槽のまたぎ時、恐怖感があるとのことで、手すりを使いながら正しい立位姿勢、中間姿勢の訓練、バランス訓練、下肢筋力増強訓練、歩行訓練を行っている。

＜マシャド・ジョセフ病＞

　マシャド・ジョセフ病は遺伝性脊髄小脳変性症で比較的多い疾患である。最初はポルトガルの家系として報告され、ある地域に固有の病気ではないかと思われていたが、その後の報告で、ポルトガルのみならず、日本や他の世界中にかなりの頻度で存在していることが明らかとなった。

　臨床的・画像診断学的特徴があり、通常の検査である程度診断は可能であるが、最終的には遺伝子診断が必要である。臨床症状としては失調症状が中心だが、そのほかに眼球運動障害、眼振、びっくりまなこ（眼を見開いた顔貌となる）、下肢の痙性、ジストニアなどの不随意運動があることが多いとされている。MRIなどによる画像診断の特徴としては小脳皮質の萎縮は軽度にとどまるが、脳幹の萎縮、第4脳室の拡大があることとされている。

　本疾患では遺伝子の異常が明らかとなっており、第14番染色体遺伝子の特定の場所でCAGという繰り返しの配列の数が正常人より多いことが発症と関連しているとされている。そして、全例ではないが、表現促進現象という世代を経るごとに先のCAGという繰り返し配列の数が増加し、発症年齢が早くなる現象がみられる。

　正しく診断する上で遺伝子診断が不可欠だが、発症してない方への適応は問題を引き起こすことがあり、十分なカウンセリングなどフォローアップの体制が必要である。安易にこのような検査を家系の人すべてにすることは問題があり、注意が必要である。

　治療法としては失調症に対しては他の脊髄小脳変性症と同じく保険上認められているセレジスト®、ヒルトニン®が投与される。この他の薬剤としてはこの疾患に限り抗生物質であるバクタ®が別の理由で用いられたときに効果があったという報告から用いられたり、その研究からビオプテリンという物質が試みられたりしているがその効果はいまだ定まっていない。

まとめ

　マシャド・ジョセフ病では小脳失調のみならず、眼球運動障害、眼振、下肢の痙性、不随意運動などをしばしば合併する。また、遺伝性の疾患であるため、家族内に他の発病者を見ることもあり、介護する際の問題となることもある。一般に緩徐な進行をしながら、症状が変化をして新たな問題点を生じてきたりするので、患者の訴えに合わせた問題の解決、その時期（病期）に可能なリハビリテーション、介護支援が必要である。

　また、本例のように脊髄小脳変性症に限らず神経疾患は内科的疾患などの悪化などで症状の急速な悪化をみることもあり、病状進行の予想に反した悪化を見たときは別の病気を生じた可能性を考え取り組んでみる必要がある。

症例5　遺伝性痙性対麻痺

37歳　女性　既往歴　なし　家族歴　不明

病歴：22歳頃に階段を下りづらい感じが出現。転倒するようになった。症状は徐々に進行し、近医にてMRIなど諸検査を行ったが、腫瘍などの圧迫性病変なく、原因不明の痙性対麻痺と診断された。34歳時外来初診。両側の軽度から中等度の筋力低下、両側下肢の痙性を認め、深部腱反射亢進。両側Babinski反射陽性。両側内反尖足傾向あり。感覚障害、膀胱直腸障害はないが、便秘あり。現在、床からの立ち上がりは困難であるが、歩行は両側ロフストランド杖を使用し自立している。

痙性対麻痺のリハビリ

　屋外歩行が自立しているときは特別なリハビリ訓

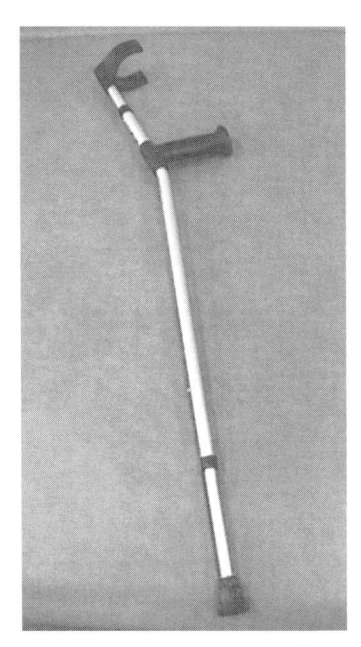

図10　ロフストランド杖

引用文献
1) 神経・筋疾患のとらえかた　水澤英洋編　文光堂　2001年　東京
2) 菅田忠夫　他：脊髄小脳変性症－診断から在宅生活まで－　総合リハ　25巻　p1017-42、1997
3) 菊本東陽、真野行生：脊髄小脳変性症の病期別理学療法ガイドライン　理学療法　19巻　p31-38.　2002
4) 新しいSCDの臨床－脊髄小脳変性症の臨床－　糸山泰人監修　阿部康二編　新興医学出版　東京、1996

練は必要ない。屋外歩行が困難となってくると徐々に杖・補装具を使用した方が歩行は楽となる。また、杖は、失調でも同じだが通常の1本杖よりもロフストランド杖（図10）を両側で使用したほうが安定性、コントロールに優れ危険性は低くなる。また歩行器も有用だが症状の度合いに合わせてキャスター付歩行器、固定型歩行器、交互型歩行器を選ぶ。事例によっては、車いす、電動車いすを利用する場合もある。また、足の内反、尖足に対し簡易型装具、短下肢装具などを使用する。

　運動機能訓練はいわゆる失調に対する訓練と違い、上肢の筋力強化が重要である。この他廃用で病気の進行以上に下肢機能の低下を招かないように運動訓練を行ってゆく。

　症状の中核である痙縮は、下肢のコントロールがうまくできないゆえの疲労、不安を生んだり、拮抗筋の動きを阻害したり、拘縮を生じたりするが、一方、起立時の膝折れを防ぐためには大腿四頭筋の痙縮は役立っているところもある。

　薬物療法として、中枢性（神経系に作用する）に作用するテルネリン®、ギャバロン®、ミオナール®、アロフト®などの薬剤や、末梢性（筋肉に効く）に作用するダントリウム®といった抗痙縮薬が使用される。場合によってはこれらを組み合わせたりすることもある。効き方によっては歩きやすくなる場合もあれば、逆に力が抜けて歩きづらくなる場合もあり、症状、病期を考えながら調節し使用してゆくことが必要である。

第26章　重症筋無力症

吉川　弘明

1．疾患の概略

特　徴

重症筋無力症（myasthenia gravis，以下MGとする）は、神経筋接合部シナプス後膜上のニコチン性アセチルコリン受容体（nicotinic acetylcholine receptor, AChR）を標的とした、T細胞依存性の自己免疫疾患であり、その直接的病因は、患者リンパ球がAChRに対する自己抗体、すなわち抗アセチルコリン受容体抗体（anti-acetylcholine receptor antibody, AChRAb）を産生することにある[1-3]。

主にIgGクラスのAChRAbは、神経筋接合部シナプス後膜のAChRに結合し、レセプターの崩壊を促進する[1]。その結果、神経筋伝達の安全域が低下するために、本疾患に特徴的な頸筋や四肢近位筋に筋力低下、易疲労性が出現する。複視、眼瞼下垂といった眼症状が出やすいことも特徴である。また、嚥下困難、鼻声などの球症状や、呼吸困難が強い患者もいる。

本症の推定有病率は人口10万人あたり5.1人で、全国患者数は5,000～7,000人と推定されている[4]。男女比は1：1.85で女性に多い。眼筋型の40%は幼年・若年層が占め、全身型は20～60歳代に分布し、40歳代にもっとも多い（図1）。

診断基準

MGの診断基準としては、わが国において1997年に厚生省免疫性神経疾患調査研究班が作成したものがある（表1）[5]。診断のプロセスは、MGを疑う患者を診る場合、まず血清AChRAbを測定する。わが国では、横紋筋肉腫由来のTE671/RD細胞から精製したAChRを用いた測定キットが使われている。一般に、精製AChRを用いた免疫沈降法による測定では、陽性率は90%とされている。逆にAChRAbはLambert-Eaton syndrome（LES）の13%、神経系自己免疫異常を伴わない原発性肺癌の3%近くが陽性になる[6]。

抗コリンエステラーゼ薬の静脈内投与による診断はエドロフォニウム・テストといわれ、塩化エドロフォニウム（アンチレクス®）を静注する。抗コリンエステラーゼ薬は、主に神経筋接合部のコリンエステラーゼ活性を可逆的に阻害してアセチルコリンの分解を抑制し間接的にアセチルコリンの作用を増強することにより、一時的な筋力の回復をもたらす。

複視などの観察しやすい指標を選び、生理食塩水を対照に用いて判定する。生理食塩水で10倍に希釈して投与する方法もあるが、我々は希釈せずに0.2mlずつ静注後、翼状針、三方活栓の回路を生食でフラッシュして反応を見ている。投与後，ムスカリン様作用(下痢，腹痛，悪心・嘔吐，腹鳴，流涎，流涙，縮瞳，発汗，気管支分泌の亢進、徐脈など)がみとめられた場合には，硫酸アトロピンを静注、もしくは皮下注、筋注を行う。

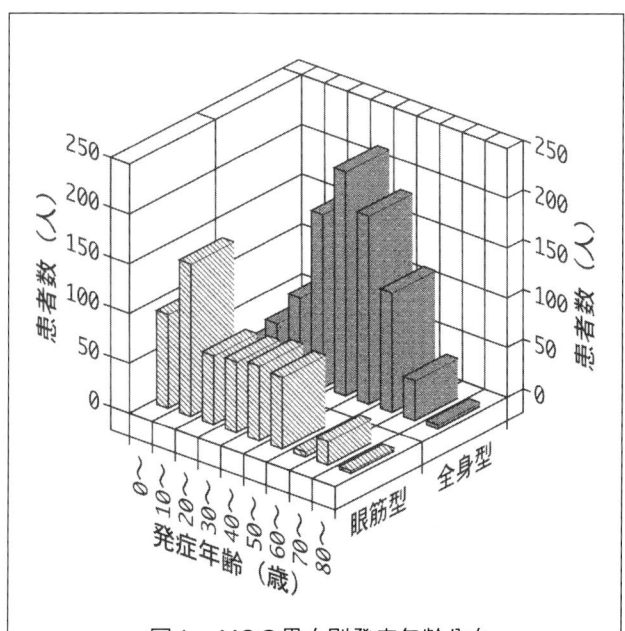

図1　MGの男女別発症年齢分布
（1987年厚生省免疫性神経疾患調査研究班、全国疫学調査データより）

表1 重症筋無力症の診断基準（免疫性神経疾患調査研究班　1997）

1　自覚症状
　　(a) 眼瞼下垂　(b) 複視　(c) 四肢筋力低下　(d) 嚥下困難　(e) 言語障害
　　(f) 呼吸困難　(g) 易疲労性　(h) 症状の日内変動

2　理学所見
　　(a) 眼瞼下垂　(b) 眼球運動障害　(c) 顔面筋力低下　(d) 頸筋筋力低下
　　(e) 四肢・体幹筋力低下　(f) 嚥下障害　(g) 構音障害　(h) 呼吸困難
　　(i) 反復運動による症状増悪（易疲労性），休息で一時的に回復
　　(j) 症状の日内変動（朝が夕方より軽い）

3　検査所見
　　(a) エドロフォニウム（アンチレクス）試験陽性（症状軽快）
　　(b) Harvey-Masland 試験陽性（waning 現象）
　　(c) 血中抗アセチルコリンレセプター抗体陽性

4　鑑別診断
　　眼筋麻痺，四肢筋力低下，嚥下・呼吸障害をきたす疾患はすべて鑑別の対象になる．Lambert-Eaton 症候群，筋ジストロフィー（Becker型，肢帯型，顔面・肩甲・上腕型），多発性筋炎，周期性四肢麻痺，甲状腺機能亢進症，ミトコンドリアミオパチー，進行性外眼筋麻痺，ギランバレー症候群，多発性神経炎，動眼神経麻痺，Tolosa-Hunt 症候群，脳幹部腫瘍・血管障害，脳幹脳炎，単純ヘルペス・その他のウイルス性脳炎，脳底部髄膜炎，側頭動脈炎，ウェルニッケ脳症，Leigh 脳症，糖尿病性外眼筋麻痺，血管炎，神経ベーチェット病，サルコイドーシス，多発性硬化症，急性播種性脳脊髄炎，フィッシャー症候群，先天性筋無力症候群，先天性ミオパチー，ミオトニー，眼瞼痙攣，開眼失行

［診断の判定］
　確実例：1の1つ以上，2 (a) 〜 (h) の1つ以上と (i)，(j)，3 (a)，(b)，(c) の1つ以上が陽性の場合．
　疑い例：1の1つ以上，2 (a) 〜 (h) の1つ以上と (i)，(j)，3 (a)，(b)，(c) が陰性の場合．

（一部改変）

神経筋伝達の安全域低下の証明には反復神経刺激誘発筋電図を低頻度刺激（2〜5Hz）で行い，振幅漸減を確認する。眼輪筋，僧帽筋，三角筋，短母指外転筋，小指外転筋などが検査筋に選ばれるが，近位筋の方が振幅漸減を捉えやすい。一般に活動電位の面積比で15％以上の減少があれば，陽性と考える。高頻度刺激反復筋電図（10〜50Hz）は，LESとの鑑別に必要であるが，MGでも200％までの振幅漸増はありうる。単線維筋電図（Single fiber electromyogram, SFEMG）のjitterの増大とblocking現象も鋭敏な神経筋伝達障害の所見であるが，熟練を要し検査時間もかかる。眼輪筋の反復刺激誘発筋電図の記録はアーチファクトが大きいことがある。その場合は，鼻筋から記録を取ると良好な結果が得られることがある。

診断にあたっては，病歴，臨床症状，検査所見をもとに総合的に判断する必要がある。免疫抑制薬投与中の患者では血清抗体価が低値もしくは陰性となることがある。抗コリンエステラーゼ薬投与中は，反復神経刺激誘発筋電図でwaningが出にくいことがあり，検査は朝の服薬前に行うことが望ましい。また，エドロフォニウムテストは，少なくとも2回は繰り返して，再現性を確認する必要がある。米国においては，Myasthenia Gravis Foundation of America (MGFA) が臨床研究を同一の基準のもとに進めるための指針としてRecommendations for Clinical Research Standardsを発表しているが[7]，診断基準については特に言及されていない。

症状による臨床分類には，Osserman 分類がよく用いられてきたが[8]，MGFAは，病型分類にMGFA Clinical Classification（表2）を，重症度分類にQuantitative MG scoring system (QMG Score)（表3）を提唱している[7]。また，簡便な臨床症状の評価方法としてMG-ADL score（表4）があり[9]，わが国においても平成16年に改訂された厚生労働省特定疾患調査票では，重症度の評価に採用された。今後，MG患者の臨床症状の評価にはこれらの指標が使われて行くことになると思われる。

MGでは，胸腺異常が80％の症例にみられ，そのうち20％が胸腺腫，その他が胸腺過形成とされている。胸腺腫が発見された場合は，まずその治療が優先される。胸腺腫の診断には，胸部CTが有用である[10]。MRIとCTの有用性の比較は，まだ十分されてはいない。胸腺腫の病期分類は正岡分類が使われている（表5）。I期・II期例の治療は原則として手術である。III期・IV期は全身的化学療法が優先される。

MG患者の予後は，近年，改善しているとされる。しかし，1996年の免疫性神経疾患研究班の調査によれば，ADLが中等度以上に障害されている患者は，女性で22.0％，男性では13.4％で，さらにQOLが満足されていない患者は，女性の28.2％，男性の18.7％におよぶとされている[11]。この結果を見る限

表2 MGFA Clinical Classification

Class I	眼筋筋力低下。閉眼の筋力低下があってもよい。他のすべての筋力は正常。
Class II	眼筋以外の軽度の筋力低下。眼筋筋力低下があってもよく、その程度は問わない。
IIa	主に四肢筋、体幹筋、もしくはその両者をおかす。それよりも軽い口咽頭筋の障害はあってもよい。
IIb	主に口咽頭筋、呼吸筋、もしくはその両者をおかす。それよりも軽いか同程度の四肢筋、体幹筋の筋力低下はあってもよい。
Class III	眼筋以外の中等度の筋力低下。眼筋筋力低下があってもよく、その程度は問わない。
IIIa	主に四肢筋、体幹筋、もしくはその両者をおかす。それよりも軽い口咽頭筋の障害はあってもよい。
IIIb	主に口咽頭筋、呼吸筋、もしくはその両者をおかす。それよりも軽いか同程度の四肢筋、体幹筋の筋力低下はあってもよい。
Class IV	眼以外の筋の高度の筋力低下。眼症状の程度は問わない。
IVa	主に四肢筋、体幹筋、もしくはその両者をおかす。それよりも軽い口咽頭筋の障害はあってもよい。
IVb	主に口咽頭筋、呼吸筋、もしくはその両者をおかす。それよりも軽いか同程度の四肢筋、体幹筋の筋力低下はあってもよい。
Class V	気管内挿管された状態。人工呼吸器の有無は問わない。通常の術後管理における挿管はのぞく。挿管がなく経管栄養のみの場合はIVbとする。

り、MGの治療効果は満足できるものに達しているとは言い難い。また、MGは改善しうる疾患であっても、継続的な免疫抑制薬投与が必要な慢性疾患であることも忘れてはならない。

日本神経学会、日本神経免疫学会の共同作業としてMG治療ガイドラインが作成され、2003年に発表された[12]。このガイドラインでは、これまで報告された治療方法について解説するとともに、それぞれの文献のエビデンスのレベルが示されている。一般に、治療ガイドラインにおいて、エビデンスのレベルは表6のように分類されている。

しかし、ガイドラインは治療方法を拘束するものではなく、個々の医療施設（医師）の裁量権により治療方法が選択されるが、そこには患者の希望、社会的背景も反映されることになる。また、この治療ガイドラインで解説されている治療薬の中には、わが国では保険適応がないものもあり、おのずと治療方法には制約がでてくる。

MGの治療における基本は、AChRAbを体内から取り除くこと、ならびに産生を抑制することである。そのために胸腺摘除術、免疫抑制薬の投与、血液浄化療法がなされ、そして補助的な治療法として神経筋接合部におけるAChの作用を増強するため、抗コリンエステラーゼ薬の併用が行われて来た。

胸腺摘除術の歴史は古く、1939年にBlalockがcystic thymic tumorを摘出後にMGが緩解した21歳女性例を報告してから[13]、その有効性が追認される形で手術が行われて来た。しかし、2000年にGronsethらが発表した胸腺摘除術に関するメタ・アナリシスの結果は、これまでの考え方を再考させるものであった[14]。

すなわち、メタ・アナリシスの結果は、「胸腺腫を伴っていないMG患者における胸腺摘除術の効果は確立されていない」というものであった。したがって、最近のReviewでも非胸腺腫合併MG患者における胸腺摘除術は、オプションの一つにとどめられている[15]。

免疫抑制薬の基本は副腎皮質ステロイド薬である。歴史的に、自己免疫疾患に副腎皮質ステロイド薬が使われたのは、1949年にMayo ClinicのDr. Hench,とDr. Kendallによる関節リウマチ患者に対しての投与が最初であった[17]。その効果は劇的であったが、同時に副腎皮質ステロイド薬の副作用にも気づかれることとなった。

一方、MGの副腎皮質ステロイド薬治療はWarmoltsらが1970年に隔日投与の有効性を報告しているが[18]、ACTHの使用はその前からなされていた。副腎皮質ステロイド薬は歴史が長い薬剤であるが、ランダム化比較試験が無いため、エビデンスはコホート研究によるClass IIIレベルにとどまっている[19]。

その他の免疫抑制薬については、欧米では副腎皮質ステロイド薬と併用するかたちで、azathioprine (AZP: イムラン®、アザニン®[Class Ib])[20]、cyclosporin A (CYA: サンディミュン®、ネオーラル®[Class III])[21]、mycophenolate mofetil (MMF: セルセプト® [Class III])[22]が使われているが、わが国ではいずれも保険適応がない。本邦で、MGに対して

表3 Quantitative MG (QMG) score for disease severity

項目	無し	軽度	中等度	高度
点数	0	1	2	3
複視が生じるまでの時間（右・左　一方を選ぶ）	61秒以上	11-60	1-10	常にあり
上方視による眼瞼下垂出現までの時間	61秒以上	11-60	1-10	常にあり
眼輪筋、口輪筋の筋力	正常	完全に閉じられるが、少し弱い	完全に閉じられるが、簡単に開ける	完全に閉じることができない
コップ半分の飲水	正常	軽度の咳、もしくはせき払いが起こる	激しくせき込む、むせる、鼻へ逆流	飲水不可能
1から50まで大きな声で数える	正常	30-49で構語障害出現	10-29で構語障害出現	9までに構語障害出現
右腕の水平挙上時間（座位）	240秒まで	90-239秒まで	10-89秒まで	0-9秒まで
左腕の水平挙上時間（座位）	240秒まで	90-239秒まで	10-89秒まで	0-9秒まで
%肺活量	80%以上	65-79%	50-64%	50%未満
右手握力　男	45kg以上	15-44kg	5-14kg	0-4kg
女	30kg以上	10-29kg	5-9kg	0-4kg
左手握力　男	35kg以上	15-34kg	5-14kg	0-4kg
女	25kg以上	10-24kg	5-9kg	0-4kg
臥位45°頭部挙上時間	120秒	30-119秒	1-29秒	0秒
臥位右足45°挙上時間	100秒	31-99秒	1-30秒	0秒
臥位左足45°挙上時間	100秒	31-99秒	1-30秒	0秒

total QMG score (range, 0-39) ＿＿＿

Jaretzki III, A et al. Neurology 2000;55:16-23より引用

唯一保険適応がある免疫抑制薬はtacrolimus (FK506: プログラフ®)である。本剤は1984年につくば市の土壌から発見された新規免疫抑制薬で、T細胞活性化の初期段階に必須のサイトカインであるinterleukin-2 (IL-2)のmRNA転写を抑制し、T細胞の活性化を効果的に阻止する[23]。

tacrolimusの臨床応用は、まず臓器移植の領域で進められた。動物実験を経て、1989年には肝移植に使われ、その有効性が示された[24]。その後、1997年にラット実験的重症筋無力症モデル(Experimental Autoimmune Myasthenia Gravis,：EAMG)に対する治療効果が報告され[25]、1997年5月から1999年3月にかけて、国内10施設において、全身型MG患者のうち、胸腺摘除術および副腎皮質ステロイド薬による治療では効果が不十分、あるいは副作用等により副腎皮質ステロイド薬による治療が困難で日常生活に支障がある患者を対象に、16週間の治療を目的とした前期第Ⅱ相試験が行われた[26, 27]。

その結果、2000年9月に、tacrolimusは、「全身型重症筋無力症（胸腺摘出後の治療において、ステロイド剤の投与が効果不十分、または副作用により困難な場合）」に対して効能追加が認められた。現在、350名以上の患者に対して、tacrolimusが使われていると推定されているが、さらに治療早期からtacrolimusと副腎皮質ステロイド薬の併用療法を行うことにより、入院治療期間の短縮やADLの早期改善を期待できるのではないかと考えられている。

2．症状への対応

クリーゼとは

感染症などを契機として、呼吸困難、嚥下困難などが急激に増悪する状態である。しかし、原因不明のまま突然発症することもある。外来通院をしていたMG患者が、発熱、呼吸器症状とともに、呼吸困難、嚥下困難を訴えて来院した場合にはクリーゼを疑うことは容易である。

MG症状の増悪によるmyasthenic crisisと抗コリンエステラーゼ薬過剰投与によるcholinergic crisisがあり、エドロフォニウム・テストに対する反応性で鑑別するとされているが、実際にはこの二つを臨床的に区別することは困難である。また、MGの初発症状がクリーゼ様の呼吸困難、嚥下困難で始まることはごくまれで、先行するMG症状があるのが通常である。

MG患者が球症状（嚥下困難、構語障害）を呈し、努力性の呼吸をしている場合には、クリーゼの可能性を考え、患者の呼吸状態チェックの回数を増やし血液ガス分析を行う。必要があれば、気管内挿管もしくは気管切開をして気道を確保するとともに、気道内の喀痰、分泌物を吸引する。抗コリンエステラーゼ薬の投与は中止し、気道内分泌が多い場合は、硫酸アトロピンを筋注する。

クリーゼをおこした患者は、数分ごとに症状が変化することがある。気道確保が最重要で、タイミングを逃さないようにする。また、患者に一過性の悪化であることを十分説明し、パニックに陥らないようにすることも肝要である。

治療の第一選択は、血液浄化療法であるが、その施行が困難な場合はステロイドパルス療法を行う。

表4　MG Activities of Daily Living Scale (MG-ADL Scale)

Grade	0	1	2	3	Score
会話	正常	間欠的に不明瞭もしくは鼻声	常に不明瞭もしくは鼻声、しかし聞いて理解可能	聞いて理解するのが困難	
咀嚼	正常	固形物で疲労	柔らかい食物で疲労	経管栄養	
嚥下	正常	まれにむせる	頻回にむせるため、食事の変更が必要	経管栄養	
呼吸	正常	体動時の息切れ	安静時の息切れ	人工呼吸器を要する	
歯磨き・櫛使用の障害	なし	努力を要するが休息を要しない	休息を要する	できない	
椅子からの立ち上がり障害	なし	軽度、時々腕を使う	中等度、常に腕を使う	高度、介助を要する	
複視	なし	あるが毎日ではない	毎日おこるが持続的ではない	常にある	
眼瞼下垂	なし	あるが毎日ではない	毎日おこるが持続的ではない	常にある	

総得点_____

Wolfe, GI et al. Neurology 1999;52:1487-1489

ステロイドパルス療法は、施行後にMG症状が悪化することもあるので注意深い観察が必要である。また、並行してクリーゼの誘因(感染症、神経筋ブロック作用のある薬剤投与など)を調べるとともに、その対応にあたる。また、長期的な治療計画を立てて副腎皮質ステロイドなどの免疫抑制薬の増量を行うことも重要である。

運動障害

MGの運動障害の特徴は、まず外眼筋麻痺による複視、眼瞼下垂などの眼症状が出やすいことである。また、頸部や四肢近位筋の筋力低下があらわれやすいことも特徴である。易疲労性があり、起床時から次第に症状が強くなり、短時間の睡眠によりある程度回復が見られる。

眼筋に症状が限定する眼筋型の場合でも、眼瞼下垂による視野障害、複視は患者にとって日常生活上や就業上、大きな障害となる。また生活は自立していても、四肢筋の易疲労性が強く、就業に制限が出ることもある。

呼吸障害

MGでは呼吸筋の筋力低下、易疲労性による呼吸障害を来すことがある。MGが呼吸障害から発症することはごくまれで、通常はクリーゼに伴って呼吸障害を来す。MGでは中枢神経系疾患とは異なり、意識障害を伴う呼吸障害を来すことはないので、多くの場合、患者は呼吸苦を訴える。

この時点で、まず動脈血ガス分析を行う。軽度の酸素分圧の低下のみであれば、経鼻酸素投与で経過を見ることも可能であるが、さらに呼吸補助筋の使用による努力性の呼吸を伴い、二酸化炭素分圧の上昇をみる場合には、早めに挿管もしくは気管切開を行う方がよい。努力肺活量(FVC)が1 L以下、もしくは動脈血二酸化炭素分圧(PCO_2)が45 mmHgを超えるようであれば、また気道分泌が多ければ、気管内挿管を考える。

程度が軽くても経過観察が重要であることを強調したい。MG患者が呼吸障害を来した場合は、数日のうちに回復することは困難であり、挿管による患者の苦痛を軽減するためにも早めに気管切開を行うほうがよい。

薬剤による増悪

薬剤誘発性のMGをおこす可能性のあるものとしてD-ペニシラミン(メ

表5　胸腺腫の病期分類(正岡の分類)

I期	完全に被膜でおおわれているもの。
II期	被膜を破って周囲の脂肪組織へ浸潤するもの、あるいは被膜へ浸潤するもの。
III期	隣接臓器へ浸潤するもの。
IV期	肋膜や心膜に播腫があるもの、あるいはリンパ節転移や、他臓器への血行性転移があるもの。

表6　エビデンスレベル

エビデンスのレベル	内容
Ia	ランダム化比較試験のメタアナリシスによる
Ib	少なくとも一つのランダム化比較試験による
IIa	少なくとも一つの良くデザインされた非ランダム化比較試験による
IIb	少なくとも一つの他のタイプの良くデザインされた準実験的な研究による
III	良くデザインされた非実験的記述研究（比較・相関・症例研究）
IV	専門家の報告・意見・経験

Agency of Health Care Policy and Research (AHCPR)の基準による

タルカプターゼ®）があり、投与患者の0.06%にMGをおこすとされている。神経筋ブロック作用を有する薬剤は、アミノグリコシド系抗生物質、シプロフロキサシン、ポリミキシンB、コリスチン、キニジン、プロカインアミド、リチウム、フェニトインの因果関係が高いとされている。MG患者には、これらの薬剤の投与はさけるようにする。

合併疾患

1987年に厚生省免疫性神経疾患調査研究班が行った調査では、回答のあった1,416例のうち、391例に合併症があったと報告されている。特に頻度の高いものでは、甲状腺機能亢進症（56例、14.3%）、関節リウマチ（34例、8.7%）、慢性甲状腺炎（33例、8.3%）であった[4]。そのため、MG患者の経過観察中に疑われる症状があれば、甲状腺機能検査、免疫学的検査を行うようにする。また、MGに関わらず、胸腺腫の7%に赤芽球癆を合併する。

3．治療の実際

MG治療ガイドラインとして、わが国では日本神経治療学会／日本神経免疫学会合同神経疾患治療ガイドラインが2003年に発表された[28]。このガイドラインは、これまで発表された文献をレビューし、それぞれの治療方法について解説するとともに、各タイプにおける治療方針をまとめている。諸外国を含めて行われている治療に関して広く書かれているが、副腎皮質ステロイドならびにtacrolimus以外の免疫抑制薬は我が国では保険適応がない。

また、大量ガンマグロブリン療法（IVIg）も、MGに対してはわが国では保険適応がない。一方、tacrolimusの効能は、「全身型重症筋無力症（胸腺摘出後の治療において、ステロイド剤の投与が効果不十分、または副作用により困難な場合）」となっているため、すべての患者に使えるわけではない。

1）成人に対する治療方針

(1)眼筋型（MGFA Class I）

複視や眼瞼下垂などの眼症状のみを呈する病型を眼筋型とよんでおり、わが国では全体の22.9%を占めている[4]。胸腺腫の合併があれば症状の如何にかかわらず、拡大胸腺摘除術の適応である。胸腺腫の診断にはCTが有用である[10]。

胸腺腫は、局所再発の傾向が強い腫瘍で、早期から血行性に転移することはまれなため、CTで明らかな胸腺腫が発見できない場合は定期的なフォローアップで経過をみる。胸腺腫合併の可能性が無い場合は、まず、抗コリンエステラーゼ薬で経過を見る。体内への蓄積をおこさないようにする目的で、作用時間が短い臭化ピリドスチグミン（メスチノン®）を患者の症状に合わせ、通常180 mgを分3で投与する。患者の中には、これで経過を見ているうちに、症状が寛解する例がある。

しかし、1ヵ月程、様子を見て症状が進行する場合は、ステロイド治療を開始する。prednisolone (PSL：プレドニン®、プレドニゾロン®)を10 mg隔日から経口投与開始し、10 mgずつ漸増、60 mg/隔日（もしくは、1 mg/kg体重/隔日）まで増量し、1～2ヵ月続ける。その後、10mgを2週間ごとに減量し、40mg隔日投与とする。そこからは、5 mgを2週間ごとに、治療効果を維持できる量まで減量する。

軽症例では、漸増していく過程で30 mg/隔日程度で症状が安定することがあり、その場合はそのまま維持量としてもよい。眼筋型といえども、複視、眼瞼下垂などの症状が固定してしまうと患者には大変苦痛となるため、抗コリンエステラーゼ薬で改善が見られなければ、なるべく早くステロイド療法を開始する。副腎皮質ステロイドで症状が安定すれば、抗コリンエステラーゼ薬は減量・中止する。治療を続けても、症状の改善が十分見られない場合は、全身型に準じて血液浄化療法、ステロイドパルス療法、

他の免疫抑制薬の併用を考慮する。

(2)全身型（MGFA Class II, III, IV, V）

　胸腺腫合併例では、年齢に関わらず胸腺摘除術の適応となる。正岡分類のⅠ期では手術療法のみで良いが、Ⅱ期では、術後、放射線療法が必要である。Ⅲ期、Ⅳ期では術前後に、放射線・化学療法併用が行われる。胸腺腫非合併例に対する胸腺摘除術は前述のように議論のあるところであるが、Newsom-Davisは、胸腺腫を伴わない45歳未満の患者においては、胸腺摘除術の有効性を認めているが、年齢が高い患者や血清AChRAbが検出されないseronegative MG患者では、その効果を疑問視している[15]。

　現在進行中のランダム化比較試験の結果が判明するまでは、少なくともseronegative MG例、画像所見で胸腺異常のない患者、術後の管理に問題となる合併症を伴う患者、60歳以上の患者は、その適応からはずれるものと思われる。

　治療の基本はステロイド療法である。先に述べた眼筋型と同様に、PSLを10 mg隔日から経口投与開始し、10 mgずつ漸増、60 mg/隔日（もしくは、1 mg/kg体重/隔日）まで増量し、1～2ヵ月続ける。効果が不十分の場合は、60 mg/連日（もしくは、1 mg/kg体重/日で換算）を1～2ヵ月続ける。その後、10 mgを2週間ごとに減量し、40mg 隔日投与とする。

　そこからは、5 mgを2週間ごとに、治療効果を維持できる量まで減量する。効果が不十分の場合は、60 mg/連日（もしくは、1 mg/kg体重/日で換算）を1～2ヵ月続ける。副腎皮質ステロイドを漸増法で投与する理由は、投与開始時に一過性の増悪（initial worsening）を来すことがあるからである。

　また、隔日投与のほうが、副腎機能抑制などの副作用が少ないとされている。隔日投与で、off日の症状が強い場合は、10 mg程度を追加し、60 mgと10 mgの交互投与にすることで改善する場合がある。患者の中には、完全に副腎皮質ステロイド薬を減量・中止できる例もあるが、多くの場合はそれ以上減量できない量が存在する。

　症状改善が不十分の場合、もしくは副腎皮質ステロイド薬による副作用が問題となり減量が必要な場合には、tacrolimusの併用を考慮する。tacrolimusは、3 mg/日を経口投与する。tacrolimusの血中トラフ値が20 ng/mLを超えると、副作用が出ることが移植領域で経験されているが、3 mg/日投与の場合、10 ng/mLを超えることはごくまれで安全に使うことができる。その効果発現は早く、投与後8週にて臨床症状の改善が認められた[27]（エビデンスレベルClass III）。また、さらに早期に効果発現を見た症例報告もある[26]（エビデンスレベルClass III）。a-zathioprine (AZP: イムラン®、アザニン®)もMG治療に使われ、寛解を維持しながら併用薬の副腎皮質ステロイド減量が可能であることが報告されているが、その効果発現を期待するには2年間を要した[20]（エビデンスレベルClass Ib）。AZPは、わが国では保険適応がない。

　夕方や疲労時に、筋力低下、易疲労性を訴える場合は、症状に応じて抗コリンエステラーゼ薬（エビデンスレベルClass III）を併用する。体内蓄積によるコリン作動性クリーゼを防ぐ目的で、作用時間の短い臭化ピリドスチグミン（メスチノン®、60 mg錠）が使用されることが多い。効果の発現時間は服用後30～40分で、持続時間は3～6時間である。1日服用量の上限をもうけて（通常3錠）、症状に応じて患者に服用をまかせるのが良い。抗コリンエステラーゼ薬はあくまでも補助的な治療薬であり、症状が安定すればなるべく早く減量・中止する。満足のいく改善が得られない場合は、投与量を増やすこと無く、次に述べる治療に移る。

段階的に治療を考える

　MG患者の治療においては、段階的に治療を考えることが大切である。上記の経口薬による治療または、症例を選んで行う胸腺摘除術で、十分な改善が無い場合は、血液浄化療法やステロイド・パルス療法を行う。血液浄化療法には単純血漿交換療法plasma exchange（PE）、二重膜濾過法double filtration plasmapheresis（DFPP）、免疫吸着法immunoadsorptionがあり、MGでは後2者がよく行われている。

　免疫吸着法ではトリプトファンを固定化したカラムTR350が使われることが多い。免疫吸着法にはアルブミン製剤、ガンマグロブリン製剤を補う必要がないという利点がある。通常、1週間に3回連続して行い、それを1クールとする。血中のAChRAbを除去する効果があり、効果も早期に出現するが、通常は一過性である。血液浄化療法が困難である場合は、ステロイド・パルス療法を行う。1クールとし

て、メチルプレドニゾロン（ソル・メドロール®）1000 mg/日 点滴静注を3日間おこなう。

ステロイド・パルス療法は、簡単にできるが、効果発現が血液浄化療法に比べ遅く、一過性のMG症状増悪を認めることもある。わが国では、保険適応がないが大量免疫グロブリン療法Intravenous immunoglobulin therapy (IVIg)のMGに対する治療効果も検討されている。kg体重当たり400 mg/日という大量の免疫グロブリン製剤を、通常5日間にわたって静脈内投与する。

その作用機序は多岐にわたると考えられており、異常なサイトカインの抑制、補体活性化の抑制、Fc receptorやT細胞機能の調節[29]、またIgG輸送受容体FCRnを介した作用[30]などが想定されている。これまでの報告をまとめると、MGに対してIVIgは有効であり、その効果は3〜10日で現われ、効果の持続期間は45日（30〜120日）とされている。

これまで一つのrandomized-controlled studyがされており、plasma exchangeと IVIgの400mg/kg/日×3日間、同×5日間を比較して、その効果は同程度であったとしている[31]、副作用として、脳梗塞等の血栓症・塞栓症があり、ヒトパルボウイルスB19等の直径の小さなウィルスは製剤から除去できないため、免疫能に異常のある患者に投与する場合には慎重を要する。

2）小児に対する治療方針

わが国で見られる10歳以下のMGは眼筋型が多く、特定のHLA class II抗原（DR9, DRw13, DQw1, DQw3）を持っており[32]、ステロイド反応性がよく、まず投与を試みるべきとされている。Seyboldは小児のMGに対する胸腺摘除術効果について、5編の論文を引用しレビューを行っている[33]。

白人においては発症2年以内に胸腺摘除術を施行した患者が予後良好としており、小児に免疫抑制薬を長期に投与することによるデメリット（発育障害）を考慮すべきと結論している。残念ながら、日本人については

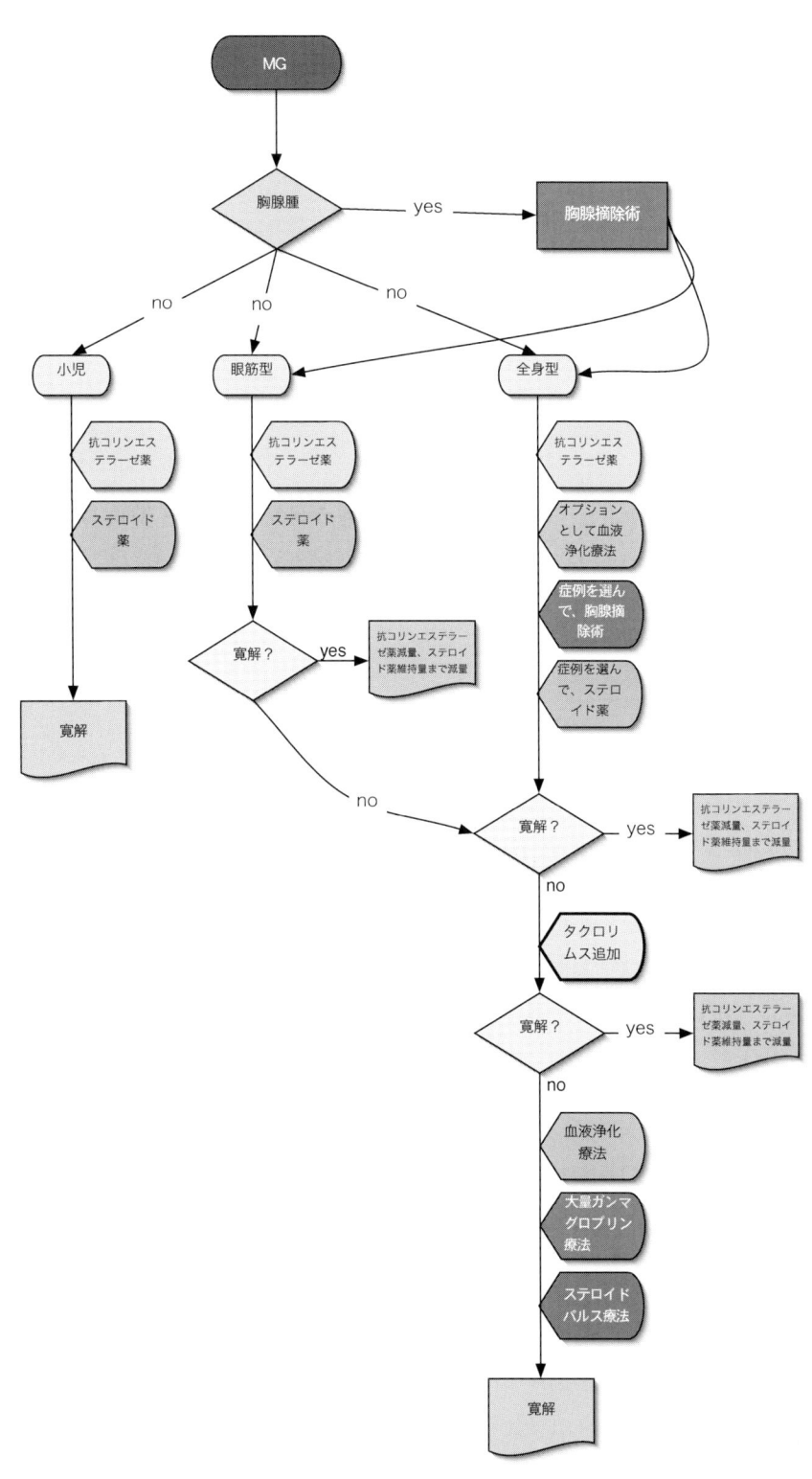

図2　重症筋無力症の治療方針フローチャート

このような研究がないため胸腺摘除術の効果は明らかでないとしているが、日本人には眼筋型が多く、また自然緩解する例が多いとしている[33]。

(薬剤の副作用への対応)

副腎皮質ステロイドの副作用として、糖尿病、高血圧、胃潰瘍、骨粗鬆症、肥満、易感染性、緑内障、満月様顔貌などがあり、大量投与時には定期的な検尿、血液検査、胸部X線撮影等の検査が必要である。またH2-blockerなどの胃潰瘍治療薬、骨量が低下した場合には、ビスフォスフォネート、活性型ビタミンD、ビタミンKなどの骨粗鬆症治療薬の併用を考慮する。

症状が十分改善しない例では、副腎皮質ステロイドの連日投与もやむを得ないが、できるだけ早く、隔日投与に移行していくことが副作用を防ぐ意味から望まれる。副腎皮質ステロイド治療中は、免疫能抑制のためツ反陰性化がおこり、また感染症を併発してもCRP上昇が目立たないため、結核の既往のある高年齢者では定期的な胸部X-Pのチェックが必要である。また、免疫療法を行う際に注意すべき点として血清IgG値のモニターがある。易感染性を防ぐため500 mg/dl以下にならないように注意する。

tacrolimusに関しては、3 mg/日の投与では問題となる副作用が出現することはまれである。腎障害、高カリウム血症、高血糖などの副作用が出現することがあるので、その際はまず減量を行い経過観察する。

専門医の工夫

1) 免疫抑制薬と予防接種

副腎皮質ステロイドやtacrolimusを服用中の患者から、予防接種の可否を尋ねられることがある。生ワクチン、弱毒化ワクチンは、患者の免疫能が抑制されているため、発症の可能性があり投与できない。インフルエンザ・ワクチンなどの不活化ワクチンは、抗体価の上昇が十分期待できないので、その点を十分患者に説明し、希望があれば行うようにする。

2) seronegative MG

最近、注目されているのが筋特異的チロシンキナーゼ (muscle specific tyrosine kinase, MuSK) に対する自己抗体陽性のseronegative MG患者である。AChRAb陽性例も報告されているが[34]、多くはAChRAb陰性である。Seronegative MGはMG患者の10%程度を占めるとされているが、その26～38%がMuSK抗体陽性と報告されている[35,36]。

その臨床症状の特徴として、女性に多いこと(男女比は1:10)、眼・球症状が目立ち、クリーゼになりやすい。胸腺腫や過形成の合併がなく胸腺摘除術の効果もない、治療では血液浄化療法とステロイド治療が有効であるが、一部に副腎皮質ステロイド薬や免疫抑制薬に反応せずに筋萎縮をきたす予後不良の症例が存在する。

一方、AChRAb陰性の眼筋型MG疑い例を経験することがある。この場合は、診断基準(表1)を参考にして頭部MRIを含めた十分な検索をする必要がある。MGと思っていると、思いがけない疾患を見逃すことがある。診断基準の鑑別疾患の中には、エドロフォニウム・テストが擬陽性になる例もある。他疾患が除外されてMGとの確定診断もできない場合は、経過観察とする。

3) 免疫抑制薬と妊娠、授乳

MGの女性が妊娠する可能性がある場合、もしくは妊娠を希望する場合は、その薬を使う必要性と副作用を十分説明し、患者の同意を得てから治療を行う必要がある(インフォームド・コンセント)。副腎皮質ステロイド薬の投与や血液浄化療法は比較的安全に使うことができるという報告がある[37]。tacrolimusは、移植領域において口蓋裂発症の報告があるが、因果関係に付いては十分わかっていない。基本的に、催奇形性の全くない薬剤は存在しないと考えてよい。

その薬剤を使う必要性と副作用を十分患者に説明した上で、患者の希望を尊重することが大切である。授乳にあたっては、副腎皮質ステロイド薬は比較的安全とされているが、他の免疫抑制薬、抗コリンエステラーゼ薬は乳児に障害を与える恐れがあるので、授乳は控えるようにする[37]。

4）浸潤性胸腺腫合併例のフォローアップ

正岡分類 III 期以上の胸腺腫の再発率は、放射線療法や化学療法を併用した場合でも34%と高く、再発は0.5年から17年後（メディアン、5年）と報告されている[38]。浸潤性胸腺腫合併例では、定期的に胸部CTもしくは胸部X-Pによるフォローアップが必要である。

5）専門医紹介のタイミング

MGを疑う患者を診た場合、治療を開始する前に専門医に紹介し、診断を確定する方が良い。治療方針決定、初期治療も現時点では専門医の判断によるところが大きく、専門施設にまかせた方が良い。外来通院が可能な状態に症状が安定し、副腎皮質ステロイド投与量も減量できた場合は、専門医と連携し、一般病院、クリニックでの経過観察が可能である。

これまで経過が良かった患者の症状が悪化してくることも考えられる。その場合は、処方を変更する前に早めに専門医の意見をもとめたほうがよい。その時に、患者の経過を MG-ADL scaleを使って連絡すると専門医の判断に役立つ。クリーゼを来した場合は前項を参考に、必要があれば気道確保をして専門施設に搬送する。

6）免疫抑制薬はいつ止められるか

患者の症状が改善し、減量してきた副腎皮質ステロイドをいつ止めるかは、専門医でも判断に迷うところである。また、最近は副腎皮質ステロイドとtacrolimus併用例が増えてきているが、どちらを先に減量中止するかについても、一定の見解はない。副腎皮質ステロイドの減量にあたって、AChRAb価を指標として判断することは困難である。その値が高値でも症状がほとんどない患者もいれば、低値であってもMG症状を強く呈する患者がいる。しかし、一人の患者の経過を追う場合には参考になる。まれな例ではあるが、AChRAb値が陰性化し、治療を止めて数ヵ月後にクリーゼ様の症状で再発した患者もいる。専門医と連携を取って、注意深く経過観察していくことが必要と思われる。

7）患者の心理的サポート

MGは治りうる疾患ではあるが、長期的な治療が必要な慢性疾患であり、就労や日常生活に影響を与えることはまれではない。また、最近はインターネットに情報があふれており、患者が正しい知識を得ることはかえって難しくなっている。まず、患者の訴えを良く聞き、その希望をかなえようとする姿勢が医師に求められていると思われる。

引用文献

1) Drachman DB. Myasthenia gravis. N Engl J Med 1994;330(25):1797-1810.
2) Yoshikawa H, Satoh K, Yasukawa Y, Yamada M. Analysis of immunoglobulin secretion by lymph organs with myasthenia gravis. Acta Neurol Scand 2001;103(1):53-58.
3) Yoshikawa H. Engraftment of myasthenia gravis thymocytes into severe combined immunodeficiency (SCID) mice. Autoimmunity 1998;28(4):217-224.
4) 井手芳彦、高守正治：重症筋無力症. 本邦臨床統計集（上巻）. 日本臨床（増刊）50：186?193, 1992
5) 吉川弘明、山田正仁：重症筋無力症. 実践診断指針. 日本医師会雑誌 特別号 128: S 204 - S 205, 2002
6) Lennon VA. Serologic profile of myasthenia gravis and distinction from the Lambert myasthenic syndrome. Neurology 1997;48:S23-27.

7) Jaretzki A, 3rd, Barohn RJ, Ernstoff RM, Kaminski HJ, Keesey JC, Penn AS, et al. Myasthenia gravis: recommendations for clinical research standards. Task Force of the Medical Scientific Advisory Board of the Myasthenia Gravis Foundation of America. Neurology 2000;55(1):16-23.

8) Osserman KE, Genkins G. Studies in myasthenia gravis. Short-term massive corticotropin therapy. JAMA 1966;198(7):699-702.

9) Wolfe GI, Herbelin L, Nations SP, Foster B, Bryan WW, Barohn RJ. Myasthenia gravis activities of daily living profile. Neurology 1999;52(7):1487-1489.

10) Yasukawa Y, Yoshikawa H, Iwasa K, Yamada M, Takamori M. Comparative study of pre-operative thymic imaging and pathology in patients with myasthenia gravis. J Clin Neurosci 2004;in press.

11) 佐藤 猛, 吉野 英, 増田真之, 高守正治、瀬川昌也：重症筋無力症患者のQOLの多施設調査．厚生省特定疾患免疫性神経疾患調査研究班平成7年度研究報告書，1996，pp19-21

12) 重症筋無力症（Myasthenia gravis: MG）治療ガイドライン．神経治療 20: 486 - 501, 2003

13) Blalock A, Mason MF, J. MH. Myasthenia gravis and tumors of the thymic region. Ann Surg 1939;110:544-561.

14) Gronseth GS, Barohn RJ. Practice parameter: thymectomy for autoimmune myasthenia gravis (an evidence-based review): report of the Quality Standards Subcommittee of the American Academy of Neurology. Neurology 2000;55(1):7-15.

15) Newson-Davis J. Therapy in myasthenia gravis and Lambert-Eaton myasthenic syndrome. Semin Neurol 2003;23(2):191-198.

16) Jaretzki A, 3rd, Aarli JA, Kaminski HJ, Phillips LH, 2nd, Sanders DB. Thymectomy for myasthenia gravis: evaluation requires controlled prospective studies. Ann Thorac Surg 2003;76(1):1-3.

17) Warner ME. Witness to a Miracle: The Initial Cortisone Trial: An Interview With Richard Freyberg, MD. Mayo Clin Proc 2001;76:529-532.

18) Warmolts JR, Engel WK, Whitaker JN. Alternate-dy prednisone in a patient with myasthenia gravis. Lancet 1970;2(7684):1198-1199.

19) Pascuzzi RM, Coslett HB, Johns TR. Long-term corticosteroid treatment of myasthenia gravis: report of 116 patients. Ann Neurol 1984;15(3):291-298.

20) Palace J, Newson-Davis J, Lecky B. A randomized double-blind trial of prednisolone alone or with azathioprine in myasthenia gravis. Myasthenia Gravis Study Group. Neurology 1998;50(6):1778-1783.

21) Ciafaloni E, Nikhar NK, Massey JM, Sanders DB. Retrospective analysis of the use of cyclosporine in myasthenia gravis. Neurology 2000;55(3):448-450.

22) Ciafaloni E, Massey JM, Tucker-Lipscomb B, Sanders DB. Mycophenolate mofetil for myasthenia gravis: an open-label pilot study. Neurology 2001;56(1):97-99.

23) 吉川弘明：重症筋無力症における免疫療法の現状と展望-tacrolimusを中心に-. 神経治療 21: 31 - 40, 2004.

24) Starzl TE, Todo S, Fung J, Demetris AJ, Venkataramman R, Jain A. FK 506 for liver, kidney, and pancreas transplantation. Lancet 1989;2(8670):1000-1004.

25) Yoshikawa H, Iwasa K, Satoh K, Takamori M. FK506 prevents induction of rat experimental autoimmune myasthenia gravis. J Autoimmun 1997;10(1):11-16.

26) Yoshikawa H, Mabuchi K, Yasukawa Y, Takamori M, Yamada M. Low-dose tacrolimus for intractable myasthenia gravis. J Clin Neurosci 2002;9(6):627-628.

27) Konishi T, Yoshiyama Y, Takamori M, Yagi K, Mukai E, Saida T. Clinical study of FK506 in patients with myasthenia gravis. Muscle Nerve 2003;28(5):570-574.

28) Therapeutic guideline for myasthenia gravis. Shinkei-chiryo 2003;20(4):483-501.

29) Dalakas MC. Intravenous immunoglobulin in the treatment of autoimmune neuromuscular diseases: present status and practical therapeutic guidelines. Muscle Nerve 1999;22(11):1479-1497.

30) Yu Z, Lennon VA. Mechanism of intravenous immune globulin therapy in antibody-mediated autoimmune diseases. N Engl J Med 1999;340(3):227-228.

31) Gajdos P, Chevret S, Clair B, Tranchant C, Chastang C. Clinical trial of plasma exchange and high-dose intravenous immunoglobulin in myasthenia gravis. Myasthenia Gravis Clinical Study Group. Ann Neurol 1997;41(6):789-796.

32) Nomura Y, Ehara M, Matsuki K, Juji T, Segawa M. HLA haplotype in myasthenia gravis (MG) of Japanese children. Correlative studies between MG patients and their normal siblings and parents. Ann N Y Acad Sci 1993;681:581-583.

33) Seybold ME. Thymectomy in childhood myasthenia gravis. Ann N Y Acad Sci 1998;841:731-741.

34) Ohta K, Shigemoto K, Kubo S, Maruyama N, Abe Y, Ueda N, et al. MuSK antibodies in AChR Ab-seropositive MG vs AChR Ab-seronegative MG. Neurology 2004;62(11):2132-2133.

35) Sanders DB, El-Salem K, Massey JM, McConville J, Vincent A. Clinical aspects of MuSK antibody positive seronegative MG. Neurology 2003;60(12):1978-1980.

36) Motomura M, Shiraishi H. MuSK antibody positive MG. Shinkei-chiryo 2004;21:49-54.

37) Batocchi AP, Majolini L, Evoli A, Lino MM, Minisci C, Tonali P. Course and treatment of myasthenia gravis during pregnancy. Neurology 1999;52(3):447-452.

38) Strobel P, Bauer A, Puppe B, Kraushaar T, Krein A, Toyka K, et al. Tumor recurrence and survival in patients treated for thymomas and thymic squamous cell carcinomas: a retrospective analysis. J Clin Oncol 2004;22(8):1501-1509.

第27章　多発性硬化症

山村　隆

1．疾患の概略

多発性硬化症（multiple sclerosis；以下MSと略す）は、中枢神経系に脱髄性病変が多発する慢性疾患で、診断および治療に多くの問題を抱えた難病である。古くは、日本には本疾患がないと言われた時代があったが（1890年代から1950年代）、九州大学黒岩義五郎教授らの尽力により、欧米より頻度は低いが、MS患者が日本にも存在することが広く認められるようになった。近年増加傾向があり、少なく見積もっても人口10万人に対し8〜10人程度のMS患者がいると考えられる。関連疾患まで含めるとさらに多くの患者が存在し、神経内科医にとって、MSおよび関連疾患の診療は、以前にも増して重要なものとなっている。

MSの症状は脱髄病変の起こった場所に規定され、きわめて多彩である。視神経炎による視力低下、脳幹・小脳病変による体幹失調、大脳病変による記憶力低下、脊髄炎やその後遺症による四肢のしびれや運動麻痺などが比較的多く見られる症状であるが（表1）、患者個々にその現れかたはかなり異なり、症状がMSによるものかどうか判定に苦慮する例も決して稀ではない。あまり認識されていないが、疲労感もMSに関連した症状の一つであり、一部の患者にとって大きな問題となっている。ウートフ徴候は、体温の上昇によってMSの症状が一過性に悪化することを言うが、夏の炎天下での運動や入浴、サウナで症状が悪化するという患者は多い。髄鞘の脱落した神経線維では温度上昇によって電気信号の伝達効率がきわめて悪くなることによる。サウナの中で脱力が起こり外に出られなくなった例や、入浴中に全身の力が抜け溺れ死んだ例もあり、患者には十分な情報を与えておく必要がある。レルミット徴候は首を前屈すると下半身にしびれが走る症状で、MSの頚髄病変による代表的な所見である。

MSの臨床経過は個人差が大きい。日本人では年に1〜2回の再発を繰り返す例（再発・寛解型）が多く、寛解を認めずに進行する一次進行型 (primary progressive MS)は少ない（約5％）。当初再発・寛解型であったのが途中から寛解なく進行する場合には、二次進行型MS (secondary progressive MS)と診断する。欧米では、神経障害のレベルが拡大障害状態尺度（EDSS）で4.0を超えると、その後は二次進行型に移行するという調査結果もあるが、日本人症例では確認されていない。発病後10年以上経過してもADLに大きな問題なく神経症状も軽い場合、特に"良性MS" (benign MS)と診断することがある。日本人には良性MSが比較的多いようである。

この20年間でMSの考え方や治療方針は大きく変化した。まず、MSが自己免疫病であるという理解が一般的になったことが重要な変化である。すなわち、免疫系が中枢神経の髄鞘を異物と認識し攻撃することによって脱髄が起こるのであるという考え方が普及した。自己免疫の基礎研究者がMSの研究を精力的に進めた結果、MSは自己（髄鞘蛋白）に反応するT細胞やB細胞が関与している臓器特異的自己免疫疾患の代表疾患と位置づけられるようになったのである。もう一つの大きな変化は、MSの長期的な予後を改善する薬剤として、インターフェロン・ベータとコパキソン®が利用できるようになり（注：コパキソン®は日本では未承認）、MS発症後できるだけ早期にこれらのdisease modifying

表1：MSの症状

視力低下	三叉神経痛	頻尿
失明	有痛性強直性痙攣	排尿困難
複視	レルミット徴候	便秘
視野欠損	ウートフ徴候	陰萎
眼振	筋力低下	抑鬱
めまい	痙性	軽躁
構音障害	表在覚低下	記憶力低下
体幹失調	深部知覚低下	認知障害
企図振戦	しびれ感・深部痛	疲労感

agentによる治療を開始すべきだという考えが欧米で主流となったことである。これらの注射薬は、大規模臨床試験によって再発回数の減少、MRI病変の減少、ADL悪化の抑制などの効果をもたらすことが証明された薬剤であり、現在世界各国で処方されている。日本でもインターフェロン・ベータが5年前より処方できるようになり、現在2,000人以上の患者が治療を受けている。

他方、MSの脱髄病変のみを強調する時代が終わったことも重要な変化である。すなわち、MSの脱髄病変では軸索の数が顕著に減少していることが証明されており、MSの神経障害は<u>軸索障害（axonal degeneration）</u>で説明されるようになった。軸索障害は、炎症による軸索の切断や脱髄が長期間続いた結果起こる二次的な変化と捉えられている。時間的な経過とともにニューロンの変性や軸索消失（axonal loss）も進行し、さまざまな程度の脳萎縮を生じる。欧米の調査によれば、MSにかかると平均して年に1％程度脳の容積が減っていくという。

米国の代表的なハリソンの内科学教科書のMSの項では、このような近年の進歩が網羅されているが、日本の医学教科書の多くでは改訂が進んでいない。古い教科書に記述されている情報を鵜のみにしないよう、注意する必要がある。

MSの外来診療

20年前であれば、MSは誰が診ても良い疾患であったかもしれない。実際、どのような診療を行っても、長期的な予後には関係ないという冷めた考え方もあった。しかし、インターフェロン・ベータが利用できるようになり、免疫学的な視点でMSを捉えなければならない現在では、MS診療は専門医抜きでは成立しないと考えるべきである。患者団体がインターネットでMSに関する詳しい情報を発信しており、付け焼き刃の知識では、患者に納得の行くような説明が難しいのが現実である。担当医の情報不足によって患者は不信感を抱き、これは医師、患者双方にとって不幸な事態を招くので、いつでも専門医にコンサルトできるような体制を整えることが望ましい。幸いMSの患者数に比べてMSを専門とする神経内科医の数は多く、紹介があれば最善を尽くしてくれるはずである。米国のMS専門病院では、専門医の診察は半年に一回程度（40分）であり、あとは地域のドクターが担当している。我が国では事情が異なるが、インターフェロン・ベータの導入までは専門医のいる施設に任せ、その後は3～4ヵ月に一回専門医の診察を受け、地域の病院には1ヵ月に一回通院できるようにできれば理想的である。

<u>MSのプライマリーケア</u>でもっとも重要なのが、再発時のステロイド・パルス療法である。再発であることが確実な場合には、できるだけ速やかにパルス療法を行うべきである。脳内の炎症を放置することによって、さらに自己免疫反応が促進されると考えられるので、『病棟が満床である』、あるいは『神経内科の専門医が二週間先まで来ない』という理由で、パルス療法を先延ばしにするべきではない。パルス療法は入院を原則とする施設もあるが、外来で十分行えるものである。米国のMS専門医に聞いたところでは、施設全体としておよそ5,000人のMS患者の診療を担当しているが、入院が必要なのは年に3人程度に過ぎないということであった。つまりステロイド療法は外来で行っており、余程重症な場合にしか入院させていないことがわかる。日米の医療事情の違いを考慮しても、MSの外来診療を重視することは世界的な趨勢である。

症状が比較的軽い慢性期のMSについては、地域の「かかりつけ医」はインターフェロン・ベータやステロイド、あるいは免疫抑制剤の副作用のチェック、感染症に対する早期治療、そして再発時のステロイド・パルス療法などを担当する。痛みやしびれに対する対症療法、日常生活の問題に対する対応や精神的なケアなどにまで配慮できれば理想的であるが、緊急性のない場合には専門医に任せた方が良い。症状の重い寝たきりの患者の管理については、MS固有の問題に加えて、寝たきり患者に共通した問題に対応しなくてはならない。

視力障害・複視

MSの患者の50％程度が、現在または過去に視神経炎による視力障害を経験している。また、脳幹病変によって複視を生じる例も稀ではない。突然視力低下を訴えた場合には、眼科医の協力を仰いだうえで、できるだけ早くMSに伴う視神経炎であるか否かを見きわめる。鑑別診断としては、インターフェロン網膜症、緑内障などの眼疾患、および大脳病変に起因する視野欠損などがある。

MSの視神経炎であることが確診できれば、すみやかにステロイド・パルス治療を行う。視神経炎の

予後は患者ごとに大きく異なり、重篤な場合には失明することもある。いわゆるDevic型の視神経脊髄炎では、特に激烈な症状があらわれることがある。治療が遅れると医療不信を生むことが多いので、MS診療でもっとも緊急性を要する事態と認識するべきである。視力回復が思わしくない場合には、ステロイド・パルス療法は3クールまでは繰り返しても良い。また、パルス療法の後療法として、ステロイドの経口投与も行う。ステロイド投与量について異なる意見を持つ眼科医もいるが、MSに伴う重篤な視神経炎を経験されたことのないドクターも多いので、十分議論して十分な治療を行うべきである。視力の回復がおもわしくない場合には血液浄化療法（plasmapheresis）も考慮する。

急に現われた複視に対する対応も、基本的には視力低下に対する対応に準じる。ただ、複視が固定してしまうケースは稀であり、通常は治療によく反応する。

運動障害

大脳病変、脳幹病変、脊髄病変のいずれによっても、上肢や下肢の麻痺は生じるが、日本人の患者で圧倒的に多いのは脊髄病変（頚髄または胸髄病変）による運動麻痺である。その場合、運動障害のみが現われることは稀で、上行性の感覚障害を伴うことが多い。「階段昇降が困難になった」「疲れて歩けない」「下肢がしびれる」などの自覚症状を訴えられるので判定は容易である。歩行可能な程度の麻痺であれば、1クールか2クールのステロイド・パルス療法に良く反応するので外来で治療を行う。しかし、数日間で足腰が立たなくなるような強い症状を生じた場合には、入院加療が必要になる。

脳幹や小脳の病変のために、振戦（ふるえ）が現われ、「字を書くのが難しい」、「コップを持って水を飲むのが難しい」という自覚が現われることもある。日本人には比較的稀な症状であるが、欧米型のMSでは「ふるえ」の症状が出る。MSで亡くなった天才チェロ奏者ジャクリーヌ・デュプレの晩年の映像を見ても、明らかに企図振戦に悩んでいたことが窺える。また、脊髄後索病変による深部感覚障害のために、不随意運動、失調症状が現われることもある。

急性期の治療を終えてもなお運動障害が残る場合には、専門医の診療を求める方が良い。リハビリも

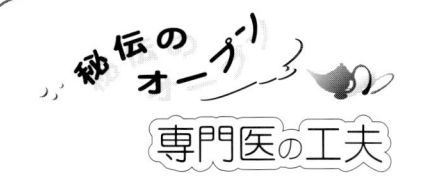

秘伝のオープン　専門医の工夫

MSの運動機能障害の特徴として、短時間の運動は可能でも持続性が低下することがあげられる。外来で簡単な筋力検査をしただけでは、運動障害を正確に評価できないことが多い。むしろ、早足で歩行できる距離や時間を確認することで、実際の障害の程度を推定できる。筋力検査では正常に見える患者でも、「10分も歩くと足がしびれて来るので、5分くらい休んで、その後もう一度ゆっくりと歩き出します。」「2時間くらい散歩に出ても平気です。」というような違いがある。実際、MSの重症度評価として利用されているEDSSスコアは、歩行可能な距離を重視している。

ある程度の効果はあるが、抗痙縮薬の処方なども含めて総合的に診療プランをたてることが推奨される。

感覚障害と痛み

MS診療で担当医をもっとも困らせるのが、MSによる感覚障害と痛みである。もちろん患者の悩みは計り知れないほどであるが、限られた診療時間でその苦悩にどのように対応すれば良いか、頭を悩ませている神経内科医は多い。

感覚障害と言ってもその内容は多様である。良く診察すれば、顔面、体幹、四肢などに軽い触覚や痛覚の低下が見られることは稀でないが、この程度の軽度の所見が問題になることはまずない。一番問題になるのは、脊髄病変による慢性期の感覚障害と痛みである。急性期には表在覚低下が現われ、感覚が戻ってくるにしたがって痛みになることもあれば、最初から痛みの症状が強く現われることもある。頚髄での再発を繰り返し、再発ごとに痛みが増す場合もあれば、発症早期から痛みが強く現われることもある。脊髄の病変分布の偏りを反映し、頚部、上腕部、胸部の痛みが特に問題になることが多い。胸部では、いわゆる帯状感覚（band sensation；バンドで締め付けられるような感覚）を訴えることが多い。日本人のMSでは脊髄に壊死性病変を生じることが比較的多く、MRIで脊髄空洞が証明されることがあ

る。痛みやしびれの背景には、このように日本人に特異な病理像が存在する。

「痛み」と「しびれ」は分離できないことが多いが、突発的な「痛み・しびれ」と持続的な「痛み・しびれ」の違いは、問診によって明らかにされなければならない。前者の代表が「有痛性強直性痙攣（painful tonic seizure）」である。片方の上肢が突然「つったよう」になり、それと同時に激しい痛みが10数秒続く。これほど典型的な場合でなくても、一時的に上肢や頚部が痛むような場合もあり、治療薬としては抗痙攣薬であるテグレトール®の効果が期待できる。テグレトール®には眠気やふらつき、皮膚発疹、肝障害などの副作用があるが、副作用も出ずに300～600 mg/日の量を長期間服用している患者も多い。テグレトール®の処方が難しい場合には、他の抗痙攣薬を処方する。三叉神経痛や舌咽神経痛もMSの症状の一つであるが、有痛性強直性痙攣に準じた治療を行う。

持続的な「痛み・しびれ」の治療は一般に難しいが、「しびれ感」の強い場合にはメキシチール®が良く効く場合がある。本剤は抗不整脈であるが、糖尿病性神経障害に伴う「しびれ」に対する効能が証明されている。ただ、時には期外収縮が問題になることもある。100 mgのカプセル剤を一日に3カプセル（分3）で開始し、満足が得られれば継続する。

下肢痙縮が強いために下肢全体の痛みが現われる場合がある。車いす生活の患者で痙縮が特に強い場合には、抗痙縮薬を十分処方する必要がある。MSにおいて効果の期待できる対症療法を表2にまとめた。

表2：MSにおける対症療法

三叉神経痛	テグレトール®、デパケン®
有痛性強直性痙攣	テグレトール®
脊髄病変によるしびれ	メキシチール®、テグレトール®、ランドセン®、トフラニール®、パキシル®、アレビアチン®
痙縮	リオレサール®、ムスカルム®、ミオナール®
頻尿	ポラキス®、ブラダロン®
便秘	アローゼン®、大黄末
疲労感	補中益気湯、シンメトレル®
うつ症状	ルボックス®、トフラニール®
陰萎	バイアグラ®

2．治療の実際

・急性増悪期

急性増悪の診断は必ずしも容易でないが、再発が確実な場合には原則として**ステロイド・パルス療法**をできるだけ速やかに行う（表3）。特に脊髄病変、脳幹病変、視神経病変が新たに現われ、歩行障害、失調症状、視力低下が短期間で進んでいる場合には、パルス療法をためらってはならない。軽い上肢のしびれのように再発の症状が軽い時には、状況に応じて治療方針を決定する。通院が容易な場合には、2～3日後に再度診察して回復傾向がない場合にパルス療法を考慮しても良いが、ただちに経口ステロイド療法を開始することも選択肢に入る。その場合には、30 mg/日で開始し2週間かけて10mg/日まで減量する。この2週間の間に症状の改善がまったく見られない場合や増悪する場合には、途中でステロイド・パルス療法に切り替える。

専門医の工夫　秘伝のオープン

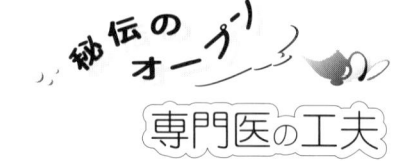

「しびれ」を訴える患者の多くは不眠傾向にあり、かつ抑鬱状態にある。しびれが軽度であれば、抗鬱剤のみで軽快することもある。時にはトフラニール® 10 mg眠前の処方で、問題が解決できることもある。

表3　急性増悪期ステロイド・パルス処方例

ソルメドロール®　1000 mg
ガスター®（20 mg）　1 A
以上を生理食塩水100 mLに溶解して1時間で点滴静注。

3日間連日で同点滴を行い（1クール）、必要があれば4日間の点滴休止期間をおいて2クール目に入る。症状が重い場合には、5日間連日の点滴を1クールとする。点滴休止期間にはステロイドの経口投与を行う（本文参照）。

大脳病変の場合は、かなり大きな病変でないと、臨床的に再発を診断できないことが多い。物忘れが激しい、家族に何か様子がおかしいと言われた、職場でミスが多い、頭の中がもやもやするなどの訴えがある場合には、ガドリニウム造影MRIを撮影して再発の有無を確認する必要がある。

ステロイド・パルス療法は通常三日間かけて1クール行う。治療に対する反応はさまざまであるが、治療開始後2～3日で患者が治療効果を実感できる場合には、後遺症を残さず回復することが多い。1クールで治療効果が現れなくても2クール目で回復する場合も多いので、症状が取れない場合には3クールまでパルスを繰り返しても良い。4クール以上では副作用が危惧され、むしろ免疫吸着療法の導入を考えた方が良い。免疫吸着療法で症状が劇的に改善する場合もあるが、その作用機序は不明な点が多い。いわゆるDevic型のMSで、視神経炎や脊髄炎の症状が激烈である場合には、後遺症が残ることが懸念されるので、5日間連続投与を1クールとしても良い。また、Devic型MSには早期に免疫吸着療法を行うことをすすめる専門医もいる。パルスの後に経口ステロイドを投与するかどうか議論があるが、筆者はパルスとパルスの間にはプレドニン®20 mg/日の経口投与を行うことを原則にしている。このような配慮を怠ると、時にパルス中断後に症状の悪化を見ることがある。また、パルス終了後はプレドニン®30 mg/日から開始し、3週間程度で徐々に減らし中止する。

米国で毎週脳MRIを撮影してMSの自然経過を検討した研究があるが、病変の中には数日間で完成し以後ただちに縮小傾向を示すものもあるが、数週間かけて増大傾向を示すものもある。後者のような病変は脳腫瘍と誤診されることが稀ではない。症状の変化がなくMRIでたまたまガドリニウム造影病変が描出された場合（無症候性病変）には、通常ステロイド・パルス療法は行わず、インターフェロン・ベータ療法の導入を考える。従来、症状が出ないのだから治療の必要はないという意見もあったが、無症候性の大脳多発病変は大脳萎縮につながり、年単位で見るとADLの悪化、記憶力の低下、性格変化などにつながるので、放置すべきではない。

・慢性期の治療

インターフェロン・ベータが現われる以前、MS慢性期の治療で処方されるのは、おもにステロイド（プレドニン®）または免疫抑制剤（イムラン®）であった。ステロイドの長期投与については、再発を抑制する効果がないという意見がある一方、減量すると再発する例もしばしば経験される。ステロイドには抗炎症作用の他にT細胞のシグナル伝達を抑制する効果やT細胞の細胞死（apoptosis）を誘導する作用もある。またMS以外の自己免疫疾患に対して治療効果が確認されている。したがって、頭からステロイド経口投与を否定するのではなく、その投与方法については患者ごとに決定するべきである。特に既にステロイドを長期にわたって処方されている

専門医の工夫　秘伝のオープン

再発の診断にMRIが有用であることは誰もが認めるが、MRIで造影病変が認められないからと言って、再発を除外することはできない。脊髄病変を検出することは難しいし、MRIで正常に見える白質（normal appearing white matter; NAWM）においても、炎症細胞浸潤や軸索変性を認めることが報告されているからである。神経学的所見と訴えの内容を重視することがポイントである。なお、MSの脳MRI所見について一部に誤解があるようである。①「これほど病変の数が多いMSは見たことがないので、MSではないと思う。」、②「大脳皮質まで病変が及んでいるのでMSではない。」、③「先月のMRIで写った病変が、今回はさらに大きくなっている。これはMSよりも腫瘍を疑うべきである。」、④「脳萎縮が強すぎるのでMSではない。」などの初診医のコメントが正しいかどうか患者から質問され、返答に困ることがある。

①MSの大脳の病変数は時に100個以上になること、②大脳皮質を巻き込むMSは稀ではないこと、③数週間以上かけて大きくなるMS病変が存在すること、④発症後10年以上経過すると脳萎縮が強く白質の減少のみ目立つことがある、などは欧米では常識である。日本では経験が少ないので仕方がないかもしれないが、新しい教科書やアトラスが必要だと感じている。

表4　インターフェロン・ベータ導入に関する説明のポイント

- 再発回数を減らし、症状の進行をくい止める効果が期待できる。特に5年後、10年後のQOLに良い影響がある。
- 欧米では30%-40%の患者が使っている。日本でも徐々に普及してきた（20%程度）。
- 治療効果が実感される場合と、そうでない場合がある。
- 風邪を引いた時に体内で作られる物質である。
- 現在日本で認可されている製剤は、一日おきに皮下注射する。
- 主な副作用は、感冒症状、発熱、関節痛、注射部位疼痛、発赤など。抑鬱、白血球減少、肝障害、無月経も起こりうる。鬱のひどい人には使わない。
- 副作用の出方には個人差が多いが、治療開始3ヵ月程度でなくなることが多い。
- 教育入院期間中に副作用をコントロールする方法を見つけることが可能。
- ステロイドとの併用は可能であるが、漢方薬小柴胡湯との併用は禁忌である。
- 動物では流産を誘発する。妊娠希望のある場合は使えない。ただインターフェロン・ベータ治療中に妊娠した例もある。

場合には、リバウンドも起こりうるので、その減量は慎重に行うべきである。しかし、これはあくまでインターフェロン・ベータが使用できない場合の話であって、ステロイドの副作用を考えると、可能な限りステロイドからインターフェロン・ベータへの変更を試みるべきである。

インターフェロン・ベータの導入にあたって説明するべき事項は表4に示したとおりである。現在利用できるインターフェロン・ベータ1b製剤（ベタフェロン®）については、800万IUの隔日皮下注射を原則とする。投与開始後3ヵ月以内にいろいろな問題が起こりうるので、インターフェロン治療の導入には原則として10日～14日間の入院が望ましい。これまで経験したことのない発熱や頭痛などの副作用に対して即座に対応できないと患者はパニック状態に陥る可能性が高く、治療継続が困難になるからである。

インターフェロン療法の評価は欧米では確立しており、30-40%程度の患者が自己注射を行っている。早期に治療を開始することによって長期的な予後が改善されることが強調され、MSの診断がつき次第導入することを推奨する専門家もいる。しかし、日本では欧米のMSよりも軽症例が多いこと、欧米には見られない視神経と脊髄に病変が限局する病型（視神経脊髄型MS; optico-spinal MS）が存在することなどから、一律に欧米のやり方を踏襲するのが良

秘伝のオープン　専門医の工夫

頭痛、発熱などの感冒症状が強く出る場合には、NSAIDの処方が一般的であるが、少量のステロイドの併用、あるいはインターフェロン・ベータの減量（4分の3量減らす）も選択枝に入る（表5）。副作用の強く出るのは最初の3ヵ月なので、この期間を乗り切るための方策として割り切る。また、インターフェロン・ベータ治療中に再発が起こった場合には、通常と同じようにステロイド・パルスを行う。皮膚潰瘍は時に強く出ることがあり、皮膚移植まで必要になった症例の話も耳にしている。けっして甘く見てはいけない。

表5　インターフェロンの副作用が強い場合の処方例

① ロキソニン® (60 mg)		2 C, 分2
セルベックス® (50 mg)		3 C, 分3
② ボルタレン®座薬		2 C, 分2
③ プレドニン® (5 mg)		2 T, 分1, 2週間
		1 T, 分1, 1週間
セルベックス® (50 mg)		3 C, 分3, 3週間
④ プレドニン® (5 mg)		4 T, 分1, 隔日
セルベックス® (50 mg)		3 C, 分3

いとも思われない。筆者は大脳病変の多発する患者（いわゆる欧米型MS）には、インターフェロン・ベータを積極的に処方している。また、再発回数の多い患者やADLの低下が過去半年で明瞭な場合（二次進行型への移行が疑われる場合）にもすすめている。一方、視神経・脊髄型MSや高齢発症のMSに対しては慎重に対応することにしている。これらの患者では、欧米型MSとは異なる病態が推定され、インターフェロン・ベータの有効性に関する情報も不足しているからである。

インターフェロン・ベータ治療では、治療開始後早期に再発を生じることがある。個々の再発でインターフェロン・ベータ治療との関連は明確にすることは難しいが、医療不信を産むこともあるので慎重な対応が求められる。ステロイドの併用やインターフェロンの減量を含めて、専門医の意見を求め、柔

専門医の工夫　秘伝のオープリ

MSは発症してから最初の数年間の診療が特に重要である。進行の速い症例では発病後3年以内に車いす状態にいたる場合がある。こうなってからでは回復を望めない。後から振り返って、なぜあの時にもっと積極的な治療を行っておかなかったか後悔することがないように、専門医との連携を密にすることが重要である。少なくとも半年に一回は脳MRI検査を行い、病変数を確認するとともに、より積極的な治療の適応がないか考慮する。進行の速い症例に対する選択肢としては、インターフェロン・ベータ治療の他に、免疫抑制剤、定期的ステロイド・パルスなどがある。免疫抑制剤については、欧米ではループス腎炎に準じたサイクロフォスファミドのパルス療法やノバントロン®による治療をすすめる施設もある。いずれも副作用が問題であるが、それぞれの薬剤による治療経験のある膠原病内科医や血液内科医の協力が得られれば可能である。まだ日本では経験が少ないので、症例を特定の施設に集めて経験を積み重ねていく必要がある。

再発・寛解型MSでインターフェロン・ベータが副作用のために継続できない場合は、その他の方法を併用する（表6）。コパキソン®については日本で認可される望みはほとんどないようであるが、個人輸入で治療を行っている例もあり、一考に値する。良性の経過を取る若い女性では、妊娠・出産を希望される方も多いが、インターフェロン・ベータ治療中は妊娠できないことを説明しておく。二年間程度インターフェロン・ベータを使ったあとに休薬し妊娠することも可能であるが、まだ確立したプロトコールがあるわけではない。欧米の報告では、妊娠中はむしろ症状が安定するが、分娩後再発することが多いとされる。

良性型MSに属し安定している患者には、ふつうの生活を享受してもらえるように支援することが必要である。スポーツ、海外旅行、性生活などの相談にも適切に応えることが求められる。海外旅行の折には、注射薬、注射セットを携行することが必要である旨を記した証明書が必要になる。製薬会社で書式を作っているので、これを利用すれば良い。男性患者ではバイアグラ®を求められることもあるが、病状に良い影響を与えると判定して処方している。

患者や家族は常に新しい情報を求めておられる。医師は患者がMSとうまくつき合っていく方法を自分でさがし出せるように、積極的に情報を提供するべきである。

表6　インターフェロン・ベータが使えない場合の処方例（進行が特に速い例は除く）

① コパキソン®　皮下注射, 連日　（個人輸入が必要）	
② イムラン® (50 mg)	1 T, 分1
③ プレドニン® (5 mg)	4 T, 分1, 隔日
セルベックス® (50 mg)	3 C, 分3, 連日
ケタス®	3 C, 分3, 連日
④ ブレデイニン® (50 mg)	2 T, 分2
プレドニン® (5 mg)	4 T, 分1, 隔日
セルベックス® (50 mg)	3 C, 分3, 連日

軟に対応するべきである。

再発予防の工夫

自己反応性T細胞が外来因子によって活性化された場合にMSの再発が起こるという考え方が広く受け入れられている。外来因子として注目されているのが、ウイルス、花粉、紫外線、体内異物（美容外科の材料など）である。東京多摩地区における診療経験から言うと、MSの再発は特定の時期に集中しており、同じ日に3人、4人と再発患者を診ることがある。風邪の流行するシーズンや花粉症の多い季節に一致するようであり、体内に入ったウイルスや花粉が再発の引き金を引くのではないかと考えている。風邪の予防として、規則正しい生活を送ること、うがいや手洗いを励行すること、睡眠をよく取ることなどを指導している。また、花粉症の強く出る患者については、あらかじめ抗アレルギー剤を処方し、激しいアレルギー症状が出ないように工夫する。再発の引き金は患者ごとに異なることが想像されるので、病状日誌をつけてもらい、できるだけ自分の病気を良く知ってもらうようにする。

紫外線とMSの関連について学術論文はないようであるが、夏の海辺で日焼けした後に再発した例の経験や、紫外線によるSLEの悪化などの情報を参考にして、患者にはあまり日焼けしないように指導している。体内にシリコンを入れたあとMSを発症した症例報告は多く、豊胸術後のMS発病例を筆者も経験している。患者には体内異物の危険性を説明しておく必要がある。免疫学的な表現を使えば、「自然免疫系を強く活性化するような刺激」をさけることが望ましいと言える。細菌感染によって自然免疫が活性化されるのも再発の原因となりうるので、尿路感染症に対して抗生物質を処方することも重要である。また旅先で虫に刺されて再発をした例もあるので、野山を歩く時には衣服に配慮することが必要である。

一方、再発の中には、外来因子の関与が考えにくい例もある。中には家族内のトラブルなど強い精神的ストレスのあとで再発を認める場合があり、精神的なケアも重要である。精神的ストレスがNK細胞などの免疫調節細胞（自己免疫病をおさえる細胞）に悪い影響を与えるのではないかと考えられるからである。抗鬱剤や睡眠導入剤の処方を適宜考慮する。実際、若い患者にとって就学、就労、結婚、出産などに関する悩みは尽きないが、家族（母親）まで神経症的になり、相互に悪い影響を及ぼしあっている例が少なくない。また中年男性患者にとっては、仕事上の悩みや経済的な問題、家庭内での疎外感などが大きな悩みになり、家族に対して暴力的になることもある。主治医は本人と家族の関係まで把握し、適切な指導を行うことが必要である。精神科医に精神状態を評価してもらうことも時には重要である。インターフェロン療法の副作用としての鬱症状や、MSと関連している可能性のある躁状態は精神科にコンサルトする。

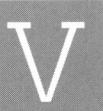

V 神経筋疾患をとりまく諸問題

第28章 「告知」に関するアドバイス

今井 尚志, 大隅 悦子

「告知」の定義

　一言で告知といっても、その行い方は医師により千差万別であり、従来は病名のみ告げて告知を行ったとする場合もあったと思われる。しかし「告知」は,「告げる」行為と「知らせる」行為の2つの行為から成り立ち、患者が医師が告げたことを充分了解してはじめて告知が完成される。この方法をALSに適応した場合、病気の進行に合わせて繰り返して行うことが必要なため、しばしば年単位の期間を要する。

「告知」の具体的方法

①告知は最初から患者と家族に同時に告知を行う。

　従来は患者に告知する前に家族に病気について説明することも多かったが、家族が患者に知らせないように配慮し、医師が患者本人に告知を行うことを妨げるように働く場合もあり、そのため本人への告知が遅れるような事態は避けるようにする。

②最初にどのような話をするか。

　運動ニューロンの変性疾患であり、進行性であり治らない疾患であることを正しく認識させることが重要である。また病名を告げるだけでなく将来出現してくる運動・コミュニケーション・嚥下・呼吸などの症状に関して具体的に説明する。
　なるべく早期に告知を行うべきであるが、患者本人の理解の程度や受け止め方により、症状にあわせて段階的に行っていく場合もある。予想される諸問題に対して専門医療機関としてどのようなサービスや情報が提供できるかという点に重点をおいて説明する。

③診断後早期からパソコンの使用を勧める。

　コミュニケーション障害の有無は患者のQOLを大きく左右する因子である。障害が進行してからはじめてパソコンを使用しても習得するのが難しいので、病初期から将来の機能低下に備えてパソコンの使用を勧めておいたほうが対処しやすいと思われる。

④嚥下障害に関する説明

　患者は経口摂取に固執する場合が多いが、誤嚥性肺炎や脱水の危険について良く理解させ、経鼻経管栄養や胃ろうなどを併用することで経口摂取を楽しみながら必要な水分・栄養を補うように援助することが望ましい。

⑤呼吸障害に関する説明

　将来呼吸筋麻痺のため呼吸不全に陥ることを患者・家族に説明するが、
ⓐ 気管切開し人工呼吸器を装着することの意味
ⓑ 人工呼吸器装着後の入院・在宅を含めた**療養環境整備**
の2点について、呼吸不全に陥る前に納得行くまで説明する必要がある。
　人工呼吸器を装着すれば延命可能であるが、人工呼吸器装着後の病気の進行から予想される病態や、一旦装着した人工呼吸器をはずすことは現時点では不可能であることも併せて説明する必要がある。メリットとデメリットの両面から情報を提供し、医師の価値観をできるだけ入れずに説明する。
　人工呼吸器装着後にどこで過ごすのか、あらかじめ患者・家族に考えさせておくことも必要である。現在の医療環境では年単位での療養可能な病院は非常に限られており、在宅療養を選択せざるを得ない場合も少なくない。在宅療養の場合は、介護者（多くは家族）が常に必要なこと・介護保険を含めた利用できる福祉サービスなどについて説明する。
　入院・在宅のいずれの場合でも人工呼吸療法を続

けるためには、本人の強い意志と家庭的、医療的、経済的、社会的環境を整えることが、不可欠であることを理解できるよう説明しなければならない。

上記内容の告知は神経内科の専門医がリーダーシップを執り行うのは当然であるが、必ずしも1医療機関で行うべきものではなく、他の専門医療機関に適切な説明を依頼することも考慮すべきである。

また看護師・ソーシャルワーカー等他の職種や患者会等のボランティアと連携を取りながら、医療チームとして告知を行っていくことが望ましい。

経管栄養・気管切開・人工呼吸器装着などの医療処置を受けるか否かは、患者本人が家族等と事前に十分検討して自己決定するものであり、医師を含めた医療チームは、患者・家族が正しく判断できるように早期から十分な情報を提示することが求められる。

第29章 告知についての私見

河原　仁志

　告知という言葉にまとわりつくイメージは、重苦しい。確かに、日常生活に障害が起きやすく、進行性の経過をとることも多い神経筋疾患の場合はその実行に大きな困難が予想される。そのため、様々な憶測によるイメージが形成され、「告知は難しい」「できれば避けたい」という気持ちになりがちではないだろうか。

　しかし、一般に医療現場では患者は症状があり心配で病院を尋ね、診察・検査を受け診断され、治療を受けるという一連の流れが繰り返されるのが常であり、こういった流れのどの部分を切り取って「告知」というのか難しいこともある。多くは、診断名を告げ、その後の症状の進展を予想し、治療法を説明するといった場面を告知と考えるのだと思う。しかし、患者に診察や検査、特に侵襲がある検査を行うときには、「こういった病気・状態が疑われるので検査をさせていただきたいのですが」と承諾をとらねばならないが、これも告知と言えなくもない。

　「告知」を患者にとって不利益・不都合なことを伝えるといった医療現場では比較的ありふれた場面として捉えてみることが必要ではないだろうか。私の経験では、小児期に発症する筋ジストロフィー患児に、多くの大人は「筋ジストロフィー」という病名自体を隠してきた。そして「がんばれ」と励まし続け、ROMエクササイズ（足首などの関節を他動的に動かして、関節拘縮を防ぐなど）のために定期的な通院を強いてきた。しかし、その間にも症状は容赦なく進行し、歩けなくなり、立てなくなり車いす生活を余儀なくされてくる。こういった現実に彼らは「自分のがんばりが足りないから、症状が悪くなるんだ」と自分を責め続けるといった悲劇が繰り返されてきた。だれもが未来のある子どもに「筋ジストロフィー」という治療法のない病気であると告げられないほど「優しい」のだろう。しかし、患児はこういった「優しさ」によって作り出される誤解のために自責の念に苛まれて生きている。極めて深刻な重たい問題が放置されている。言い訳になりますが、なんとかしようという気持ちで、患児・家族にも理解できる筋ジストロフィーの解説本[1]の制作や患児の子育て支援事業[2]への参加してきたが、現状はどう変わったのか分からない。しかし、少なくとも「病気」についての分かりやすい情報の提供は行ってきたし、まだ不十分なのでこれからも続けていく必要がある。私の専門分野の関係で小児の神経・筋疾患について書かれているが、成人発症の患者にも参考になると思う。また私たちも成人患者向けの解説書を読むように務めている。

　神経筋疾患・難病が遺伝性疾患であるときには、さらに複雑な様相を呈す。遺伝子情報の特殊性から遺伝カウンセリングという医療行為が必要になる。特に生殖細胞系列遺伝子解析を行う場合には、生殖細胞系列の遺伝子情報は生涯不変であり、血縁者に一部共有されているものであるため、様々な問題を考えておかねばならない[3]。臨床遺伝専門医などとの連携を常に意識しておく。神経筋疾患・難病患者の「自律、オートノミー」についての議論が行われている。自律とは自己決定権の根拠となる概念であり、患者のQOL向上の原点になるとも言える。中島は、神経難病の緩和ケアが人工呼吸療法などの生命維持療法を選ばないときの終末期ケアと誤解されやすいことに警鐘を鳴らした上で、「障害者や患者は脆弱性の故に社会で、また医療の中でさえ十分にまもられないことがある。オートノミーや自己決定に関する議論の際にはその弱さを肝に銘じ患者を守りきることが必要です」[4]と説いている。こういった姿勢こそ「告知」を考える際に不可欠なモノであると信じている。

参考文献
1) 河原仁志編著：筋ジストロフィーってなあに？、診断と治療社、東京2001
2) 日本筋ジストロフィー協会編：筋疾患児の子育てQ&A, 2003
3) 福嶋義光　他：ゲノム時代における遺伝カウンセリングのあり方、日本医事新報、4197号、P18-24, 2004
4) 中島孝：緩和ケアとは何か、難病と在宅ケア、9巻、3号、P7-11, 2003

第30章　ALSの人工呼吸

山本　真

　ALS（筋萎縮性側索硬化症）は、呼吸筋の筋力低下によって比較的短期間で呼吸困難を生ずることになる神経難病である。かつては人工呼吸器装着を行っても、呼吸器感染症を引き起こして長期生存は望めないとされ、同疾患患者への呼吸器装着に否定的な意見が主流であった。しかし、近年、医学的には、初期の呼吸不全へのNPPV（非侵襲的陽圧換気）の導入や、TPPV（気切人工呼吸）におけるHigh Volume Ventilation（以下HVV）によって、長期の安定的な呼吸管理が可能となったこと、社会的には、在宅での人工呼吸管理が保険医療に収載されたことや介護保険制度の導入によって、状況は大きく変わりつつある。現在では、十年以上の長期呼吸管理例も稀ではなくなった。

　しかし、ALSにおける呼吸不全の経過は一様ではなく、多くは四肢筋力著減に遅れて、高炭酸ガス血症を呈して顕在化してくるが、なかには呼吸筋力低下が先行する例があったり、球麻痺による誤嚥が原因で、一気に肺炎として顕在化する場合もある。主治医としては、様々な呼吸不全の可能性を想定した上で、患者、家族に今後予想される症状の出現を説明し、その対処法についても充分な理解を得るよう努力しておかねばならない。もしそれを怠ると、いざ症状が顕在化した場合、患者、家族ともにパニックに陥り、必要な医学的対処が同意の不在のため行えず、不必要に患者や家族、看護者等を苦しめることになる。

　ALSの長期呼吸管理や在宅管理は、神経内科専門医というより地域を守る一般医こそ、その任務に適している。本項では、一般医がALS患者の呼吸不全を診てゆくために、どの段階で何をすべきか、ということを実践的に記述することに努めた。

早期の呼吸不全対策
とくにNPPVの導入と維持

　ALSによる呼吸筋力低下によって、肺活量が70%から50%程度になると、呼吸不全の初期症状が見られるようになる。自覚症状は乏しくても呼吸数が増大したり、呼吸筋労作のため頑固な肩こりを自覚したり、安静時に無症状であっても体動時の息上がりなどが自覚されるようになる。この段階では、1〜2L／分程度の低容量で経鼻的酸素投与を行うとよい。夜間だけとか、体動時だけとかの処方も有効である。

　肺活量が30%台まで低下した段階では呼吸不全は顕在化する。安静時でも呼吸困難を訴えることが多くなり、経皮的酸素飽和度の低下などもみられる。動脈血ガス分析では、呼吸回数の増加にもかかわらず50torr台の高炭酸ガス血症が見られるようになり、相対的に低酸素血症が見られることもある。この段階における現在の第一選択は、経鼻酸素の増量ではなく、鼻マスク式NPPVの導入である。ALSのような神経筋疾患に対し、バイレベルの呼吸補助によるNPPV（以下、単にNPPVと記す）は著効を示す。NPPV機は機器本体がリーク量を測定することにより、吸気モードと呼気モードを切り替えるため、患者に呼気弁を作動させる呼吸努力を要求しない。この特質は、呼吸努力を要せずに換気の補助が行えるため、呼吸筋力が低下しているALS患者にとって、極めて良い適応となる。

　NPPV導入に際してのコツは、EPAPを2cm（cmH_2O、以下cmのみ表示）に固定することである。COPDなどの閉塞性換気障害を有する肺疾患と違い、ALSは呼吸器それ自体には病変がない。従って内因性PEEPは事実上0であるため、高いEPAPは、却って呼吸困難を増大させることになる。

　注意しなくてはならないことは、最近市場に出されているNPPV機種には、EPAPの最低圧が4cmとなっているものが存在することである。ALSに対しては、このような機種は不適切といえる。次にIPAPを決めることになるが、高すぎるIPAPは、患者の呼吸と同調せず、患者にファイティングや呼吸困難を生ぜしめる。また逆に低すぎるIPAPは、充

分な換気を行い得ない。高すぎず、低すぎない IPAPを、ベッドサイドで患者の状態や酸素飽和度を測定しながら、それらが改善する最も低い圧に設定するとよい。

EPAPを 2 cm、IPAPを 6～8 cmでNPPVを開始すると、比較的スムーズに導入できる。導入に成功した場合は、2、3時間以内に呼吸困難が明らかに軽減する。逆に 2、3時間経過して呼吸困難が改善しない、あるいは悪化する場合は、再度設定を調整する必要がある。導入に成功したら、当初は夜間のみ使用を行い、日中覚醒時には自発呼吸に切り替える。これにより夜間の熟睡が可能になり、本人の気力も改善することにつながる。あるいは、夜間のみNPPVを装着し、日中は経鼻的酸素投与を行うことにしてもよい。

呼吸筋力低下が進み、肺活量が20％を切ると、フルタイムでのNPPV管理が必要になるが、その段階では、鼻マスクによる顔面褥瘡の形成に注意しなくてはならない。また、NPPVを行っていても、患者より息が充分入らないという訴えが生じた場合や、酸素飽和度が90％台前半に固定した場合は、IPAPのみを引き上げて自覚症状や酸素飽和度が改善する圧に変更する。EPAPは 2 cmのままでよい。

気管切開の造設

呼吸筋力の低下は、低換気をもたらすのみでなく、喀痰の喀出困難も生じる。これまで気管切開は、定常的人工呼吸管理と同義として理解されてきたため、気管切開を頑強に拒否する患者が少なからず存在する。低換気に対してはNPPVが良好な適応を示すが、感冒や誤嚥を契機に気道感染が重なることなどで痰の量が増大したとき、これを自力で喀出することが極めて困難となる。

この状態は、患者本人を苦しめるだけでなく、看護者、介護者にも大きな負担となる。痰による呼吸困難が発生し、喘鳴などが生じるようになっても、喀出する力が不十分であるため自力で排痰することができない。看護者、介護者が数十分をかけたタッピングなどで喀痰排出に成功しても、しばらくするとまた新たな喀痰による呼吸困難が生じることになる。筆者は、こういう状態を経験するようになったら、喀痰排除のための気管切開を、積極的に勧めている。以前、人工呼吸器拒否の患者が、喀痰排出困難となってチアノーゼ状態で搬送されたことがある。本人は、NPPVさえ拒否的であり、安楽死を求めていた。しかし、本人、家族に対し、気管切開と人工呼吸管理とはイコールでないことを根気よく説明し、気管切開を受け入れてもらうことができた。その結果、この患者は気切カニューレ経由のHOTを行うことで在宅に再度戻ることが可能となった。

また、すでにNPPV管理を行っている患者においても、痰の喀出が困難になった場合は、積極的に気管切開を行うことを勧める。患者は、気管切開と声を喪失がイコールであると考えていることが多いが、気管切開孔には、スピーチカニューレを挿入し、吸入時以外は蓋か一方向弁をつけておけば、それまで同様鼻マスク式NPPVを継続することは可能であり、発声も以前同等に可能である（図1）。

球麻痺が存在する患者は、喉頭の閉鎖がうまくいかないため、頻繁に誤嚥したり、唾液が気道内に流れ込み、呼吸困難を生じることがよくある。また体位によっては、舌根沈下のための呼吸困難を生ずることもある。これまでこのような患者に対しては、気切人工呼吸管理（TPPV）に持ち込むしかなく、人工呼吸器を拒否する患者に対しては、有効な対処法がなかった。しかし、この場合も、気管カニューレ経由でNPPV機器を用いて呼吸補助を行うことが可能である。この場合は、気管カニューレをカフ付きとし、気管カニューレに接続するマウント側にリーク孔を設ける（図2）。

そして、夜間や、呼吸による疲労が生じた場合のみ経気管カニューレで呼吸補助を行い、それ以外は、気管カニューレ経由で自発呼吸を行う。球麻痺のあ

高研式スピーチカニューレを使用

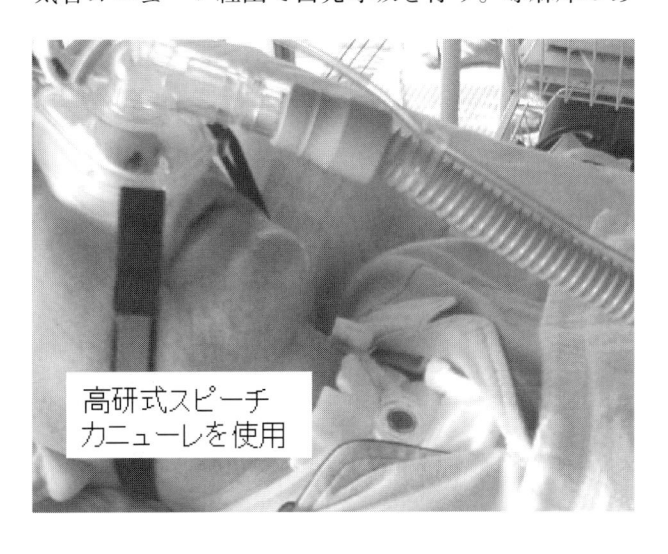

図1　気切＋NPPV

る患者は、多くは既に声を失っているため、この方法では発声は不能であるが、それによる損失とはならず、患者の受け入れもよい。球麻痺がなくても、鼻マスクによる褥瘡などのためNPPV継続が困難な場合も、気管カニューレ経由の呼吸補助にすべきである。この場合、発声は気管カニューレのカフ上部吸引孔からエアを流すことにより可能である。

気管内痰の吸引のためだけであれば、トラヘルパーなど、より小さな侵襲で気管内吸引を行えるアイテムを使用するという考えもあろう。しかし、筆者があえて気切を推奨するのは、従量式人工呼吸管理への移行を、ALSでは考慮しなければならないだけでなく、①NPPV等の補助を使っても、さらに換気が低下した場合や、気道感染などの合併で痰が大量になったとき、患者は生命の危険が生ずるが、このとき気管カニューレがあれば、フェイスマスクによる手押しバッグ換気に比べて、少人数（最低1名でも）の家族の力だけで、確実に生命の維持が出来ること、②ALS患者の緊急気管内挿管は、筋力が落ちているから容易と考えられるかも知れないが、いざ重症のALSにそれを行おうとすると、顎関節の拘縮によって開口が困難で、意外に難渋することがある。気切バイレベルあるいは気切＋NPPVの併用は、このような緊急状態に耐える質を確保するのである。無論、人工呼吸器拒否を明らかにされる患者に対しては、気切をしていても、最終段階で見守るという配慮は必要となるし、そういうことも含めて、患者や家族と事前によく話し合っておくべきである。

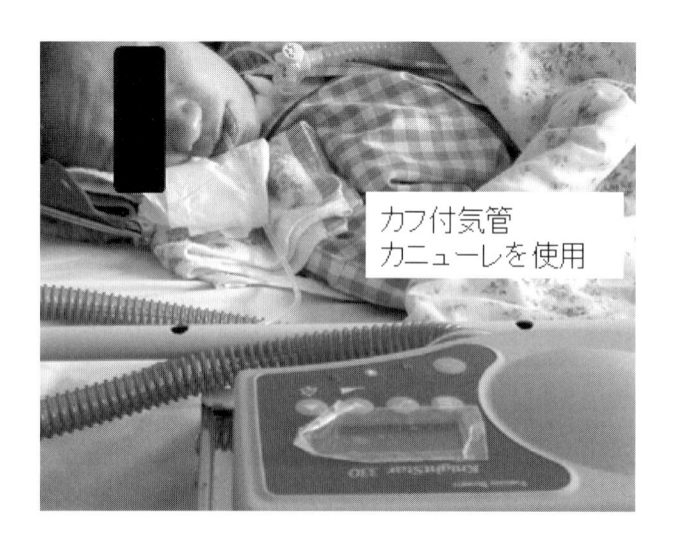

図2　気切バイレベル

気切・人工呼吸管理（TPPV）とくにHVVについて

緒言のなかでも触れたが、かつてALSに人工呼吸管理を行っても、気道感染の頻発によって、平均余命は約2年に過ぎず、その間苦しめるだけとして、人工呼吸移行に消極的な態度が主流であった。現在でもVAP（ventilator-associated peumonia 人工呼吸関連肺炎）という概念があるように、長期人工呼吸管理における気道感染症は必至と認識されることが、呼吸器内科の分野においてみられる。しかし、通常の呼吸管理となる症例は、例えばCOPDのように、肺や気道自体に病変を有したり、あるいは多発外傷のように全身状態が低下し、その結果肺や肺血管に異常を生じて、自発呼吸が不能ないし不十分になっていることに対し、神経筋疾患では、基本的に肺、気道や肺血管などに深刻な病変はないのが普通である。

にもかかわらず人工呼吸管理を行ったALS患者に深刻な気道感染が頻発してきたのは、これら神経筋疾患においてもTV（一回換気量）を、他の重症呼吸管理のように400cc程度に設定したため、短期間で無気肺が発生し、それが遷延化するなかで感染巣を形成していくのが原因であるとし、TVを15cc／kgとしたところ、無気肺の発生が事実上0となり、その結果気道感染も激減したことを筆者は報告した[1]。筆者らはこれまで十年以上にわたりこの方法で20名以上のALSの長期呼吸管理を行ってきたが、年間の肺炎発症率は1名当たり1以下であり、通常は数年に1回以下にまでその頻度を落としえている。また、本方法は、相対的に過換気状態を招来するので、呼吸困難を自覚しにくいという大きな利点もある。これら2つの要因の結果、在宅移行率は大幅に上がり、患者はさまざまな社会参加や活動、また家族ととも旅行に出かけるになど、最重症のALSであっても、単に寝たきりではない生活を行う余裕が出てきたように思われる。

HVVの導入のコツは、挿管あるいは気切人工呼吸管理開始時より、まずTVを600cc、1分間16回で行うことである。この程度の換気量であれば患者の初期受け入れも良好であり、呼吸困難の訴えも生じない。血液ガス分析では、低炭酸ガス分圧とアルカローシスが見られるが、PCO_2が20torr以上あれば

代謝代償によっていずれ動脈血PHは正常上限に固定する。逆にいえば、その程度におさまる換気数を分時換気数に再設定する。そして15cc／kgより示された目標値に向かい、2週間に1回、TVを50cc増量させ、換気数を1減ずる。本人の苦痛が生じたりした場合は、目標値に届かなくてよい。また、苦痛がなくても気道内圧の上昇には十分な注意を払わねばならない。とくに通常の最高気道内圧が30cmH$_2$O以上には絶対にならないように吸気時間を1.5秒ないし2秒に延長させる。通常の成人男性の場合で、TVが800cc、一回吸気時間1.5秒、分時換気数10から12が推奨できる設定値である。この場合、多くは最高気道内圧も20cm程度にとどまる。無論、HVVのみによって気道感染や、無気肺の発生が完全に抑制できるわけではない。充分な体位交換やタッピングおよびバイブレータの併用などの排痰努力が日常的に行われる必要があり、訪問看護のみならず、介護する家族にも、その重要性と手技を充分に教育する必要がある。

HVVを行う場合注意しなければならないのは、圧損傷やVILI（Ventilator-induced Lung Injury）の発生である。通常の最高気道内圧が良好でも、気道感染の発現時には、気道内圧が増大することを忘れてはならない。筆者の経験では、軽症も含めると3例のALS患者に間質性肺炎様の急性変化が生じた。いずれも気道感染や比較的軽微な肺炎に続発していた。これらはステロイドパルス療法を行い、離脱しえたが、HVV実施中に気道感染などが生じ、気道内圧が上昇している場合は、酸素投与などを併用しながら、気道感染が消退するまで一時的にTVを減量させ、気道内圧を下げるなどの慎重さが必要である。

人工呼吸器のリスクマネージメント

神経・筋疾患とりわけALS患者の病棟や在宅での長期人工呼吸管理では、呼吸器関連のトラブルが、即患者の呼吸停止につながりやすく、危険度は非常に高い。とりわけ病棟管理においては、ICUなどと異なり、病室内に看護者がいない時間が大半であるため、人工呼吸器のアラーム音の聞き逃しが即死亡事故につながるという危険性をもっている。神経難病の場合、それらトラブルのときに、患者自らがナースコールを押せないことが多く、医療の側が何らかの対策を取っていないと、刑事事件となることもありうる。ALS患者の長期人工呼吸におけるリスクとしては、呼吸回路のトラブルと電源のトラブルが主要な要因である。本項ではこの二点について詳述する。

このうち呼吸回路のトラブルは、おそらく長期人工呼吸を行う上で最も頻度の多いトラブルであろう。最も多い回路トラブルといえば、気管カニューレと呼吸回路接続部（マウント）の自然脱落であろう。現在この接続部にはロックがなく、人工換気の振動で自然に緩むため、ほとんど全ての長期人工呼吸患者が経験していると言っても過言ではない。人工呼吸器が、ICUで急性期の患者に使われていたときには、多くのモニターが取り付けられ、また多くの監視の目があるためトラブルともならず対処されてきたことであるが、長期人工呼吸管理が行われることになると、患者はICUから出て、個室などの病室に入る。そうなるとこれは重大な危険をともなう事象となる。この接続部分が外れると、通常、人工呼吸器は気道内圧の低下を感知して、低圧アラームを鳴らすように設定されているが、病室のドアが閉まっていたり、ナースセンターとの間に距離があると、センター内の看護師の耳に届かないということがありうる。また、外れたマウントが衣服などの上に落ちて、ある程度の圧をもたらし、アラームが鳴らないという事態もありうる。この対策としては、①遠隔アラームを設置して、受信機をナースセンターに置いて、病室内でアラームが鳴る場合は詰所でもアラームが鳴るようにすることと、②無線によってナースセンターで監視できる経皮的酸素飽和度の測定を連続的に行うことである。遠隔アラームとしてはメーカーによる有線アラームも供給されているが、サードパーティからも無線アラームが市販されている（図3）。無線方式はその都度配線を行わなくてよいため便利である。また酸素飽和度の無線システムも、パソコンを用いて比較的安価に複数台の管理を出来るシステム（図4）が、いくつかのメーカーにより供給されているのでできるだけ設置したい機器である。しかし、在宅となると、やはり資金面においてそれらの設置は非現実的であろう。そのような場合は、マウントが自然に外れないように、マジックテープ付きの紐を首に回してマウントの上から押さえて止めるなどの対策を行うべきであろう（図5）。また、外れ事故というと、気管カニューレ自体の気切孔からの抜け出しもある。しか

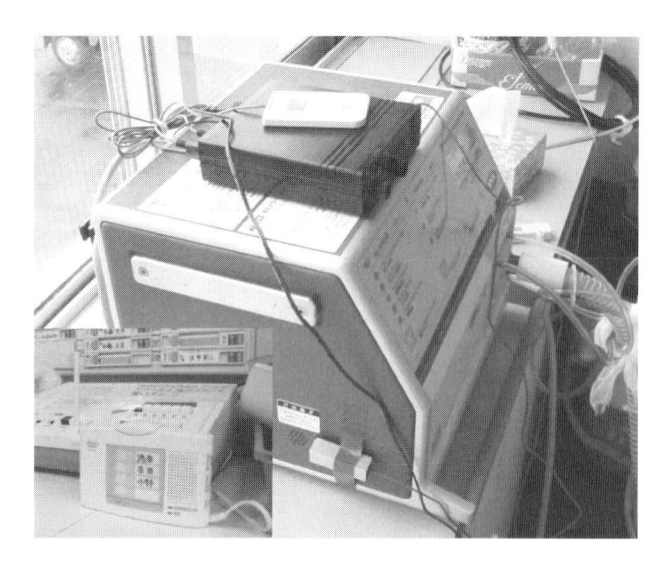

図3　人工呼吸器用無線遠隔アラーム

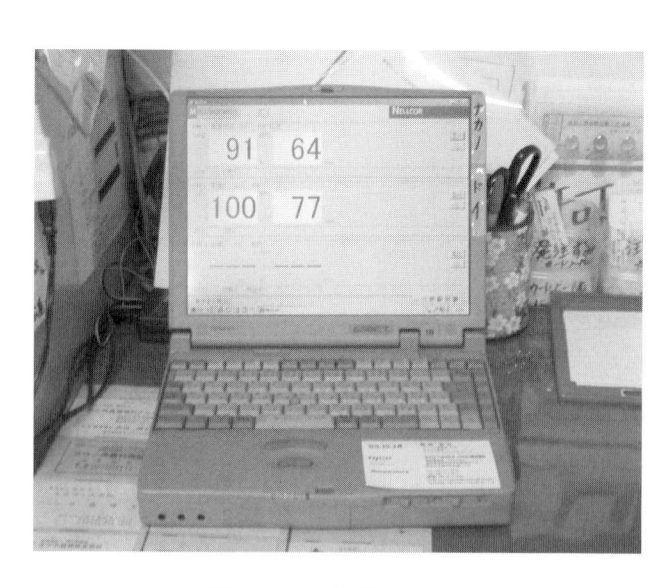

図4　SpO₂無線モニター

し、気管カニューレの再挿入は、在宅においても決して困難ではない。カフエアの出し入れさえ教えておけば、介護家族で対処可能である。むしろそのような突発事故に備えて、平時に家族に気管カニューレの交換を一度でも経験させておくとよい。その他では、気道内圧検出用や、呼気弁用の細いチューブの外れ事故がある。これらは一見しただけではどこが外れたか分からないことが多い。低圧アラームが鳴ったとき、一目見てその原因が分からないときは、無理にその原因を探すのではなく、まずアンビューバッグによる用手換気を行うことを徹底すべきである。まず生命維持の確保を行った上で、原因を探すなり、在宅であれば訪看や病院に連絡するように指導する。

なお、気管カニューレとマウントの外れ事故については、吸引などで外したマウントの再挿入において、単にはめ込むのではなく、気管カニューレのブレードを把持し、力をかけてねじ込むようにすることで、外れ事故を相当減らせることを付言しておく。

神経難病患者に人工呼吸器を使う場合、停電対策はおろそかにしてはならない。とりわけ在宅で人工呼吸器を用いる場合は絶対に必要である。台風や雷による停電はある程度予測も立てられるが、地震や送電線事故による停電は突発する。この停電対策のスキルを上げるには、神経難病患者の場合、普段から外出を行うことが、よい予行演習となる。ただし外部バッテリーへの接続だけでは駆動は数時間程度であり、非常時に必ずしも外部バッテリーがフル充電の状態であるとも限らない。筆者は、人工呼吸器の患者が在宅を始めるとき、自家用車のシガー電源から、室内の患者まで電気を取れるよう指導してきた。車の電源は直流12Vであるため、DCACコンバータを用いて交流100Vの電源を確保するようにする。エンジンをアイドリング状態にしておけば数日間電源の供給が行われるので信頼性が高い。もし自宅に車がなくても知人やスタッフの車を回すなどすれば、電源確保は可能である。しかし、いざ、というときにこれが使えるか、というと、なかなか難しい。電源コードの所在が分からなくなっていたり、長い電源コードがもつれて延ばせなかったり、コンバータのヒューズが飛んでいたりなど、様々なハプニングがありうる。最低半年に一度は実際に車から電源を取って呼吸器を動かすことが出来るかどうかチェックすることが望ましく、在宅であれば、介護

マジックテープで接着させている

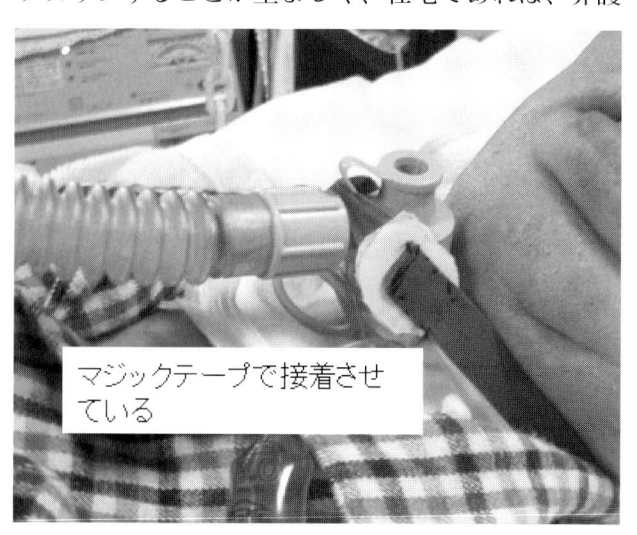

図5　自作のマウントホルダー

家族だけで実施が可能であるかどうかチェックしておく必要がある。なお、人工呼吸器の電源は取れても、吸引器まで動かせるかという問題もある。電動式吸引機は、消費電力がかなり大きい上、起動時に大電力を食い、通常のDCACコンバータでは対応出来ないことが多い。内蔵バッテリー式や手動式の吸引機を持つことが望ましい。なお、NPPV機器は、いずれも内蔵バッテリーを搭載していないため、停電即機能停止となる。神経難病患者では、フルタイムでNPPVに依存する状態に進展した場合、このことは非常に危険である。パソコン用無停電装置を経由してNPPVを駆動するようにすれば（図6）、予期せぬ停電に対しても、そのまま60～90分の電源供給が可能となるので、この間に外部バッテリーと接続するなどの対策が余裕をもって可能となるので設置しておくことが望ましい。

筆者が考えるALSへの呼吸管理を図7にまとめた。進行速度に差はあれ、確実に進行し、ときに急性変化をもたらすALS患者の呼吸管理は、普段から現場でその闘病につきあう地域の一般医が継続的に行うことが最も適切であると筆者は確信する。なるべく在宅での生活が出来るよう訪問看護師や介護職と連携を取りながら、デイサービスやレスパイトケアを適宜行って家族を含めた支援を行い、かつ気切や胃瘻など必要な医学的処置を行うことにより、悲惨なイメージしかなかったこの疾患にも、日常生活を過ごす喜びをもたらし得ると考えたい。

引用文献
1) 山本真：High volume ventilationによるALS患者の長期人工呼吸管理, 日呼管誌, 10(3)：417-421, 2001

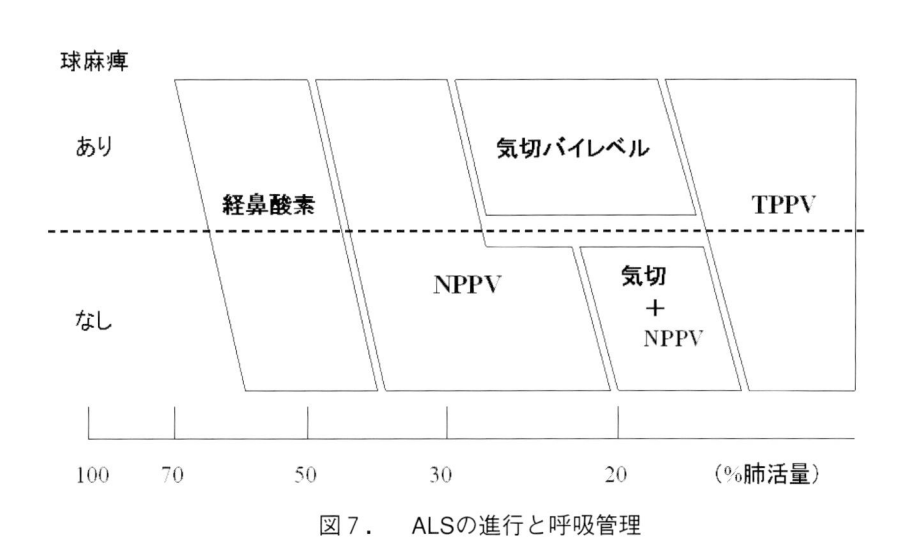

図7. ALSの進行と呼吸管理

専門医の工夫

TPPVの導入にあたり、筆者は一回換気量600cc（小柄な女性は500cc）で、分時換気数16を標準にして導入している。この状態で血液ガスを測ると、PHは7.5台後半となっていることが多い。正常値からかなり離れた状態であるが、換気量を落としたり、換気数を減らしてPCO2を上げ、PHを正常値に戻す必要はない。ALS患者は意識が清明であるので、ここでそのようなことをすると、とたんに呼吸困難を訴える。データは良くなったのに患者は苦しむため、医師や看護婦は困惑することになる。実は、アルカローシスの状態が、患者に呼吸困難を自覚させないのである。一時的呼吸管理の際は、ウイーニングに困難をもたらすが、永続的管理となるALSではその心配もない。そのままにしておいても、2週間程度でPHは正常上限値に固定するので問題はない。

第31章　神経筋疾患の在宅医療

川島 孝一郎

~~~~~~~~~~~~~~~~~~~~~~~~~~~

　神経筋疾患の方々が、在宅療養を行う場合には、病院入院から在宅、外来通院から在宅、各種施設から在宅、の主として三つの移行パターンがあるでしょう。もし、在宅療養を行いたいという希望や紹介が、医師のあなたに伝えられたなら、さあ、どうしましょう。人工呼吸器を使用している！介護はどうする？　保険点数はもらえるの？　と、まあ大変なことになります。

　在宅療養とは一口に言えば、在宅導入→在宅維持→在宅看取りというような、時間経過によって規定されるその人の生涯すべてに関わる横軸と、その時々に繰り広げられる様々な医療的、社会的、経済的エピソードとしての縦軸との複雑な絡み合いのことなのです（図1）。したがって、医師は医療を行えば良いのではなく、在宅療養のすべての事柄について十分な知識を持っておくことが不可欠です。医師として行くのではなく、隣人として接すること。そしてまた、大上段に医療を振りかざすのではなく、たまたまその家庭において行った行為は、結果として、在宅ケアという広大な範疇のごく一部を受け持つにしか過ぎない医療の行為であったのだ、という謙虚さが求められるのです。

　本章は、神経筋疾患の方々の家に行って診療を始めようとする医師への、細かい注意点を以下の項目に沿って分かりやすく説明していきます。
~~~~~~~~~~~~~~~~~~~~~~~~~~~

1．在宅に赴く前の基礎知識

1）患者ではない生活者

　診察室では普通に使っている「患者」という言葉は、たとえ様をつけたとしてもその人の家には不釣合いな言葉です。「人工呼吸器装着の58歳男性ALS患者」と病院で呼ばれた人も、家に帰れば「おとうさん」です。家庭では患者と命名される人はおりません。家庭で生活する人たちは、「患者、家族」な

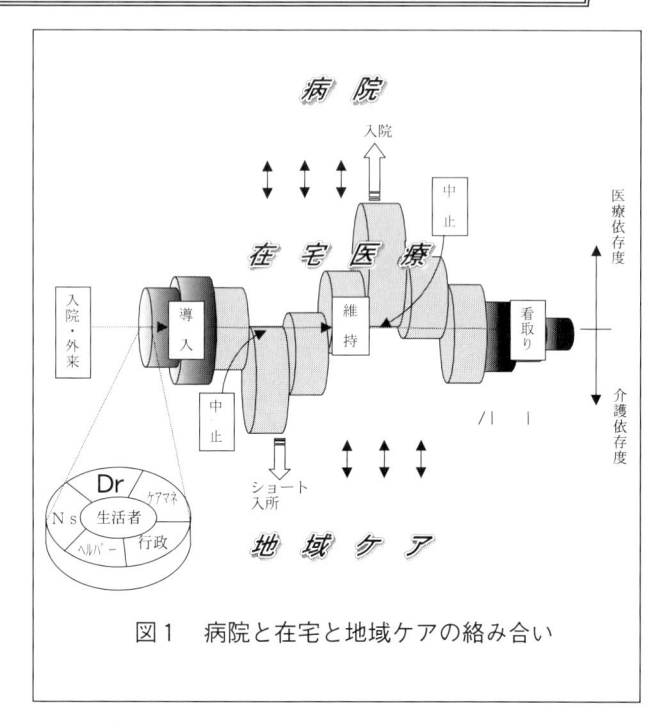

図1　病院と在宅と地域ケアの絡み合い

どと分離されるはずのない全員が「生活者」であることを知っておきましょう[1]。場合によっては（在宅）療養者、（介護保険の）利用者と呼ばれることがあります。

2）「行くこと」によって展開される医療

　家庭に赴かなければ在宅医療を行ったことにはならないのです。みずからは訪問しないで訪問看護指示書だけを毎月書いて、在宅医療を行っている気になってはいけません。看護師からの情報は、「看護師の影響を受けている生活者」の情報なのです。なぜなら看護師が接しているのだから。これを生活者の独立した情報（真の客観的情報）だと取り違えてはなりません[2]。生活者は接する人ごとにその様態が変化するのです。医師が行けば、医師だからこそ思いがけない新たな情報が入手できることが多くあるのです。医師はみずから赴くと共に、在宅ケアに携わる他の職種とも綿密な連携をとって、サービス担当者会議（略してケア会議）を軸にして、その人ごとに多様な変化を行う生活者像（生活者の自由度）を知りましょう。そして、その全体が生活者の生

そのものなのです。

3）白衣が必要なわけではない

「〇〇訪問看護ステーション」とプリントされた車が家の前に駐車しただけでも、「世間様から興味ありげに見られてしまう」と悩む家族がいるのです。在宅医療を行う前に、まず、その方々の家にお邪魔するのだという意識が必要です。お邪魔するということは、その家庭生活の24時間の中に医師が登場するということです。医師にとっては、客観的な対象として診察している（主観としての医師と、客観としての生活者とは分離している）つもりでも、その家庭の内部ですでに行動しているのですから、医師はその家庭の24時間全体の中に組み込まれ、影響を与えていることになります。

その家庭の内部にすでに組み込まれて行動している事実を、医師が認識するか否かでずいぶん違います。医師の言動や行動ひとつで、家庭全体のバランスが崩れもすれば安定もするのです。なぜなら医師もその家庭の内部構造のひとつだから[3]。

「白衣を見ると言いたいことも言えない」、「白衣を着ていると恐縮してしまう」ということが、生活者全員の偽りのない言葉だと思わなければなりません。服装にも気を配り、やさしい言動、行動を心がけましょう。

4）在宅医療は症候論

違う疾患であっても、症状が同様であれば似通った検査、診断、処置で対処することになります。在宅医療の基本は十分な問診、打聴診、触診にあるのです。

左主気管支の解剖学的な走行の特徴による痰の詰まりやすさは、疾患とは無関係です。痰による閉塞狭窄があるか否かは、ALSであっても筋ジストロフィーであってもCOPDであっても、正確な打聴診により同じ診断と治療が施されることになります。病名にこだわらず、まず本人が困っていることに焦点を当て、生活を逸脱しない範囲での検査を行いながら症状の軽減に努めましょう。

現在在宅医療での検査としては、血液ガスの全項目、BUN,Hb,Hct,Na,K,Cl,血糖を在宅で測定できるi-statという機器（図2）があります。在宅X線単純撮影（図3）も行われ、腹部超音波検査、上部消化管内視鏡、気管支鏡を使用している医師もいます。

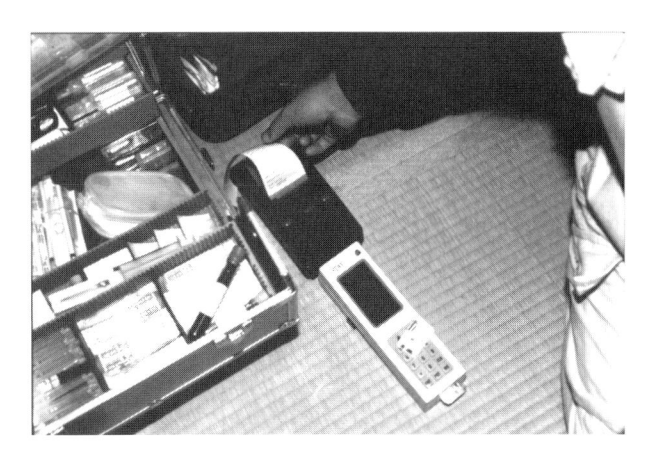

図2　血糖を在宅で測定できるi-statという機器

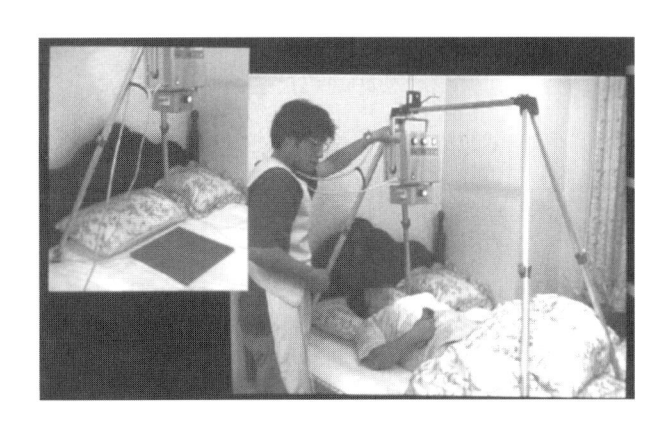

図3　在宅X線単純撮影機器

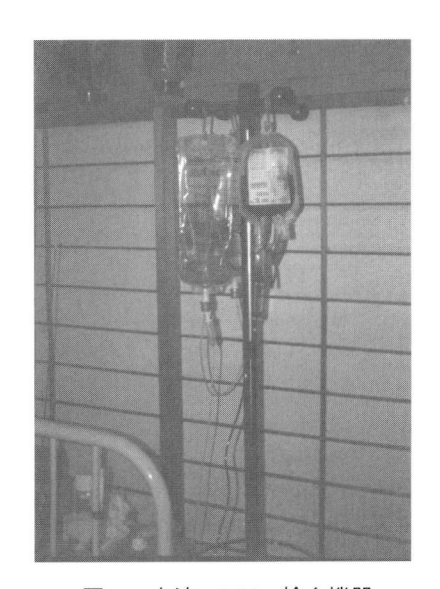

図4　点滴、IVH、輸血機器

行われる処置や使用される医療機器としては、点滴、IVH、輸血（図4）、経管・胃瘻栄養、持続注入ポンプの使用、人工呼吸器、在宅酸素吸入、在宅自己腹膜還流、在宅人工透析等があります。

2．意思決定[4]

かつて医師は、①「よりよい医療を提供する」ことを心がけてきました。しかしそれがしばしば医師の独善であることに気づき始め、今はもっぱら、②「患者に選択させる」手法が行われています。

しかし在宅医療においては、生活者の世界の中で行動することが、リアルタイムに生活者に影響していますから、医師とは別個に独立している生活者（客観的対象）という概念が当てはまりません。したがって、「彼ら単独の意思決定をしてもらう」ということがありえないのです。生活者の意思決定には深く医師が関与しているのであって、①でも②でもない新たな、③「医師と生活者との全体性が構築され、その全体が良いと思った医療を決定する」ことが必要となります。

単に説明責任を果たせば済むことではありません。ALSの療養者に「先生、最後まで俺を見てくれるよな！」という言葉を投げかけられれば、それは私とは無関係な誰かが言った言葉ではなく、すでに私との関係性を持っている彼が心から願っての言葉なのです。私と彼は、もはや抜き差しならない関係の全体を作り上げているのであって、客観的な身体所見でさえもそこに下されるすべての医療行為は、この全体性を基本として行われるのです。医師はこの逃れられない全体性を、むしろ積極的に維持してゆかなければなりません。

ここに「対象を把握する」のではない「他者経験を自分の経験とする[5]」姿勢が必要となり、これが在宅医療の基本的態度となります。

3．在宅導入（病院—在宅ケア連携）

在宅生活を開始するに当たっての、事前の医療や環境の整備を行うことを「在宅導入」といいます。在宅導入に向けて重要なことは以下の２点です。

① 生命を維持する。
② 生活の場に帰す。

②を①と同じ重要な目的として医師が認識するならば、まず医師は「どのように治すか」と同時に、「どのように帰すことができる検査と医療を行うか」を思考するでしょう。これはパスの内容に大きく関わることなのです。つまりパスとは、「治療のパス」であると同時に、「帰宅可能なパス」でなければなりません。

入院したその日から退院計画が始動します。治療によって得られる結果が生活者に多大な生活の変更を強いるものであればあるほど、②の計画は早急に進められなければなりません。老人であれば介護保険の申請を、若年ならば身体障害者手帳の交付を、想定される治療の結果と平行して進めるのです。

在宅生活では、医療者のみならず、親族縁者、在宅介護の種々の事業所、行政、ボランティア等、多くの職種と人々が関わることになります。生活者を中心としてこれらすべての人々が、在宅療養に関する共通認識を持つことが必要となります。このためにケア会議が不可欠です。ケア会議を入院中に行い、退院当日からケアのすべてが円滑に始動しなければなりません。退院までに生活者にとって必要な医療と介護の知識と手技を表１，２に示します。さらに入院中に取得しておくべき認定と経済援助については図５を参照してください。

逆に、検査や治療を積極的に行わないことが重要な帰宅因子となることもあります。①と②との間に乖離がある場合には、行わないことのメリットとデメリットを的確に説明できる能力と責任を医療者は持たなければなりません。

③ 在宅医：重症度が高いほど、必ず入院中にケア会議を開催すること。これが第一です。

④ 病院医：入院時から退院計画が始動すること。身体情報だけのパスは片手落ちです。

⑤ 生活者：入院中から在宅に向けた、医療、介護の知識と手技をまなぶこと。

⑥ 経済：介護保険の申請、身体障害者手帳の交付、心身障害者医療費受給者証の交付、特定疾患（小児慢性特定疾患を含む）の申請、生命保険高度障害の認定[6]等を入院中に行うこと。

⑦ ケア会議：介護保険であれば、所定の開催を行い、一度で確認が不十分であれば二回目を開催すること。身体障害に該当すれば、支援費制度に則って進む作業計画をケア会議と同様に行うこと。

⑧ ⑤、⑥、⑦が終了し居宅の準備が整ったところで退院となります。病院医はしばしば試験外泊を勧めますが筆者は推奨しません。外泊は病院入院と同様ですから病院医の統制下にあります。したがって、急変があっても在宅医は緊急往診が叶いませんので、結局途中で病院に戻らざるを得ません。退院

に対する不安を増強させるだけです。

⑨ 以上は病院と在宅ケアのすべての職種との連携によってなされるものです。

4．終わりに（在宅医療にパスはない）

従来の医療は、医師自身は変化をともなわず、医師を基準として医師から観察される独立した対象を把握、操作することができました。だからこそEBMやパスが意味を持っていたのです。しかし、在宅医療は相手を変えるだけではなく、リアルタイムに医師自身も否応なしに変化を求められるのです。それに気づかない者はよほどの鈍感と思わなければなりません。

生活者と医師との、互いに変えられかつ変える、リアルタイムの変容の有機的全体こそが生活を維持し継続させる原動力となるのです。基準となるはずの医師自身が変化するということは、基準が基準でなくなることであり、かつ独立した対象であったはずのものが対象ではなくなることを意味します。ここに、従来のEBMやパスが完全には成り立たない根源的な事情があるのです。そこでは、両者の全体性とそれを支えるさらに大きな世界との関係性が唯一のものとなるのです。

在宅医療においては、従来の科学的医学とは異質な、しかし人間としては本質的な、関係性の医学が構築されることになるのです。

表1

家族は、かかりつけ医の指導の下に、必要とされる医療行為を行う事ができる

① 吸引
② 経鼻胃管・胃瘻 等の経管栄養注入
③ ＩＶＨ、末梢点滴の管理、処置
④ 人工呼吸器に付随する各種の操作、処置
⑤ 各種投薬
⑥ 褥瘡処置
⑦ 尿カテーテルに関する操作
⑧ その他　上記に関する緊急時の対応

表2

① 体位交換、清拭
② おむつ交換、排便に関する知識と方法
③ タッピング、口腔ケア
④ 簡易なリハビリテーションの手技
⑤ 電子血圧計、体温計の使用方法
⑥ その他必要な介護指導

第32章　医療助成制度と福祉サービスを使う

神野　進, 中山　優季

~~~~~~~~~~~~~~~~~~~~~~~~~~~~

　難病患者に適用される医療制度や福祉制度は、この数年間、種々の観点から検討が加えられ、改定されてきた。改定点には難病医療に対する認識の変遷や社会福祉基礎構造改革も含まれており、難病患者を診療する医師として複雑な制度設計に変容してきたという印象をもつ。ここでは制度見直しの背景にも若干触れながら、神経筋難病患者が活用できる医療費助成制度や福祉制度を解説することにする。

~~~~~~~~~~~~~~~~~~~~~~~~~~~~

1．医療費助成制度、福祉制度の適用に関する基本的事項

　神経筋疾患に罹患した方が利用できる医療福祉制度の法的根拠としては、医療保険、介護保険、障害者自立支援法（これまでの障害者福祉法）があり、わが国独自の事業として、難病対策がある。これらは、疾患名や年齢により、適用される制度が異なる。表1に運用上優先される制度を示す。特定疾患に該当する疾患では、患者は小児慢性特定疾患治療研究事業や特定疾患治療研究事業により、医療費助成を受け、65歳未満では、障害者自立支援法によるサービス、65歳以上では、介護保険による介護サービスを受ける。ただし、厚生労働大臣の定める15特定疾病（表2）に含まれる特定疾患の患者では、40歳以上から介護保険によるサービスを受けることになる。特定疾患に該当しない疾患により重度障害をきたした患者は、福祉医療制度（重度障害者医療費助成制度など）により、医療費助成を、65歳未満では、障害者自立支援法によるサービス、65歳以上では、介護保険による介護サービスを受ける。

　障害者福祉施策と介護保険に共通する在宅介護サービスの給付については、介護保険で受けることが原則となる。（介護保険優先の原則）。生活保護を受けている患者では、生活保護法より他の法律・制度が優先して適用されるので、医療扶助（医療サービス）や介護扶助（介護サービス）を受ける際には、特定疾患治療研究事業や障害者自立支援法、介護保険制度の申請をする必要がある。

2．医療費助成について

　まず医療費の公費補助について説明する。医療機関で診察・検査・治療を受けた時、健康保険の種類を問わず、本人および家族は、入院、外来ともに医療費の3割を自己負担する。

表1　活用できる医療費助成制度と福祉制度（運用上、優先される制度を記載）

	医療費助成		福祉制度	
	対象年齢	適用される制度	対象年齢	適用される制度
特定疾患に指定されている疾患	18歳未満*	小児慢性特定疾患治療研究事業	65歳未満	自立支援法
	18歳以上	特定疾患治療研究事業	65歳以上**	介護保険
特定疾患に指定されていない疾患	年齢不問	重度障害者医療費助成制度	65歳未満	自立支援法
			65歳以上	介護保険

　＊　　20歳未満まで適用延長される疾患あり(表3参照)
　＊＊　特定疾病(表2)15疾患の場合 40歳以上

原因不明の難病や治癒困難な難病に罹患すると、長期間にわたり治療を受けることになり、医療費も高額になり経済的に困難な状況に陥ることになる。1972年、国は医療費の自己負担解消を織り込んだ難病対策要綱を策定し、翌1973年4月には特定疾患治療研究事業（医療費助成を含む）を開始した。特定疾患対策は、小児慢性特定疾患治療研究事業や特定疾患治療研究事業に分かれるが、これらの治療研究事業は相互に関連している。特定疾患ではない重度障害患者は重度障害者医療費助成制度により医療費の軽減を申請することができる。

表2　第二号被保険者で介護保険給付が受けられる「特定疾病」

1	初老期における痴呆　（うちクロイツフェルトヤコブ病*）
2	脳血管疾患
3	筋萎縮性側索硬化症*
4	パーキンソン病*
5	脊髄小脳変性症*
6	シャイ・ドレーガー症候群*
7	糖尿病神経障害、糖尿病腎症、糖尿病網膜症
8	閉塞性動脈硬化症
9	慢性閉塞性肺疾患
10	両側の膝関節または股関節の著しい変形性関節症
11	関節リウマチ　（うち悪性関節リウマチ*）
12	後縦靭帯骨化症*
13	脊柱管狭窄症　（うち広範脊柱管狭窄症*）
14	骨折を伴う骨粗鬆症
15	早老症

*：難病医療費の助成対象疾患

1）小児慢性特定疾患治療研究事業

この事業では、国と地方自治体（都道府県あるいは政令市）が患者負担の医療費を折半して補助する。国が定める小児慢性特定疾患は表3に示す10疾患群である。神経筋疾患群で対象になる疾患は、亜急性硬化性全脳炎、レット症候群、先天性遺伝性筋ジストロフィー（生後数ヵ月以内に症状が現れる病型、たとえば福山型筋ジストロフィーなど）、West症候群（点頭てんかん）、結節性硬化症、ミトコンドリア筋症、無痛無汗症である。1ヵ月以上にわたり入院した際、給付の対象になる。外来診療は給付対象にならないが、単独事業として給付対象にしている自治体もある。保護者など家族が居住地の保健所に関係書類を提出し申請する。

表3　小児慢性特定疾患治療研究事業の対象疾患群

対象疾患群	対象年齢	治療区分	疾　患
1. 悪性新生物	20歳未満	入院、通院	白血病，脳腫瘍，悪性リンパ腫等
2. 慢性腎疾患	20歳未満	入院、通院	ネフローゼ，慢性腎炎，水腎症等
3. ぜんそく	20歳未満	入院、通院（1ヵ月以上入院後の1年間の通院）	気管支ぜんそく等
4. 慢性心疾患	20歳未満	入院、通院（1ヵ月以上入院後の1年間の通院）	心室中隔欠損症，川崎病，特発性肥大型心筋症等
5. 内分泌疾患	18歳未満	入院、通院	バセドウ病，甲状腺機能低下症，ターナー症候群等 成長ホルモン分泌不全性低身長症のみ20歳未満まで延長
6. 膠原病	20歳未満	入院、通院（悪性関節リウマチのみ）	リウマチ熱，リウマチ性心疾患等
7. 糖尿病	18歳未満	入院、通院	インスリン依存型糖尿病，非インスリン依存型糖尿病等
8. 先天性代謝異常	18歳未満	入院、通院	骨形成不全症，先天性胆道閉鎖症等 軟骨無形成症のみ20歳未満まで延長
9. 血友病など血液疾患	20歳未満	入院、通院	血友病，アレルギー性紫斑病（発病後2ヶ月経過が給付対象）等
10. 神経・筋疾患	18歳未満	入院(1ヵ月以上)	詳細は文中に記載

2）特定疾患治療研究事業

　特定疾患治療研究対象の特定疾患は45疾患である（表4）。神経筋疾患は、神経ベーチェット病、多発性硬化症、重症筋無力症、スモン、筋萎縮性側索硬化症、皮膚筋炎・多発性筋炎、脊髄小脳変性症、パーキンソン病関連疾患（進行性核上性麻痺、大脳皮質基底核変性症、パーキンソン病）、ハンチントン舞踏病、ウイリス動脈輪閉塞症、多系統変性症（線状体黒質変性症、オリーブ橋小脳萎縮症、シャイ・ドレーガー症候群）、プリオン病（クロイツフェルト・ヤコブ病、ゲルストマン・ストロイスラー・シャインカー病、致死的家族性不眠症）、神経線維腫症、亜急性硬化性全脳炎、ライソゾーム病、副腎白質ジストロフィーなどである。

　1998年5月1日に全額公費負担から、入院では月額14,000円、外来では2,000円（一日1,000円、月2回）を限度として患者に一部負担させる改定実施した。さらに2003年10月1日から他の難治性疾患患者や障害者が受ける医療との公平性を図るという観点から一部自己負担制度も見直され、生計中心者の所得（正しくは所得税課税額）に応じて自己負担額が設定されることになった（表5）。

　生計中心者とは、患者の生計を維持する者、就労収入、年金および他の収入で生計を維持する患者自身を指している。自己負担限度額上限は、入院では23,100円、外来では11,550円となり、一部自己負担制度の負担額に比べかなりの増額となった。患者自身が生計中心者の場合、入院、外来ともに1／2に該当する額が自己負担限度額になり、同一生計内に二人以上の対象患者がいる場合、二人目以降については、1／10に該当する額が自己負担限度額になる。複数の医療機関で治療を受けている時の自己負担限度額は一医療機関ごとに表5に定める額となる。なお薬局での保険調剤、指定訪問看護に要する療養費の一部負担はない。

　自己負担の全額が公費補助される疾患がある。該当疾患は、神経疾患ではスモンやクロイツフェルト・ヤコブ病、神経疾患以外では激症肝炎、重症膵炎である。また日常生活を営む上で著しい支障があり、その状態が6ヵ月以上にわたり持続すると予測され、医師が重症患者であると診断した時も、所定の手続きにより自己負担全額は公費負担となる。特定疾患が主因で身体障害者手帳（1級または2級）を所持していることが、重症患者の該当要件になる。

　一方、表4に示した45疾患のうち○印で示した19疾患に関しては、更新時に、1年以上にわたり、①疾患特異的治療等がない、②認定基準を満たさず、著しい制限を受けることなく日常生活が可能である、③治療を要する臓器合併症等がない、の3項目を満たしている患者は「軽快者」と判定され、「特定疾患受給者証」に代わり「特定疾患登録者証（有効期限なし）」を発行される。「特定疾患登録者証」では公費補助を受けることができないが、症状悪化

表4　特定疾患（45疾患）

番号	疾患名	対象		
1	ベーチェット病	○		
2	多発性硬化症			●
3	重症筋無力症	○		
4	全身性エリテマトーデス	○		
5	スモン			●
6	再生不良性貧血	○		
7	サルコイドーシス	○		
8	筋萎縮性側索硬化症		◎	●
9	強皮症／皮膚筋炎および多発性筋炎	○		
10	特発性血小板減少性紫斑病	○		
11	結節性動脈周囲炎	○		
12	潰瘍性大腸炎	○		
13	大動脈炎症候群	○		
14	ビュルガー病	○		
15	天疱瘡	○		
16	脊髄小脳変性症		◎	●
17	クローン病	○		
18	難治性の肝炎のうち劇症肝炎			
19	悪性関節リウマチ	○	◎	
20	パーキンソン病関連疾患　1）進行性核上性麻痺　2）大脳皮質基底核変性症　3）パーキンソン病		◎	●　●　●
21	アミロイドーシス			
22	後縦靱帯骨化症		◎	
23	ハンチントン病			●
24	モヤモヤ病（ウィリス動脈輪閉塞症）			
25	ウェゲナー肉芽腫症	○		
26	特発性拡張型（うっ血型）心筋症			
27	多系統萎縮症　1）線条体黒質変性症　2）オリーブ橋小脳萎縮症　3）シャイ・ドレーガー症候群		◎	●　●　●
28	表皮水疱症（接合部型および栄養障害型）			
29	膿疱性乾癬	○		
30	広範脊柱管狭窄症		◎	
31	原発性胆汁性肝硬変			
32	重症急性膵炎			
33	特発性大腿骨頭壊死症	○		
34	混合性結合組織病	○		
35	原発性免疫不全症候群			
36	特発性間質性肺炎			
37	網膜色素変性症			
38	プリオン病		◎*	●
39	原発性肺高血圧症			
40	神経線維腫症			
41	亜急性硬化性全脳炎			●
42	バッド・キアリ症候群	○		
43	特発性慢性肺血栓塞栓症（肺高血圧型）			
44	ライソゾーム病（ファブリー病含む）			
45	副腎白質ジストロフィー			

○印は軽快者基準対象疾患。
◎印は介護保険第二号被保険者で、介護保険サービスが受けられる。
（*プリオン病のうちクロイツフェルト・ヤコブ病のみ）
●印は厚生労働大臣の定める疾患で、訪問看護は医療保険に報酬を請求する。

表5 特定疾患治療研究事業における自己負担限度額

階層区分		対象者別の一部負担額の月額限度額(単位：円)		
		入院	外来	生計中心者が患者本人の場合
A	生計中心者の市町村税が非課税の場合	0円	0円	0円
B	生活中心者が前年所得税非課税世帯	4,500	2,250	対象患者が生計中心者であるときは、左欄により算出した額の1/2に該当する額をもって自己負担限度額とする。
C	生活中心者が前年所得税課税年額10,000円以下の世帯	6,900	3,450	
D	生活中心者が前年所得税課税年額10,001円以上30,000円以下の世帯	8,500	4,250	
E	生活中心者が前年所得税課税年額30,001円以上80,000円以下の世帯	11,000	5,500	
F	生活中心者が前年所得税課税年額80,001円以上140,000円以下の世帯	18,700	9,350	
G	生活中心者が前年所得税課税年額140,001円以上の世帯	23,100	11,500	

の際には、概ね1ヵ月以内に申請すると、医師が病状悪化を確認した時点に遡及して「特定疾患受給者証」が発行される。

医療費公費補助の申請手続きは、小児慢性特定疾患治療研究事業と同様で、患者または保護者など家族が関係書類を保健所に提出して行う。

3）重度障害者医療費助成制度

特定疾患に指定していない疾患でも重度の身体障害・知的障害を招来することがある。特定疾患の患者同様、治癒困難と告知され、受ける心理的打撃や経済的負担は計り知れない。担当医は患者が身体障害1級あるいは2級、療育手帳Aに該当する病態にあると判断したら、手帳交付の手続きを説明し、重度障害者医療費助成制度の活用を勧めるべきである。

身体障害者手帳（1～2級）、療育手帳A（重度）、身体障害者手帳と療育手帳B1（中度）のいずれかを所持していることが受給要件である。指定医療機関で治療を受けた場合に適用され、医療費の患者負担額（入院時食事療養費は含まない）が助成される。

4）自立支援医療

身体上の障害を軽減し、日常生活を容易にするために医療が必要な時は、従来、児童福祉法ならびに障害者福祉法に基づき、児童（18歳未満）の場合には育成医療、成人（18歳以上）の場合は、更正医療を指定医療機関で受けることができたが、後述する障害者自立支援法の中で、精神通院医療とともに統合され自立支援医療となり、支給認定の手続きの共通化を図った。

自立支援医療の対象や給付医療の内容は、従来の育成医療、更正医療と変わらない。給付の範囲には、診察、薬剤、治療材料の支給、処置、手術、および他の治療・施術、病院または診療所への収容、看護、移送に関する費用が含まれる。受診の際は、医療費の原則1割が自己負担金となるが世帯の所得等に応じて、負担の上限が定められている。また、入院時の食時療養費（標準負担額相当）については、原則自己負担である。

5）進行性筋萎縮症児（者）の療養費の給付

在宅での療育が困難になった進行性筋萎縮症児（筋ジストロフィーや脊髄性筋萎縮症を指している）が、指定医療機関に入院または通院して、必要な治療や訓練、生活指導を受ける際の療養費を助成する制度である。身体障害者手帳の交付を受けた進行性筋萎縮症児（者）が対象で、指定医療機関が作成した診断書を添えて、18才未満の患者は児童相談所に、18歳以上の患者は福祉事務所に申請する。

3．福祉制度について

1）措置制度から自立支援に移行

　福祉サービスのニーズの多様化に対応するべく、2000年に社会福祉事業の関係法が一部改正され、2003年4月から支援費制度が、2006年4月に障害者自立支援法が制定され、これに基づく、福祉体系へと変化した。

　これまでの行政がサービス受給者を特定し、サービス内容を決めるいわゆる「措置制度」から、障害者である利用者自身がサービスの内容とサービス提供者を選択する「支援費制度」への移行は、社会福祉サービスに対する国民の認識を変化させうる契機になるものであり、歴史的意義を有するものとして評価されたが、2006年に制定された「障害者自立支援法」では、障害程度区分（障害福祉サービスの必要性を明らかにするため、障害者の心身の状態を総合的に表わす区分）が新設され、サービス利用料の原則1割負担を障害者へ強いることとなった。

2）障害者自立支援法による自立支援システム

　「障害者自立支援法」における障害者福祉サービスの体系は、図1に示すように、自立支援給付（介護給付、訓練等給付、自立支援医療、補装具給付）と地域生活支援事業で構成されている。サービスは、個別に支給決定される障害福祉サービスと市町村の創意工夫により、利用者に柔軟に対応する地域生活支援事業に大別される。障害福祉サービスは介護の給付を受ける場合は、介護給付、訓練等の支援を受ける場合には、訓練等給付に位置づけられることになる。

　自立支援給付の体系は、おおむね5年をかけて、図2のように改定される見込みで、これまでの居宅サービスと施設サービスという事業体系から、介護

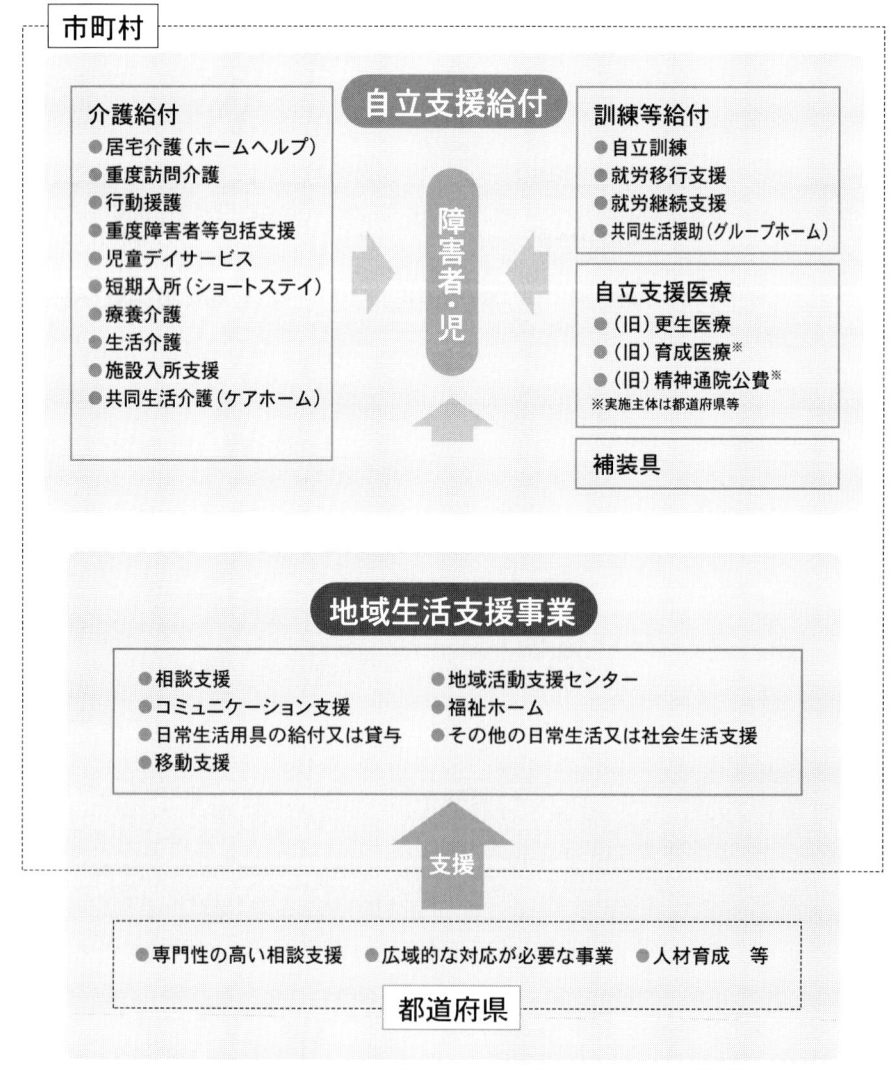

図1　障害者自立支援法による障害者福祉サービス体系図

給付と訓練等給付、地域生活支援事業に再編され、日中活動の場と生活の場を分離することで、地域と交わる暮らしへの実現を目標としている。すなわち、ホームヘルプ、デイサービスなどの居宅サービスは、居宅介護、重度訪問介護、行動援護、重度障害者等包括支援と児童デイサービス並びにショートステイとなった。

この中で、特に神経筋疾患難病患者が対象となるのが「重度訪問介護」と「重度障害者等包括支援」である。「重度訪問介護」とは、重度の肢体不自由者であって常時介護を要する障害者への身体介護や家事援助等を行うものであり、対象の状態像としては、障害程度区分が4以上であり、①二肢以上の麻痺があること、②障害程度区分の認定調査項目のうち「歩行」「移乗」「排尿」「排便」のいずれも「できる以外」と認定されていることである。

「重度障害者等包括支援」とは、常時介護を要する障害者等であって、その介護の必要の程度が著しく高い者に対して、身体介護、家事援助等の居宅介護（重度訪問介護）、短期入所、生活介護等の各種サービスを包括的に提供するもので、週を単位として介護計画を組み、サービスの提供に関して、重度障害者等包括支援事業者として受給者証に記載される事業者が、自ら或いは委託により総合的に提供する事業をいう。この対象となるのは、表6に示す、障害程度区分が6に相当する状態の者である。

また、「重度訪問介護」では、表7の状態に相当するものを加算対象者とするなど、障害の程度に応じて支援を充足させるような配慮がある。

施設サービスは、従来、入所施設で一体的に行われてきたケアサービスを、昼間の活動を支える"日中活動事業（療養介護・生活介護）"と夜間の居住空間とケアを保障する"施設入所支援・居住支援"に分けられ、これらのサービスを組み合わせて、個別支援計画を策定することとなった。自立支援法では、短期入所（ショートステイ）、施設入所、在宅等あらゆる療養の場におけるケアサービスを「介護給付」としている。これらの、サービス利用には、介護保険優先の原則が適用されるため、介護保険の対象者は、介護保険サービスを全額利用してから障

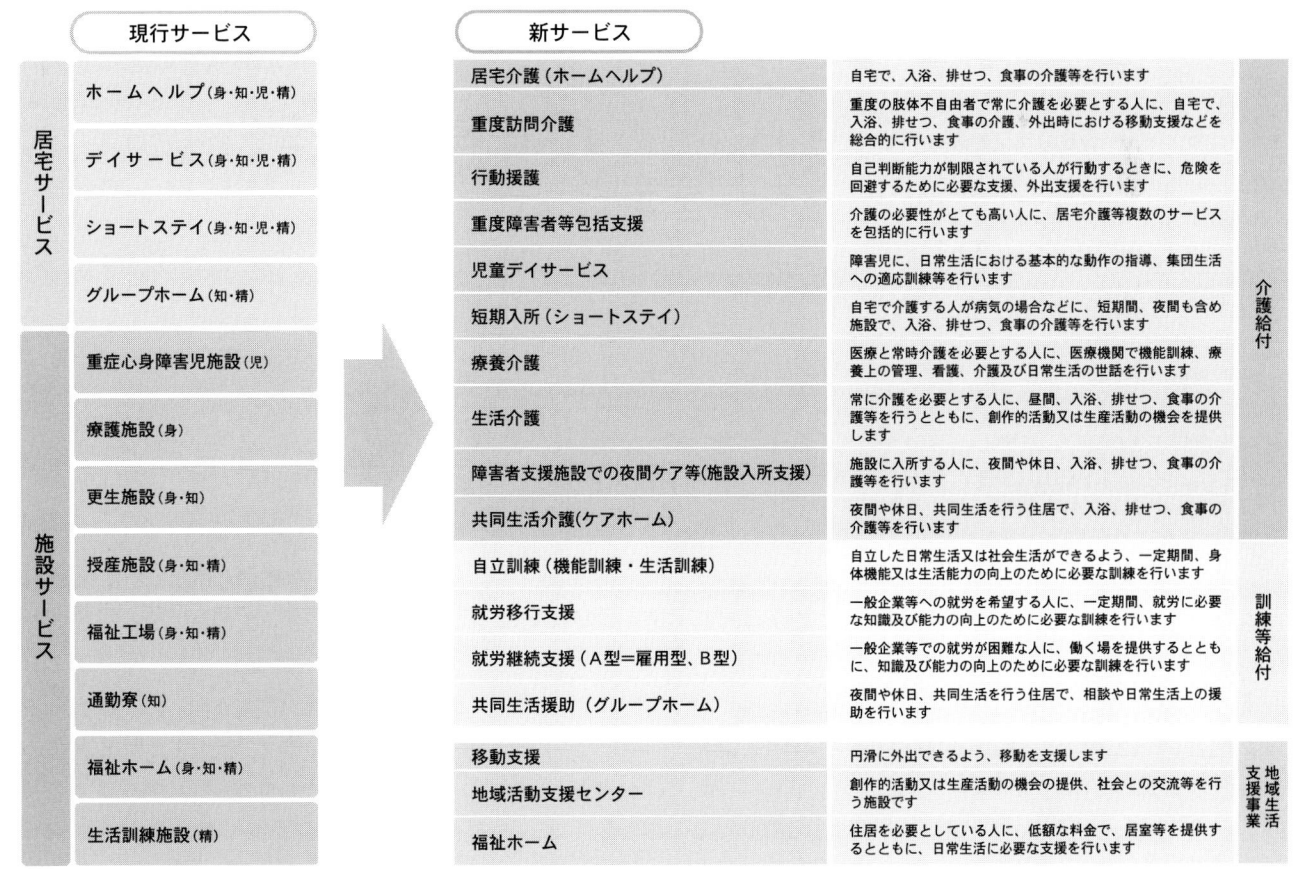

図2　福祉サービスに係る自立支援給付等の体系

表6　重度障害者等包括支援対象者

類型		状態像
重度訪問介護の対象であって、四肢すべてに麻痺があり、寝たきり状態にある障害者のうち、右のいずれかに該当する者	気管切開を伴う人工呼吸器による呼吸管理を行っている身体障害者（Ⅰ類型）	筋ジストロフィー・脊椎損傷 ALS・遷延性意識障害
	最重度知的障害者（Ⅱ類型）	重症心身障害者
障害程度区分の認定調査項目のうち行動関連項目（11項目）等の合計点数が15点以上である者	（Ⅲ類型）	強度行動障害

表7　重度訪問介護加算対象者

1）15％加算・・・重度障害者等包括支援の対象者の要件に該当する者
　障害程度区分が区分6に該当する者のうち、意思疎通に著しい困難を有するものであって、以下に掲げるもの

類型		状態像
重度訪問介護の対象であって、四肢すべてに麻痺があり、寝たきり状態にある障害者のうち、右のいずれかに該当する者	気管切開を伴う人工呼吸器による呼吸管理を行っている身体障害者（Ⅰ類型）	筋ジストロフィー・脊椎損傷 ALS・遷延性意識障害
	最重度知的障害者（Ⅱ類型）	重症心身障害者

2）7.5％加算・・・障害程度区分が区分6の者で重度障害者等包括支援の状態像以外の者

表8　難病患者等居宅生活支援事業（ホームヘルプ、日常生活給付事業）の利用者負担

	利用者世帯の階層区分	ホームヘルプ利用者負担額（1時間当たり）	日常生活給付事業負担額
A	生活保護法による被保険者世帯（単給世帯を含む）	0円	0円
B	生活中心者が前年所得税非課税世帯	0	0
C	生活中心者が前年所得税課税年額10,000円以下の世帯	250	16,300
D	生活中心者が前年所得税課税年額10,001円以上30,000円以下の世帯	400	28,400
E	生活中心者が前年所得税課税年額30,001円以上80,000円以下の世帯	650	42,800
F	生活中心者が前年所得税課税年額80,001円以上140,000円以下の世帯	850	52,400
G	生活中心者が前年所得税課税年額140,001円以上の世帯	920	全額

害者自立支援法によるサービスを利用できることになる。

また、障害者自立支援法では、地域生活支援や就労支援といった新たな課題に対応するために事業化された「訓練等給付」があり、これには、自立支援、就労移行支援、就労継続支援、共同生活援助（グループホーム）が含まれ、障害者が就労できる社会の構築を目指している。

自立支援医療は、前述の通り、従来の厚生医療、育成医療、精神通院公費などの医療助成が新たな体系となったものである。

また、これまでの補装具給付制度が、個別給付である補装具費支給制度に変わった。これにより、従来の現物支給から、補装具費給付となった。補装具とは、「障害者等の身体機能を補完または代替し、かつ長時間にわたり継続的に使用されるもの等、義肢、装具、車椅子」のことである。この中に、これまで日常生活用具（日常生活の便宜を図るもの）とされていた重度障害者用意思伝達装置が組み込まれ、パソコン・プリンタ・学習リモコン・入力装置固定具・コール・入力装置（スイッチ）が交付されることになり、施設に入所している場合も支給されることになった。

さらに、市町村事業として、位置づけられた地域生活支援事業には、相談支援、コミュニケーション支援、日常生活用具（ベット・ポータブルトイレ・吸引器・ネブライザーなど）給付または貸与、移動支援、地域活動支援センター、福祉ホーム、居住支援、その他の日常生活または社会生活支援などが想定されている。

3）サービス利用の流れと費用負担（介護給付）

サービス利用の流れを、図3に示した。まず、市町村に申請し、担当者（障害者係や保健師など）による認定調査（106項目のアセスメント調査・特記事項・概況調査）を受ける。そして、第一次判定が行われ、1～6の障害程度区分が決まり、在宅または施設での介護給付を申請する場合には、これに「主治医意見書」を加え、市町村認定審査会で第二次判定が行われ、障害程度区分が確定する。この障害程度区分を参考に市町村担当者が障害者の生活環境やサービス利用の意向などを確認

第32章 医療助成制度と福祉サービスを使う

障害者の福祉サービスの必要性を総合的に判定するため、支給決定の各段階において、

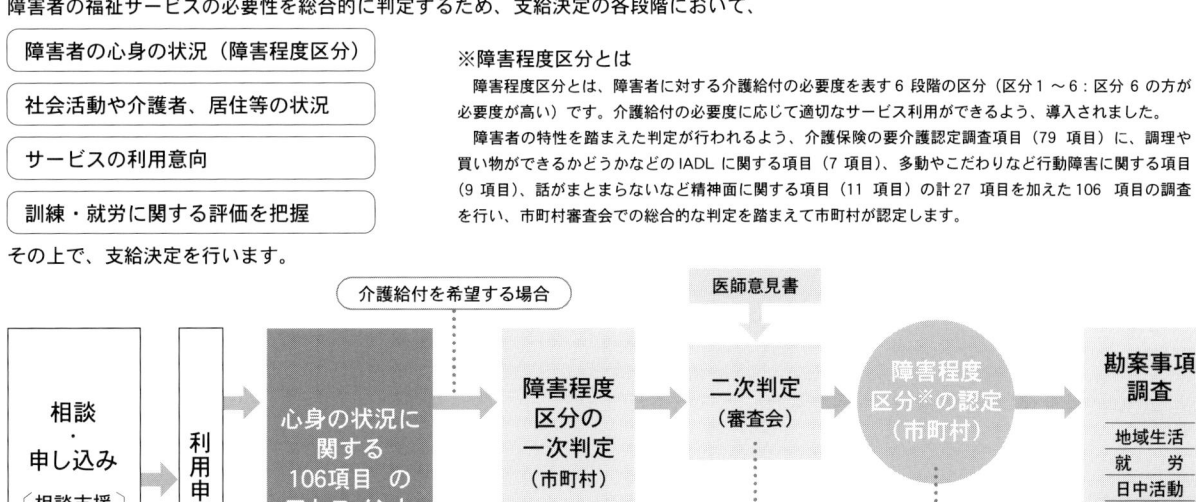

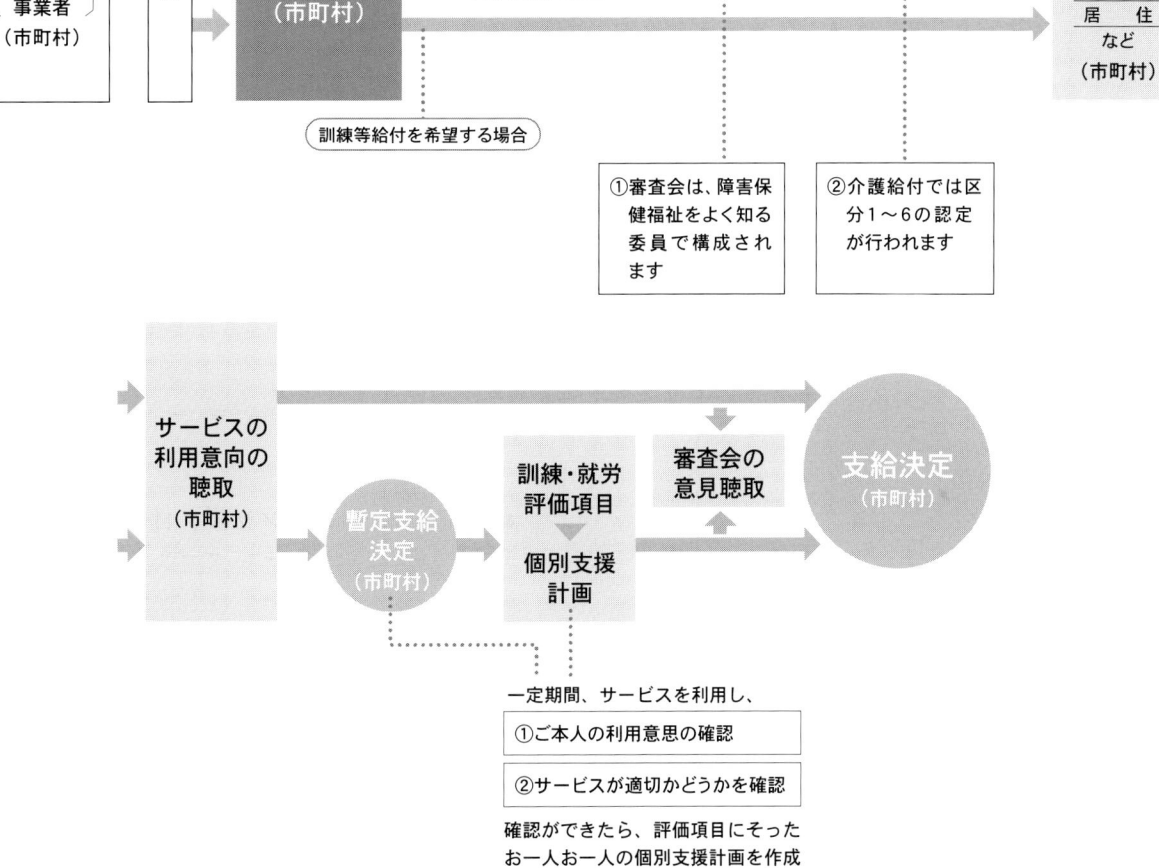

- 障害者の心身の状況（障害程度区分）
- 社会活動や介護者、居住等の状況
- サービスの利用意向
- 訓練・就労に関する評価を把握

その上で、支給決定を行います。

※障害程度区分とは
　障害程度区分とは、障害者に対する介護給付の必要度を表す6段階の区分（区分1〜6：区分6の方が必要度が高い）です。介護給付の必要度に応じて適切なサービス利用ができるよう、導入されました。
　障害者の特性を踏まえた判定が行われるよう、介護保険の要介護認定調査項目（79項目）に、調理や買い物ができるかどうかなどのIADLに関する項目（7項目）、多動やこだわりなど行動障害に関する項目（9項目）、話がまとまらないなど精神面に関する項目（11項目）の計27項目を加えた106項目の調査を行い、市町村審査会での総合的な判定を踏まえて市町村が認定します。

①審査会は、障害保健福祉をよく知る委員で構成されます

②介護給付では区分1〜6の認定が行われます

一定期間、サービスを利用し、
①ご本人の利用意思の確認
②サービスが適切かどうかを確認
確認ができたら、評価項目にそったお一人お一人の個別支援計画を作成し、その結果をふまえ本支給決定が行われます

図3　サービス利用までの流れ

しながら、支給決定する。
　介護給付の費用については、障害程度区分に応じて、介護の種類別に単価が決められている。区分ごとに国が市町村に交付する国庫負担基準額（月額22,900円〜455,500円まで）が定められているが、市町村は障害者の実態に合わせて支給量を決めることには、なっている（国庫負担基準額を超えた分の費用は市町村の負担になる）。

　これらサービスの自己負担については、これまでは応能負担（所得に応じた負担）であったが、介護保険同様、応益負担（サービス利用料の原則1割負担）となった。
　自己負担額については、一般世帯、住民税非課税や生活保護世帯ごとに1ヵ月の上限額が表8のように定められ、負担が増えすぎないよう一定の配慮がある。また、介護保険のサービスも併せて利用して

表9 難病患者等居宅生活支援事業

事業名	実施主体	目的	内容
難病患者等ホームヘルプサービス事業	市町村(特別区を含む)	難病患者等の福祉の増進	家庭にホームヘルパーを派遣し,介護および家事サービスを提供し,日常生活の支援を行う
難病患者等短期入所事業	市町村(特別区を含む)	介護者が介護を行えなくなった場合の一時的な救済	原則として7日以内,難病患者等を病院等の医療施設で入院保護する
難病患者等日常生活用具給付事業	市町村(特別区を含む)	難病患者等の日常生活の便宜を図る	給付対象品目 ①便器,②特殊尿器,③特殊マット,④体位変換器,⑤特殊寝台,⑥入浴補助用具,⑦車イス(電動車イスを含む),⑧歩行支援用具,⑨電気式痰吸引器,⑩意思伝達装置,⑪特殊便器,⑫ネブライザー(吸入器),⑬訓練用ベッド,⑭移動用リフト,⑮居宅生活動作補助用具,⑯動脈血中酸素飽和度測定器(パルスオキシメーター),⑰自動消火器
難病患者等ホームヘルパー養成研修事業	都道府県・指定都市	難病患者等にかかわるホームヘルパーの養成を図る	難病患者等のニーズに対応するために必要な知識と技術についての研修を実施

表10 利用者負担の上限

	利用者世帯の階層区分	ホームヘルプ利用者負担額(1時間当たり)	日常生活給付事業負担額
A	生活保護法による被保険者世帯(単給世帯を含む)	0円	0円
B	生活中心者が前年所得税非課税世帯	0	0
C	生活中心者が前年所得税課税年額10,000円以下の世帯	250	16,300
D	生活中心者が前年所得税課税年額10,001円以上30,000円以下の世帯	400	28,400
E	生活中心者が前年所得税課税年額30,001円以上80,000円以下の世帯	650	42,800
F	生活中心者が前年所得税課税年額80,001円以上140,000円以下の世帯	850	52,400
G	生活中心者が前年所得税課税年額140,001円以上の世帯	920	全額

いる場合には、それぞれの制度の負担額(介護保険は支給限度額を全額利用していること)を支払ったあとで調整され、37,200円を超えた分は返還されることになる。

4) その他の活用できる福祉制度

○税の控除、減免

障害の程度が一定以上である場合は、所得税、住民税、事業税、相続税、贈与税などの減免制度がある。

○自動車物品税免除、自動車税、自動車取得税

免除の対象となる車は、障害者が自分で運転するか、障害者と生計を同じくする者が運転する場合の車が対象になる。

○福祉手当、年金等制度について

特別児童扶養手当

20歳未満の身体障害児(身体障害者1,2,3級、4級の一部)や知的障害・精神障害(中度以上)の児童を養育している場合、重度では50,750円、中度では33,800円(月額、平成18年度)が支給される。

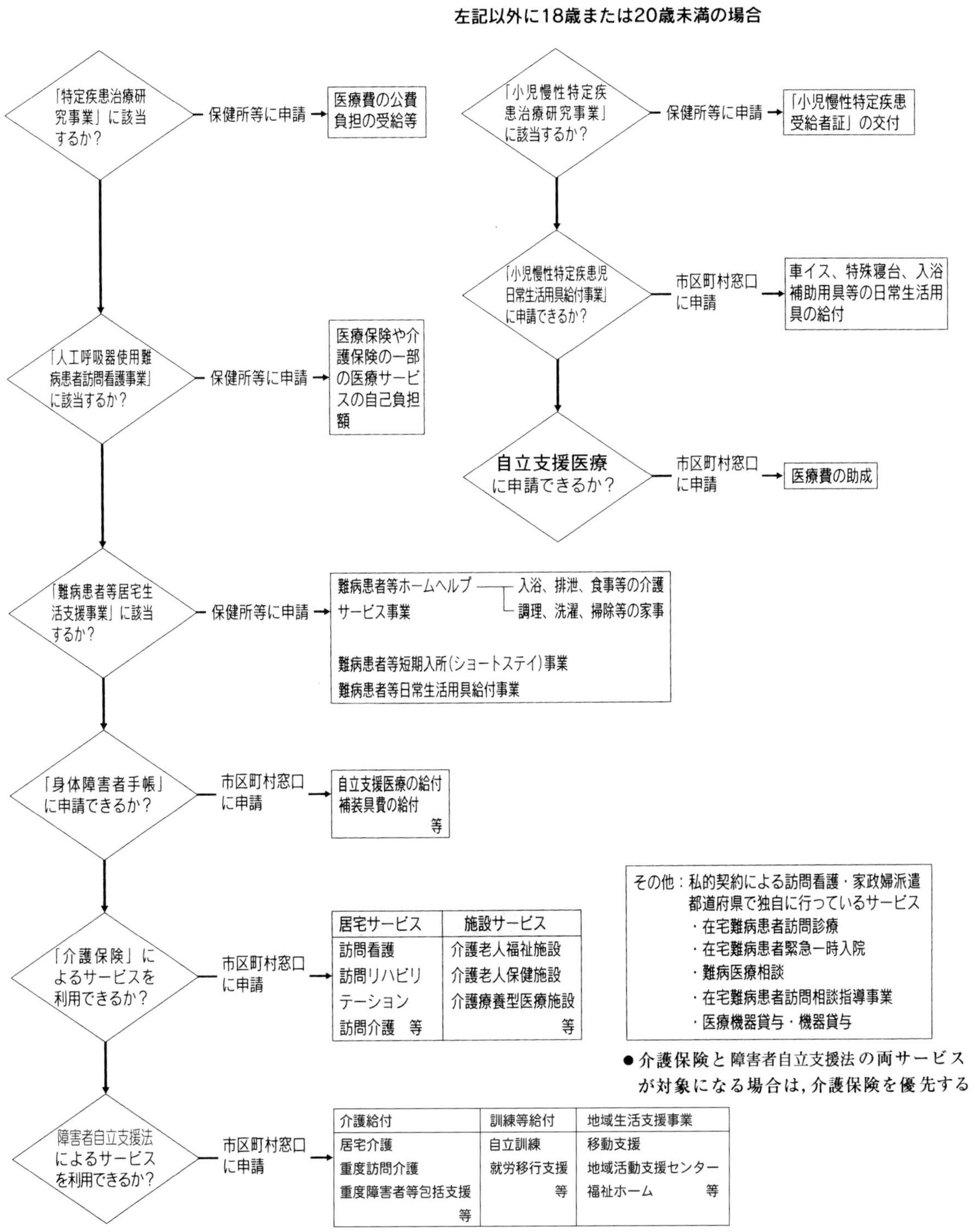

図4 利用できるサービスの確認表

平成18年12月末日現在（本稿中のすべての図表・資料）

障害基礎年金

国民年金に加入中に法に定める障害の状態になった場合や、加入以前から同程度の障害を有している場合に支給される。1級で年額792,100円×1.25＋子の加算、2級で年額792,100円＋子の加算（1子・2子の加算は227,900円、3子以降は75,900円）が支給される（平成18年度）。身体障害者手帳1～2級および3級の一部が対象の目安となる。

福祉手当および特別障害者手当

障害児福祉手当は重度の障害児（1級か2級の一

部、療育手帳Aのうち、日常生活で常時介護を要する）に対し月額14,380円が支給される。また特別障害者手当は20歳以上の重度の障害者に対し月額26,440円が支給される。

○障害者社会参加の促進

　障害者の社会参加を援助し促進する目的で、自動車免許取得や自動車改造費の助成や燃料の助成などを行う地方自治体もある。

5）難病患者等居宅生活支援事業

　難病対策事業の一環として、1997年から市町村が実施主体として、難病患者等ホームヘルプサービス事業、難病患者短期入所事業、難病患者等日常生活用具給付事業および、難病患者等ホームヘルパー養成研修事業が開始された。事業名と内容を表9に示す。

　難病患者等ホームヘルパー養成研修事業以外の対象者は以下の4つの条件をすべて満たすものとされている。

①日常生活を営むのに支障があり、介護等のサービス提供を必要とする者
②難治性疾患克服研究事業の対策疾患（121疾患）および関節リウマチの患者
③在宅療養が可能な程度に病状が安定していると医師に判断されている者
④老人福祉法、身体障害者福祉法、介護保険法などの施策の対象外の者

　ホームヘルプサービス事業の内容は、入浴、排泄、食事等の介護、調理、洗濯、掃除等の家事、生活等に関する相談、助言である。難病患者等の身体状況や療養環境等を考慮して、ホームヘルパーの派遣回数、時間数等や費用負担区分が決定される（表10）。

　難病患者等短期入所事業は、介護者が疾病等の理由により難病患者を居宅で介護できない場合、患者を一時的に医療法第1条の2第2項で規定されている医療提供施設（予め市町村から指定）に、原則1週間以内の入院をさせる事業である。利用料は国庫補助基準単価として設定されているが、利用者は入院に要する費用のうち飲食物相当額を負担する。

　日常生活用具給付事業は、難病患者等に特殊寝台等の日常生活用具を給付して日常生活の便宜を図り、その福祉の増進に資することを目的としている。給付される用具は、便器、特殊マット、特殊寝台、特殊便器、体位交換器、入浴補助用具である。利用者または世帯の生計中心者は、用具購入に要する費用の一部または全額を負担する。

　以上、難病患者や重度障害者に適用される医療費助成制度や福祉制度について概説した。紙面の関係で、医療費助成制度や福祉制度に関する事項をすべてを記載できなかった。また市町村単独の事業等もあるので、詳細は患者・障害者が居住する自治体の所管課窓口や保健所、福祉事務所、児童相談所、社会保険事務所等に問い合わせていただきたい。

　参考までに利用できるサービスの確認表を図4に掲載する。

＊図表引用は、最新訪問看護研修テキスト［ステップ2］7 難病患者の看護，看護協会出版会，2005（一部改変）と厚生労働省資料より

索 引

■和文索引■

■あ
アダムス・ストークス発作　126
アルドラーゼ　174
悪性高熱　128
悪性症候群　165
圧トリガー　103
安静時振戦　157

■い
意思疎通障害　159
意思伝達　53
遺伝カウンセリング　30
遺伝子
　―検査　26, 184
　―診断　26, 140
　―治療　26, 29
遺伝性痙性対麻痺　183, 192
移動動作　60
医療助成制度　228
胃瘻 (PEG)　77
陰性徴候　147
咽頭ケア　75
咽頭残留物除去対策　75

■う
ウートフ徴候　205
ウェルドニッヒ・ホフマン　139
ウロフロメトリー　90
うつ　33, 164, 169
うなずき嚥下　75
運動機能障害　141
運動障害　31, 101, 110, 126, 135, 151, 176, 198, 207
運動ニューロン疾患　147
運動麻痺　56
運動療法　56, 59

■え
エア・スタッキング　61
栄養障害　117
嚥下　47, 48
　―困難食　73
　―障害　32, 47, 70, 106, 119, 123, 130, 136, 158
　―造影検査 (VF)　71, 116, 118
　―内視鏡検査 (VE)　71
　―補助食品　73

■お
オリーブ橋小脳萎縮症　159, 182, 189, 190

■か
ガイドライン　27
カフマシーン　63, 104, 115, 157
下位運動ニューロン　12
改訂水飲みテスト　70
外尿道括約筋筋電図　91
蛙足肢位　111
顎関節脱臼　112
覚醒障害　163
画像所見　158
加速歩行　158
感覚器症状　130
感覚障害　33, 207
換気障害　62
環境制御装置　55
換気量モニター　104

間欠的経口経管栄養法 (IOC)　77
間欠的陽圧呼吸　127
間欠的陽圧式人工呼吸　78
間質性肺炎　174
間接訓練　73
感染症　34
緩和ケア　23

■き
機械的咳嗽介助　104
気管支拡張剤　62
気管食道吻合術　116
気管切開　78, 219
気切・人工呼吸管理　220
起居動作　60
逆流性食道炎　171
吸気介助　63
救急蘇生用バッグ　115
胸腺腫　198
起立性低血圧　33, 172
筋萎縮性側索硬化症 (ALS)　13, 18, 147, 149, 218
筋強直性ジストロフィー　44, 123
筋けいれん　149
筋ジストロフィー　11, 18, 32, 44, 99, 101
筋電図　124
筋病理　124
筋力低下　56
筋力テスト　142

■く
クーゲルベルグ・ヴェランダー　139
クリーゼ　40, 197
クレアチンキナーゼ　174
訓練日記　74

■け
経管栄養　32, 70, 77, 154
痙縮　149
携帯型会話装置　53
経皮内視鏡的胃瘻造設術　148
頸部嚥下音　71
頸部聴診法　71
頸部突出法　74, 75
痙攣　113
血清クレアチンキナーゼ　140
幻覚・妄想　160, 169

■こ
ゴットロン徴候　177
コミュニケーション障害　53
更衣動作　61
喉咽頭機能障害　67
構音障害　32
口腔ケア　72
膠原病　174
交互嚥下　75
厚多小脳回　110
喉頭気管分離術　116
高度先進医療　27
公費負担　15
誤嚥　47, 76, 106
　―防止術　78
呼吸介助　62
小刻み歩行　154
呼気終末炭酸ガス　62

呼吸機能検査　61
呼吸障害　31, 38, 61, 102, 135, 152, 198
呼吸不全　62, 78, 127, 143
呼吸リハビリテーション　113
黒質線状体変性症　182
告知　23, 215, 217
固有受容性神経筋促通法 (PNF)　187

■さ
サルコグリカノパチー　135
最大強制吸気量 (MIC)　61, 114
最大呼気流速　104
在宅医療　223
在宅療養　35
酸素　62
残尿測定　90

■し
ジスキネジア　168
ジストロフィン遺伝子検査　27
シャイ・ドレーガー症候群　182, 188
ショール徴候　177
軸索障害　206
自己負担限度額　231
視床下核の刺激術　168
歯状核赤核淡蒼球ルイ体萎縮症　183
持続的経鼻経管栄養法 (CNC)　77
肢帯型筋ジストロフィー　44, 133
重症筋無力症　13, 194
修正電気けいれん療法　169
住宅改修　58
重度障害者医療費助成制度　231
出生前診断　29
循環器合併症　43
上位運動ニューロン　12
障害基礎年金　237
障害者自立支援法　232
消化管症状　130
上肢機能障害　79
上肢装具　79
小児皮膚筋炎　175
小脳皮質萎縮症　190
小児慢性特定疾患治療研究事業　229
食餌性低血圧　33
食事動作　61
褥瘡　85, 86
食物形態の調整　72
自立支援医療　231
自律神経障害　33, 171
視力障害　206
心エコー図　81
心合併症　117, 136
心機能障害　32, 43
神経因性膀胱　33, 88
神経筋疾患　11
神経原線維変化　125
神経疾患　11
進行期PD　159, 168
人工呼吸器　15
進行性核上性麻痺　175, 159
侵襲的人工呼吸療法　148
心臓核医学検査　82
心電図　81
心伝導障害　123, 126
心不全　82, 105, 126, 136, 158
　―の悪化因子　44

　―の急性増悪時　84
　―の治療　44
心保護治療　44

■す
スイッチング　54
スキンケア　85
スクリーニングテスト　70
ステロイド・パルス療法　208
ステロイドミオパチー　178
スモン　13
錐体外路系　12
錐体路系　11
水分誤嚥の対策　75
睡眠障害　160, 170
睡眠時無呼吸症候群　40
睡眠発作　164
すくみ現象　158

■せ
整容動作　61
咳介助　62, 63
脊髄小脳変性症　13, 18, 34, 51, 59, 91, 181
脊髄性筋萎縮症 (SMA)　67, 139, 141, 145
脊髄性進行性筋萎縮症　13
脊柱側弯　142
咳の最大呼気流速　62
舌咽頭呼吸　61
摂食・嚥下障害　32, 47, 70, 106, 119, 136, 158
　―の重症度分類　71
摂食状態　70
先天型筋強直性ジストロフィー　129
先天性筋ジストロフィー　109

■た
第19番染色体長腕　123
体圧分散マットレス　85
体温調節障害　33, 172
代謝異常　129
多系統萎縮症　17, 155, 182, 189
多形皮膚萎縮症　178
多発性筋炎　11, 13, 174
多発性硬化症　13, 205
淡蒼球-黒質-ルイ体萎縮症 (PNLA)　159
淡蒼球の刺激術　168

■ち
チストメトリー　91
知覚系　11
蓄尿障害　92
知能障害　112
痴呆　34, 123, 164
腸管蠕動障害　171
長期L-DOPA投与症候群　156
長期人工呼吸におけるリスク　66
調理動作　62
直接訓練　73
直腸障害　33

■て
デュシェンヌ筋ジストロフィー　32, 80, 83, 101
低圧アラーム　104

239

索引

低反発マットレス　112

■と
ドパミンアゴニスト　160, 166, 167
　—の副作用　167
ドパミン作動薬　162
トラフェルミン製剤　86
トリガー　103
動作指導　58
糖尿病　123
特定疾患　13, 174, 230
　—治療研究事業　14, 230
特発性炎症性ミオパチー　176
特別障害者手当　238
徒手的排痰介助　104

■な
内分泌症状　129
難病対策　15
難病患者等居宅生活支援事業　236, 238

■に
入浴動作　62
尿失禁　89
尿道内圧測定　90
尿流測定　90
妊娠・出産　129
認知症　128, 164, 171

■の
脳性ナトリウム利尿ペプチド　82
脳性麻痺　41

■は
パーキンソニズム　14, 18, 158
パーキンソン体操　56
パーキンソン病　13, 19, 33, 34, 56, 91, 92, 156
　—の診断基準　157
バルーン留置カテーテル　94
肺活量（VC）　61
排泄動作　62
排痰介助　104
肺内パーカッションベンチレーター（IPV）　115
排尿機能検査　90
排尿筋過反射　171
排尿障害　33, 88
廃用性嚥下障害　79
白内障　123
歯車現象　158
反復唾液嚥下テスト　70

■ひ
皮質下痴呆　164
非侵襲的換気療法（NIV, NPPV, NIPPV）　63, 116
　—の適応　63
　—の導入基準　63
　—の副作用　67
非侵襲的人工呼吸　143
非侵襲的人工呼吸療法　148
非侵襲的モニター　61
非定型抗精神病薬　169
皮膚筋炎　174

非福山型筋ジストロフィー　109
びまん性レヴィ小体病（DLB）　17, 159
頻尿　89

■ふ
フィードバック制御　181
フィードフォワード制御　181
フクチン（fukutin）　109
プルモケア　118
フレンケル体操　187
フロッピー・インファント　123
フロートリガー　103
封入体筋炎　176
複視　206
福祉サービス　228, 232, 233
副腎ステロイドホルモン療法　101
複数嚥下　75
福山型筋ジストロフィー　109
不整脈　44, 83
不妊　123

■へ
ヘリオトロープ疹　177
便秘　171

■ほ
ホルター心電図　82
保因者診断　28
膀胱障害　171
膀胱内圧測定　91

■ま
マシャド・ジョセフ病　183, 191
麻酔　123
マルチプレックスPCR法　27
慢性肺胞低換気症状　39, 61

■み
ミオグロビン　174
ミオトニア　123

■む
無症候性病変　209
むせ　47
無動・寡動　153

■め
メカニカルインエクスサフレーター　115
免疫抑制薬　202

■も
モード　102
モノアミン酸化酵素B阻害薬　168
文字盤　53

■り
リハビリテーション　110, 185
流涎対策　78
留置カテーテル　93

■れ
レイノー現象　178
レルミット徴候　205

英文索引

■A
air stacking　61
ALS　13, 15, 147, 149, 219

■B
BNP　82
bradyphrenia　158

■C
CK　140
CNC　77
CTGリピート数延長　124

■D
DA　160
delayed-on 現象　168
DLB　159
DMD　101
DRPLA　183
dyskinesia　160

■E
EtCO$_2$　61, 62

■F
FCMD　109
floppy infant　110
FTDP-17　159
fukutin　109

■G
GPB　61

■H
HVV　219, 221

■I
IOC　77
IPV　115

■J
Jo-1抗体　174

■K
kinesie paradoxale　158

■L
L-DOPA　19, 167
　—の副作用　167
LGMD　133
limbic (psychomotor) akinesia　158

■M
MAC　63
MG　194
MIC　61, 114
MIE　115
MMT　142
motor fluctuations　160

MS　205
Myerson徴候　165

■N
NAIP　141
NIPPV　63
NIV　63, 67, 116
　—ガイドライン　63, 143
NMD　38
no-on 現象　160, 168
NPPV　63, 219

■O
on-off 現象　160, 168
orthostatic hypotension　172

■P
PCF　62, 104
PD　156
PEEP　103
PEG　77
PNF　187
PNLA　159

■Q
QOL　19, 24

■S
SCA1　18, 183

SCA2　183
SCA3　183
SCA6　18, 183
SMA　67, 139, 141, 145
SMN　141
SpO$_2$　61
SSRI　169
supraglottic swallow　75

■T
TcPCO$_2$　61
TPPV　219, 221

■U
UPDRS　158
UPP　90

■V
VC　61
VE　71
VF　71, 118

■W
wearing-off 現象　160, 168
WFN　38
　—分類　43

■数字
123I-MIBG　158

参考資料

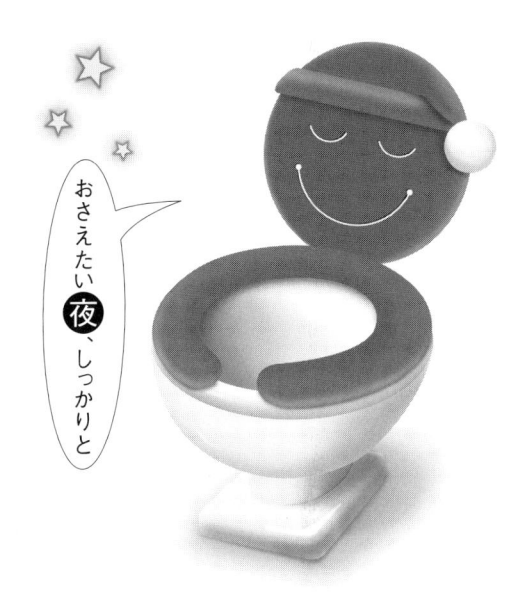

大切にしたい！夜間のQOL

おさえたい夜、しっかりと

■特徴
1. 不安定膀胱（無抑制収縮を伴う過緊張性膀胱状態）、神経因性膀胱に伴う頻尿、尿意切迫感、尿失禁を改善します。
2. 抗ムスカリン作用及びカルシウム拮抗作用を併せ持ち、膀胱に選択的に作用します（in vitro：イヌ、ネコ、ウサギ、モルモット、ラット）。
3. 約0.7時間で最高血漿中濃度に達します。
4. 総症例5,359例中、743例（13.86%）に副作用（臨床検査値異常を含む）が認められました。主な副作用は口渇（8.98%）、排尿困難（1.90%）、便秘（0.84%）、胃部不快感（0.58%）等でした（再審査調査終了時）。なお、重大な副作用として、血小板減少、麻痺性イレウスが報告されています。

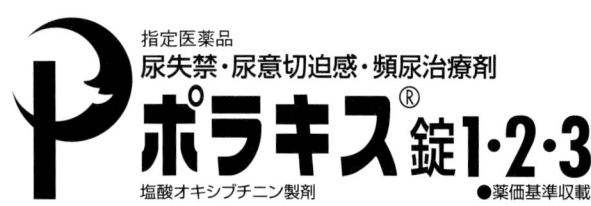

指定医薬品
尿失禁・尿意切迫感・頻尿治療剤
ポラキス®錠1・2・3
塩酸オキシブチニン製剤　●薬価基準収載

【禁忌（次の患者には投与しないこと）】
1. 明らかな下部尿路閉塞症状である排尿困難・尿閉等を有する患者［排尿困難・尿閉等が更に悪化するおそれがある。］
2. 緑内障の患者［眼圧の上昇を招き、症状を悪化させるおそれがある。］
3. 重篤な心疾患のある患者［抗コリン作用により頻脈、心悸亢進を起こし心臓の仕事量が増加するおそれがある。］
4. 麻痺性イレウスのある患者［抗コリン作用により胃腸管の緊張、運動性は抑制され、胃腸管内容物の移動は遅延するため、麻痺性イレウスの患者では、胃腸管内容物の停滞により閉塞状態が強められるおそれがある。］
5. 衰弱患者又は高齢者の腸アトニー、重症筋無力症の患者［抗コリン作用により、症状を悪化させるおそれがある。］
6. 授乳婦（「6.妊婦、産婦、授乳婦等への投与」の項参照）

効能又は効果
下記疾患又は状態における頻尿、尿意切迫感、尿失禁
　神経因性膀胱
　不安定膀胱（無抑制収縮を伴う過緊張性膀胱状態）

用法及び用量
通常成人1回塩酸オキシブチニンとして2～3mgを1日3回経口投与する。
なお、年齢、症状により適宜増減する。

使用上の注意
1. 慎重投与（次の患者には慎重に投与すること）
　(1) 排尿困難のおそれのある前立腺肥大患者［前立腺肥大患者では、排尿障害を来してない場合でも、抗コリン剤の投与により排尿障害を起こすおそれがある。］
　(2) 甲状腺機能亢進症の患者［心拍数の増加等の症状の悪化を招くおそれがある。］
　(3) うっ血性心不全の患者［代償性交感神経系の亢進を更に亢進させるおそれがある。］
　(4) 不整脈のある患者［頻脈性の不整脈を有している患者では、副交感神経遮断作用により交感神経が優位にたち、心拍数の増加等が起こるおそれがある。］
　(5) 潰瘍性大腸炎の患者［中毒性巨大結腸があらわれるおそれがある。］
　(6) 高温環境にある患者［抗コリン作用により発汗抑制が起こり、外部の温度上昇に対する不耐性が生じて、急激に体温が上昇するおそれがある。］
　(7) 重篤な肝又は腎疾患のある患者
　(8) パーキンソン症候群又は痴呆症状を伴う高齢者［抗コリン作用により、症状を悪化させるおそれがある。］

2. 重要な基本的注意
　視調節障害、眠気を起こすことがあるので、本剤投与中の患者には、自動車の運転等危険を伴う機械の操作に注意させること。

3. 相互作用
　併用注意（併用に注意すること）

薬剤名等	臨床症状・措置方法	機序・危険因子
抗コリン剤 三環系抗うつ剤 フェノチアジン系薬剤 モノアミン酸化酵素阻害剤	口渇、便秘、排尿困難、目のかすみ等の副作用が増強されるおそれがある。	抗コリン作用が増強されるおそれがある。

4. 副作用
総症例5,359例中、743例（13.86%）に副作用（臨床検査値異常を含む）が認められた。その主なものは口渇（8.98%）、排尿困難（1.90%）、便秘（0.84%）、胃部不快感（0.58%）等であった。（再審査調査終了時）

(1) 重大な副作用
　1) 血小板減少…血小板減少があらわれることがあるので、観察を十分に行い、異常が認められた場合には、投与を中止するなど適切な処置を行うこと。
　2) 麻痺性イレウス…麻痺性イレウスがあらわれることがあるので、観察を十分に行い、著しい便秘、腹部膨満等があらわれた場合には投与を中止し、適切な処置を行うこと。（自発報告によるため、頻度不明）

(2) その他の副作用

	5%以上	0.1～5%未満	0.1%未満
精神神経系		めまい、眠気、頭痛	しびれ、振戦等
消化器系	口渇	下痢、胃腸障害、胃部不快感、嘔気、食欲不振、胸やけ、腹部膨満感、口内炎	嘔吐、舌炎等
過敏症		発疹等	
泌尿器系		排尿困難、尿閉、残尿等	
肝臓		AST（GOT）、ALT（GPT）の上昇	
その他		浮腫、倦怠感、口が苦い	発熱、熱感、目のかすみ、眼瞼結膜充血、汗が出なくなる、咽頭部痛、胸痛、手の乾燥感、嗄声等

5. 高齢者への投与
高齢者に投与する場合には少量から投与し、観察を十分行うとともに、過量投与にならぬよう注意すること。

6. 妊婦、産婦、授乳婦等への投与
妊娠中の投与に関する安全性は確立していないので、妊婦又は妊娠している可能性のある婦人には投与しないことが望ましい。
動物実験で乳汁への移行が報告されているので授乳中の婦人には投与しないこと。

2006年1月改訂（第6版）

★その他詳細は現品添付文書をご参照ください。
★「禁忌を含む使用上の注意」の改訂には十分ご留意ください。
★資料は当社医薬情報担当者にご請求ください。

2007年3月作成
JP.OBT.07.03.04

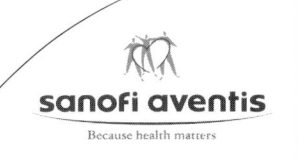

製造販売：**サノフィ・アベンティス株式会社**
〒163-1488　東京都新宿区西新宿三丁目20番2号

sanofi aventis
Because health matters

LOXONIN

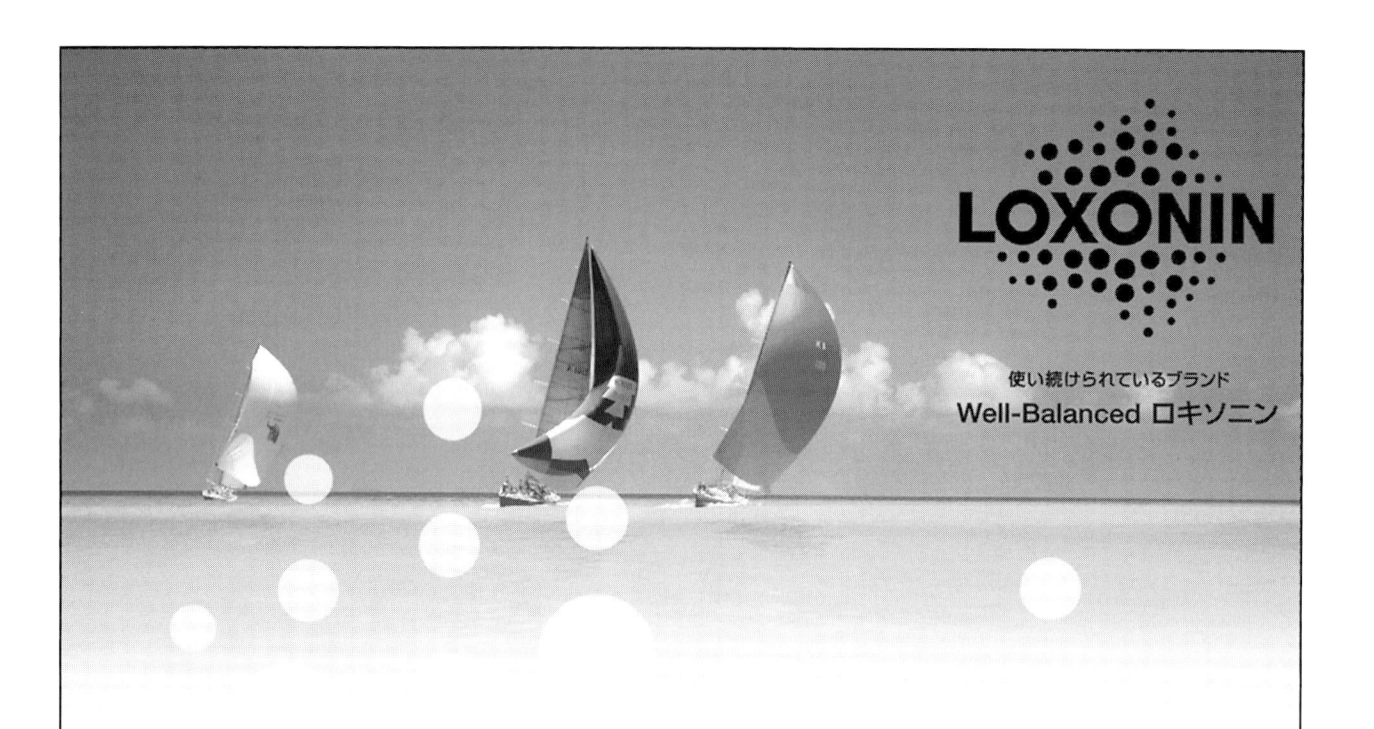

使い続けられているブランド
Well-Balanced ロキソニン

【禁忌(次の患者には投与しないこと)】
(1)消化性潰瘍のある患者(2)重篤な血液の異常のある患者(3)重篤な肝障害のある患者(4)重篤な腎障害のある患者(5)重篤な心機能不全のある患者(6)本剤の成分に過敏症の既往歴のある患者(7)アスピリン喘息(非ステロイド性消炎鎮痛剤等による喘息発作の誘発)又はその既往歴のある患者(8)妊娠末期の婦人

【効能又は効果】
①下記疾患並びに症状の消炎・鎮痛 関節リウマチ、変形性関節症、腰痛症、肩関節周囲炎、頚肩腕症候群、歯痛 ②手術後、外傷後並びに抜歯後の鎮痛・消炎 ③下記疾患の解熱・鎮痛 急性上気道炎(急性気管支炎を伴う急性上気道炎を含む)

【用法及び用量】
効能又は効果①・②の場合 通常、成人にロキソプロフェンナトリウム(無水物として)1回60mg、1日3回経口投与する。頓用の場合は、1回60〜120mgを経口投与する。なお、年齢、症状により適宜増減する。また、空腹時の投与は避けさせることが望ましい。効能又は効果③の場合 通常、成人にロキソプロフェンナトリウム(無水物として)1回60mgを頓用する。なお、年齢、症状により適宜増減する。ただし、原則として1日2回までとし、1日最大180mgを限度とする。また、空腹時の投与は避けさせることが望ましい。

【使用上の注意】
1. **慎重投与(次の患者には慎重に投与すること)** (1)消化性潰瘍の既往歴のある患者 (2)非ステロイド性消炎鎮痛剤の長期投与による消化性潰瘍のある患者で、本剤の長期投与が必要であり、かつミソプロストールによる治療が行われている患者 (3)血液の異常又はその既往歴のある患者 (4)肝障害又はその既往歴のある患者 (5)腎障害又はその既往歴のある患者 (6)心機能異常のある患者 (7)過敏症の既往歴のある患者 (8)気管支喘息の患者 (9)潰瘍性大腸炎の患者 (10)クローン病の患者 (11)高齢者

2. **重要な基本的注意** (1)消炎鎮痛剤による治療は原因療法ではなく対症療法であることに留意すること。(2)慢性疾患(関節リウマチ、変形性関節症)に対し本剤を用いる場合には、次の事項を考慮すること。ア.長期投与する場合には定期的に臨床検査(尿検査、血液検査及び肝機能検査等)を行うこと。また、異常が認められた場合には減量、休薬等の適切な措置を講ずること。イ.薬物療法以外の療法も考慮すること。(3)急性疾患に対し本剤を用いる場合には、次の事項を考慮すること。ア.急性炎症、疼痛及び発熱の程度を考慮し、投与すること。イ.原則として同一の薬剤の長期投与を避けること。ウ.原因療法があればこれを行い、本剤を漫然と投与しないこと。(4)患者の状態を十分観察し、副作用の発現に留意すること。過度の体温下降、虚脱、四肢冷却等があらわれることがあるので、特に高熱を伴う高齢者又は消耗性疾患を合併している患者においては、投与後の患者の状態に十分注意すること。(5)感染症を不顕性化するおそれがあるので、感染による炎症に対して用いる場合には適切な抗菌剤を併用し、観察を十分行い慎重に投与すること。(6)他の消炎鎮痛剤との併用は避けることが望ましい。(7)高齢者には副作用の発現に特に注意し、必要最小限の使用にとどめるなど慎重に投与すること。

3. **相互作用**
併用注意(併用に注意すること)
クマリン系抗凝血剤(ワルファリン)、スルホニル尿素系血糖降下剤(トルブタミド等)、ニューキノロン系抗菌剤(エノキサシン水和物等)、メトトレキサート、リチウム製剤(炭酸リチウム)、チアジド系利尿薬(ヒドロフルメチアジド、ヒドロクロロチアジド等)。

4. **副作用**(本項には頻度が算出できない副作用報告を含む。)総症例13,486例中副作用の報告されたものは409例(3.03%)であった。その主なものは、消化器症状(胃部不快感、腹痛、悪心・嘔吐、食欲不振2.25%、浮腫・むくみ(0.59%)、発疹・蕁麻疹等(0.21%)、眠気(0.10%)等が報告されている。〔再審査終了時及び効能追加時〕

(1)**重大な副作用** 1)ショック(頻度不明)、アナフィラキシー様症状(頻度不明):ショック、アナフィラキシー様症状(血圧低下、蕁麻疹、喉頭浮腫、呼吸困難等)があらわれることがあるので、観察を十分に行い、異常が認められた場合には直ちに投与を中止し、適切な処置を行うこと。2)溶血性貧血(頻度不明)、白血球減少(頻度不明)、血小板減少(頻度不明):溶血性貧血、白血球減少、血小板減少があらわれることがあるので、血液検査を行うなど観察を十分に行い、異常が認められた場合には直ちに投与を中止し、適切な処置を行うこと。3)皮膚粘膜眼症候群(頻度不明)、中毒性表皮壊死症(頻度不明):皮膚粘膜眼症候群(Stevens-Johnson症候群)、中毒性表皮壊死症(Lyell症候群)があらわれることがあるので、観察を十分に行い、異常が認められた場合には直ちに投与を中止し、適切な処置を行うこと。4)急性腎不全(頻度不明)、ネフローゼ症候群(頻度不明)、間質性腎炎(頻度不明):急性腎不全、ネフローゼ症候群、間質性腎炎があらわれることがあるので、観察を十分に行い、異常が認められた場合には直ちに投与を中止し、適切な処置を行うこと。また、急性腎不全に伴い高カリウム血症があらわれることがあるので、特に注意すること。5)うっ血性心不全(頻度不明):うっ血性心不全があらわれることがあるので、観察を十分に行い、異常が認められた場合には直ちに投与を中止し、適切な処置を行うこと。6)間質性肺炎(頻度不明):発熱、咳嗽、呼吸困難、胸部X線異常、好酸球増多等を伴う間質性肺炎があらわれることがあるので、このような症状があらわれた場合には直ちに投与を中止し、副腎皮質ホルモン剤の投与等の適切な処置を行うこと。7)消化管出血(頻度不明):重篤な消化性潰瘍又は小腸、大腸からの吐血、下血、血便等の消化管出血が出現し、それに伴うショックがあらわれることがあるので、観察を十分に行い、これらの症状が認められた場合には直ちに投与を中止し、適切な処置を行うこと。8)消化管穿孔(頻度不明):消化管穿孔があらわれることがあるので、心窩部痛、腹痛等が認められた場合には直ちに投与を中止し、適切な処置を行うこと。9)肝機能障害(頻度不明)、黄疸(頻度不明):肝機能障害(黄疸、AST(GOT)上昇、ALT(GPT)上昇、γ-GTP上昇等)、劇症肝炎があらわれることがあるので、観察を十分に行い、異常が認められた場合には直ちに投与を中止し適切な処置を行うこと。10)喘息発作(頻度不明):喘息発作等の急性呼吸障害があらわれることがあるので、観察を十分に行い、異常が認められた場合には、本剤の投与を直ちに中止し、適切な処置を行うこと。11)無菌性髄膜炎(頻度不明):無菌性髄膜炎(発熱、頭痛、悪心・嘔吐、項部硬直、意識混濁等)があらわれることがあるので、観察を十分に行い、異常が認められた場合には直ちに投与を中止し、適切な処置を行うこと(特にSLE又はMCTDの患者に発現しやすい。)。

(2)**重大な副作用(類薬)** 再生不良性貧血:他の非ステロイド性消炎鎮痛剤で、再生不良性貧血があらわれるとの報告がある。

※その他の使用上の注意等は添付文書をご覧ください。

鎮痛・抗炎症・解熱剤 薬価基準収載

ロキソニン® 錠/細粒

劇薬・指定医薬品 ロキソプロフェンナトリウム水和物製剤

製造販売元(資料請求先)
第一三共株式会社
Daiichi-Sankyo 東京都中央区日本橋本町3-5-1

三共株式会社と第一製薬株式会社は2007年4月1日より第一三共株式会社として新たにスタートしました。

07.4 (07.3)

参考資料

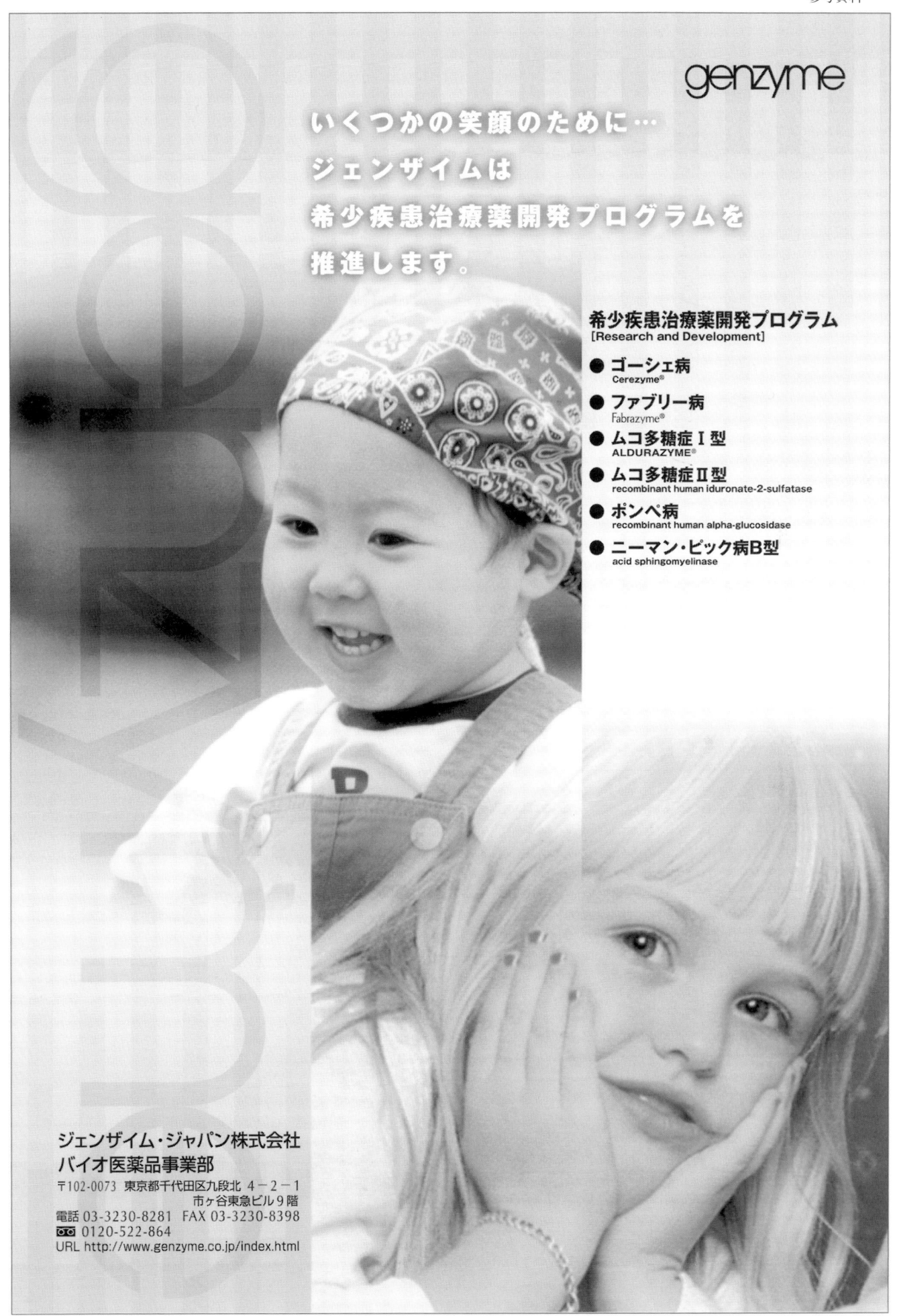

genzyme

いくつかの笑顔のために…
ジェンザイムは
希少疾患治療薬開発プログラムを
推進します。

希少疾患治療薬開発プログラム
[Research and Development]

- ゴーシェ病
  Cerezyme®
- ファブリー病
  Fabrazyme®
- ムコ多糖症Ⅰ型
  ALDURAZYME®
- ムコ多糖症Ⅱ型
  recombinant human iduronate-2-sulfatase
- ポンペ病
  recombinant human alpha-glucosidase
- ニーマン・ピック病B型
  acid sphingomyelinase

ジェンザイム・ジャパン株式会社
バイオ医薬品事業部
〒102-0073 東京都千代田区九段北 4－2－1
　　　　　市ヶ谷東急ビル9階
電話 03-3230-8281　FAX 03-3230-8398
0120-522-864
URL http://www.genzyme.co.jp/index.html

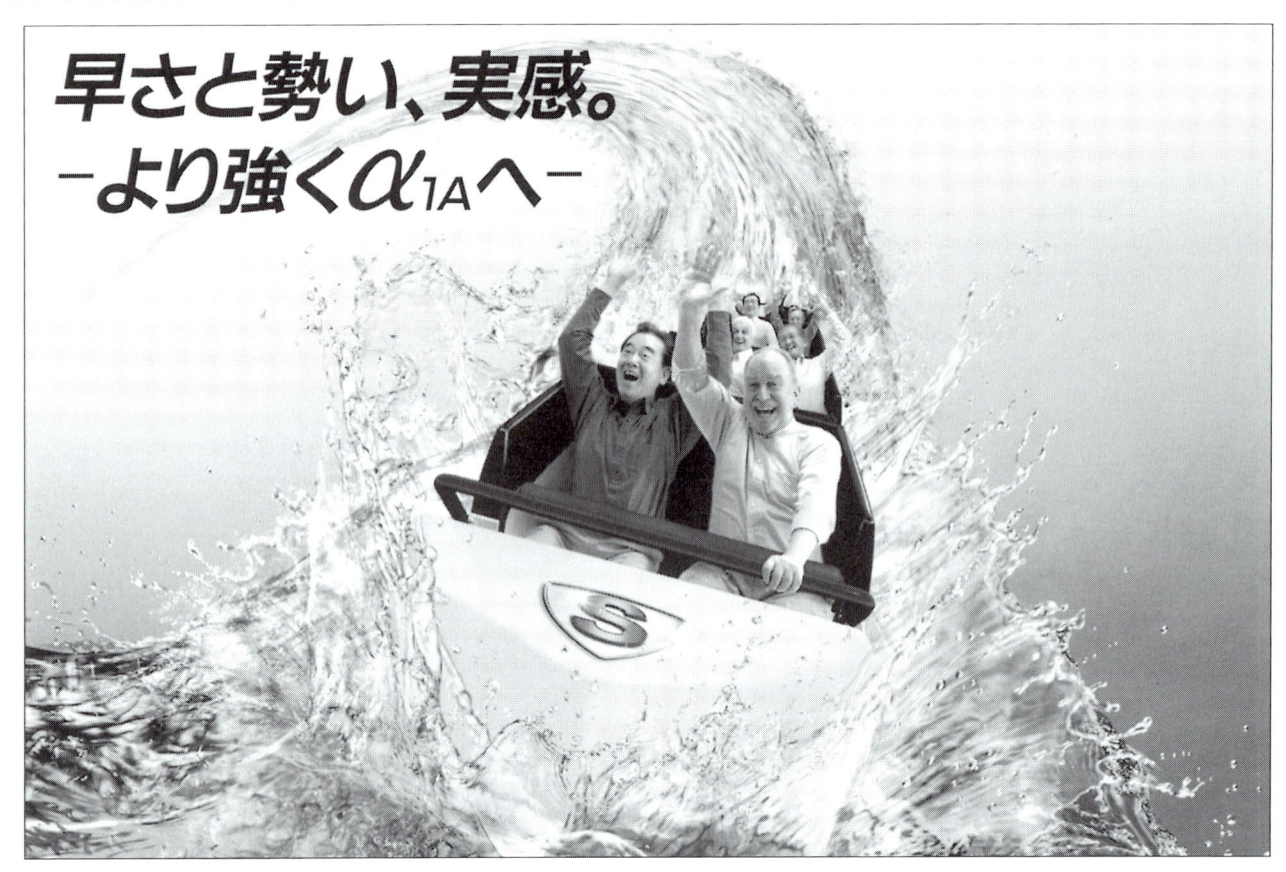

早さと勢い、実感。
—より強くα₁Aへ—

禁 忌（次の患者には投与しないこと）
(1) 本剤の成分に対し過敏症の既往歴のある患者
(2) 塩酸バルデナフィル水和物を投与中の患者
（「相互作用」の項参照）

■効能・効果
前立腺肥大症に伴う排尿障害
〈効能・効果に関連する使用上の注意〉
本剤は副作用の発現率が高く、特徴的な副作用として射精障害が高頻度に認められているため、本剤の使用にあたっては、本剤のリスクを十分に検討の上、患者に対しては副作用の説明を十分に行った上で使用すること。（「重要な基本的注意」及び「副作用」の項参照）

■用法・用量
通常、成人にはシロドシンとして1回4mgを1日2回朝夕食後に経口投与する。なお、症状に応じて適宜減量する。
〈用法・用量に関連する使用上の注意〉
肝機能障害のある患者ではシロドシンの血漿中濃度が上昇する可能性があり、また、腎機能障害のある患者においては、シロドシンの血漿中濃度が上昇することが報告されているため、患者の状態を観察しながら低用量（1回2mg）から投与を開始するなどを考慮すること。（「薬物動態」の項参照）

■使用上の注意
1. 慎重投与（次の患者には慎重に投与すること）
   (1) 起立性低血圧のある患者［症状が悪化するおそれがある。］
   (2) 肝機能障害のある患者［血漿中濃度が上昇するおそれがある。（「用法・用量に関連する使用上の注意」の項参照）］
   (3) 腎機能障害のある患者［血漿中濃度が上昇することが報告されている。（「用法・用量に関連する使用上の注意」の項参照）］
2. 重要な基本的注意
   (1) 射精障害（逆行性射精等）が認められているので、本剤の投与にあたっては射精障害に関する説明を十分に行い、患者の理解を得た上で使用すること。（「副作用」の項参照）
   (2) 起立性低血圧があらわれることがあるので、体位変換による血圧変化に注意すること。
   (3) めまいなどがあらわれることがあるので、高所作業、自動車の運転など危険を伴う作業に従事する場合には注意させること。
   (4) 本剤投与開始時に降圧剤投与の有無について問診を行い、降圧剤が投与されている場合には血圧変化に注意し、血圧低下がみられたときには、減量又は中止するなど適切な処置を行うこと。
   (5) 本剤による治療は原因療法ではなく、対症療法であることに留意し、本剤投与により期待する効果が得られない場合は、手術療法など、他の適切な処置を考慮すること。
3. 相互作用
   (1) 併用禁忌（併用しないこと）
      塩酸バルデナフィル水和物（レビトラ）
   (2) 併用注意（併用に注意すること）
      降圧剤、アゾール系抗真菌剤（イトラコナゾール等）、クエン酸シルデナフィル
4. 副作用
   承認時までに実施された排尿障害患者対象臨床試験の総症例873例中、副作用は391例（44.8%）で認められた。その主なものは、射精障害（逆行性射精等）150例（17.2%）、口渇50例（5.7%）、下痢35例（4.0%）、軟便34例（3.9%）、立ちくらみ31例（3.6%）、鼻閉29例（3.3%）、めまい23例（2.6%）、ふらつき22例（2.5%）、頭痛19例（2.2%）などであった。また、臨床検査値の異常変動は、総症例853例中185例（21.7%）で認められた。その主なものは、トリグリセリド上昇62例（7.4%）、CRP上昇21例（3.9%）、ALT（GPT）上昇20例（2.3%）、AST（GOT）上昇19例（2.2%）、γ-GTP上昇19例（2.2%）などであった。
   なお、第Ⅲ相二重盲検比較試験では射精障害（逆行性射精等）が175例中39例（22.3%）で認められた。
   (1) 重大な副作用
      失神・意識喪失（頻度不明）：血圧低下に伴う一過性の意識喪失等があらわれることがあるので、観察を十分に行い、異常が認められた場合には、本剤の投与を中止し適切な処置を行うこと。
   (2) 重大な副作用（類薬）
      肝機能障害、黄疸：類薬にてAST（GOT）上昇、ALT（GPT）上昇、黄疸等が報告されているので、観察を十分に行い、異常が認められた場合には、投与を中止し適切な処置を行うこと。

■長期投与医薬品に関する情報
本剤は新医薬品であるため、厚生労働省告示第107号（平成18年3月6日付）に基づき、2007年4月末日までは、投薬は1回14日分を限度とされています。

● 「禁忌を含む使用上の注意」の改訂には十分ご留意ください。
● 詳細は添付文書をご参照ください。

選択的α₁A遮断薬
前立腺肥大症に伴う排尿障害改善薬　[薬価基準収載]
劇薬／指定医薬品／処方せん医薬品(注)

ユリーフ®カプセル 2mg / 4mg

(注)注意—医師等の処方せんにより使用すること　一般名：シロドシン（Silodosin）

販売元（資料請求先）
第一三共株式会社
〒103-8426 東京都中央区日本橋本町3-5-1
Daiichi-Sankyo

第一製薬株式会社と三共株式会社は2007年4月1日より第一三共株式会社として新たにスタートしました。

製造販売元
キッセイ薬品工業株式会社
松本市芳野19番48号
http://www.kissei.co.jp

0702

参考資料

大日本住友製薬

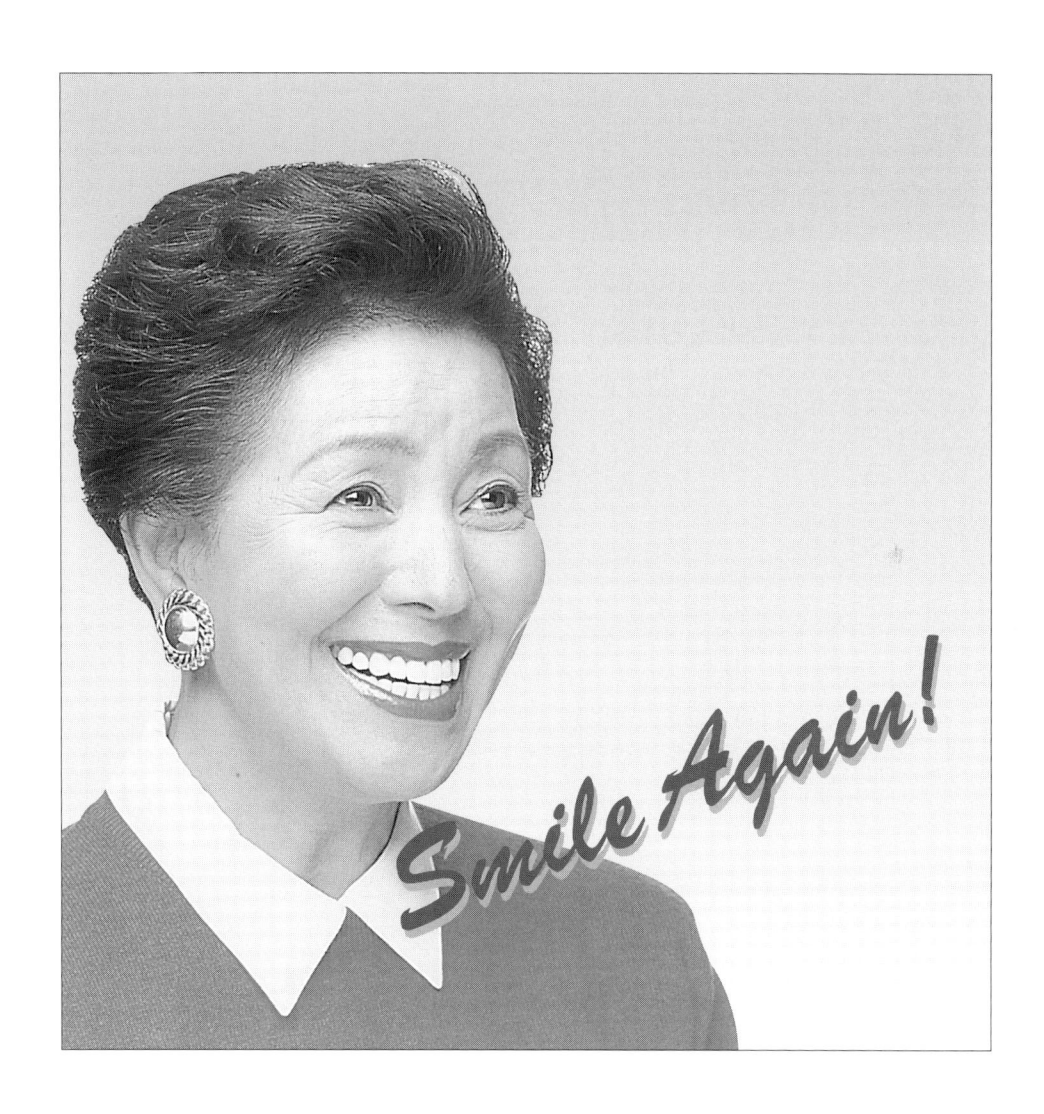

Smile Again!

ノルエピネフリン作動性神経機能改善剤

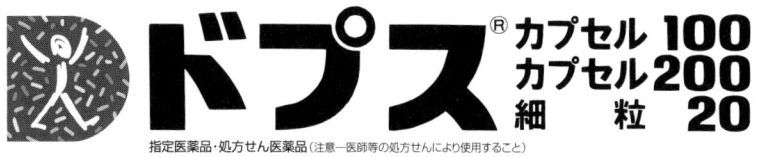

ドプス® カプセル100
カプセル200
細粒20

指定医薬品・処方せん医薬品（注意―医師等の処方せんにより使用すること）
Dops® 〈ドロキシドパ製剤〉　　　薬価基準収載

■効能・効果、用法・用量、禁忌、原則禁忌を含む使用上の注意等につきましては、製品添付文書をご参照ください。

製造販売元（資料請求先）
大日本住友製薬株式会社
〒541-0045 大阪市中央区道修町2-6-8

プロモーション提携
鳥居薬品株式会社
〒103-8439 東京都中央区日本橋本町3-4-1

〈製品に関するお問い合わせ先〉
くすり相談室
0120-03-4389
受付時間／月〜金 9:00〜17:30（祝・祭日を除く）
【医療情報サイト】http://ds-pharma.jp/

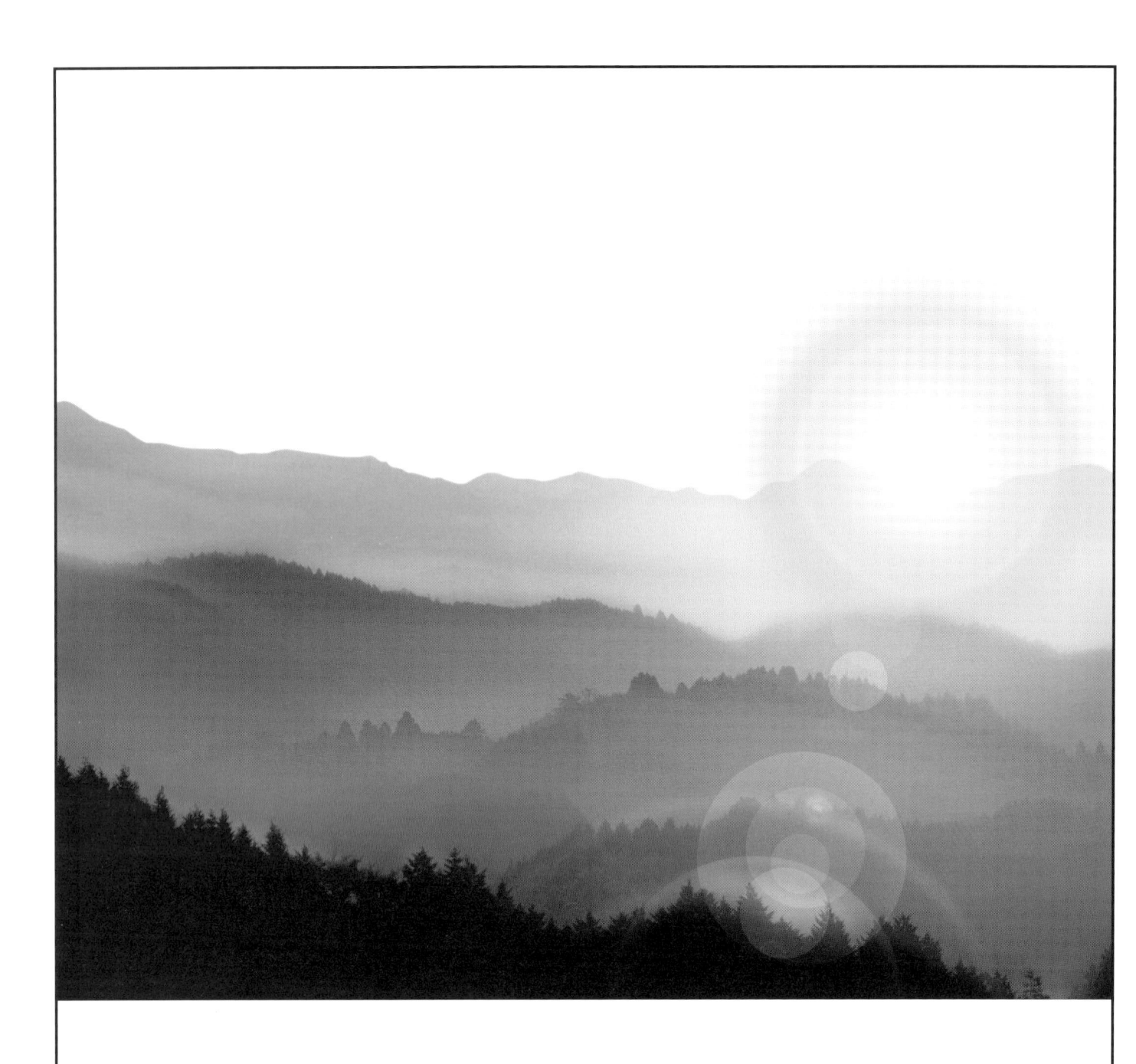

経口脊髄小脳変性症治療剤　薬価基準収載

セレジスト®錠5
CEREDIST® （タルチレリン水和物製剤）

指定医薬品　処方せん医薬品　（注意－医師等の処方せんにより使用すること）

※効能・効果、用法・用量、使用上の注意等は、製品添付文書をご参照ください。

製造販売元〈資料請求先〉

田辺製薬株式会社
大阪市中央区道修町3丁目2番10号
http://www.tanabe.co.jp/

2005年4月作成

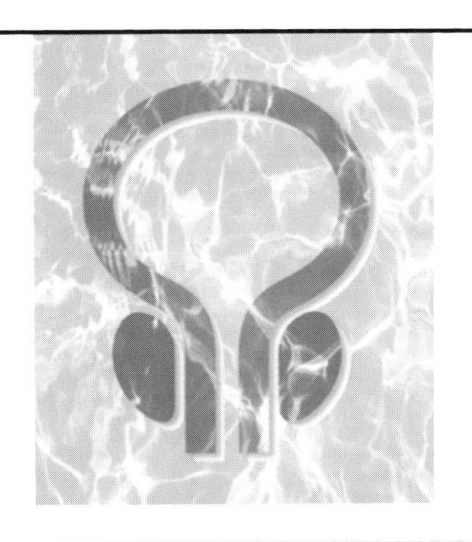

排尿困難の改善に
～1日5mgから投与開始～

重症筋無力症・排尿障害治療剤

薬価基準収載

毒薬 指定医薬品

ウブレチド®錠

UBRETID® TAB.

（日本薬局方 臭化ジスチグミン錠）

重大な副作用（抜粋）コリン作動性クリーゼ

本剤による急性中毒症状として意識障害を伴うコリン作動性クリーゼ（初期症状：徐脈、腹痛、下痢、発汗、唾液分泌過多、縮瞳、呼吸困難、血清コリンエステラーゼの低下、線維束れん縮等）があらわれることがある。このような場合には、直ちに投与を中止し、硫酸アトロピン0.5～1mg（患者の症状に合わせて適宜増量）を静脈内投与する。さらに、必要に応じて人工呼吸又は気管切開等を行い気道を確保すること。

【禁忌】（次の患者には投与しないこと）
1. 消化管又は尿路の器質的閉塞のある患者［消化管機能を亢進させ、症状を悪化させるおそれがある。また、尿の逆流を引き起こすおそれがある。］
2. 迷走神経緊張症のある患者［迷走神経の緊張を増強させるおそれがある。］
3. 脱分極性筋弛緩剤（スキサメトニウム）を投与中の患者［「相互作用」の項参照］
4. 本剤の成分に対し過敏症の既往歴のある患者

【効能又は効果】
重症筋無力症
手術後及び神経因性膀胱などの低緊張性膀胱による排尿困難

【用法及び用量】
臭化ジスチグミンとして、通常成人1日5～20mgを1～4回に分割経口投与する。
なお、症状により適宜増減する。

〈用法及び用量に関連する使用上の注意〉
コリン作動性クリーゼを防ぐため、医師の厳重な監督下のもとに通常成人1日5mgから投与を開始し、患者の状態を観察しながら症状により適宜増減すること（コリン作動性クリーゼは投与開始2週間以内での発現が多く報告されている）。
なお、効果が認められない場合には、漫然と投与せずに他の治療法を検討すること。

【使用上の注意】（抜粋）
1. 慎重投与（次の患者には慎重に投与すること）
   (1) 気管支喘息の患者［気管支喘息の症状を悪化させるおそれがある。］
   (2) 甲状腺機能亢進症の患者［甲状腺機能亢進症を悪化させるおそれがある。］
   (3) 徐脈・心疾患（冠動脈疾患、不整脈）のある患者［心拍数低下、冠動脈の収縮、冠れん縮による狭心症、不整脈の増悪、心拍出量低下を起こすおそれがある。］
   (4) 消化性潰瘍の患者［消化管機能を亢進させ消化性潰瘍の症状を悪化させるおそれがある。］
   (5) てんかんの患者［てんかんの症状を悪化させるおそれがある。］
   (6) パーキンソン症候群の患者［パーキンソン症候群の症状を悪化させるおそれがある。］
   (7) 高齢者
2. 重要な基本的注意
   (1) 本剤による急性中毒症状として意識障害を伴うコリン作動性クリーゼがあらわれることがあるので、以下の点に注意すること。
   1) 投与開始2週間以内での発現が多く報告されていることから、特に投与開始2週間以内は初期症状（徐脈、腹痛、下痢、発汗、唾液分泌過多、縮瞳、呼吸困難、血清コリンエステラーゼの低下、線維束れん縮等、「重要な副作用」の項参照）の発現に注意すること。
   2) 通常成人1日5mgから投与を開始し、患者の状態を観察しながら症状により適宜増減すること。
   3) 患者に対し、腹痛、下痢、発汗、唾液分泌過多等の異常が認められた場合には、本剤の服用を中止し、速やかに医師等に相談するよう説明すること。
   (2) 重症筋無力症患者で、ときに筋無力症状の重篤な悪化、呼吸困難、嚥下障害（クリーゼ）をみることがあるので、このような場合には、臨床症状でクリーゼを鑑別し、困難な場合には、塩化エドロホニウム2mgを静脈内投与し、クリーゼを鑑別し、次の処置を行うこと。

1) コリン作動性クリーゼ：徐脈、腹痛、下痢、発汗、唾液分泌過多、縮瞳、呼吸困難、血清コリンエステラーゼの低下、線維束れん縮等の症状が認められた場合又は塩化エドロホニウムを投与したとき、症状が増悪又は不変の場合には、直ちに投与を中止し、硫酸アトロピン0.5～1mg（患者の症状に合わせて適宜増量）を静脈内投与する。さらに、必要に応じて人工呼吸又は気管切開等を行い気道を確保する。
2) 筋無力性クリーゼ：呼吸困難、唾液排出困難、チアノーゼ、全身の脱力等の症状が認められた場合又は塩化エドロホニウムを投与したとき、症状の改善が認められた場合は本剤の投与量を増加する。
(3) 手術後及び神経因性膀胱などの低緊張性膀胱による排尿困難の患者で、本剤による急性中毒として意識障害を伴うコリン作動性クリーゼ（初期症状：徐脈、腹痛、下痢、発汗、唾液分泌過多、縮瞳、呼吸困難、血清コリンエステラーゼの低下、線維束れん縮等）があらわれることがある。このような場合には、直ちに投与を中止し、硫酸アトロピン0.5～1mg（患者の症状に合わせて適宜増量）を静脈内投与する。さらに、必要に応じて人工呼吸又は気管切開等を行い気道を確保する。

3. 相互作用
   (1) 併用禁忌（併用しないこと）　脱分極性筋弛緩剤：塩化スキサメトニウム
   (2) 併用注意（併用に注意すること）　副交感神経抑制剤：硫酸アトロピン等
   コリン作動薬：塩化ベタネコール等
   コリンエステラーゼ阻害薬：塩酸ドネペジル等

4. 副作用
   総症例1,034例中143例（13.8%）に副作用が認められ、主な副作用は下痢54件（5.2%）、腹痛34件（3.3%）、発汗20件（1.9%）、尿失禁13件（1.3%）であった。（再評価結果）
   (1) 重大な副作用（自発報告につき頻度不明）
   1) コリン作動性クリーゼ
   本剤による急性中毒症状として意識障害を伴うコリン作動性クリーゼ（初期症状：徐脈、腹痛、下痢、発汗、唾液分泌過多、縮瞳、呼吸困難、血清コリンエステラーゼの低下、線維束れん縮等）があらわれることがある。このような場合には、直ちに投与を中止し、硫酸アトロピン0.5～1mg（患者の症状に合わせて適宜増量）を静脈内投与する。さらに、必要に応じて人工呼吸又は気管切開等を行い気道を確保すること（コリン作動性クリーゼは投与開始2週間以内での発現が多く報告されている）。
   2) 狭心症、不整脈
   狭心症、不整脈（心室頻拍、心房細動、房室ブロック、洞停止等）があらわれることがある。このような場合には、直ちに投与を中止し、適切な処置を行うこと。
   (2) その他の副作用
   1) 骨格筋（0.5%未満）筋痙攣、筋力低下、線維性攣搦（ちくでき＝クローヌス）
   2) 消化器（5%以上又は頻度不明）下痢、（1～5%未満）腹痛、悪心・不快感、嘔気・嘔吐、（0.5～1%未満）腹鳴、胃腸症状、（0.5%未満）便失禁、心窩部不快感、流涎、テネスムス（しぶり腹）、口渇
   3) 精神神経系（0.5～1%未満）めまい、頭痛、（0.5%未満）睡眠障害
   4) 泌尿器（1～5%未満）尿失禁、（0.5%未満）頻尿、尿道痛
   5) 肝臓（0.5%未満）AST（GOT）・ALT（GPT）の上昇
   6) その他（5%以上又は頻度不明）血清コリンエステラーゼ値低下※、（1～5%未満）発汗、（0.5%未満）動悸、流涙、全身倦怠感、神経痛悪化、舌のしびれ、発熱、自律神経失調、痙瘡、胸部圧迫感、耳鳴

※自発報告によるものについては頻度不明

その他の使用上の注意等については、製品添付文書をご参照下さい。

提携　ニコメッド オーストリア社

製造販売元　鳥居薬品株式会社
〒103-8439 東京都中央区日本橋本町3-4-1

資料請求先　鳥居薬品株式会社 学術情報部　TEL 03(3231)6834　FAX 03(5203)7335

2004年10月作成

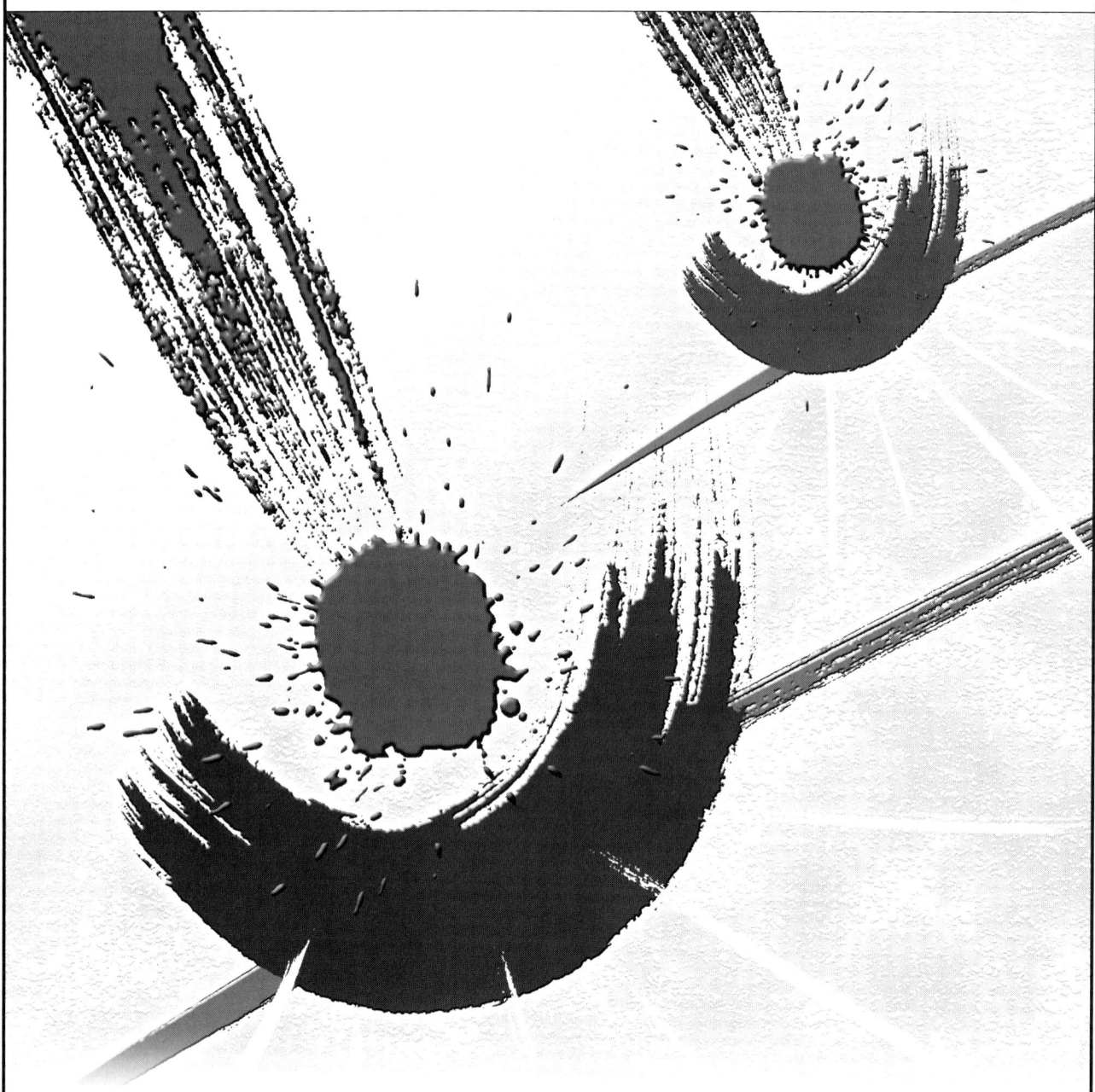

ドパミンD_1、D_2作動性パーキンソン病治療剤

ペルマックス®錠 50μg / 250μg

Permax® 〈メシル酸ペルゴリド錠〉

薬価基準収載

劇薬、指定医薬品、処方せん医薬品（注意-医師等の処方せんにより使用すること）

※「効能・効果」、「用法・用量」、「禁忌を含む使用上の注意」、「用法・用量に関連する使用上の注意」等については、添付文書をご参照ください。

製造販売元＜資料請求先＞
日本イーライリリー株式会社
〒651-0086 神戸市中央区磯上通7丁目1番5号

Lilly Answers リリーアンサーズ
日本イーライリリー医薬情報問合せ窓口※1
0120-360-605 （医療関係者向け）
受付時間 月曜日〜金曜日 8:45〜17:30※2
※1 通話料は無料です。携帯電話、PHSからもご利用いただけます
※2 祝祭日及び当社休日を除きます

医療関係者向けペルマックス情報提供サイト
www.permax.jp
一般の方向けパーキンソン病情報提供サイト
www.parkinsons.co.jp

PMX-A012（R0）
2007年2月作成

<薬価基準収載>

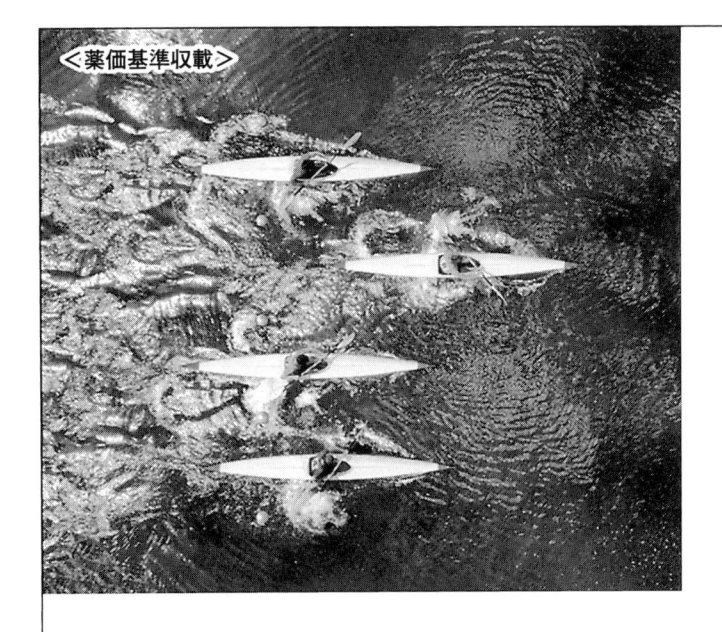

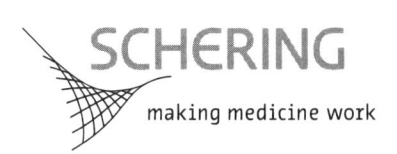

SCHERING
making medicine work

特定生物由来製品・劇薬・指定医薬品・処方せん医薬品[注]
遺伝子組換え型インターフェロン-β-1b製剤

ベタフェロン® 皮下注
BETAFERON® SC inj.
注射用乾燥インターフェロン-β-1b（遺伝子組換え）
注）注意—医師等の処方せんにより使用すること

【効能・効果】 多発性硬化症の再発予防及び進行抑制

【用法・用量】 通常、成人には800万国際単位を皮下に隔日投与する。

用法・用量に関連する使用上の注意
(1) 投与に際しては、1バイアルあたり、添付の0.54％塩化ナトリウム液1.2mL全量を用いて、内容物を溶解し、溶解液1mLを用いること。
(2) 注射部反応（壊死、発赤、疼痛、硬結、瘙痒感、腫脹、発疹等）が報告されているので、投与毎に注射部位を変えること。

本剤は添加物としてヒト血液由来成分を含有しており、原料となった血液を採取する際には、問診、感染症関連の検査を実施するとともに、製造工程において加熱処理を行う等可能な限りの安全対策を講じているが、血液を原料としていることに由来する感染症伝播のリスクを完全に排除することができないことから、疾病の治療上の必要性を十分に検討の上、必要最小限の使用にとどめること。（「使用上の注意」の項参照）

【警告】
(1) 本剤の投与により、自殺企図、間質性肺炎があらわれることがあるので、投与にあたっては、精神神経症状や呼吸器症状が発現する可能性があることを患者等に十分説明し、不眠、不安、咳、呼吸困難等があらわれた場合には直ちに連絡するよう注意を与えること。[「重大な副作用」の項参照]
(2) 注射部壊死があらわれることがあるので、観察を十分に行い、異常が認められた場合には投与を中止するなど、適切な処置を行うこと。[「重大な副作用」の項参照]

【禁忌】（次の患者には投与しないこと）
(1) 本剤の成分又は他のインターフェロン製剤及びヒトアルブミンに対し過敏症の既往歴のある患者 (2) 妊婦又は妊娠している可能性のある婦人［「妊婦、産婦、授乳婦等への投与」の項参照］ (3) 重度のうつ病又は自殺念慮の既往歴のある患者［「警告」、「重大な副作用」の項参照］ (4) 非代償性肝疾患の患者［症状が悪化するおそれがある］ (5) 自己免疫性肝炎の患者［肝炎が悪化するおそれがある］ (6) 治療により十分な管理がされていないてんかん患者［症状が悪化するおそれがある］ (7) 小柴胡湯を投与中の患者［「相互作用」の項参照］ (8) ワクチン等生物学的製剤に対し過敏症の既往歴のある患者

【使用上の注意】
1. 慎重投与（次の患者には慎重に投与すること）
(1) 精神神経障害のある患者又はその既往歴のある患者［症状が悪化するおそれがある］ (2) 心疾患のある患者又はその既往歴のある患者［症状が悪化するおそれがある］ (3) 骨髄機能抑制、貧血又は血小板減少症のある患者［高度の血球減少又は血小板減少を起こすことがあり、感染症又は出血傾向をきたすおそれがある］ (4) 重篤な肝障害又は腎障害のある患者［症状が悪化するおそれがある］ (5) てんかん等のけいれん性疾患又はこれらの既往歴のある患者［症状が悪化するおそれがある］ (6) アレルギー素因のある患者 (7) 高血圧症を有する患者［脳出血等があらわれるおそれがある］ (8) 糖尿病患者又はその既往歴、家族歴、耐糖能障害のある患者［糖尿病があらわれる又は増悪するおそれがある］ (9) 多発性硬化症以外の自己免疫疾患の患者又はその素因のある患者［症状が悪化するおそれがある］ (10) 薬物過敏症の既往歴のある患者 (11) 投与を一時中止し、再投与する場合［ショック等の過敏症があらわれることがある］

2. 重要な基本的注意
(1) 本剤の添加物である人血清アルブミンは、病原体検査でHBV、HCV、HIV-1、HIV-2、HTLV-1、梅毒について陰性を確認するとともに、HBV、HCV、HIV-1及びHIV-2について核酸増幅検査を実施して陰性を確認した健康な供血者の血漿を原料として製造されている。人血清アルブミンの製造工程ではウイルス除去・不活化処理に効果があるとされているコーンの低温エタノール分画法及び60℃で10時間の液状加熱処理を実施し、感染症発生の可能性をできる限り排除しているが、本剤による感染症発生の可能性を完全には否定できないので、本剤の使用にあたっては疾病の治療における本剤の必要性とともに、本剤が添加物としてヒト血液由来成分を含有し、感染発生の可能性を否定できない旨を主に、患者に対し説明を行い、感染症伝播のリスクについて十分に説明して同意を得るよう努めること。 (2) 添加物に使用している人血清アルブミンの現在の製造工程では、ヒトパルボウイルスB19等のウイルスを完全に不活化・除去することが困難であるため、本剤の投与によりその感染の可能性を否定できないので、投与後の観察を十分に行うこと。 (3) 現在までに本剤の投与により変異型クロイツフェルト・ヤコブ病 (vCJD) 等の伝播のリスクを完全には排除できないので、本剤の使用の際には患者への説明を行い、治療上の必要性を十分検討の上使用すること。 (4) 骨髄機能抑制を起こすことがあるので、投与開始前及び投与中は血液検査（白血球、血小板等）を行うなど患者の状態を十分に観察し、異常が認められた場合には投与を中止するなど適切な処置を行うこと。 (5) 肝機能障害を起こすことがあるので、投与開始前及び投与中は肝機能検査(AST(GOT)、ALT(GPT)、γ-GTP等)を定期的に（1〜3カ月に1回）行うなど患者の状態を十分に観察し、異常が認められた場合には減量、休薬等の適切な処置を行うこと。肝機能障害の既往歴のある患者では、投与開始1〜2週後にも検査を実施することが望ましい。 (6) 過敏症の反応を予測するため、投与に際しては十分な問診を行うとともに、予め本剤によるプリックテスト試験を行うこと。 (7) 本剤を自己投与させる場合、患者に投与法の指導を行う。 1) 医師の管理下で十分に患者に投与法を習熟させ、患者が自ら確実に投与できることを確認した後、自己投与を指示すること。自己投与の適用については、患者に投与法の指導を行う際の無菌的操作法を患者に指導すること。溶解や投与に関する適切な指導を行うこと。最初の自己注射は医師の管理下で行うこと。 2) 使用済みの針及び注射器を再使用しないように患者に注意を促し、安全な廃棄方法を指導すること。すべての容器の安全な廃棄方法に関する指導を行うと同時に、使用済みの針及び注射器を廃棄する容器を提供すること。 (8) 本剤の投与において、初期投与時に一般に発熱がみられる。その程度は個人差が著しいが、高熱を呈する場合もあるので、発熱に対して予め十分配慮すること。 (9) 本剤の投与中は尿検査（尿蛋白）を定期的に行い、血清総蛋白減少、血清アルブミン低下を伴う重篤な蛋白尿が認められた場合には、減量又は休薬するなど適切な処置を行うこと。

3. 相互作用
(1) 併用禁忌（併用しないこと）

薬剤名等	臨床症状・措置方法	機序・危険因子
小柴胡湯	間質性肺炎があらわれるおそれがある。なお、類薬（インターフェロン-α製剤）と小柴胡湯との併用で間質性肺炎があらわれたとの報告がある。	機序は不明である。

(2) 併用注意（併用に注意すること）

薬剤名等	臨床症状・措置方法	機序・危険因子
抗てんかん剤（フェニトイン等）	抗てんかん剤の作用を増強するおそれがある。	インターフェロン類は、動物において肝チトクロームP450分子種2C9及び2C19の活性を低下させるとの報告がある。
アンチピリン	本剤の投与量増加に伴い血漿中アンチピリンの消失が遅延することが報告されている。	ヒトにおいて肝チトクロームP450分子種1A2の量及び活性を低下させるとの報告がある。
ワルファリン	ワルファリンの作用を増強するおそれがあるので用量を調節するなど注意すること。	
テオフィリン	テオフィリンの血中濃度を高めるおそれがある。	

4. 副作用
総症例200例中183例（91.5％）に副作用が認められ、主な自他覚症状は発熱127例（63.5％）、注射部発赤87例（43.5％）、頭痛64例（32.0％）、倦怠（感）40例（20.0％）、注射部疼痛39例（19.5％）、注射部硬結34例（17.0％）、嘔気24例（12.0％）、関節痛22例（11.0％）等であった。主な臨床検査値異常は、リンパ球減少75例（37.5％）、ALT（GPT）上昇50例（25.0％）、白血球減少43例（21.5％）、AST（GOT）上昇41例（20.5％）、γ-GTP上昇36例（18.0％）、好中球減少32例（16.0％）、血小板減少11例（5.5％）等であった。（承認時）

(1) 重大な副作用
1) うつ病・自殺企図　患者の精神状態に十分注意し、抑うつ、不安、焦燥感等があらわれた場合には投与を中止するか、投与継続の可否について慎重に検討すること。また、投与にあたってはこれら精神神経症状発現の可能性について患者及びその家族に十分理解させ、不眠、不安等があらわれた場合には直ちに連絡するよう患者に対し注意を与えること。 2) 間質性肺炎　間質性肺炎があらわれることがあるので、観察を十分に行い、必要に応じてX線検査を実施し、異常が認められた場合には投与を中止するとともに、副腎皮質ホルモンの投与等の適切な処置を行うこと。また、咳、呼吸困難等があらわれた場合には直ちに連絡するよう患者に対し注意を与えること。なお、類薬（インターフェロン-α製剤）と小柴胡湯との併用で間質性肺炎があらわれたとの報告があるため、小柴胡湯と併用しないこと。 3) 注射部壊死　注射部組織壊死が報告されており、瘢痕が形成されることがある。重度の場合、壊死組織の切除及び皮膚移植が必要になる場合がある。また、複数の病変があれば、本剤投与は治癒がみられるまで中止すること。 4) けいれん、錯乱、離人症、情緒不安定、筋緊張亢進　観察を十分に行い、異常が認められた場合には投与を中止するとともに継続投与の可否について慎重に検討すること。 5) 重度の過敏反応　気管支けいれん、アナフィラキシー、蕁麻疹等のようなまれではあるが重度の急性反応を起こすことがあるので観察を十分に行い、異常が認められた場合には投与を中止し、適切な処置を行うこと。 6) 高度白血球減少（2,000/mm³未満）・血小板減少（50,000/mm³未満）、汎血球減少　白血球減少（リンパ球減少、好中球減少）、貧血、血小板減少があらわれることがあるので、定期的に血液検査を行うなど観察を十分に行い、異常の程度が著しい場合には投与を中止し、適切な処置を行うこと。 7) 重篤な肝障害　黄疸や著しいトランスアミナーゼの上昇を伴う肝機能障害があらわれることがあるので、定期的に肝機能検査（AST（GOT）、ALT（GPT）、γ-GTP等）を行うこと。異常が認められた場合には投与を中止し、適切な処置を行うこと。 8) 心筋症　心筋症があらわれることがあるので、観察を十分に行い、異常が認められた場合には投与を中止するなど、適切な処置を行うこと。 9) 甲状腺腫、甲状腺機能異常　甲状腺腫、甲状腺機能異常があらわれることがあるので、観察を十分に行い、異常が認められた場合には投与を中止するなど、適切な処置を行うこと。 10) 敗血症　易感染性となり、敗血症があらわれることがあるので、患者の全身状態を十分に観察し、異常が認められた場合には投与を中止し、適切な処置を行うこと。

(2) 重大な副作用（類薬）
1) 糖尿病（インスリン依存型（IDDM）及びインスリン非依存型（NIDDM））　糖尿病が増悪又は発症することがあり、昏睡に至ることがあるので、定期的に検査（血糖値、尿糖等）を行い、異常が認められた場合には投与を中止し、適切な処置を行うこと。 2) 自己免疫現象によると思われる症状・徴候（溶血性貧血、インスリン依存型糖尿病（IDDM）の増悪又は発症）　観察を十分に行い、異常が認められた場合には投与を中止し、適切な処置を行うこと。 3) ショック　観察を十分に行い、異常が認められた場合には投与を中止し、適切な処置を行うこと。 4) 皮膚粘膜眼症候群（Stevens-Johnson症候群）　観察を十分に行い、異常が認められた場合には投与を中止し、適切な処置を行うこと。 5) 急性腎不全　患者の状態を十分に観察し、異常が認められた場合には投与を中止し、適切な処置を行うこと。 6) 溶血性尿毒症症候群（HUS）　溶血性尿毒症症候群（血小板減少、溶血性貧血、腎障害を主徴とする）があらわれることがあるので、定期的に腎機能検査及び血液学的検査（血小板、赤血球等）を行い、異常が認められた場合には投与を中止し、適切な処置を行うこと。 7) 脳出血、消化管出血、眼底出血　観察を十分に行い、異常が認められた場合には投与を中止し、適切な処置を行うこと。 8) 痴呆様症状（特に高齢者）、麻痺、心不全、狭心症　観察を十分に行い、異常が認められた場合には投与を中止し、適切な処置を行うこと。 9) ネフローゼ症候群　血清総蛋白減少、血清アルブミン低下を伴う重篤な蛋白尿が認められることがあるので、定期的に尿検査（尿蛋白）を行うこと。異常が認められた場合には減量又は休薬するなど適切な処置を行うこと。

■使用上の注意等については製品添付文書をご参照ください。
★警告、禁忌を含む使用上の注意の改訂には十分ご留意ください。

—— 製造販売（輸入）元・資料請求先 ——
日本シエーリング株式会社
〒532-0004 大阪市淀川区西宮原2丁目6番64号

2007年1月作成

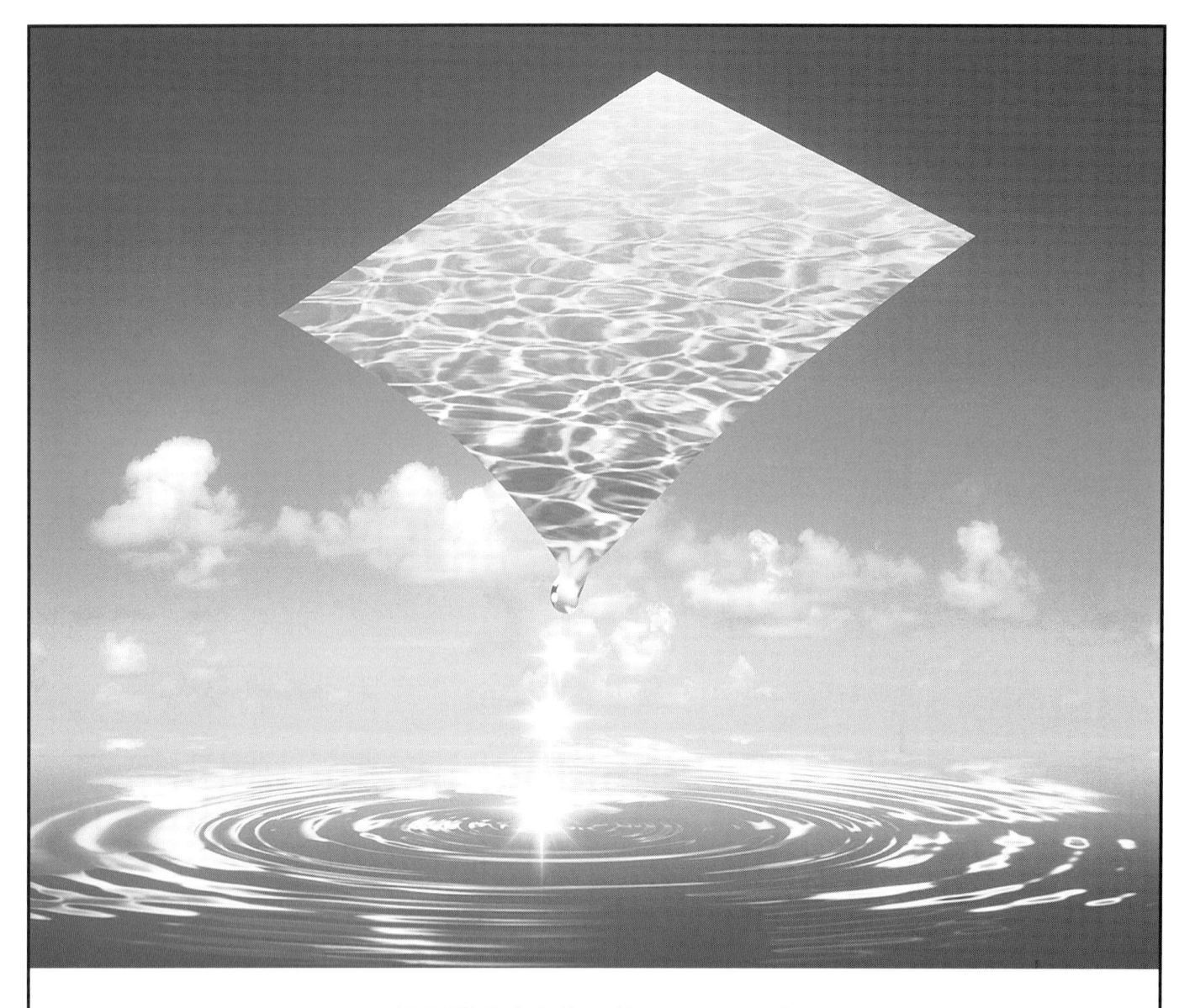

―― 泌尿器系疾患治療薬ラインナップ ――

前立腺肥大症治療剤
エビプロスタット®
Eviprostat®　薬価基準収載

頻尿治療剤
ブラダロン®錠・顆粒
Bladderon®　薬価基準収載
フラボキサート塩酸塩製剤
指定医薬品

前立腺癌治療剤
エストラサイト®カプセル
Estracyt®　薬価基準収載
リン酸エストラムスチン製剤
劇薬、指定医薬品、処方せん医薬品（注意―医師等の処方せんにより使用すること）

尿路結石治療剤
ウロカルン®錠225mg
Urocalun®　薬価基準収載
ウラジロガシエキス製剤

● 効能・効果、用法・用量および禁忌を含む使用上の注意等は添付文書をご覧下さい。

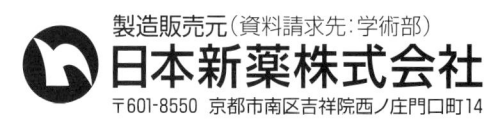

製造販売元（資料請求先：学術部）
日本新薬株式会社
〒601-8550　京都市南区吉祥院西ノ庄門口町14

2006年12月作成A4

参考資料

貼るボルタレン

NOVARTIS

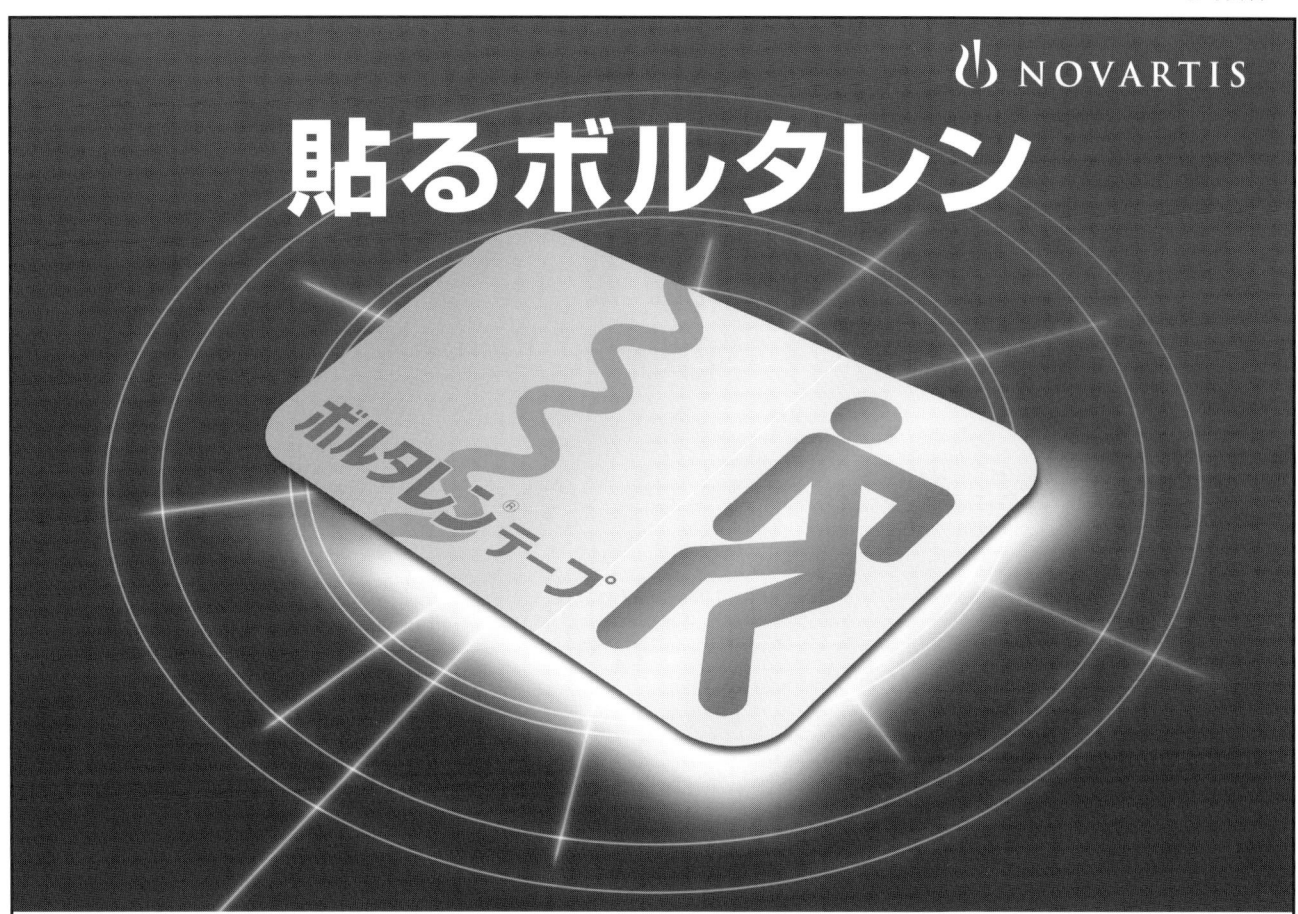

【禁忌（次の患者には使用しないこと）】
1. 本剤の成分に対し過敏症の既往歴のある患者
2. アスピリン喘息（非ステロイド性消炎鎮痛剤等により誘発される喘息発作）又はその既往歴のある患者［重症喘息発作を誘発するおそれがある。］

【効能又は効果】
下記疾患並びに症状の鎮痛・消炎
変形性関節症、肩関節周囲炎、腱・腱鞘炎、腱周囲炎、上腕骨上顆炎（テニス肘等）、筋肉痛（筋・筋膜性腰痛症等）、外傷後の腫脹・疼痛

【用法及び用量】
1日1回患部に貼付する。

【使用上の注意】
1. 慎重投与（次の患者には慎重に使用すること）
気管支喘息のある患者［気管支喘息患者の中にはアスピリン喘息患者も含まれており、それらの患者では重症喘息発作を誘発するおそれがある。］
2. 重要な基本的注意
(1) 消炎鎮痛剤による治療は原因療法ではなく対症療法であることに留意すること。
(2) 皮膚の感染症を不顕性化するおそれがあるので、感染を伴う炎症に対して用いる場合には適切な抗菌剤又は抗真菌剤を併用し、観察を十分行い慎重に使用すること。
(3) 慢性疾患（変形性関節症等）に対し、本剤を用いる場合には薬物療法以外の療法も考慮すること。また患者の状態を十分観察し、副作用の発現に留意すること。

3. 相互作用
併用注意（併用に注意すること）
ニューキノロン系抗菌剤エノキサシン等（痙攣を起こすおそれがある。痙攣が発現した場合には、気道を確保し、ジアゼパムの静注等を行う。）

4. 副作用
本剤は、副作用発現頻度が明確となる臨床試験を実施していない。なお、1％ジクロフェナクナトリウム軟膏において承認時までに報告された副作用は、総症例1,062例中41例（3.9％）、53件であった。その主な症状は、皮膚炎（発疹、湿疹、皮疹、かぶれ）27件（2.5％）、そう痒感9件（0.8％）、発赤8件（0.8％）、皮膚のあれ4件（0.4％）、刺激感3件（0.3％）等であった。（1％ジクロフェナクナトリウム軟膏承認時までのデータ）

(1) 重大な副作用（頻度不明）
接触皮膚炎：本剤使用部位に発赤、紅斑、発疹、そう痒感、疼痛の皮膚症状があらわれ、腫脹、浮腫、水疱・びらん等に悪化し、さらに全身に拡大し重篤化することがあるので、異常が認められた場合には直ちに使用を中止し、適切な処置を行うこと。

(2) その他の副作用

部位別	副作用の頻度		
	頻度不明	0.1％～5％未満	0.1％未満
皮膚注)	光線過敏症、浮腫、腫脹、皮膚剥脱	皮膚炎、そう痒感、発赤、皮膚のあれ、刺激感	水疱、色素沈着

注）このような症状があらわれた場合には、使用を中止するなど適切な処置を行うこと。

● その他の使用上の注意については、製品添付文書をご覧ください。

経皮鎮痛消炎剤 　薬価基準収載

ボルタレン®テープ
指定医薬品
Voltaren® Tape　ジクロフェナクナトリウムテープ

販売（資料請求先）
ノバルティス ファーマ株式会社
〒106-8618 東京都港区西麻布4-17-30
製造販売：同仁医薬化工株式会社

NOVARTIS DIRECT
0120-003-293
受付時間：月～金 9:00～18:00
www.voltaren.jp

提携
旭化成ファーマ株式会社
東京都千代田区神田美土代町9番地1

2006年8月作成

MRC-Holland b.v. — MLPA — ▼FALCO

研究用試薬

MLPA®
Multiplex Ligation-dependent Probe Amplification

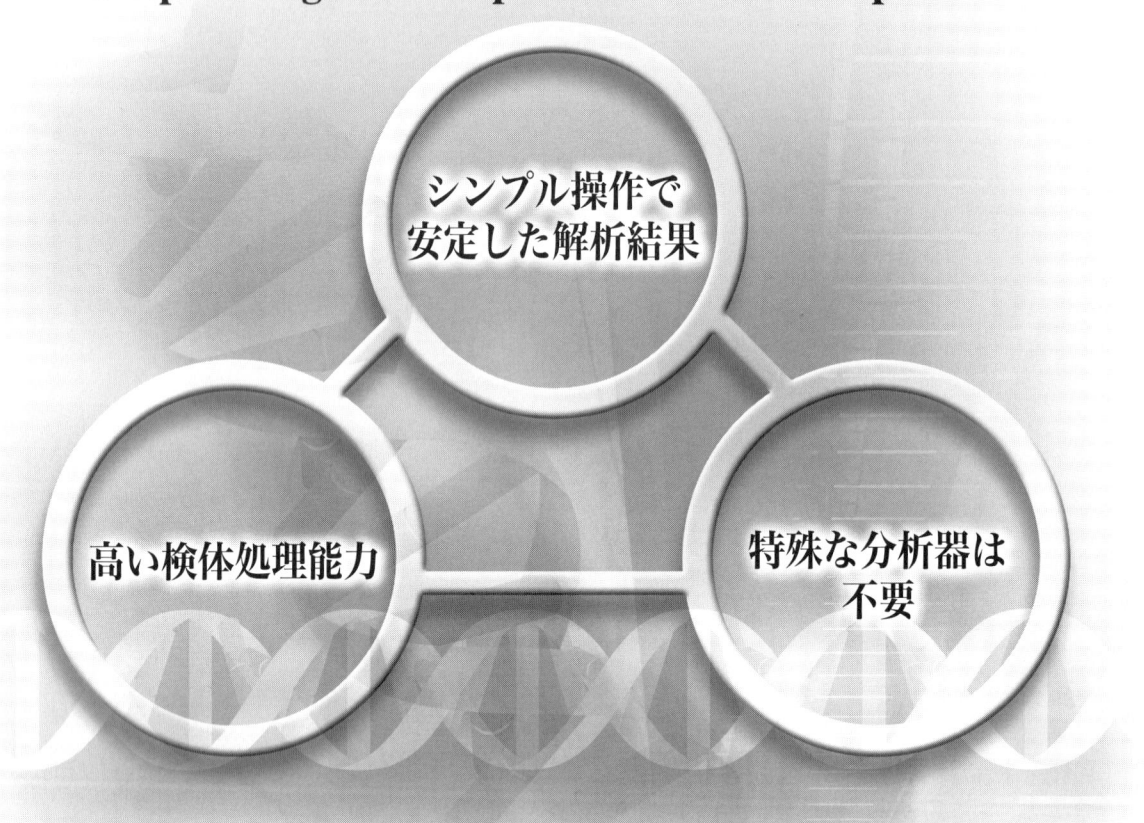

- シンプル操作で安定した解析結果
- 高い検体処理能力
- 特殊な分析器は不要

MLPA法。それは従来法では難しかった、遺伝子の大規模欠失・増幅変異の検出で高いパフォーマンスを発揮する、新しい概念の遺伝子解析法です。

ご案内Webサイト： http://www.falco-genetics.com/salsa/salsa_f.htm

MLPA法の多彩なアプリケーション

- 遺伝性腫瘍遺伝子解析
- がん組織遺伝子変異解析
- mRNA遺伝子発現解析
- 先天性疾患遺伝子解析
- DNAメチル化解析
- SNPタイピング

対象疾患例：家族性乳がん、家族性大腸腺腫症（FAP）、遺伝性非ポリポーシス大腸がん（HNPCC）、多発性内分泌腫瘍症（MEN1）、Ⅰ型・Ⅱ型神経線維腫、網膜芽細胞腫、デュシェンヌ／ベッカー型筋ジストロフィー、レット症候群、ソトス症候群、ウィリアムズ症候群、フェニルケトン尿症、家族性高脂血症、など他多数

株式会社ファルコバイオシステムズ　〒604-0911　京都市中京区河原町通二条上る清水町346番地
TEL (075)257-8500　http://www.falco.co.jp

参考資料

GOOD PACKAGING
AWARDS 2006

2006包装技術賞 −包装アイデア賞受賞−
「選ばれたこのカタチ」

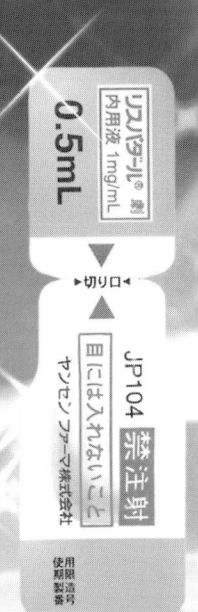

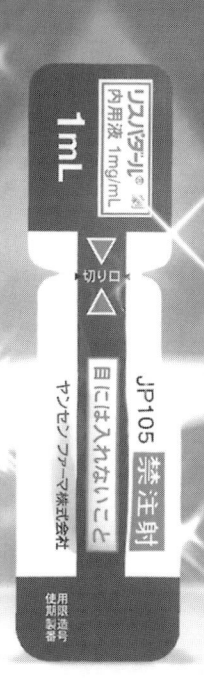

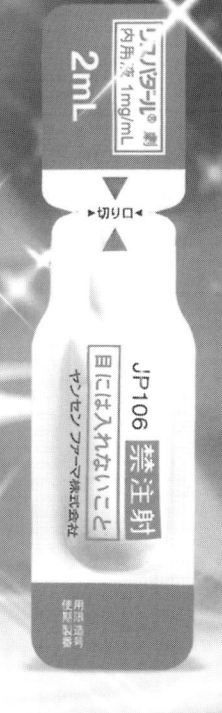

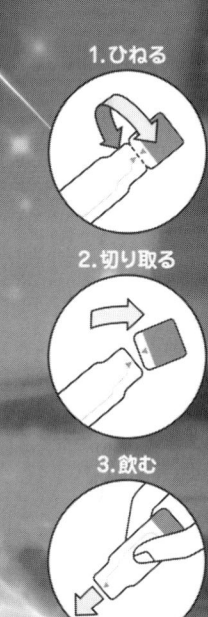

リスパダール®内用液 1mg/mL 0.5mL JP104 禁注射 目には入れないこと ヤンセンファーマ株式会社

リスパダール®内用液 1mg/mL 1mL JP105 禁注射 目には入れないこと ヤンセンファーマ株式会社

リスパダール®内用液 1mg/mL 2mL JP106 禁注射 目には入れないこと ヤンセンファーマ株式会社

1. ひねる
2. 切り取る
3. 飲む

抗精神病剤　　劇薬　指定医薬品　処方せん医薬品*

リスパダール® 内用液 1mg/mL

Risperdal®　　一般名：リスペリドン　　薬価基準収載

＊注意―医師等の処方せんにより使用すること
※効能・効果、用法・用量、使用上の注意等は製品添付文書をご参照下さい。

―精神障害者の自立生活支援のために―

製造販売元［資料請求先］
ヤンセン ファーマ株式会社
東京都千代田区西神田3-5-2

ヤンセンファーマ
URL http://www.janssen.co.jp
CNetS URL http://cnets.janssen.co.jp

2006年11月作成

効果的な排痰補助装置

カフ・アシスト
Cough Assist

気道に陽圧を加えた後、急速に陰圧へシフトを切替えることにより、気道内に高い呼気流速を生じさせ、患者さんの自然な咳を補強し、咳の代用になります。PCF（最大呼気流速）の低下した患者さんでも気道内に貯留した分泌物を効果的に排出させることができます。

お求め安い価格で!! レンタル始めました

各部名称 (CA-3000)
- モード切替スイッチ
- 陽圧時間調整ノブ
- 陰圧時間調整ノブ
- 休止時間調整ノブ
- マノメーター
- 手動モードスイッチ
- 吸気圧力調整ノブ
- 吸気流量制限ノブ
- 最大圧力調整ノブ
- 患者回路接続口
- 電源スイッチ

レンタルシステム

使ってみたいけど、購入するのは、高額だし…と少し不安な方… ▶ 月極レンタルで始められます

● **消耗品はどうなるの？**
初回出荷時にマスク及び回路を2セットお付けします。

● **故障が心配な方**
故障がなくても、年に1回無償点検を実施いたします。

● **ご使用後、やはり購入をとお考えの方**
レンタル開始後、器械の買取希望もお受けいたします。

❖ **簡単操作**
陽圧から陰圧への切替は自動的に行いますので(CA-3000)、圧力の切替操作が不要で、簡単にご使用いただけます。圧力の切替は手動でも行えますので、患者さんへの導入時も無理なくご使用いただけます。

❖ **安心設計**
回路内の圧力は本体全面のマノメーターにより常時監視できますので、安心してご使用いただけます。

❖ **非侵襲的**
従来の吸引方式とは違い、吸引チューブを中に入れる必要がありませんので、簡単かつ快適に排痰を行うことができます。従って、特に非侵襲的陽圧式人工呼吸器（NPPV）をご使用中の患者さんに最適です。

レンタルのお問い合わせはエア・ウォーター（株）医療事業部医療機器部まで

エア・ウォーターは様々なお客様サポートをご用意しております

主な適応疾患例
- 筋ジストロフィー・脊髄損傷・肺気腫・気管支拡張症
- 筋萎縮性側索硬化症（ALS）・脊髄性筋萎縮症（SMA）
- 重症筋無力症・ポリオ・気管支喘息・嚢胞性肺線維症

輸入・総発売元
エア・ウォーター株式会社
札幌市中央区北三条西1丁目2番地
http://www.awi.co.jp/med
info-med@awi.co.jp

医療事業部医療機器部
〒105-0001 東京都港区虎ノ門3丁目18番19号
TEL. (03)-3578-7810　FAX. (03)-3578-7819
〒542-0083 大阪市中央区東心斎橋1丁目20番16号
TEL. (06)-6252-1388　FAX. (06)-6252-1351

参考資料

気管カニューレ Q&A

気管カニューレでお困りの方へ

目的や病態別に多様に存在するカニューレの選択は時に容易ではありません。そこで気管孔や気管カニューレにまつわるトラブルや事故を回避するため，また気管切開を受けた患者様の QOL の改善を少しでもお手伝いできればという思いから，このような気管カニューレのパンフレットを作りました。ぜひご活用ください。

監修：九州大学医学研究院耳鼻咽喉科講師

梅﨑俊郎

FREE! 無料進呈
A4 サイズ・28 ページ
フルカラー

豊富な写真イラストでわかりやすい

保存版として一科に一冊お持ち下さい。

［主な内容］

1. 気管カニューレとは
2. 気管カニューレの構造
3. 気管カニューレの使い分け例
4. 気管カニューレの管理
5. カフ付きカニューレの使用
6. 声を取り戻そう
7. カフなしカニューレの使用
8. 保持用カニューレ
9. ティチューブ
10. 小児の気管切開について
11. 人工鼻の使用

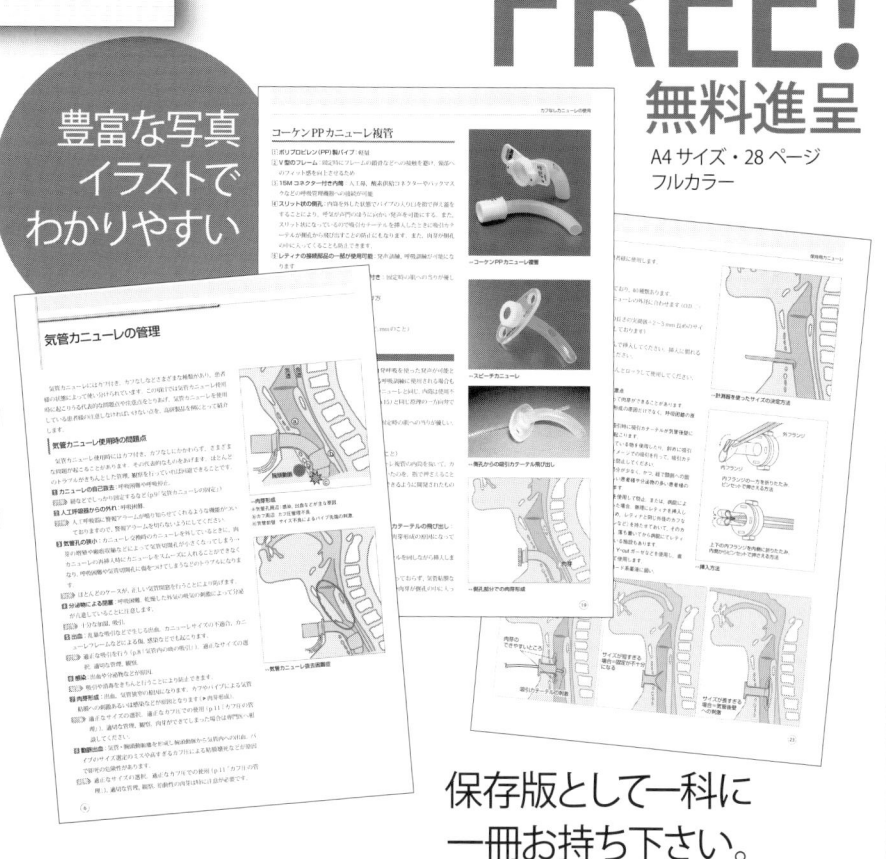

この冊子は **www.kokenmpc.co.jp** サイト内の お問合せ，もしくは下記各営業所までお気軽にご請求ください。

株式会社 高研

本社営業部 〒171-0031
東京都豊島区目白3-14-3
TEL 03-3950-6600
FAX 03-3950-6602

大阪営業所 〒532-0011
大阪府大阪市淀川区西中島5-2-5
TEL 06-6304-4854
FAX 06-6304-4864

福岡営業所 〒812-0004
福岡県福岡市博多区榎田2-8-23
TEL 092-412-0203
FAX 092-412-0205

NEWPORT NMI / NMI社

ニューポートベンチレータシリーズ モデル HT50

小型、軽量、多機能、そして…
長時間使用可能な内蔵バッテリー

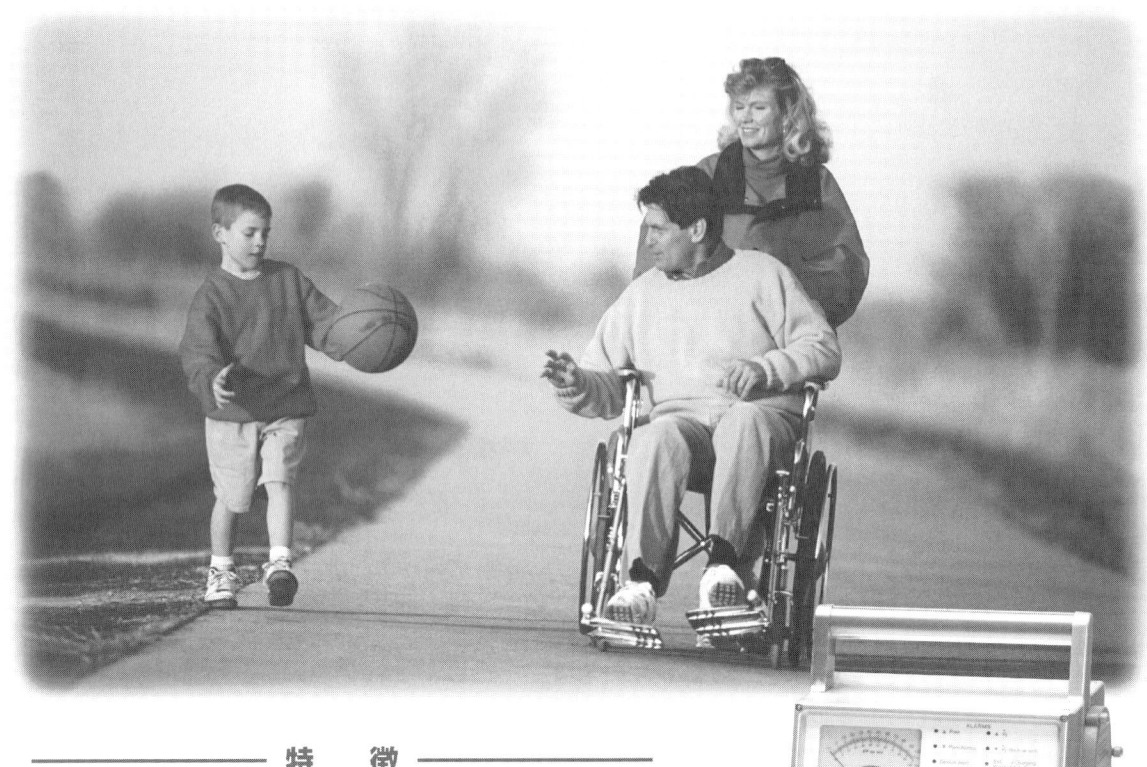

——— 特　徴 ———

- 量／圧制御式換気
- プレッシャーサポート
- 本体のサーボコントロールによるPEEP/CPAP
- 最大10時間の駆動を可能にする内蔵バッテリー
- ピストン方式による送気システム
- コンパクトなボディ（幅27cm／高さ26cm／奥行20cm）
- 21〜100%まで設定可能な空気／酸素ミキサー（オプション）

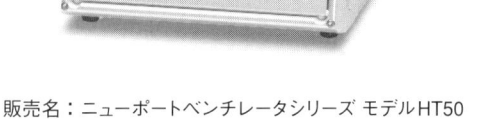

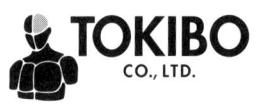

販売名：ニューポートベンチレータシリーズ モデルHT50
承認番号：21300BZY00506
製造販売元：株式会社 佐多商会

ISO9001:2000　ISO13485:2003

(株)東機貿および(株)佐多商会は、医療機器の輸入販売に関する一貫業務について、1998年7月3日に国際規格「ISO9002:1994」の認証を受けて以来、2002年7月6日には、品質マネジメントシステム「ISO9001:2000」を取得し、さらに、2006年1月5日には医療機器の設計・製造を含めた品質マネジメントシステム「ISO13485:2003」の認証を取得しました。

販売元
TOKIBO CO., LTD.
株式会社 東機貿
本社 〒106-8655 東京都港区東麻布2-3-4

資料請求は下記までご連絡お願いいたします。

東　京	〒140-8644 東京都品川区東品川2-5-8 天王洲パークサイドビル13F	
	tel. 03 5461 3031	fax. 03 5461 3041
札　幌	tel. 011 717 0350	fax. 011 758 3901
仙　台	tel. 022 211 4551	fax. 022 211 4510
名古屋	tel. 052 775 7800	fax. 052 775 7830
大　阪	tel. 06 4790 3100	fax. 06 4790 3101
福　岡	tel. 092 271 4695	fax. 092 271 4669

ホームページ http://www.tokibo.co.jp

参考資料

急性期から慢性期までフルラインアップ。
"メラ ソフィット クリア"より優しく、より安全に。

わかりやすい型式表示
- C ：カフ（Cuff）
- F ：窓穴（Fenestration）
- S ：吸引（Suction）
- NC：カフなし（Non Cuff）

NIコネクティングシステム
Non-Interchangeable Connecting System
- 本機構によりキャップT、メラスピーチバルブT、TO2の誤接続防止ができ、医療従事者は安全にメラ ソフィット クリアを使用できます。

PFネックプレート
Pitch and Flap Neck-Plate
- 上下に約40度回転できるピッチ機構は、個人差や患者の動きへの追従性に優れているので、気管切開チューブによる患者への負担を軽減できます。
- フラップ機構は単独で跳ね上げでき、切開端の縫合や、固定帯、ガーゼの交換を容易にします。

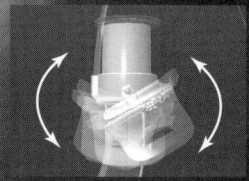

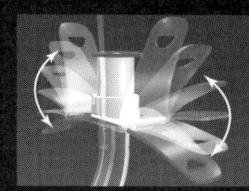

H&Hカフ
Hi-Flex and Hi-Barrier Cuff
- 非常にしなやかで、ローリングするカフ形状は、嚥下時のカニューレの動きを吸収します。
- 麻酔中におけるN_2Oの侵入は最小限に抑えられています。

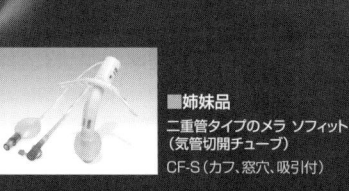

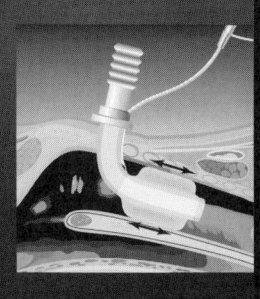

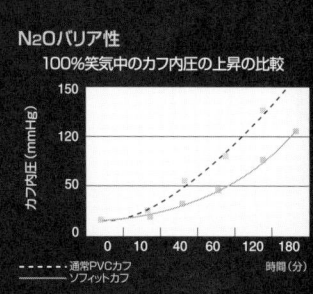

N_2Oバリア性
100%笑気中のカフ内圧の上昇の比較
（カフ内圧(mmHg) / 時間(分)）
- 通常PVCカフ
- ソフィットカフ

■姉妹品
二重管タイプのメラ ソフィット
（気管切開チューブ）
CF-S（カフ、窓穴、吸引付）

気管切開チューブ
メラ ソフィット クリア

製造販売業者
MERA 泉工医科工業株式会社
埼玉県春日部市浜川戸2-11-1　■お問い合わせ先（本社商品企画部）TEL.03-3812-3254　FAX.03-3815-7011
■営業所：札幌・函館・青森・秋田・仙台・盛岡・福島・つくば・埼玉・千葉・東東京・西東京・横浜・松本・名古屋・静岡・金沢・新潟・大阪・京都・神戸・高松・高知・広島・岡山・山口・福岡・西九州・鹿児島・沖縄

製造業者　MERASENKO CORPORATION　国名：フィリピン
医療用具承認番号：21500BZY00462000/21600BZY00063000/21100BZZ00645000　www.mera.co.jp/

インパルセーター

肺内パーカッションベンチレーター

呼吸不全患者に福音・待望の在宅用人工呼吸器

肺を内部から直接パーカッションする世界初のベンチレーター

肺内パーカッション（理学療法）と高頻度陽圧換気、エアゾール吸入の3機能を同時に適用できます。
スライド式ベンチュリーでジェット流の噴出毎に系を大気開放し、昇圧なしに安定した気道内圧を保ちます。

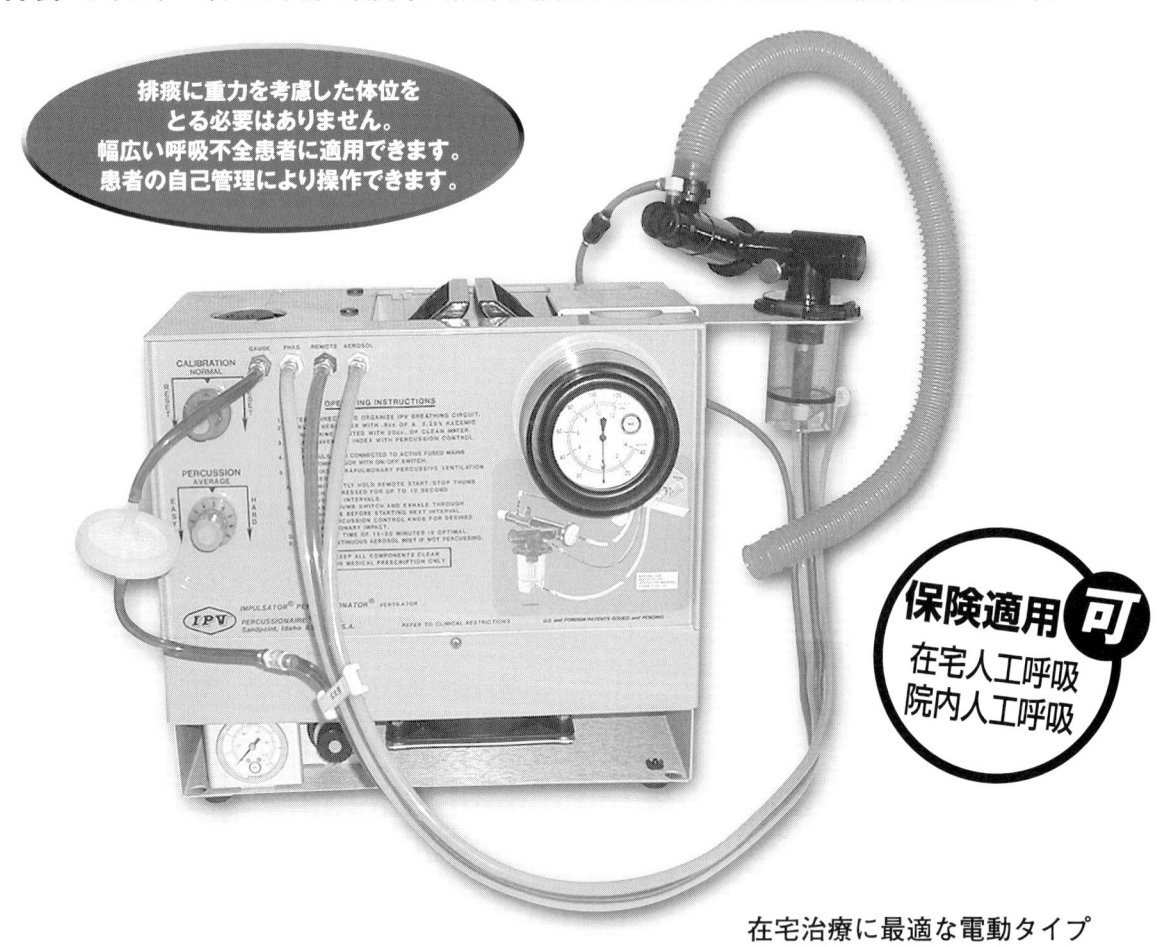

**排痰に重力を考慮した体位を
とる必要はありません。
幅広い呼吸不全患者に適用できます。
患者の自己管理により操作できます。**

保険適用 可
在宅人工呼吸
院内人工呼吸

在宅治療に最適な電動タイプ

肺内パーカッションによる改善効果

- ●肺内の分泌物を流動化し、排痰を促進します。
- ●細気管支の閉塞部を開孔して肺胞を復活し、肺機能を改善します。
- ●優れたガス拡散・攪拌の効果で、酸素・炭酸ガス交換機能を向上します。
- ●ネブライザーからの吸入薬の効率を高めます。

外国製造承認番号
No.21000BZG00012000, No.21000BZG00013000, No.21000BZG00014000, No.21300BZG00053000, No.21500BZG00017000　米国パーカッショネア社

輸入元　**富士メンテニール株式会社**　〒101-0053　東京都千代田区神田美土代町5-2　第2日成ビル　Tel. 03-3233-0761　Fax. 03-3233-0778
販売元　**パーカッショネア・ジャパン株式会社**　〒101-0052　東京都千代田区神田小川町3-26-24　新小川町ビル5階　Tel. 03-3233-0766　Fax. 03-3233-0768

参考資料

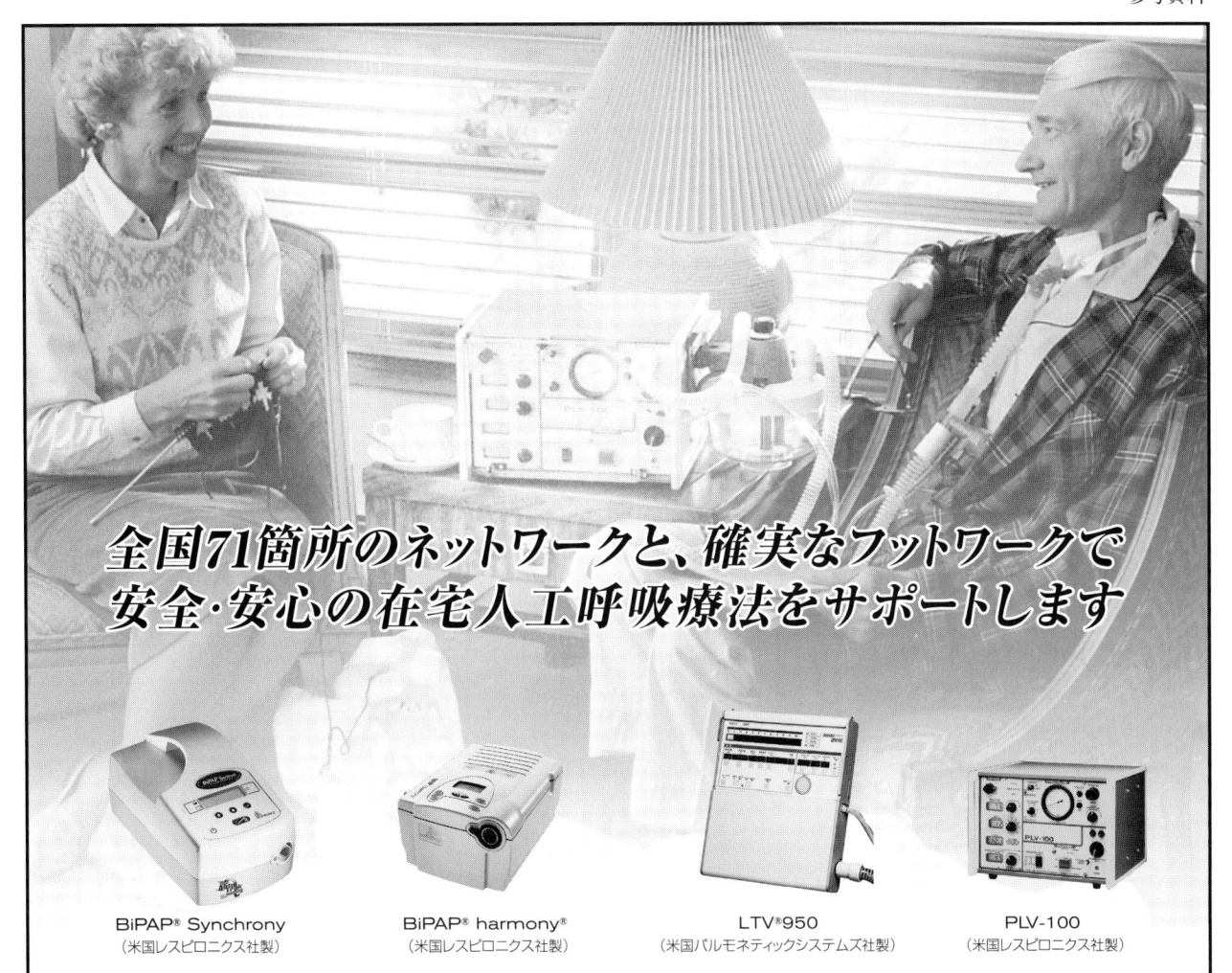

全国71箇所のネットワークと、確実なフットワークで
安全・安心の在宅人工呼吸療法をサポートします

BiPAP® Synchrony	BiPAP® harmony®	LTV®950	PLV-100
(米国レスピロニクス社製)	(米国レスピロニクス社製)	(米国パルモネティックシステムズ社製)	(米国レスピロニクス社製)

在宅人工呼吸器レンタル

導 入 時	・機器の仮納入と介護者のトレーニングのお手伝い ・療養者宅の環境アドバイス ・退院時の機器の搬入・設置
24時間緊急対応	・時間外・休日24時間のフリーダイヤルでの電話相談と緊急対応
定 期 点 検	・3ヶ月ごとの機器点検と主治医への結果報告

全国71箇所の地域営業所より2時間以内（目標）の迅速対応

北海道支店	札幌、旭川、函館、帯広、釧路	北陸支店	金沢、富山、福井
北東北支店	盛岡、弘前、八戸、秋田	甲信支店	松本、長野、山梨
南東北支店	仙台、山形、福島、郡山、いわき	近畿支店	大阪、大阪中央、京都、滋賀
新潟支店	新潟、長岡、上越	南近畿支店	堺、奈良、和歌山
北関東支店	さいたま、熊谷、前橋、宇都宮	兵庫支店	神戸、姫路、但馬
東関東支店	千葉、松戸、つくば、水戸	中国山陰支店	岡山、津山、松江、米子
東京支店	本郷、目黒	広島支店	広島、福山、山口
東京西支店	府中、清瀬	四国支店	松山、高松、徳島
南関東支店	横浜、厚木、沼津、浜松	北九州支店	福岡、北九州、大分、長崎
東海支店	名古屋、岡崎、岐阜、三重	南九州支店	熊本、宮崎、鹿児島 沖縄

夜間・休日緊急対応 機器安全センター ☎ 0120-633-881

FUJI RESPIRONICS®
www.fuji-respironics.com

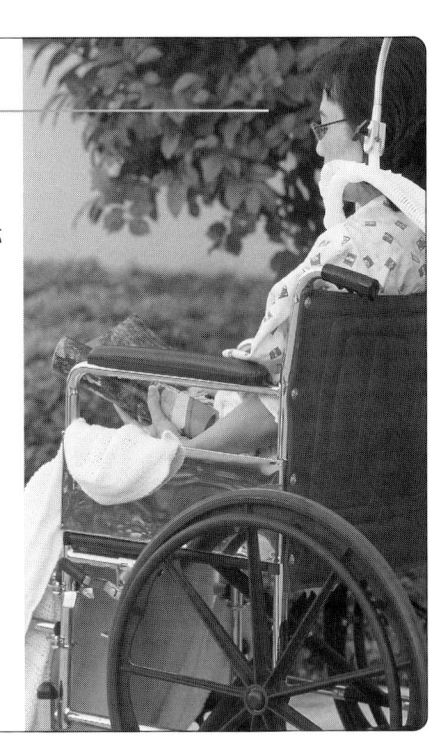

フジ・レスピロニクス株式会社
本社 〒113-0034 東京都文京区湯島1-5-32
☎ 03-5800-0641(代)

■製品に関する資料・カタログのご請求は最寄りの地域営業所、又は右記まで、お問合せください ……… マーケティング部 ☎03-5800-0649

namco

22年の実績と信頼のブランド
トーキングエイド シリーズ

トーキングエイドは心をつなぐコミュニケーション機器

"大学受験に合格した" "念願の一人暮らしが実現した" "東京から沖縄まで一人旅ができた" "遠く離れた友人に電話をかけることができた"...
トーキングエイドは、多くの方々が様々なドラマを生み出すお手伝いをしてきました。

■ トーキングエイドシリーズとは？

こんな方にお使いいただけます。ニーズに合わせて機種をお選びください。

- 外出して人と話すために使いたい。小型で軽いものが欲しい
- 電話やメールもできるハイグレード版が欲しい。PCのキーボードとしても使いたい
- 会話の途中で "はい／いいえ" をすばやく伝えたい
- 入力と同時に、向かいの相手が文章を読めるようにしたい
- よく落としたりするので、丈夫な機械が欲しい
- 飲み物などをこぼしても大丈夫な、防水機能付のものが欲しい。
- 話したことを忘れないように印刷しておきたい。手紙で渡したい

業界シェアNo.1

携帯用会話補助装置
TALKINGAID LIGHT トーキングエイドライト

- ●50音のボタンで簡単入力
- ●持ち運びに便利な大きさと軽さ
- ●衝撃吸収樹脂を一体成型で実装
- ●防水シート付きキーボード

携帯型意思伝達装置
トーキングエイド IT

- ●選べる2色
- ●電話やメールができる（*）
- ●単語予測、漢字入力

重度障害者用意思伝達装置
パソパルマルチ Version4.0

- ●1つのセンサで入力
- ●オリジナルキーボード作成可能
- ●インターネット、メールができる
- ●家電の環境制御（一部を除く）

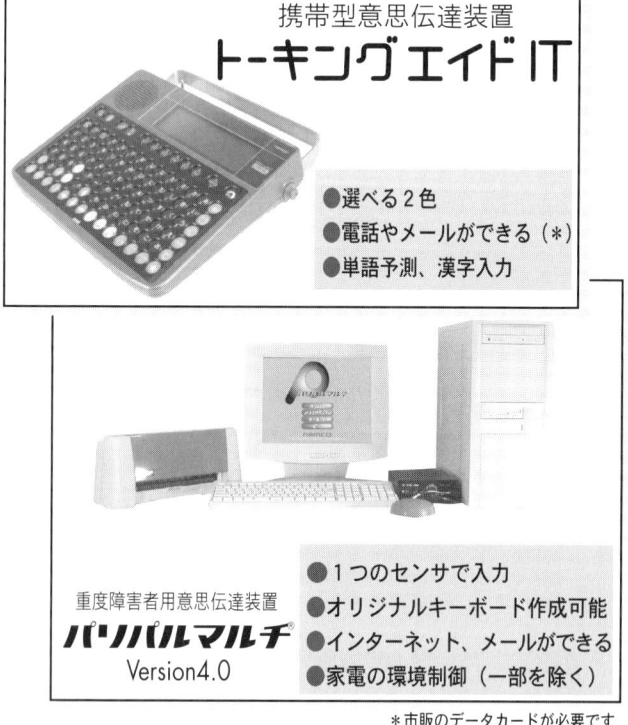

*市販のデータカードが必要です

- ■ 全国各都道府県をカバーする安心のサポート
- ■ 機器の貸出し制度あり（一部の製品に限ります）
- ■ 身体障害者法の定めにより、トーキングエイドライト、トーキングエイドITは日常生活用具給付対商品として、パソパルマルチは補助具として給付制度をご利用いただけます。詳しくは最寄りの自治体福祉事務所にお尋ねください。

《お問合せ先》
株式会社ナムコBFEユニット　「ハッスル倶楽部」http://hustle-club.com/

Portable Spring Balancer ポータブル スプリングバランサー

ポータブルスプリングバランサー（PSB）は、何らかの原因により、筋力が低下し、
ご自分で腕を動かせなくなってしまった方のために開発された製品です。
スプリングの張力を調整する事により、お使いになる方の腕の重さや、症状に合わせることができます。

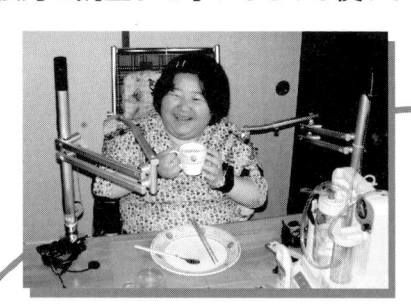

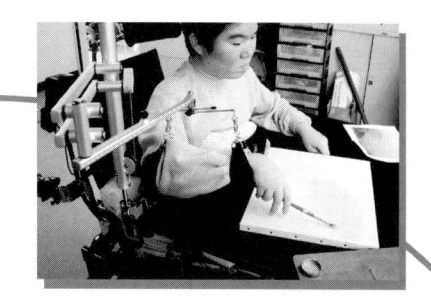

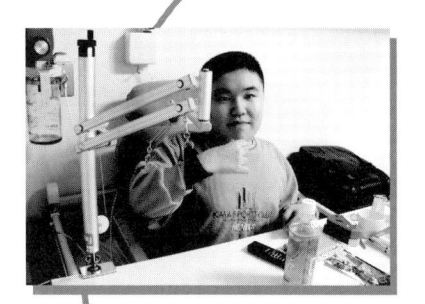

ご紹介した皆さんは、筋ジストロフィーやALS（筋萎縮性側索硬化症）、脊髄性筋萎縮症といった難病と戦っておられる方々です。PSBを使う事によって、食事や、趣味の絵画、コミュニケーションをとるためのマウス操作が可能になった方々ばかりです。電動調整式のPSBは、お使いになる方ご自身での装着・取り外しが可能になりました。

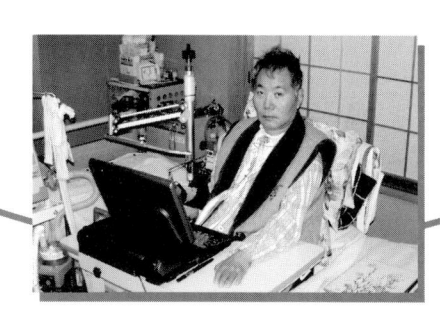

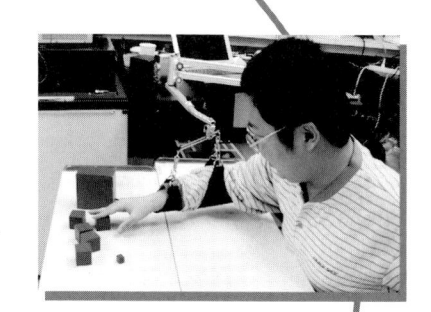

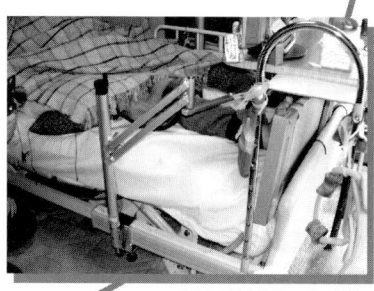

PSBで足を支え、マウス操作

「自分はもう無理・・・」とあきらめていませんか？
ハニーインターナショナルではポータブルスプリングバランサーのお試し器を無料で貸し出しております。
お試しになりたい方はお気軽に弊社まで直接お問合せください。

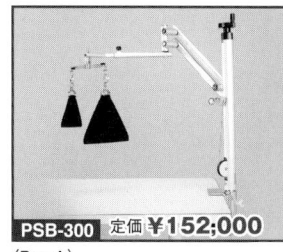

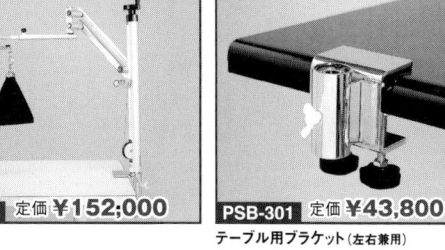

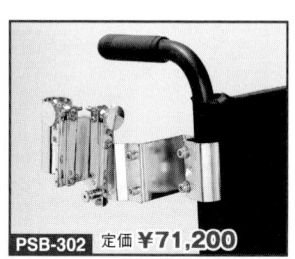

PSB-300 定価 ¥152,000 （RまたはL）
PSB-301 定価 ¥43,800 テーブル用ブラケット（左右兼用）
PSB-302 定価 ¥71,200 （RまたはL）車いす用ブラケット 左右の区別あり

PSBは身体障害者福祉法による給付対象品です。

目的	主な対象疾患
動作範囲の維持拡大	高位脊髄損傷
筋力増強	ギャランバレー症候群
整容・食事	腕神経叢麻痺
レクリエーション	筋ジストロフィー
コミュニケーション	多発性筋炎
職業的活動	筋萎縮性硬化症　その他
電動車椅子操作　その他	

BFO・MASも製作しております。

お問い合せは

製造・総発売元

hny International

有限会社 ハニーインターナショナル
〒113-0033 東京都文京区本郷3丁目25番9
TEL 03-5840-7112　FAX 03-5840-7113
HPアドレス http://www.hny.co.jp　E-mail info@hny.co.jp

2007/5 発売開始!!

Pacific Supply

Voice Carry
PECHARA
携帯用会話補助装置　　ボイスキャリー　ペチャラ

【 声で伝え、会話を楽しんでいただくための機器 】

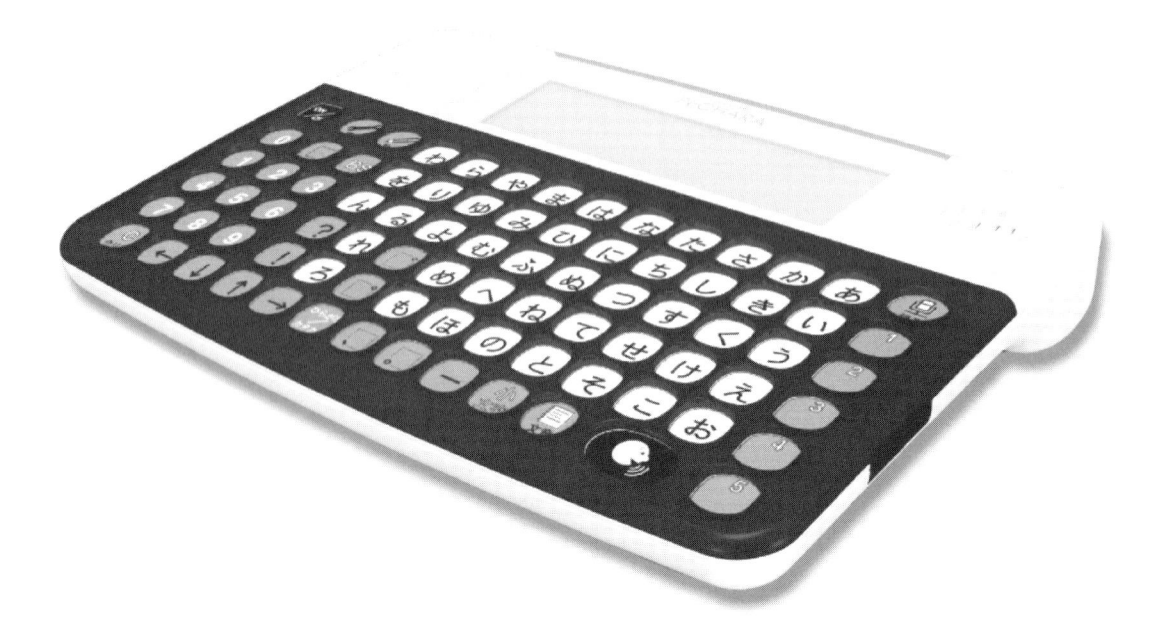

- 単3形乾電池/充電池（市販品）も使用可能
- 2色から選べるキーガード
  Precise Blue（プリサイスブルー）/ Bright Orange（ブライトオレンジ）から購入時に選択
- 2アクションで各種機能の設定画面が呼び出せる簡単機能呼出
- 本体背面に操作ガイドを貼付

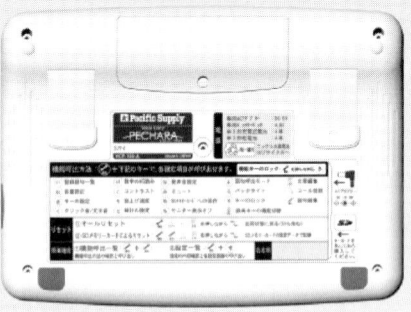

- VOCA機能搭載（録音再生16秒×5キー）
- 手に優しく馴染むEllipse Curve Design（エリプス　カーブ　デザイン）
- SD メモリーカード対応

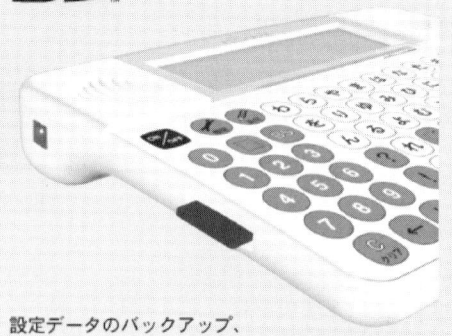

設定データのバックアップ、パソコンとの連携、発声音をカスタマイズ等が可能

― 仕 様 ―

外形寸法：W260/D187/H42mm　重量：850g（ベルトを含まず）　付属品：ACアダプター/電池パック/ベルト/スピーカー保護シール
（※SDメモリーカードは付属しておりません。）

※SDロゴは商標です。

価格 ¥98,800-

パシフィックサプライ株式会社

- 本社営業部　〒574-0064　大阪府大東市御領1-12-1
  TEL：072-875-8011　FAX：072-875-8015
- 札幌営業所　〒003-0023　札幌市白石区南郷通り14丁目北2-33
  TEL：011-862-1136　FAX：011-862-1002
- 盛岡出張所　TEL：03-3352-0758　FAX：03-3355-3154
- 東京営業所　〒160-0022　東京都新宿区新宿2-3-12（グレイスビル2F）
  TEL：03-3352-0757　FAX：03-3355-3154
- 名古屋営業所　〒486-0946　愛知県春日井市勝川町西3-5
  TEL：0568-34-2696　FAX：0568-34-2697
- 広島営業所　〒733-0035　広島市西区観音7-5-13ロイヤルシャトー中田1F
  TEL：082-293-6255　FAX：082-293-6299
- 福岡営業所　〒812-0054　福岡市東区馬出2-2-12
  TEL：092-641-8151　FAX：092-641-0444

ホームページ　http://www.p-supply.co.jp/

2007.0323 A

参考資料

Funcom Co.,Ltd.
ファンコム株式会社

言語障害者、上肢障害者向け携帯用会話補助装置

レッツ・チャット (FC-LC12) シリーズ

スイッチひとつだけで簡単に会話が楽しめます

■ スイッチひとつを操作するだけで全ての操作が行えます。
会話専用機なので、操作が簡単！
どなたでも、すぐにコミュニケーションがとれます。

既に多くの方々に愛用されています！

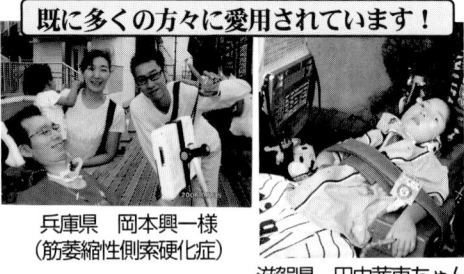

兵庫県　岡本興一様
（筋萎縮性側索硬化症）

滋賀県　田中茜吏ちゃん
（ウェルドニッヒホフマン病）

こんな方におすすめです！
○ パソコンの意思伝達装置は
　難しくて使えない・・・
　会話だけでいいから、もっと
　簡単なものはないの？
○ パソコンの意思伝達装置を
　使っているけれど、外出時や
　夜間、入院時にパソコンは大変！
　もうひとつ、手軽に使える
　会話補助装置がほしい

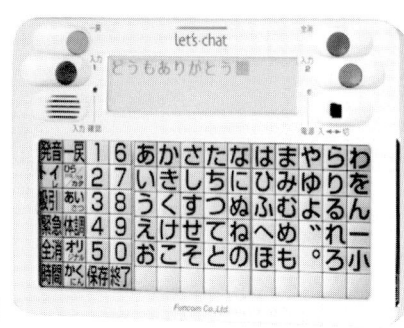

ホワイト（W）

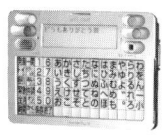

ブルー（JB） 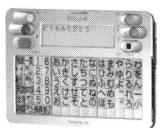　　ピンク（JP）
楽しいカラーの子ども版レッツ・チャットキッズもあります
（子どもの声で会話できます）

すぐ覚えられる簡単操作

■ 入力したい文字が光っている時に入力スイッチを押すだけで、文章の作成と読み上げが可能です。

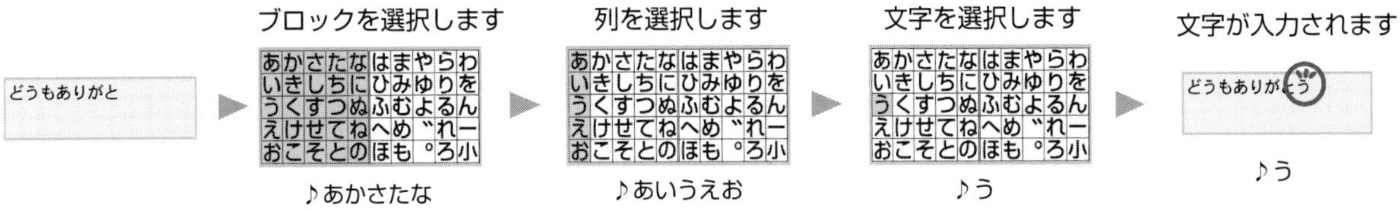

ブロックを選択します → 列を選択します → 文字を選択します → 文字が入力されます

♪あかさたな　　♪あいうえお　　♪う

■ すべての動作に音声ガイドがあるので、視覚障害のある方でもご利用頂けます。

給付制度が拡大され さらにお求めやすくなりました！

■携帯用会話補助装置（日常生活給付等事業）
各市町村の「地域生活支援事業」として運用されます。レッツチャット本体が給付対象[※1]です。

■車いす、電動車いす（補装具）
車いす、電動車いすの修理部位にある「携帯用会話補助装置搭載台」で、一部の支持具が給付対象です。給付条件は車いす、または電動車椅いすが補装具として給付されていることです。給付金額は¥30,000-

■電子機器（パソコンなど）の入力支援機器
日常生活給付等事業の中で入力支援機器について給付して頂ける地域があります。その場合、入力スイッチや支持具等の給付が受けられます。

■重度障害者用意思伝達装置（補装具）
制度改正によりレッツ・チャットは意思伝達装置としても給付[※1]を受けるようになりました。更正相談所の判定により、以下の給付が受けられます。

給付項目	給付金額	対象製品	対象製品価格（税込）
意思伝達装置	¥450,000-	レッツ・チャット[※2]	¥120,000-[※3]
固定台	¥30,000-	支持アーム、フレキシブルアーム 多機能アーム、支持テーブル、スタンドアーム	オープン価格[※4]
呼び鈴	¥20,000-	小電力型ワイヤレスコール卓上型受信器 小電力型ワイヤレスコール携帯型受信器セット	¥19,950- ¥30,450-
呼び鈴分岐装置	¥20,000-	小電力型ワイヤレスコール接点入力送信器	¥14,700-
接点式入力装置	¥10,000-	手押しスイッチ、足踏みスイッチ ホッペタッチスイッチ2	¥3,150 ¥12,600

※1：日常生活用具給付事業および補装具の運用の詳細は地域により異なります。各制度の詳細はお住まいの地域の自治体および更正相談所へお問い合わせ下さい。
※2：レッツ・チャット本体は同梱品としてACアダプター、文字板4種類、ショルダーベルト、フェライトコア、取扱説明書を含みます。
※3：レッツ・チャット本体は非課税対象商品です。
※4：オープン価格の製品の詳細は、販売店へお問合せ下さい。

制度の詳細については、弊社ホームページも参照ください

【開発・販売元】
ファンコム株式会社
大阪府守口市八雲中町3丁目1-1（松下電器産業株式会社内）
● TEL 06-6906-9055　　●FAX 06-6906-9056
● ホームページ　http://www.funcom.co.jp
● E-mail　info@funcom.co.jp
ファンコム株式会社は松下電器産業（株）の社内ベンチャー会社です

※製品の特長を詳しくご紹介するための専用カタログをご用意しております。
　また、ご購入頂く前にデモ機でお試しになられることをお勧めします。
　カタログ、デモ機をご希望の方は弊社もしくは販売店へご遠慮なくお問い合わせ下さい。
※ この広告に記載の価格、仕様およびデザインは2007年4月1日現在のものです。
　技術改善等により、予告なく変更する場合がございますが、ご了承下さい。
※ 本製品に関するお問合せ、サポートおよびカタログ記載内容については国内限定とさせて頂きます。
※ 本製品の設置および利用者の身体の状態にあわせた入力スイッチの設定には、別途費用が発生する場合があります。ご購入前に販売店にお問合せ下さい。

誰にでもわかる神経筋疾患 119番	定価　本体3,500円＋税

2007年　4月10日　第1版発行

　　　　　　　　監修者　金澤　一郎

　　　　　　　　発行人　今村栄太郎

　　発行所　(株)日本プランニングセンター
　　　　　　〒271-0064　千葉県松戸市上本郷 2760-2
　　　　　　電話　047-361-5141（代）　FAX　047-361-0931
　　　　　　http://www.jpci.jp　　　　e-mail：jpc@jpci.jp
　　　　　　振替口座　00100-6-87590

Ⓒ　日本プランニングセンター　2007.　　　　Printed in Japan.
落丁・乱丁の場合はお取り替えいたします。印刷／(株)ディグ
本書の無断複製・転載を禁じます。

ISBN978-4-86227-006-1　C3047　¥3500E